치료와 재활에 응용되는

수예와 공작

개정 5판

치료와 재활에 응용되는

수예와 공작

개정 5판

최혜숙 외 옮김

Fifth Edition

CRAFTS and Creative Media in Therapy

Carol Crellin Tubbs, MA, OTR/L
University of Mississippi Medical Center
Jackson, Mississippi

Margaret Drake, PhD, OTR/L, ATR-BC, LPAT, FAOTA
Retired Professor
University of Mississippi Medical Center
Jackson, Mississippi

영 문 출 판 사

■ 옮긴이 (가나다 순)

김덕주 청주대학교 교수
박윤희 춘해보건대학교 교수
송우진 그리다 감각심리발달센터 작업치료사
양경옥 여수한영대학교 교수
오혜원 우석대학교 교수
이복은 서남병원 작업치료사
정복희 호원대학교 교수
최혜숙 동남보건대학교 교수
홍재란 광양보건대학교 교수

Crafts and Creative Media in Therapy, Fifth Edition

by Carol Crellin Tubbs, MA, OTR/L & Margaret Drake, PhD, OTR/L, ATR-BC, LPAT, FAOTA

출판사 주: 이 책에서 설명한 절차와 방법은 각각의 특정 위치에 적용되는 상황에 대해 전문적인 기준 설정에 부합하는 방식으로 구현되어야 한다. 정보의 정확성이 제시된 것을 확인하고 일반적으로 허용되는 관례(practices)와 올바르게 연관이 이루어지도록 모든 노력을 다하였다. 저자, 편집자, 발행인은 오류 또는 포함되지 않거나 여기에 제시된 자료의 결과에 대한 책임을 지지 않는다. 이 책에서의 묵시적 보증 또는 그것에 의해 전달된 정보는 표현된 것이 없다. 치료는 약물의 선택에 주의하고 투여량은 현재 허용/추천하는 관행에 따른다. 인가되지 않은 약품의 사용은 논의될 수 있다. 정부의 정책과 규정, 약물 반응과 상호작용의 다양한 효과의 변화에 대한 연구가 계속되기 때문에, 독자는 신규 또는 자주 사용되지 않은 모든 성분과 각 약품에 제공되는 문헌을 주의 깊게 검토하는 것이 좋다.

이 책에 나오는 일부 약품과 기기는 식품의약품국(Food and Drug and Administration, FDA)에 의해 제한된 연구 환경에서 사용이 허가된 것이다. 각 전문가는 어떤 약물이나 기기를 실제로 사용하기 전에 FDA 상태를 확인해야 한다. 특정 회사나 제품의 어떤 평가나 언급은 저자나 출판사(발행인)에 의한 보증 선전 같은 것은 의도된 것이 아니다.

치료와 재활에 응용되는

수예와 공작 개정 5판

2019년 11월 14일 초판인쇄
2019년 11월 21일 초판발행

지은이 : Carol Crellin Tubbs & Margaret Drake
옮긴이 : 최 혜 숙 외
발행인 : 박 병 조
발행처 : 도서출판 영문출판사
등 록 : 1987년 12월 21일 제2-419호
주 소 : 서울시 강남구 삼성동 69-1
전 화 : (02) 514-5590, 776-5590
팩 스 : (02) 756-8943
E-mail : yeongmunsa@empas.com
홈페이지 : www.ymsbook.net
정 가 : 35,000 원

ISBN 978-89-7224-468-4 93510

※ 파본은 교환해 드립니다.

목차
Contents

감사의 말
Acknowledgments

나는 즐기면서 이 다섯 번째 판 작업을 하였으며, 내게 이 기회를 준 SLACK사의 Brien Cummings와 그 직원에게 감사를 표하고 싶다. 그들의 이 간행물에 대한 지속적인 믿음과 보내 준 지지는 나에게 동기부여의 큰 부분이 되었다. 물론, 저는 Margaret Drake 박사님에게 그녀의 일을 수행하도록 허락해 주고 많은 방법으로 나에게 멘토가 되어 주셨음에 계속해서 감사한다. 전 학생인 Megan Wood에게는 그녀의 예리한 통찰력을 공유해 주고 이 책에 그녀의 이야기를 사용할 수 있게 허락해 주었음에 감사한다. 나는 또한 이 과정 전체에 걸쳐 인내심과 상담을 해준 모든 친구들과 동료들에게 진심으로 특별한 감사를 전하고 싶다. Penny Rogers 박사와 Tonia Taylor 박사의 조언, 피드백 및 격려(그들의 책을 여러권을 대여 해 줌)에 특별 감사를 드리며, 우리 수업시간에 이번 에디션 작업을 할 수 있도록 내게 시간을 제공해 주신 공동강사이신 Robin Parish께도 감사한다. 우리학교 컴퓨터 전문가인 Ron Landreth는 기술적 불안을 완화시켰고 제가 직면한 모든 문제를 극복하도록 도와주었다. 나는 그의 인내와 기꺼이 도와주는 그의 성의에 깊이 감사한다. 나는 또한 이 프로젝트에 대한 그녀의 지원과 교과 과정에 공예품을 유지하는 것을 옹호해 주고 우리 프로그램과 작업의 우수성을 전반적으로 홍보해 주신 과장님이신 크리스티 모건 박사님에게도 매우 감사한다. 마지막으로, 우리 부서의 행정 보조 Sandy Lowman은 내게 반석이 되어주었다. 귀를 기울여 주고 컴퓨터 전문가이며 진지한 치어리더였다.

나를 믿고 항상 동정심의 역할 모델이 되어주신 어머니에게 감사한다. 그리고 마지막으로, 좋은 유머와 긍정으로 터널 끝의 빛을 보여주며 이 프로젝트를 하는 동안 내게 인내해 준 남편에게 감사한다. 나는 창조적 활동의 이점을 믿고 임상에서 이를 지켜내고 있는 모든 임상 작업치료사들에게 감사한다.

마지막으로, 저에게 영감을 주고 도전하게 하며 내 일을 즐거움으로 만들어 주신 과거와 현재의 멋진 학생들에게 감사의 말씀을 전한다.

— Carol Crellin Tubbs, MA, OTR / L

저자 소개
About the Authors

Carol Crellin Tubbs, MA, OTR/L은 거의 30년 동안 실무 작업치료사였다. 루이지애나 주립 대학, 연합보건 전문직 작업치료 프로그램 (루이지애나주, 뉴올리언스) 졸업생인 그녀는 현재 University of Mississippi, Medical Center (Jackson, Mississippi) 건강 관련 직업학교의 부교수 겸 부학장이다. 그녀는 작업치료 및 임상인증 국가 위원회의 외래 임상의 비상임 Item writer로 활동하였다. 그녀는 지역사회 무료클리닉에 근무하고 있으며, 그녀의 작업치료 학생들과 함께 Haiti로 여러번의 여행을 하였다. 그녀는 평생 수공예가이며, 창조적 참여의 치유력과 기술력을 믿고 있다.

Margaret Drake 박사, OTR/L, ATR-BC, LPAT, FAOTA는 미래 세대를 위해 그들을 보존하고, 시민 단체를 위해 자원하기 위해 역사소설 쓰기와 가족문서 (예: 그녀 어머니의 1912년 일기) 타이핑과 사이에서 시간을 나눈다. 최근 미시시피 대학교 메디컬 센터 (University of Mississippi Medical Center)에서 퇴직 한 후 아이티에서 5년을 지낸 후 "전화로 하는" 장기치료 전문직업으로의 복귀 사이에서 그녀의 시간을 쪼개 쓰고 있다.

서문
Introduction

이 책은 그가 없이는 존재하지 않았을 동료이자 멘토, 친구인 Margaret Drake 박사가 이 프로젝트를 내게 맡겼다. 드레이크 박사는 작업치료사, 예술치료사, 인류학의 학생이다. 그녀는 세계를 여행했고 그녀가 사는 지역사회에 전적으로 투자하기 시작하였다. 그녀는 다른 문화와 관습에 호기심과 감사한 마음을 가지고 항상 사람들을 도울 방법을 찾고 있었다. 그녀가 처음으로 이 책을 썼다는 것은 이들 다양한 경험과 관점에서 비롯된 것이다. 본 서의 대단히 중요한 목표는 그때나 지금이나 작업치료 임상가들로 수공예를 독특하고 가치 있는 중재수단으로서 유지시키도록 하며 기존의 건강관리 환경에서 가능한 방법을 보여 주어 그들을 독려하기 위한 것이다. 비록 본 서가 아마도 작업치료를 전공하는 학생과 교육자에게 가장 적합한 것일 수는 있지만, 중재에서 창조적 방법을 더 사용하는 것을 시작 또는 계속하려는 치료사에게도 또한 유익할 것이다. 전문분야의 생존은 단지 변제의 목적을 위해서 뿐 아니라 우리의 클라이언트가 이 과정에 투자하도록 우리가 하는 일의 분명한 가치를 보여주는 우리의 능력에 의존한다. 재활에서 수공예와 창조적 활동의 사려깊고 숙련된 적용이 작업치료가 단독적으로 보유하고 있는 것으로 보이는 최종 분야들 중 하나이기 때문에 학생과 임상가는 신중한 수공예 사용이 추가 비용과 시간 없이 수행될 수 있고, 다른 준비된 방법으로 변제될 수 있으며, 다른 치료방법과는 다르게 환자가 치료에 참여하는 동기부여를 할 수 있음을 인지하는 것이 중요하다.

Drake 박사가 처음 두 판에 포함시킨 많은 요소들이 남아있다: 각 수공예 형식의 간략한 역사 또는 배경, 각 수공예 카테고리에 대한 하나 이상의 프로젝트, 다른 클라이언트 집단의 치료적 사용, 수공예 또는 기타 창의적 매체의 사용을 보여주는 사례 연구이다. 사례연구는 작업치료 임상의 품질보증인 클라이언트에 대한 전반적 고려를 설명하고자 쓰였다. 그들은 각각 맥락에서 클라이언트 "이야기"를 제공하며, 독자로 하여금 대안을 모색하고 장애에 대한 예상하도록 토론 질문이 이어진다. 사례 연구에는 평가방법, 작업치료사/작업치료 보조원 간의 협업관계, 현장 실습 학생, 서비스제공 환경의 차이와 같은 다양한 다른 임상 측면들이 포함된다. 이 최신판에서는 사례 연구에서 설명된 각 공예/공예 범주에 대한 임상 추론 흐름도를 추가하였다.

이 흐름도는 독자가 작업치료 과정의 주요 단계를 시각화하는 데 도움을 준다: 목표를 설정하기 위한 활동을 선정한 후, 이 활동에 대한 실행을 특별히 구조화하고 마지막으로 이러한 결정에 대한 이론적 근거를 명확히 한다. 측정 가능한 결과를 예측하여 활동이 유익한 이유를 아는 것은 효과적인 문서화를 위한 필수 지침요소이다.

기능 활동, 창의적 활동 또는 그들의 "전체" 활동의 효율성을 입증하는 증거에 대한 논의가 이 새 판에서 엎데이트되고 확대되었다. 작업치료 임상에 특정한 새로운 공식적 연구들이 비교적 드물기는 하지만, 수공예와 다른 창의적 활동의 이점에 대한 일화적 확인은 풍부하다. 이 방법들에 대한 신경과학 및 기타 전문분야의 추가적인 지지증거가 있다. 창조적 활동은 재활뿐만 아니라 보다 일반적인 의미에서 성공적인 노화와 건강증진에도 효과적인 것으로 나타났다. 나는 독자들에게 과학에서 개인에 이르기까지 고려해야 할 여러가지 관점을 제공하고자 하였다.

지난 10년 동안 텍스트를 수정해 오면서, 현대 건강관리 시스템 내에서 창조적인 미디어 사용의 실무적인 측면에 대한 정보를 강화해 왔다. 활동 분석 및 문서화 방법은 일상의 작업에 영향을 미치는 결과와 명백한 연관성을 보여 주어야 한다. 이 최신판에서 활동 분석 양식은 활동의 치료적 특성, 잠재적 분류 또는 수용 그리고 작업 분야에 관련하여 좀 더 강조점을 두고자 약간의 수정이 되었다. 문서 장에는 객관적이고 측정 가능한 관찰(공예 활동 완료 시)과 이들의 보고를 위해 유용할 것이 틀림없는 긴 행동 점검표가 포함되었다. 주관적, 객관적, 평가 및 계획양식 진행과정노트 작성 메커니즘을 돕는 템플릿도 있고 *작업치료 실습 프레임 워크, 제 3 판*에서의 언어가 이 과정을 어떻게 용이하게 할 수 있는지에 대한 예도 있다. 작업치료 모델 및 접근방식이 수공예가 각자에게 어떻게 적합할 수 있는지의 예와 함께 업데이트되었다.

대부분의 프로젝트 섹션은 전반적인 매력을 높이고 비용이 저렴하고 비교적 짧은 기간에 완료할 수 있는 수공예에 대한 아이디어를 제공하기 위해 업데이트되었다. 그러나, 이 책의 지난 두 편에서 삭제되었던 몇몇 프로젝트에 대한 지침은 SLACK Incorporated의 컴패니언 웹 사이트(www.healio.com/books/craftsforms)에서 지금도 찾을 수가 있다. 한때 작업치료에 광범위하게 사용된 세 가지 전통 수공예(세라믹, 가죽 및 목공)에 대한 장이 오늘날의 실습에 더 적합한 다른 수공예 유형의 확장을 위한 여유를 만들고자 결합되고 압축되었다. 가정용으로 공예품 만들기, 선물로 주거나, 자선사업을 위한 목적 있는 수공예의 짧은 장이 이 편에 새로운 장이다. 또한 클라이언트를 위한 치료 도구 및 보조장치제작 그리고 수용에 관한 새로운 장도 만들어졌다. 자기 관리, 일상생활에서의 도구활용 활동 그리고 별개의 수행기술 구축이 작업치료 중재에서 아직 일차적인 것임을 인식하면서 새로운 정보를 추가와 함께 실용적이 되도록 노력하였다. 예를 들어, 요리 장에서는 매일의 식사 준비 작업을 그레이딩하고 수용하는 특정의 제안을 하고 있으며, 바느질 장에서는 단추를 다는 방법에 대한 지침이 있다. 치료도구 장에는 보다 창조적인 방법으로 운동을 촉진하기 위한 항목 만들기와 자가관리 독립을 위한 몇 가지 간단한 보조장치 만들기에 대한 지침이 있다. 수공예 장 전체에 걸쳐 독자가 다양한 가용한 옵션을 탐색하도록 권장하고 많은 온라인 링크 및 리소스가 추가되었다. 수공예 사용에 대한 사고와 토론을 더욱 자극하기 위해 성찰 질문이 포함된 부록이 추가되었다. 학생들이 실제로 스스로 할 때까지는 한 활동의 치료적 가치(또는 도전)를 파악한다는 것은 어려울 수 있다. 전자 매체의 장을 모두 제거하였다. 나의 추론은 두 가지였다: 기술 개발의 속도가 인쇄 들어가기 전에 정보를 옛날 것으로 만들며 대부분의 전자 양식이 이 텍스트의 초점과는 달리 기술을 생산해내는데 사용되고 있다는 것이다.

장들은 주제별로 그룹화되어 있지만 반드시 순서대로 다룰 필요는 없다. 처음 두 장은 창조적인 미디어 사용의 이점에 대한 소개로 시작하는 것이 현명할 수 있겠지만, 활동 분석, 문서 및 실무 응용에 관한 장의 정보는 학기 내내 또는 수공예 단위로 짜여 질 수 있다. 사용된 각 공예에 대해, 학생들은 등급화와 수용에 대한 아이디어와 함께 계획, 참여 및 결과를 토론할 수 있고 그 "세션"에 대한 노트 실무기록으로 마무리한다. 제5판 *강사 매뉴얼*은 www.efacultylounge.com에서 볼 수 있다; 공예 활동을 중심의 수업시간 구성에 대한 제안을 제공하고 또한 부가적인 자료들도 포함하고 있다. 수업계획 안내를 위해 설계된 이 매뉴얼에 있는 여러 개의 부가적 실험세션도 있다.

나에게 이 책은 하나의 사랑 노력–수공예에 대한 사랑과 혁신적이고 고객 중심의 작업치료 전문분야에 대한 사랑이었다. 나는 작업치료사가 단조로운 운동과 물리치료 양식을 선호하며 창조적 접근법을 포기하는 것을 보는 것이 힘들었다. 의심할 여지없이 이러한 각 중재는 실무에서 그의 자리를 차지하고는 있지만, 우리는 우리의 것이 일차적으로 doing to 또는 doing for의 전문분야가 아니라 doing with의 전문분야임을 지속적으로 상기해야 한다. 클라이언트가 그들 자신들이 되고 최선의 변화 에이전트가 되도록 힘을 실어주는 전문직이다. 우리는 문제를 바로 잡는 일을 하는 것이 아니라 개인이 성취와 의미로 자신의 삶을 살아가는 자신의 길을 찾도록 돕는 일을 하는 것이다. 이것은 각 개인마다 다르게 본다. 이것은 프로토콜이나 기술이 아니라 성공적인 작업참여를 위한 틀을 구축하는데 있어서의 자기 발견과 숙련된 지침에 의해 주도된다.

—Carol Crellin Tubbs, MA, OTR/L

역자 서문

“Crafts and creative Media in Thrapy” 2, 3, 4판 그리고 이번 5판을 번역하면서 저자인 Magaret Drake 교수께 감사한 마음을 전한다.

손끝으로 작업하는 대표적인 치료적 수단인 수예공작은 작업기반의 클라이언트 중심 작업치료 실행에서 창조적인 매체들을 적용하는데 초점을 두고 실행하는 것으로서 클라이언트 자신이 직접 손으로 만들고 제작하는 치료방법이다. 특히 지역사회에서 제공되는 수예공작은 전통적인 의료적 모델 치료방법보다는 클라이언트에게 의미 있는 무언가를 만드는 것에 대한 성취감과 희망, 용기를 주므로 치료목적을 알게 되며 흥미를 갖게 된다. 작업은 일반적으로 개인에게 의미있고 중요하다. 그러한 맥락에서 창의적인 방법으로 수예공작을 클라이언트에게 제공한다는 것은 작업치료의 매력이 아닌가 싶다.

본서에서는 각 프로젝트의 과정에 따라 제작하고, 그에 따른 활동분석(activity analysis)을 작업치료 실행 참조의 틀(OTPF-III)의 최신 버전에 맞게 정의하여 분석방법을 제시한 것이 특징적이다. 또한 활동을 환자중심의 개별적 의미와 작업치료의 목표에 맞게 설정할 수 있도록 제시한 것은 작업치료를 전공하는 학생들에게는 수예공작이 작업치료의 한 방법이며, 작업치료에서 어떻게 치료적용해야 되는가에 대한 이해를 도울 수 있는 장점이 있다. 그리고 본 서에서는 각 단원에서 프로젝트를 결정하는 체크리스트를 암시해주는 사항과 등급화(grading) 방법이 설명되어 있으므로 클라이언트의 능력에 맞추어 활동의 난이도를 조절하는 방법이 설명되었다.

사례연구에서는 클라이언트 진단에 따른 문제점, 목표설정, 이론적 근거에 맞는 수예공작의 설정과 방법 및 구조에 대해 사례의 흐름도를 그림으로 설명하므로서 학생들은 클라이언트에게 의미 있는 활동을 제공할 수 있게 제시한 것이 특징적이다. 15장에서는 목적을 가진 수예공작과 17장에서는 치료도구에 대한 설명이 추가되었으므로 임상에서는 수예공작을 더욱 쉽게 적용할 수 있을 것이다.

마지막으로 바쁘신 중에서 본 역서에 참여해주신 교수님들과 임상작업치료사 선생님들께 감사의 마음을 전하며, 지역사회에서 클라이언트에게 수예공작을 열정적이고 창의적인 방법으로 개발하여 적용하는 지역사회작업치료사들에게 감사의 마음을 전한다. 그리고 본 서가 출판될 수 있도록 도움을 주신 영문출판사 박병조대표님과 편집을 맡아주신 분들께 감사의 마음을 표합니다.

2019년 11월

역자대표 **최혜숙 올림**

제 I 부

수예공작을 왜 사용하는가?

Why Use Crafts?

제 **1** 장

치료적 수공예의 맥락

Therapeutic Crafts in Context

학습 목표(Objectives)

학생은 다음을 할 수 있어야 한다.

- 인간의 역사에서 수공예 활동의 기능적, 문화적 중요성을 설명할 수 있다.
- 작업치료에서 수공예 사용에 관한 과거와 현재의 경향을 설명할 수 있다.
- 창의적 활동과 수공예 항목들이 현대 사회에 관련되는 방식을 설명할 수 있다.

craft(kraft) (수공예): *손을 사용하여 숙련된 방식으로 무언가를 만드는 것을 포함하는 활동; 계획, 제작하거나 실행하는 기술*

— *Merriam-Webster's Learner's Dictionary*(2015)

수공예(craft)라는 단어는 많은 함축적 의미를 가지고 있고, 비오는날 아동들의 활동에서부터 지역 박람회에서 비싸게 판매할 물건, 수공예 예술품에 이르기까지의 모든 마술적 이미지를 가지고 있다.

이러한 다양한 인식은 작업치료 임상가들 사이에서도 존재한다. 어떤 사람들은 수공예 활동을 독특하고 유용한 중재의 형태라고 생각하지만, 또 어떤 사람들은 단지 작업 역사의 한 흥미로운 측면으로만 바라본다. 많은 장인의 제품을 비롯한 수공예품이 현대의 제조업 기반 문화에서 큰 인기를 얻고 있음에도 불구하고, 작업치료방법으로서의 수공예의 계속 사용은 회의적으로 본다. 기존의 연구가 자연스러운 형태의 의미 있는 활동이 기계적인 운동이나 인위적인 과제보다 학습에 더 유리하다는 것을 증명하고 있기 때문에 아마도 단어 자체가 문제인 것 같다. 작업치료는 처음부터 회복의 열쇠를 쥐고 있었지만, 더 기술적인 방법의 매력이 우리를 미혹시켰다고 할 수 있다.

Tubbs, C. C., & Drake, M.
Crafts and Creative Media in Therapy, Fifth Edition (pp. 3-10).

본 교재의 목적은 작업치료가 유용한 치료 양식으로서 수공예를 계속 사용할 수 있고 그래야 한다는 것을 입증하는 것이다. 이 서론은 간략하게는 역사적인 관점 그리고 현대 문화의 시각에서 수공예를 검토하고, 광범위하게는 작업치료 실무와 관계하여 수공예 활동을 검토한다. 이어지는 단원은 치료에서 수공예와 창의적인 매체의 계속적인 사용을 지지하는 보다 포괄적인 증거의 개요를 다룬다.

역사적 맥락

A Historical Context

생산적이고 창의적인 과정은 어떤 형태로든 언제나 인간 존재의 일부였고 앞으로도 그럴 것이다. 우리가 지금 수공예라고 생각하는 대부분의 작업은 이것이 초기 작업치료에서 수공예 활동의 중대성을 설명하는 한 때의 일(노동)이었다. 대량생산 방법이 발달하기 전, 가구 같은 필수품은 직접 손으로 만들어야 했다. 우리의 초기 조상들은 동물의 가죽을 이용해서 집을 짓고 의복을 만들었으며, 토기로 그릇을 만들어 음식과 물을 담았다. 문명이 발달함에 따라 모자이크와 보석 같은 일부 수공예는 더 미적인 목적을 갖게 되었으며, 종교, 의식, 그리고 문화적 영역에서 중요해졌다. 어떤 수공예 활동은 때로는 특정한 문화/민족성, 사회경제적 지위, 성별과 결부되었다. 예를 들어, 도기류와 직조는 이들 수공예가 여성에게 중요한 것으로 고안되었음을 시사하는 여신의 숭배와 연관되었다(Eisler, 1987). 여성은 어머니와 양육자로서의 주된 역할을 돕기 위해서 다른 수공예들도 만들었다. 그들은 음식을 요리하거나 동물을 돌보는 동안 아기를 업기 위해서 나무나 가죽으로 요람과 지게식 요람을 만들었다. 수렵-채집 문화에서, 남자는 야생동물을 죽여서 집으로 가져왔고 여자는 가죽을 마련하는 책임을 맡았다(Boserup, 1970, Danday, 1981, Morgan, 1972, Rich, 1976). 그런 다음 그들은 그것들을 엮어서 음식 용기, 옷, 그리고 은신처를 만들었다. 금속의 발견과 조작기술발달에 따라 남자는 무기와 기구를 만들기 시작했다. 가부장제가 일부 문화권에서 널리 퍼지면서 남자들은 목공과 도자기와 같은 많은 명품 수공예를 물려받았다. 수세기 후, 산업혁명으로 많은 수공예가 쓸모 없어졌을 때, 남아있는 것들(예: 바느질 및 도자기 그림)은 다시 여자의 작업으로 되었다(Boserup, 1970, Danday, 1981, Morgan, 1972, Rich, 1976, Sochen, 1974, Whyte, 1978). 서구문화에서는 목공예, 가죽공예, 도기공예가 남자의 것이었으나, 일부 수공예가 쇠퇴한 것은 계속해서 여성의 몫으로 취급되어 온 것과 관련이 있을 것이다. 지역이나 환경에 관계없이 기술은 도자기, 바구니 세공 및 직물 제조와 같은 특정 종류의 공예에서 보편적으로 발전되었다(Breines, 1995).

18 세기 후반까지 질병치료에서의 창의적인 기술에 관한 문서는 거의 없었다. 그러나 음악의 치료적 적용은 고대인들 사이에서 흔히 언급되었다(Willard & Spackman, 1947). 초기 수공예는 확실히 일상의 기능–생존을 위해 필요한 것이었지만 오늘날 우리가 간주하고 있는 치료특성을 가지고 있음에 대하여는 인식되지 않았다. Rich(1976)는 직조나 도기류와 같은 초기의 공예를 마법같은 특성을 지니고 있다고 생각하였지만, 원시문화의 사람들은 실제로 질병 치료를 위한 의식과 금기에 더 많은 신뢰를 했다(Achternecht, 1971). 로마에서 활동했던 그리스 의사인 Galen은 운동을 권고했고 (McKenzie, 1979) 환자는 작업을 통해 치유되었다고 믿었다(Willard & Spackman, 1954). 그러나 그는 수공예를 구체적으로 확인하지는 않았다. 아랍인들은 그리스와 로마 의학의 일부를 채택했다. 중세의 아라비아 의사인 Ibn Jazlah는 목욕과 운동 같은 물리적 매체를 추천했다(Granziani, 1980). 나바호 족이나 샤이엔과 같은 일부 아메리칸 인디언 부족은 전통적으로 안료나 모래그림을 치료와 의술의 일환으로 사용했다(Achternecht, 1971).

중세에서 시작하여 그 후 수세기 동안, 치유에 대한 이러한 인본주의적인 접근법은 포기되고 더 급진적인 방법으로 대체되었다. 그러나 19 세기 초 Philippe Pinel은 바이 텔레(Bicetre)의 보호시설에 있는 환자들에게 수공예를 제공하도록 파리의 무역상인들을 설득했다. 이와같은 더 많은 인도주의적 치료법이 유럽 전지역에 정신 질환을 관리하기 위해 흘러들었다(Pinel, 1806). 동시대에 미국에서는 독립선언서 서명자이자 미국 정신과 의사인 Benjamin

Rush 박사는 1751년에 설립된 필라델피아의 펜실베니아 병원 (Pennsylvania Hospital)에서 전국 최초로 작업치료(work therapy)와 일부 수공예(crafts)를 사용했다(Haworth & MacDonald, 1946, Willard & Spackman, 1954), 러쉬 박사의 사례는 영향력이 있었다. 19세기 중반까지 런던에서는 환자의 수공예품들이 판매를 위해 광고되었다(Haworth & MacDonald, 1946). "활동"은 "수공예"와 동의어가 되었고 수공예는 손으로 하는 작업의 대안으로 중상급 환자에게 자주 사용되었다(Holder, 2001). 그후 1800 년대의 나머지 기간동안, 많은 정신과 병원은 작업(occupation), 오락(amusements) 그리고 수공예(crafts)를 포함한 치료프로그램을 개발했다.

수공예의 사용을 기술한 작업치료에 관한 최초의 전문 저서 중 하나는 ***잘못된 작업에 관한 연구***(Studies in Invalid Occupations Tracy, 1910)이다. 저자 수잔 트레이시(Susan Tracy)는 이러한 요소가 회복을 위해 필수적이라고 생각했기 때문에 동기 부여와 참여하는 활동사용을 옹호했다(Kielhofner, 2004). 그녀는 특별한 신체적 또는 심리적 요구를 위해 최초로 특별한 공예를 사용하고 장려한 여성이었다. Tracy는 "작업실"의 다양한 내용과 프로그래밍을 기술하고 숙련된 리더의 중요성을 강조하였다(Tracy in Kielhofner, 2004). 그로부터 작업치료에 대한 출판물에는 수공예를 사용하여 클라이언트를 치료하는 방법에 대한 지침이 포함되기 시작했다. 독자는 American Occupational Therapy Foundation(http://www.aotf.org/resourceswlwlibrary/archives of occupational therapy.aspx)에 있는 ***작업치료 논문***(Archives of Occupational Therapy)을 참고할 수 있다. 특별한 경우의 수공예 사용에 관한 많은 "원탁" 토론내용을 볼 수 있다. 이 논문은 또한 초창기의 작업치료 임상에 대한 계몽적인 역사적 전망을 제공하고 있다. 최근인 2005년에는 ***Occupational Therapy in Health Care***는 초기 작업치료 임상에서 재활 도구 및 영향력 있는 힘으로서 수공예 사용의 선구자인 Herbert J. Hall 박사의 작업을 다시 언급하였다(Anthony, 2005). 1930년대 후반까지 수공예는 영국에서 작업치료의 주된 방법이었고 임상가는 능력과 건강상태에 따라 그것을 선택 적용하였다(Hocking, 2007).

같은 시기 미국에서는 수공예가 일반내과, 외과, 결핵 요양원을 포함한 모든 치료기관에 널리 보급되었으며, 소아과, 정형외과, 정신과와 같은 전문영역에서도 사용되었다(Breines, 2008). 1943년 ***뉴요커*** 잡지의 한 기사는 군대 병원에서 수공예의 사용에 관해 다음과 같이 설명했다: "대부분의 소년들은 신분증을 붙이기 위한 가죽 밧줄을 만들거나 여자 친구를 위한 장신구를 만든다. 어떤 이들은 비행기 포탑의 플라스틱 조각을 가지고 하트모양의 장신구를 만든다". 건강을 회복하고 있는 병사 역시 벨트, 점토공예, 스카프, 장난감, 축소세트(diorama)를 만들었다(Hamburger,1943).

전문 서적에 적혀있는 색인 및 목차를 살펴보면 수년 동안 수공예가 어떻게 조망되었는지 알 수 있다. 1945년 서적인, ***Prescribing Occupational Therapy, Second Edition***(Dunton) 10쪽 섹션을 살펴보면 질과 유용성을 강조하는 "기능적 회복을 위한 수공예 활용에 관한 제안"이라는 제목을 달고 있다. Willard and Spackman(1947)의 ***작업치료 원리***(Principles of Occupational Therapy) 초판에는 색인에서 활동 중 7가지 특별한 수공예 활동을 나열하였다. 여기에 손으로 하는 ***수공예***(handcrafts) 단어가 다른 18가지의 항목을 분류하는데 사용되었다. 이 책의 15개의 사진들 하나하나 모두가 발전하고 있는 수공예를 보여주고 있다. 제2판(1954)에서는 공예품 목록이 약간 줄어들었지만(지금은 14개 목록), "작업치료 활동(Activities in occupational Therapy) 단원의 한 장이 "수공예(Handcrafts)"라는 제목이 붙었다. 제3판(Willard & Spackman, 1963) "치료를 제공하기 위해 제안되는 활동"들의 대부분이 수공예이다; 그러나 목차와 색인을 한 눈에 보면 수공예가 주요 활동이거나 작업이라는 것을 파악하기는 어렵다. 1960년대 초반 메리 라일리(Mary Reilly)는 Eleanor Clarke Slagle 강연에서 수공예 사용과 관련한 작업치료의 이미지에 대한 우려가 커지고 있다고 했다. Rielly는 "질병의 복잡성과 치료 방법의 진부성 간의 큰 차이가 우리의 작업에서 만족감인 동시에 고뇌다."라고 미사여구적 주장을 했다(1962, p.87). 수공예의 다양한 사용이 작업치료 영역에서 대중의 인식이 시작됨에 따라, 임상가는 점차적으로 적용하는 것에 불편함을 느끼고 그들과 거리를 두기 시작했다(Holder, 2001). Willard와 Spackman의 *Occupational Therapy*(1971)의 4판은 ***"기능 회복을 위한 활동"***에서 수공예에 대해 나열하기 시작했지만, 5 판(Hopkins & Smith, 1978)에서는 수공예에 대한 어떤 암시점을 찾아야 한다. 그 대신 "기능적 활동(functional activities)"이라든가 "취미 활동(avocational activities)"과 같은 좀 더 일반적인 용어가 사용되었다. 이러한 경향은 계속되었고, 7판에서는(Hopkins & Smith, 1988) 컴퓨터와 수공예에 관한 언급이 11대 1의 비율로 게재되었다. 8판에서는(Hopkins & Smith, 1993) 수공예가 단지 평가의 요소로 언급되었고, 사진들은 평가 목적의 수공예 특정요소들을 분리한 공식적 평가를 보이고 있다. 9판(Neistadt & Crepeau, 1997)에는 예술, 무용 및 관련 공예와 같은 표현적인 활동의 사진이 수록되어 있는 반면, 12판은 여가 측면에서 놀이, 레크레이션 및 사회적 활동을 더 강조한다(Schell, Gillen & Scaffa, 2014).

포괄적인 작업치료 교과서 초판 ***"작업치료: 인간의 수행 결핍 극복"***(Christiansen & Baum, 1991)에서는 사례 연구가 ***취미와 예술*** 같은 다른 용어를 적용하여 수공예에 참여한 클라이언트를 묘사하고 그들을 설명하였다. 2 판(1997)은 Draw-A-Person 테스트, Allen Cognivive Levels Screening, Lerner's Magazine Picture Collage와 같은 평가로서 부수적으로 사용되는 수공예를 언급한다. 수공예는 정신 건강과 소아과적 실무와 관련된 더 새로운 출판물에서 언급되거나 논의되지만(Bonder & Bello-Haas, 2009; Brown & Stoffel, 2011; Bruce & Borg, 1993, 2002; Case-Smith, Allen, & Pratt, 2010;(Pendleton & Schultz-Krohn, 1994), Cindrell, 1996, Cynkin & Robinson, 1990, Drake, 2004, Early, 1993, 2009, Hellerson, 2004, Henderson & Pehoski, 2006), 신체적 장애와 관련한 것은 더 적다(Pendleton & Schultz-Krohn, 2006, 2013; Radomski & Latham, 2008, Radomski & Trombly, 2014). 2장에서 좀 더 심도 있게 살펴보면 더 확실해 질 것이기는 하지만, 이러한 수공예 인정의 전반적인 감소는 현재의 실제 사용과 일치하는 것으로 보인다(Griffin, Greer, Everaert & Struble, 2003, Griffiths & Corr, 2007, TeBeest, Kornstedt, Feldmann, Harmasch, & Kemnitz, 2001, Whittington, Weir, Powell, Mumbower, & Foster, 2010). 수공예를 사용하지 않는 가장 일반적인 이유는 보상에 대한 불확실성(insecurity about reimbursement), 시간과 자원 부족, 수공예를 개인적으로 할 수 없거나 치료목적을 위한 적용의 가능성이 부족하다는 점이다(Griffin et al., 2003; TeBeest et al., 2001; Whittington et al., 2010). 몇 년 전, Barris, Kielhofner & Watts(1988)는 작업치료에서의 수공예에 대한 논의가 "미국 문화에서 수공예품의 일반적인 평가 절하"에 기인한다고 지적했다. 그러나 근대 서양 문화에 대한 면밀한 관찰은 이 주장을 전적으로 지지하지 않을 수도 있다. 작업치료에서 수공예를 사용하는 것에 대해 다시 생각해야 할 것인가?

문화적 맥락
A CULTURAL CONTEXT

대중문화를 살펴봄으로써 현대사회에서의 수공예 인식에 대한 통찰력을 얻을 수 있다.

어떤 면에서는 바람직한 중재 대안으로서 수공예와 창의적 매체의 부활을 위한 지금보다 더 나은 시기는 없을 것이다. 지역사회의 수공예 전시회는 일반적이며 잘 수행된다; 취미 상점(hobby stores), 뜨개질 상점(knitting shops) 및 기타 공급자가 어디에든 있고 가정장식과 TV에서 수공예품 쇼는 대단히 인기가 있다. 높은 수준의 소매점과 잡지는 훌륭한 장인정신 작품을 제공하며 많은 시장에서 "장인적"제품을 볼 수 있다. 대량 생산하는 품목과 비교하여 비용이 비싼 것은 소비자가 자신의 가치를 인식하는 방법을 나타내며 이를 만드는 사람들을 기념하기 위함이다. 또한 인터넷에서 전 세계의 공예가들의 아이디어를 공유하고 자신의 상품을 판매하는 것을 허용했다(Breines, 2010). 공정거래 수공예는 세계 공정거래 운동의 일환으로 점차 보편화되고 있다. 이러한 이니셔티브는 개발 도상국의 소외계층이 무역 파트너십을 만들어 제품이 생계를 제공할 수 있는 방법을 제공한다. 공정거래 기업은 지속 가능하고 긍정적인 사회적 영향력을 지닌 방법을 홍보하고 차별과 아동노동을 금지하면서 공정하고 투명한 가격구조를 구축하고

수공예 공정거래 웹사이트

- www.ananse village.com
- www.crsfairtrade.org/crafts
- www.fairtradefederation.org
- www.fairtradequilts.com
- www.fairtradeusa.org
- www.globalcrafts.org
- www.globalexchange.org/programs/fairtrade
- www.greenamerica.org/programs/fairtrade/products/wheretobuy.cfm (index of fair trade retailers by product)
- www.tenthousandvillages.com
- www.upavimcrafts.org

능력을 키우고 있다(World Fair Trade Organization, 2016). 공정거래 소매상의 확산으로 인해 수공예(hand crafts)로 만들어진 제품에 대한 진가가 스타일에 어긋나지 않고 사회적 책임에 대한 의식이 높아짐과 일치함을 설명해 준다. 또 다른 문화적 지표는 생각 없이 버려졌던 물건과 재료의 재활용과 용도 변경에 대한 강조이다. 소박하고 "초라한 세련된" 꾸미기 스타일은 현재 유행하고 그러한 재료를 사용한다. 따라서 공예품 제작은 환경적 책임과 연계되어 있다. 인생의 다른 모든 면에서 과학기술이 폭발적으로 증가함에도 수제 공예는 주류에서 빠지는 것처럼 보인다. 수공예와 창의적인 참여의 이점은 또한 자기 개선과 개인 개발에 대한 현대 소비자의 관심의 한 측면이다. 상업미술과 수공예사업에 단체 또는 개인적인 참여, 휴식, 삶의 풍요, 친구와의 유대 관계 형성 또는 집단 응집력 형성으로 사용된다. Nancy Monson (2005)의 책 "치유력 있는 **수공예**(Craft to Heal)"는 수공예의 치유의 질에 대한 사례와 논의를 위한 훌륭한 자료이며 전문가, 조직 및 다양한 휴양지에 대한 접촉점 목록을 제공하고 있다. 수공예 단체를 위한 작업 공간을 제공한 매사추세츠의 한 수공예 소매업체는 공예품을 만드는 동안 아이들이 부모와 함께 더 편하게 대화하고 의사소통하는 것처럼 보였다고 보고했다. 그녀는 또 한 두 명의 암 환자 간에 공예의 상호적 즐거움을 통해 형성된 우정의 이야기를 관련시켰다(LaGrossa, 2005). 뉴욕 공립 도서관은 "Handmade Now and Then" 수업을 주최하였고, 한 참가자는 시나이 병원의 아이들 가족에게 불안을 덜어주는 수단으로서 뜨개질을 가르치는 이야기를 들려주었다(Pigza, 2008).

연방 및 지방 정부 조차도 창의력과 노령화 정상회의(2015년 국립 예술 기금)에서 입증된 바와 같이 창조 활동에 대한 참여의 건강상의 이점을 인정했다. 뉴욕시에서는 은퇴 공동체가 의도적으로 예술 프로그램을 설립하기 위해 대학과 공동으로 개발되었으며 뉴욕시에서는 기존의 다양한 문화 센터에서 성인 예술 프로그램에 기금을 할당했다(Hanna & Perlstein, 2008).

수많은 치료적 레크리에이션과 사회활동 프로그램은 퇴역 군인(Lynch, 2009), 가정 폭력의 희생자인 여성, 수감된 개인(Johnson, 2008), 시각 장애인/실명자(시각장애인을 위한 미국재단, 2016년, Cochran, 2010년, 라이센스 및 규제 업무부, 2005), 전쟁으로 파괴된 국가의 어린이들(Addis, 2010)과 같은 집단에게 창의적 매체를 적용했다. 이들 시설과 조직은 수공예로부터 손조작의 회복, 인지와 지각 기술의 촉진, 사회적 역할; 소속감의 확립; 직업 기술 개발;

조절과 자신감의 배양이라는 폭넓은 이득을 언급한다.

수공예에 종사하기 위한 또 다른 성장 동기는 이타주의이다. 사람들은 다른 사람이나 지역 사회에 환원함으로써 만족감을 얻는다. 수많은 국가 및 국제기구가 손으로 만든 품목에 고유한 가치와 의미가 있음을 암시하는 수공예품을 얻고자 요구한다. 프로젝트 아이디어, 조직 링크와 자원 정보는 15장을 참조한다.

이것은 우리로 하여금 건강관리 영역내에서 미흡한 수공예의 위치를 숙고하게 한다. 고도의 기술적, 의학적 발전의 시대에 치료법으로서의 창조적인 활동은 입원기간 단축과 건강관리 비용의 절약과 함께 최선의 경우 미미하게, 최악의 경우는 낭비로 보일 수도 있다. 의학적 임상 기술 주도적으로 발전함에 따라 작업치료사는 과학적 증거에 중점을 두고 있었으며, 수공예는 이와 상반된 상황인듯 보인다. 일부 치료사는 수공예 작업을 남는 시간에 대한 여가 시간으로 격하시키면서 운동과 물리적 매체(physical agent modalities)를 일 중심적인 문화와 좀 더 일치하는 것으로 보고 있다. 그러나 다른 관점에서 보았을 때, 수공예 및 기타 창의적인 활동은 더 동기 부여가 더 큰 것으로 인식 될 수 있으며, 적절하게 선택되면 문제를 동등하게 규정할 수 있고 낮은 활동 참여로 인식될 수 있다. 동기 부여의 개념은 건강관리 시스템에서 발생하는 전반적인 변화에 비추어 더욱 중요해지고 있다. 2010년 의료비용 절감(Affordable Care Act)은 효율성과 품질 그리고 보건관리 비용의 책임 있는 사용을 담보하기 위하여 설계되었다. 체류 기간을 줄이고 병원 재입원을 피하는 것이 이러한 목표들을 달성하는 하나의 수단이 된다. 이 패러다임은 작업을 위한 역량을 구축하는 활동의 선택과 클라이언트에게 증상에 대해 자기관리 하도록 가르치는 데 초점을 두게 된다(Fisher & Friesema, 2013).

의료비용 절감(Affordable Care Act)의 함축된 의미는 입원 중 및 퇴원 후에 건강관리 수혜자 자신들의 손으로 전반적인 건강, 회복 및 재활에 더 책임을 지도록 하는 것을 포함하고 있으며, 그들은 일상적인 가정 운동 프로그램이나 보조도구에 의존하기보다는 의미 있는 활동들에 참여하게 되므로 더 성공적인 것 같이 보인다.

다음 장은 과학적 발견물과 의미 있는 인간 작업 사이의 교차부분을 설명해 줄 것이다. 그러나 과학적 연구 결과를 넘어서 수공예와 다른 창조적인 활동들은 수동적 및 영적 기원의 실용적이고 아름다운 작업치료의 전체론적 접근법을 구현하는 것으로 보인다. 우리 현존의 전자적 국면이 우리를 환경과 우리 자신의 능력에 대한 인식에서 점증적으로 차단하는 것처럼 보이는 세상에서 손으로 물건을 만드는 기회는 필요한 균형을 제공할 수도 있다. 많은 경우 질병, 외상 또는 장애를 경험하고 있는 클라이언트들은 일반적인 관행이나 사회와 관련되거나 또는 참여하는 능력으로부터 차단된다. 본 서 저자 씨씨티(CCT)는 최근 시민 투쟁으로 모국에서 강제로 쫓겨난 청년 그룹인 수단의 "잃어버린 소년들"에 관한 책을 읽었다. 이 피난민들은 결국 미국에서 안전한 피난처로 보내졌고 집과 아파트에 모여 살게 되었다. 이 책의 저자인 Felicia McMahon은 그들 전통을 배우고 완전히 다른 형태의 사회에서 생활하는 것을 연구하면서 시간을 보냈다. 그녀는 그들이 이 새로운 환경과 낯선 환경에서 정체감을 유지할 수 있도록 주로 친숙한 시와 노래 형식으로 예술적 표현을 사용한다는 것을 발견하였다(2007). 이 이야기는 뇌졸중, 자동차 사고 또는 절단과 같은 삶을 변화시키는 상황에 직면한 사람들을 위한 비유로 충격을 주었다. 그들은 일시 또는 영구 거주자로서 갑자기 장애라고 하는 낯선 곳에 그들이 있음을 발견하고 그들의 확고한 자신감을 유지하기 위해 고투하게 된다. 그들은 또한 가치있고 의미 있는 창의적인 작업들을 만나는 이득을 얻게 된다. 새로운 형태의 자기표현을 배우거나 오래된 것을 계속 유지하는 능력은 다른 사람들과 다른 방식으로 변화된 관계의 복잡성을 탐색하는데 도움이 될 수 있다. 공예 또는 다른 창조적인 활동들은 비록 그들이 운동 및 인지기능을 확실히 촉진시킬 수 있기는 하지만 또한 이 깊은 인간의 욕구를 규정하는데 유일하게 맞아들어가는, 우리가 사용하는 몇 가지 중재 중의 하나이다. 수공예에 참여는 양도할 수 있는 기술을 구축할 수 있을 뿐만 아니라 개인들로 하여금 그들의 과거, 다른 사람들, 그리고 작업적 존재로서의 그들 자신과 연계하도록 또한 허용할 수 있다.

토론 질문

Discussion Questions

1. 자신의 삶이나 절친한 친구 또는 가족의 삶에서 수공예나 다른 창조적인 활동의 역할에 대해 설명하라.
2. 수공예가 여전히 작업치료에 적절하고 유용하다고 생각하는지? 그 이유는?
3. 기술의 확산은 어떻게 사람들을 동시에 권한을 부여하고 예속시켰는가?
4. 사물이나 예술 작품의 창작이 어떻게 사람들로 하여금 자신의 환경과 자신을 더 잘 인식하게 할 수 있는지 설명하라.

참고문헌

References

Achternecht, E. H. (1971). *Medicine and ethnology: Elements and exercises*. Lawrence, KS: The University of Kansas Press.

Addis, J. (2010, Winter). The art of participation. *World Vision Magazine*. Retrieved from http://www.worldvisionmagazine.org/stories/the-art-of-participation/

American Foundation for the Blind. (2016). Lighthouse for the Blind in New Orleans. *VisionAware*. Retrieved from http://www.visionaware.org/section.aspx?SectionID=64&TopicID=376&SubTopicID=202&rewrite=0

Anthony, S. H. (2005). Dr. Herbert J. Hall: Originator of honest work for occupational therapy 1904-1923 (parts I and II). *Occupational Therapy in Health Care, 19*(3), 3-32.

Barris, R., Kielhofner, G., & Watts, J. (1988). *Occupational therapy in psychosocial practice*. Thorofare, NJ: SLACK Incorporated.

Bonder, B. R., & Bello-Haas, V. D. (2009). *Functional performance in older adults* (3rd ed.). Philadelphia, PA: F. A. Davis.

Boserup, E. (1970). *Women's role in economic development*. London, UK: George Allen and Unwin.

Breines, E. B. (1995). *Occupational therapy activities from clay to computers: Theory and practice*. Philadelphia, PA: F. A. Davis.

Breines, E. B. (2008). Crafts in education: Once upon a time. *Advance for Occupational Therapy Practitioners, 24*(6), 15.

Breines, E. (2010). Crafts to computers (and back). *Advance for Occupational Therapy Practitioners, 26*(2), 10.

Brown, C., & Stoffel, V. C. (Eds.). (2011). *Occupational therapy in mental health: A vision for participation*. Philadelphia, PA: F. A. Davis.

Bruce, M. A., & Borg, B. (1993). *Psychosocial occupational therapy: Frames of reference for intervention* (2nd ed.). Thorofare, NJ: SLACK Incorporated.

Bruce, M. A., & Borg, B. (2002). *Psychosocial occupational therapy: Frames of reference for intervention* (3rd ed.). Thorofare, NJ: SLACK Incorporated.

Case-Smith, J., Allen, A. S., & Pratt, P. N. (2010). *Occupational therapy for children* (6th ed.). St. Louis, MO: Mosby.

Christiansen, C. (Ed.). (1994). *Ways of living: Self-care strategies for special needs*. Rockville, MD: American Occupational Therapy Association.

Christiansen, C., & Baum, C. (1991). *Occupational therapy: Overcoming human performance deficits*. Thorofare, NJ: SLACK Incorporated.

Christiansen, C., & Baum, C. (1997). *Occupational therapy: Enabling function and well-being* (2nd ed.). Thorofare, NJ: SLACK Incorporated.

Cochran, M. (2010). OT's creative principles help blind adolescents build skills. *Advance for Occupational Therapy Practitioners, 26*(22), 24.

Cottrell, R. P. F. (1996). *Perspectives on purposeful activity: Foundation and future of occupational therapy*. Bethesda, MD: American Occupational Therapy Association.

Craft. (2015). In *Merriam-Webster's learner's dictionary.* Retrieved from http://www.merriam-webster.com/dictionary/craft

Cynkin, S., & Robinson, A. M. (1990). *Occupational health and activities health: Toward health through activities.* Boston, MA: Little, Brown and Company.

Danday, P. R. (1981). *Female power and male dominance: On the origin of sexual inequality.* Cambridge, UK: Cambridge University Press.

Department of Licensing and Regulatory Affairs. (2005). *Occupational therapy/crafts.* Retrieved from www.michigan.gov/lara/0,1607,7-154-28077_28313_33124-110976--,00.html

Drake, M. (2004). Working with elders who have psychiatric conditions. In S. Byers-Connon, H. Lohman, & R. Padilla (Eds.), *Occupational therapy with elders: Strategies for the COTA* (2nd ed., pp. 269-279). St. Louis, MO: Elsevier Mosby.

Dunton, W. R. (1945). *Prescribing occupational therapy* (2nd ed.). Springfield, IL: Charles C. Thomas.

Early, M. B. (1993). *Mental health concepts and techniques for the occupational therapy assistant* (2nd ed.). New York, NY: Raven Press.

Early, M. B. (2009). *Mental health concepts and techniques for the occupational therapy assistant* (4th ed.). Philadelphia, PA: Lippincott Williams & Wilkins.

Eisler, R. (1987). *The chalice and the blade.* New York, NY: Harper and Row.

Fisher, G., & Friesema, J. (2013). Implications of the Affordable Care Act for occupational therapy practitioners providing services to Medicare recipients. *American Journal of Occupational Therapy, 67*(5), 502-506.

Granziani, J. S. (1980). *Arabic medicine in the eleventh century as represented in the works of Ibn Jazlah.* Karachi, Pakistan: Hamard Academy Press.

Griffin, C., Greer, M., Everaert, C., & Struble, J. (2003). Arts and crafts, alive and well in OT? *Advance for Occupational Therapy Practitioners, 19*(12), 14.

Griffiths, S., & Corr, S. (2007). The use of creative activities with people with mental health problems: a survey of occupational therapists. *British Journal of Occupational Therapy, 79*(3), 107-114.

Hambuger, P. (1943, September 25). The boys in maroon. *The New Yorker*, 46-54.

Hanna, G., & Perlstein, S. (2008). Creativity matters: Arts and aging in America. *Monograph, September*, 1-15.

Haworth, N. A., & MacDonald, E. M. (1946). *Theory of occupational therapy.* Baltimore, MD: Lippincott Williams & Wilkins.

Hellen, C. (2004). Working with elders who have dementia and Alzheimer's disease. In S. Byers-Connon, H. Lohman, & R. Padilla (Eds.), *Occupational therapy with elders: Strategies for the COTA* (2nd ed., pp. 254-268). St. Louis, MO: Elsevier Mosby.

Henderson, A., & Pehoski, C. (2006). *Hand function in the child: Foundations for remediation* (2nd ed.). St. Louis, MO: Mosby/ Elsevier.

Hocking, C. (2007). Early perspectives of patients, practice and profession. *British Journal of Occupational Therapy, 70*(7), 284-291.

Holder, V. (2001). The use of creative activities with occupational therapy. *British Journal of Occupational Therapy, 64*(2), 103-105.

Hopkins, H. L., & Smith, H. D. (1978). *Willard and Spackman's occupational therapy* (5th ed.). Philadelphia, PA: Lippincott Williams & Wilkins.

Hopkins, H. L., & Smith, H. D. (1988). *Willard and Spackman's occupational therapy* (7th ed.). Philadelphia, PA: Lippincott Williams & Wilkins.

Hopkins, H. L., & Smith, H. D. (1993). *Willard and Spackman's occupational therapy* (8th ed.). Philadelphia, PA: Lippincott Williams & Wilkins.

Johnson, L. M. (2008). A place for art in prison: Art as a tool for rehabilitation and management. *Southwest Journal of Criminal Justice, 5*(2), 100-120.

Kielhofner, G. (2004). *Conceptual foundations of occupational therapy* (3rd ed.). Philadelphia, PA: F. A. Davis.

LaGrossa, J. (2005). Crafts are back! *Advance for Occupational Therapy Practitioners, 21*(1), 15-17.

Lynch, M. (2009). HHV supports creative expression as rehabilitative tool. *Journal of Rehabilitation Research & Development, 46*(7), xiii-xxi.

MacKenzie, J. (1979). *The history of health and art of preserving it.* New York, NY: Arno Press.

McMahon, F. R. (2007). *Not just child's play: Emerging tradition and the Lost Boys of Sudan.* Jackson, MS: University Press of Mississippi.

Monson, N. (2005). *Craft to heal.* Tucson, AZ: Hats Off Books.

Morgan, E. (1972). *The descent of women.* New York, NY: Stein and Day.

National Endowment for the Arts. (2015). *The summit on creativity and aging in America.* Retrieved from https://www.arts.gov/news/2016/nea-releases-report-arts-and-healthy-aging

Neistadt, M. E., & Crepeau E. B. (1997). *Willard and Spackman's occupational therapy* (9th ed.). Philadelphia, PA: Lippincott Williams & Wilkins.

Pendleton, H. M., & Schultz-Krohn, W. (Eds.). (2006). *Pedretti's occupational therapy: Practice skills for physical dysfunction* (6th ed.). Philadelphia, PA: Elsevier.

Pendleton, H. M., & Schultz-Krohn, W. (Eds.). (2013). *Pedretti's occupational therapy: Practice skills for physical dysfunction* (7th ed.). Philadelphia, PA: Elsevier.

Pigza, J. (2008). Craft therapy, then and now. *New York Public Library.* Retrieved from http://www.nypl.org/blog/2008/06/07/craft-therapy-then-and-now

Pinel, P. (1806). *Traite medico-philosophique de l'alienation mentale.* Paris, France: J. A. Brosson.

Radomski, M. V., & Latham, C. A. T. (Eds.). (2008). *Occupational therapy for physical dysfunction* (6th ed.). Philadelphia, PA: Lippincott Williams & Wilkins.

Radomski, M. V., & Trombly, C. A. (Eds.). (2014). *Occupational therapy for physical dysfunction* (7th ed.). Philadelphia, PA: Lippincott Williams & Wilkins.

Reilly, M. (1962). The Eleanor Clark Slagle lecture: Occupational therapy can be one of the great ideas of 20th century medicine. *American Journal of Occupational Therapy, 16*(1), 1-9.

Rich, A. (1976). *Of women born.* New York, NY: Bantam Books.

Schell, B. A., Gillen, G., & Scaffa, M. E. (Eds.). (2014). *Willard and Spackman's occupational therapy* (12th ed.). Philadelphia, PA: Lippincott Williams & Wilkins.

Sochen, J. (1974). *Herstory: A woman's view of American history.* New York, NY: Alfred Publishing Co.

TeBeest, R., Kornstedt, K., Feldmann, C., Harmasch, L., & Kemnitz, S. (2001). *The use of expressive arts in various occupational therapy settings.* LaCrosse, WA: University of Washington-LaCrosse.

Tracy, S. (1910). *A manual for nurses and attendants: Studies in invalid occupations.* Boston, MA: Whitcomb Barrows.

Whittington, D., Weir, M., Powell, A., Mumbower, S., & Foster, J. (2010). *Benefits and usage of therapeutic art modalities by occupational therapists in the aging population.* Unpublished master's research project, University of Mississippi Medical Center School of Health Related Professions.

Whyte, M. K. (1978). *The status of women in preindustrial societies.* Princeton, NJ: Princeton University Press.

Willard, H. S., & Spackman, C. S. (1947). *Principles of occupational therapy.* Philadelphia, PA: Lippincott Williams & Wilkins.

Willard, H. S., & Spackman, C. S. (1954). *Principles of occupational therapy* (2nd ed.). Philadelphia, PA: Lippincott Williams & Wilkins.

Willard, H. S., & Spackman, C. S. (1963). *Occupational therapy* (3rd ed.). Philadelphia, PA: Lippincott Williams & Wilkins.

Willard, H. S., & Spackman, C. S. (1971). *Occupational therapy* (4th ed.). Philadelphia, PA: Lippincott Williams & Wilkins.

World Fair Trade Organization. (2016). *10 principles of fair trade.* Retrieved from http://www.wfto.com/fair-trade/10-principles-fair-trade

제 2 장

수공예의 관점

Putting Crafts in Perspective

학습 목표(Objectives)

학생은 다음을 할 수 있어야 한다.

- 수공예가 어떻게 뇌구조 기능에 긍정적인 영향을 주는지를 설명할 수 있다.
- 수공예가 총체적 작업치료의 철학과 어떻게 일치하는지 설명할 수 있다.
- 창조적 매체의 치료적 효능을 지지하는 연구사례를 인용할 수 있다.
- 중재와 건강 증진에 있어서 수공예의 이점을 분명히 설명할 수 있다.
- 평가 도구로서의 수공예 및 기타 창조적인 활동의 이점을 설명할 수 있다.
- 수공예와 창조 활동들을 작업 개념과 클라이언트 중심 실행에 연관시킬 수 있다.
- 작업치료에서 수공예의 기존 치료적 사용의 다양한 예들을 인용할 수 있다.

과학적 관점

A Scientific Perspective

수공예가 많은 분야에서 기술 복원에 도움이 되고 있다는 것을 많은 치료사들이 오랫동안 직관적으로 이해해 왔지만 도움이 되고 방법론적으로 건전한 연구는 부족하였다. 그러나 일반적으로 신경과학 분야와 특히 뇌 가소성 분야에 대한 관심의 증가는 이들 임상 관찰 중 일부를 검증하고 관련 메커니즘을 조명하기 시작하는 연구를 자극하였다. 명백하게 말하자면 경험적 증거에 따르면 수공예 개입은 뇌 기능에 긍정적 영향을 미친다. 기능적이고 복잡한 활동으로서 수공예는 자연스럽게 뇌의 비우성 측면의 공간적이고 직관적인 기능을 활성화시킨다(Leask & Crow, 1997; Miller, 1988a, 1988b; Rosenfeld, 1988). 정교화한 이미징 등의 방법이 뇌의 기능분화와 국부적 전문성에 대한 정보를 밝혀냈다(Boucher & Bryden, 1997;

Tubbs, C. C., & Drake, M.
Crafts and Creative Media in Therapy, Fifth Edition (pp. 11-26).

Corballis & Beals, 1983; Herrmann, 1988; Thibodeaux & Ludwig, 1988). 우리는 뇌의 오른쪽 반구가 직감, 이미지, 감정과 연결되어 있으며, 왼쪽 반구는 분석적이고 세부 지향적인 일을 맡고 있음을 알고 있다(Miller, 1988b). 일반적으로 여가 활동과 특히 수공예가–상상력을 위한 출구와 성공에 대한 보다 구체적인 분석 모두의(Olsen & Roarty-O'Herron, 2000)–감정 표현과 집중력과 기술을 내포하고 있기 때문에 우리는 이러한 작업들이 두 반구의 기능을 통합하는 것을 돕는다고 추론한다(Flood & Phillips, 2007). 또한 풍부한 자극을 주는 환경은 뇌에서 신경적 연결수를 증가시키는 것으로 생각된다(Berlucchi, 2011; Cohen et al., 2006). Miller (1988a)는 신체적인 문제 만을 다루는 재활이 회복의 감정적 구성 요소가 무시되기 때문에 덜 효과적일 수 있다고 가정하였다. Berlucchi(2011)가 뇌의 가소성에 대한 자신의 논의에서 언급한 바와 같이, "중재의 주요 목표가 순전히 감각적 또는 거동 결핍일 경우 조차도 신경학적 재활에 대한 심리적 차원이 항상 존재한다"(p. 560).

다른 문서화된 증거는 수공예와 같은 의미 있는 활동들이 왜 운동이나 다른 활동보다 재활에서 실제적으로 더 효과적이고 효율적일 수 있는지를 보여준다 (Lin, 1997; Rumbaugh et al., 2007; Schwartz & Begley, 2002; Stancliff, 1996). Lin (1997)은 작업 형태가 수행에 영향을 주며, 뇌는 고안된 또는 운동에 기반을 둔 활동에 존재하지 않을 수 있는 인지적 인식적 연상을 만들어 내기 때문에 익숙하거나 의도적인 활동으로부터 의미를 식별할 수 있음을 발견하였다. 예를 들어, 나무못판에 나무못을 박는 것은 대부분의 사람들에게 기억기반이 없어서 뇌가 그것을 이전 경험이나 기술에 연계시킬 수가 없다. 그러나 목걸이를 만들기 위한 구슬꿰기는 특정 감각 자극, 과거 기억/경험 또는 최종 제품의 시각화의 연관성 때문에 지각 및 인지 정보가 저장될 여러 경로를 활성화할 수 있다. 참여자와 활동의 관련성이 높을수록 학습 결과가 향상된다(Rumbaugh et al., 2007). 특정 신체 부위의 대뇌피질 표현 또는 기능은 활동을 통해 변경될 수 있지만 더 중요한 것은 이 일이 일어날 수 있도록 활동이 수행되어야 한다는 것이다. "관심을 기울여야 할 것은 뇌 회로의 동적 구조와 스스로를 재구성할 수 있는 뇌의 능력에 관한 것이다"(Schwartz & Begley, 2002, p. 224). 활동에 대한 관심이 클수록 참여자가 자신의 관심을 둘만한 가치가 있음을 알게 되며 그리하여 더 적절한 뇌의 영역을 활성화시키고 참여자가 학습을 방해할 수 있는 경쟁적이고 혼란스럽게 하는 자극들을 걸러 낼 수 있게 한다. 다소간 자동으로 간단하게 이루어지는 운동 및 기타 활동은 뇌에 같은 영향을 미치지 않는다 (Berlucchi, 2011; Schwartz & Begley, 2002). 신체 부위의 비사용은 그것이 신체기능 상실 여부에 관계없이 정신적 활동이 없거나 신경 연결이 끊어짐, 그리고 기능 상실을 초래할 수 있다. 대조적으로 동기부여 작업에 참여하는 것은 뇌의 다른 부위 손상을 보정할 수 있도록 대뇌피질 맵을 재설정하거나 재배치할 수 있게 한다(Berlucchi, 2011). 구조 변화와 함께 활동 참여는 또한 신경전달물질의 활성화 및 억제에 영향을 준다. 창조적 활동에 참여는 신체내 코티솔을 감소시키고 세로토닌을 증가시켜서 집중력과 사고의 명확성을 향상시키고 불안감을 낮추어 준다. 일부 연구는 또한 창조적 참여가 불안을 완화시키고 통증에 대한 인식을 감소시킬 수 있는 엔돌핀을 방출하는 요인을 제공한다고 밝히고 있다(Coffey, Lamport, & Hersch, 2015). 또한, 수공예 제작 부품들(도구, 재료, 패턴, 샘플 등)은 더 자극적인 환경을 조성하며, 일부 연구자는 스트레스 또는 감각을 상실시키는 환경이 반대 효과를 가져오는 것과 같이 강화된 환경이 신경구조에 긍정적인 영향을 미친다고 믿는다(Berlucchi, 2011).

다른 연구들에서는 뇌의 보상 시스템에 미치는 영향, 스트레스 반응감소 능력, 그리고 인지기능 보존역할 측면에서의 신경계에 대한 작업의 효과를 관찰하였다. 일반적으로 뇌는 보람을 주거나 혐오스러운 자극에 반응하도록 구성되며, 보상과 관련된 주된 신경전달물질은 도파민이다. "흐름"은 사람이 크게 몰입되어 있어 선호하는 활동 중에 기쁨이 있는 (즉, 보상을 받음) 상태이다. 흐름의 상태에 있는 사람들은 순간에 몰입되어 시간의 트랙을 잃고 불안한 마음이 사라져 활동에 깊은 만족을 느낀다. 음악과 그림은 뇌의 보상센터를 활성화시키는 것으로 나타 났으며 수공예인들은 더 전형적인 흐름의 상태를 경험하는 사람들이다. 뜨개질, 정원 가꾸기, 하이킹, 요리와 같은 활동들

창조적 활동의 치료적 사용을 뒷받침하는 증거

연구결과는 다음과 같다:

- 창조적 활동은 좌뇌 기능 (언어, 분석, 세부 지향)과 우뇌 기능 (직관적, 정서적, 이미지 연결)을 통합한다.
- 작업형태는 이전에 저장된 정보와의 연계를 통해 뇌의 여러 영역을 활성화한다.
- 목적의식이 있는 활동은 노력에 대한 자각을 감소시킨다.
- 주의력을 사로잡는 활동은 신경연결을 증가시키고 / 신경구조를 강화시키며 대체 경로를 모집할 수 있다.
- 정신적으로 자극하는 활동은 인지 예비력을 증가시킨다.
- 감각이 풍부한 환경은 신경구조를 강화시킨다.
- 관심을 갖는 것은 모터 맵을 재구성하거나 강화하는 관문이다.
- 창조 활동에의 참여는 코티솔 수치를 낮추고 세로토닌 수치를 증가시킨다.
- 즐겁고 창조적인 활동에의 참여는 불안감을 줄이고 고통의 지각을 줄여준다.
- 뇌의 보상센터 활성화는 도파민 수치를 증가시킨다.
- 활동 관련성을 증가시키는 것은 학습성과를 향상시킨다.

은 흐름을 만들어내는 것으로 인용되고 있다. 치료적 작업이 흐름의 상태를 이끌어 낼 수 있다면 불안을 줄이는 방법으로 의약품을 보완하거나 대체할 수 있다.

문제 해결, 절차 그리고 분석을 필요로 하는 뇌의 왼쪽 반구를 활성화시키는 활동들은 좌뇌의 활성화가 스트레스 수용적 반응과 연관되어 있기 때문에 기분을 향상시키는 것으로 나타났다. 또한, 의미 있는 작업은 노년에 이르기까지 인지기능의 보전에 기여할 수 있다.

건강 증진 중재로서의 작업은 3족 의자에 비유될 수 있다. 하나는 신경계 보상시스템에서 응답을 이끌어 내어 흐름과 이완상태를 생성하고, 두 번째는 스트레스와 스트레스 관련 질병의 가능성을 줄여준다. 세 번째는 신경연결을 자극하여 인지능력을 보존하도록 돕는다. 이들 효과들은 자체보고와 고도의 기술적 뇌영상 연구를 통해 여러 번 검증되었다(Gutman & Schindler, 2007). 개인마다 질병 또는 외상과 관련하여 다른 결과를 갖으며 이러한 모든 차이가 병리생리학 자체에 기인한 것은 아니다. 결과의 일부 차이는 개인의 신체적 상태에 의해 생성된 정서적, 심리적 스트레스에 대한 개별적 반응에 기인한다. 동물 연구에서 홀로된 동물과 비교하여 반려가 있는 동물에서 스트레스 반응이 감소하는 것으로 나타났다.

기타 연구들은 스트레스를 관리하는데 도움이 되는 중재들이 약리학 및 기타 의학 치료법의 중요한 보완책이 된다는 증거들을 더하고 있다 (Spiegel, 1999).

복지 관점

A Wellness Perspective

다른 연구자들은 창조적/생산적 활동과 전반적인 건강과의 관련성을 발견해 냈다. 1999년 노인을 대상으로 한 종단적 연구는 생산적이고 사회적 활동에 참여한 대상자들이 그렇지 않은 대상자보다 장수했음을 보여주었다(Glass, de Leon, Marottoli, & Berkman, 1999). 이러한 관점에서 볼 때 여가는 더 이상 생산적인 작업세계에 참여하지 않는 노인에게 특히 중요하다.

이것은 새로운 자기 정체성의 표현 또는 정체성을 높이는 것이 된다. 따라서 그들로 하여금 육체적 활동과 정신적 참여를 유지하도록 한다. 2009년 및 2011년에 게시된 고령 인구에 대한 인구기반 연구에서는 수공예를 포함한 인지 활동에 참여는 노화와 관련된 경증인지 손상의 위험을 줄여주는 것으로 나타났다(Geda et.al., 2009, 2011). 이 연구의 최근 발간 ***Neurology*** (Roberts et al., 2015)에서 저자들은 예술, 수공예 및 컴퓨터 사용을 "생애에 걸쳐 촉진"해야 한다고 제안(p. 1858)하며 이 보호 효과의 메카니즘은 이러한 활동이 인지적 예비력, 신경기능 유지, 신경성장 촉진 향상에 도움을 주고 대체 신경경로를 모집한다고 제안하고 있다. Berlucchi(2011)는 노화와 함께 발생하는 뇌의 변화가 회색 물질보다 흰색 물질에 더 관련이 있다는 것에 동의하고 관심을 끄는 활동들이 백색 물질의 양, 구조 및 기능에 긍정적으로 영향을 미친다고 하였다.

'노인대상 작업치료의 역할'(Rogers, 1996) 저자들은 여가적 활동들이 사람들이 나이들 때 특히 의미가 있게 된다고 동의하였다. 조사에서 여가참여에는 상당한 연속성이 있지만 노년층은 –수공예나 기타 창조적 프로젝트와 같은– 덜 격렬하고 집에서 할 수 있는 것들을 선택하며 더 많은 신체 활동을 포기해야 할 수도 있다. 여성들이 창조적 여가에 더 많은 시간을 보내는 경향이 있지만, 작업치료사들은 작업성 및 상호작용 능력을 향상시키는데 수공예가 여성 남성 모두에게 유익함을 발견하였다. 작업치료 임상가들은 클라이언트 연령에 관계없이 일상적으로 클라이언트 중심의 인지적으로 도전적인 활동의 활용노력을 기울여야 한다. 인지요소들은 자주 사용되는 치료 과업에 포함될 수 있고 포함되어 있어야 한다. 예를 들어, 요리 활동을 하는 대신 대상자로 하여금 메뉴계획을 짜고 음식 예산책정에 참여토록 고려한다. 목표는 참신한 사고패턴과 근육뿐만 아니라 두뇌운동을 진작시키는 것이다(Skidmore, 2015). 노인의 창조적 활동의 영향에 대한 연구검토 결과 이들 활동들이 불안감 감소, 상실감 극복, 자부심 증가 및 내적 통제에 도움이 된다고 결론지었다. 그들 또한 뇌의 신경연결을 강화시키고 엔돌핀 방출 및 호르몬 수치 조절의 역할을 한다(Flood & Phillips, 2007). 2001년 연구 결과 예술/창조적 활동에 정기적으로 참여하는 노인들이 그렇지 않은 노인에 비해 약물사용 비율이 낮게 나타났다(Hanna & Perlstein, 2008).

다른 증거들은 창조적이고 다중적 중재가 가벼운 인지장애를 예방할 수 있을 뿐만 아니라 실제적으로 노인이 인지기능의 이득을 얻을 수 있도록 도우며 어떤 인지기능의 향상이라도 안녕과 독립성 유지 양상에 전반적으로 긍정적 영향을 미치게 된다. 시냅스 프로젝트(Synapse Project)에서 연구자들은 새로운 창조적 추구에 대한 지속적인 참여가 일시적인 기억력 수치의 향상을 가져온다는 것을 발견하였다. 그들은 더 나아가 활동의 생산적 양상은 스스로 강화되어 진행중인 지적 자극과 학습을 향상시킨다고 하였다(Park et al.,2014). 마찬가지로 다른 그룹의 연구원은 "라이프 스타일" 중재에 참여한 참여자가 특정 기억훈련을 받은 사람들보다 더 좋은 중재 후 기억력 점수를 보임을 발견하였다(Huckans et al., 2013). 노인의 인지 중재 전략에 대한 한 체계적 검토는 인지훈련(예: 컴퓨터 기반 교육)에 전형적으로 사용되는 전략들이 일상의 과업에 잘 일반화되지 않았다고 하였다(Reijnders, van Heugten, & van Boxtel, 2012). Robnett and Toglia (2015)가 인용한 바와 같이 Bottiroli, Cavallini, Dunlosky, Vecchi 및 Hertzog (2013)는 그 업무의 수요를 충족시키기 위한 업무분석 및 전략수립에 능동적인 참여를 고취시키는 것은 다른 업무 및 상황에 대한 학습의 전환을 용이하게 할 것이다. 수공예 제작은 특히 과정이 익숙하지 않고 일을 마치기까지 초점, 집중력, 전략수립이 요구되는 경우 이것이 일어날 수 있는 이상적인 길로 보인다. 창조적 참여는 또한 스트레스를 줄이기, 일상의 걱정에서 벗어나기, 사회적 연결통로 제공, 그리고 자존심 향상의 측면에서 정신건강에 긍정적인 영향을 갖는 것으로 보인다. 지역사회에서 좋은 사람들과 함께 학생들이 실시한 연구결과 참여자들은 그룹환경에서 수공예 또는 회화 프로젝트를 마친 후 성취감뿐만 아니라 더 편한 느낌과 사회적으로 고취된 느낌을 압도적으로 보고하였다. 또한, 약 75%가 프로젝트에서 최선의 노력을 다했다고 보고하여 치료과정에 대한 투자를 위한 암시를 갖게 한다(Burke, Davis, Dugan, Geimer, & Graham, 2013). 시험 준비 중인 대학생 그룹 중 30분간의 "예술 제작"에 참여한 학생들은 관리 그룹에 비하여 State-Trait 불안 목록으로 측정한 불안감의 유의한 감소를 보였다(Sandmire, Gorham, Rankin, & Grimm, 2012). 1997년도 영국의 한 연구에서는 바느질 작업에 참여한 노인 여성에게 자신감과 자부심의 향상과; 불안, 우울증, 통증 극복에 도움이 되었고, 타인을 만나고 공헌하는 방법을 주었음을 보여주었다(Reynolds, 1997). 우울증과 인지장애가 재활 참여에 부정적인 영향을 미치는 것으로 나타났기 때문에 (Lenze et al., 2004) 우울증 완화에 도움이 되는 활동은 재활 결과와 전반적인 건강에 유익한 것으로 간주된다. 창조적 참여는 심박수 및 혈압과 같은 필수적인 신체기능을 안정시킬 수 있으며, 어떤 사람들은 보다 의학적으로 지향적인 다른 사람들보다 이 "치료" 형태를 더 잘 수용할 수 있다(Flood & Phillips, 2007). 예를 들어, 다중 전문가 연구그룹이 심장 조건이 있는 개인 그룹에 원예 프로그램 참여 효과를 조사하였다. 중재에 참여한 사람들은 기분 방해 점수 감소, 심박수 감소, 대인 관계 강화와 같은 몇 가지 긍정적인 결과를 보여주었다(Wichrowski, Whiteson, Haas, Mola, & Rey, 2005).

조현병 진단받은 개인 그룹에 수행한 연구는 작업참여 수준이 높은 사람이 Locus of Control Scale에서 높은 점수를 받았고 숙달감 향상 그리고 긍정적 증상(예: 환각)과 부정적 증상(예: 알레르기) 모두의 감소를 보였다(Bejerholm & Eklund, 2007). 수공예 프로젝트의 성취는 내적 조절 감정을 높이고 자료와 과정에 대한 숙달을 보여주며 의미와 일관성의 느낌을 고양시키는데 있어 비기능적 과업보다 더 낫다. 개인은 직접 통제권을 행사할 수 있으며 결과를 볼 수 있다; 그 결과는 작업성과에 대한 가시적인 증거를 제공한다.

작업 기반 관점

An Occupation-Based Perspective

작업치료 교육의 영역에서 작업에 기반한 평가와 중재는 인정기준에 명백한 하나의 주제이다. 이 작업적 초점은 오늘날의 작업치료 서비스에서 항상 쉽게 알 수 있는 것은 아니지만(Gillen, 2013) 상환 정책의 변화와 기능적 성과의 강조는 임상환경에서 이 기본개념에 새로운 생명력을 불러오는데 도움이 될 것이다. 일반적인 클라이언트 중심 실행으로의 전환, 다양성에 대한 공감, 문화적 의미와 맥락에 대한 존중이 지금의 중재계획의 예상되는 구성요소이다(Crowe & Hong, 2009). 과학적 증거와 기술이 합법적인 가치를 지니고 있기는 하지만 전체주의적 의학 강조, 작업적 참여, 문화적 관련성 및 삶의 질이 새로운 강조점이 되고 있다. 본 장에서는 수공예 및 일화적 증거 및 수공예 사용의 치료적 효과에 대한 예를 포함한 작업기반의 클라이언트 중심 작업치료 실행 내에서의 기타 창조적 매체들의 적용성에 초점을 둔다. 현행 작업치료 실행 모델과 참조의 틀 내에서의 수공예 응용과 창조적 활동들은 5장에서 논의된다. 작업은 인간 고유의 것이다; 동물, 신체 기관, 기계는 행동할 수는 있지만 오직 인간만이 하는 일에서 의미와 정체성을 얻는다(Kielhofner, 2004; Punwar & Peloquin, 2000). ***작업치료 실습 편람, 제3판*** (미국 작업치료협회 [AOTA], 2014)에서 정의된 바와 같이 작업이란 일상에서 사람들이 참여하는 활동들 무리이다. 작업은 일반적으로 개인에게 의미 있고 중요하며 특정 맥락에서 발생한다. 작업치료 전문분야의 영역은 독립성을 높일 뿐만 아니라 전반적인 건강과 안녕감을 높여주는 작업에의 참여를 용이하게 한다(AOTA, 2014). 사람들은 많은 전통적 재활프로그램 내에서 시작하기와 그만두기를 너무 자주하면서 자기 유지수준과는 동떨어진 작업에 참여코자하는 내적 인욕을 갖고 있는 것으로 보인다. 우리는 본질적으로 모든 사회수준의 수공예를 포함한 예술적/문화적 추구로 증빙된 바 있는 작업을 통해 우리의 정체성을 형성코자 동기부여된다. 독립을 위한 기술습득을 넘어서서 창조적 활동들은 자기 표현, 역할 확인, 그리고 "효율성 증표"의 수단을 제공한다(Byrne, Raphael, & ColemanWilson, 2010; Glass et al., 1999; Harris, 2008; Taylor, 2008). 수공예작업의 구성요소는 일상 생활에서의 도전과 유사하다: 기다림, 조절 또는 조절부족의 경험, 노력에 대한 저항과 어느 정도의 힘이 합리적인지를 결정하고 시간을 인식하는 것. 수공예는 필요한 탈출, 개인적 성취, 구어의 대안 (Fidler & Velde, 1999), 또는 파괴적인 행동의 대안 (Johnson, 2008)을 제공한다. 통증이나 장애로 인한 혼란을 진정시키고 초점을 과거에서 지금–여기로 바꾸어 주며 성장 잠재력을 높여준다(Perrin, 2001; Pollanen, 2009). 창조적 활동은 우리의 상상력을 키워주고 주의를 기울이게 하고 "우리의 영혼 들어 올려주며" 우리의 존재에 대한 더 많은 평범한 요구들을 충족시키는 일종의 보상을 제공한다(Crabtree, 1998).

인간은 본능적으로 생산성을 중요시한다; 이는 개인적 만족, 장인정신의 자부심, 고유 정체성의 성취를 포괄하도록 규정된 직업요건을 능가한다. 작업치료의 초기 단계에 작업치료사는 클라이언트가 생산성과 심미적 추구 모두에서 존엄성과 의미를 얻음을 깨달았다(Kielhofner, 2004, Reilly, 1962). 생산성 이외에도 측정하기가 더 어려우므로 즐거움의 개념이다. 작업치료사는 직관적으로 즐거울 수 있는 활동은 또한 더 자극적이고 참여케하는 활동이 된다는 것을 알게 된다. 따라서 참여하고 있는 잘 선택된 활동은 치료적으로 더 효과적이다(Caron, 2008). 생산성은 목표 지향적이며 확실히 작업치료에 적합하다. 그러나 또한 즐길 수 있는 생산성은 과정지향적이며 따라서 더욱 변형적일 수도 있다. 행동은 더 자동적으로 진행되고, 클라이언트는 완전히 몰입되고 시간은 빨리 지나간다(Gaskill, 2010; Pierce, 2001a). 한 모델은 여가는 완전히 몰입될 때 가장 만족한다고 제안한다. 이것은 활동이 동기 부여되는 정도, 이탈 허용, 그리고 참여자의 내적 제어감 증가 정도로 측정된다(Bundy & Clemson, 2009).

조용한 수공예와 같은 레저작업은 자연스럽게 회복적이고 생산적일 수 있고(Pollanen, 2009), 이 품질은 특히 체계적이지 못하거나 우울한 클라이언트에게 유익하다(Pierce, 2001a). 작업의 구성 요소로서 개인적인 의미, 생산성, 즐거움 및 회복의 중요성에 대한 평가는 작업치료사에게 수공예 또는 기타 창조적 활동의 사용을 계속하고 증가시켜 나가도록 하는 충분한 지원을 제공할 것이다. 이것은 모든 클라이언트가 다른 작업보다 항상 수공예를 선택할 것이라고 말하는 것은 아니지만 수공예가 하나의 동등 가치의 선택안임을 분명히 확인하는 것이다. 장인정신의 자존심, 경험의 질, 개성의 정신은 모두 창조적 추구의 부산물이며 동시에 작업중재의 목적과 일치한다(Pierce, 2001b). 작업치료에 창조적 매체의 사용은 일상생활의 경험으로의 교량이 될 때 그리고 하나의 구성요소가 될 때 가장 치료적이 된다. 치료사는 종종 자신들의 독창성에 자부심을 갖지만 클라이언트들이 창조적이 되도록 기회를 주어 그들 또한 같은 만족감을 맛보는 이득을 가질 수 있을 것이다.

현대적인 임상 환경에서 수공예와 창조적 매체의 사용은 이상 현상이 아니기는 하지만 비교적 최근의 작업치료 교과서를 보면 개별 경우에서의 수공예나 다른 창조적 매체의 사용에 대한 많은 예를 볼 수 있다. Hasselkus의 교과서 (2002)는 그녀의 클라이언트 중 한 명을 인용하며 낙담하고 혼란에 처한 사람이 치료방안으로 나무 조각하기와 깍기를 통해 행복한 사람, 다른 사람들이 좋아하는 사람으로 변화한 내용을 설명하고 있다. 이 클라이언트는 동작업이 그의 자부심을 증가시켜 주었고 그의 삶에 더 큰 의미를 부여해 주었음을 발견하였다(Hasselkus & Dickie, 1994). 목공은 다른 텍스트에서도 사례 연구의 기본 작업으로 확인된다(Schkade & McClung, 2001). ***작업치료 Principles and Practice, 제3판*** (Punwar & Peloquin, 2000)의 사례는 류마티스성 관절염을 앓는 여성 클라이언트의 직조 사용에 대해 설명한다. 그녀는 재정적으로 수익성이 있음이 입증된 기술을 배울 뿐만 아니라 자신이 먹기 위해 필요한 힘과 움직임을 얻었다. 초기 텍스트 (2009)는 다양한 행동 요구사항을 충족하는 수공예 선택방법에 대한 수많은 예를 제공하고 있다. Hagedorn (2001)은 작업치료 중재에서 창조적 매체의 사용을 언급하며 치료사는 다양한 바느질의 종류, 도자기, 표현적이고 극적인 기예를 포함하는 창조적이고 실용적인 기술의 레퍼토리를 가져야 한다고 주장하였다. Hasselkus (2002)는 창조성과 그 긍정적인 효과를 논의하며 예술치료와 노인학 문학에 잘 연결되어 있음을 발견하였다.

다른 기존의 작업치료 교재는 수공예를 포함한 창조성과 여가의 중요성을 논의하고 있다. ***Willard와 Spackman의 작업치료 제12판***은 여러 여가를 나열하고 평가하여 치료사들이 "자주" 게임과 수공예를 사용하여 손재주, 작업에 대한 관심, 사회적 기술, 자기 효능감과 자기 존중감의 향상을 도모하고 있고 놀이와 여가 활동은 보상이나 수단 또는 그들 자신의 한 끝부분으로 사용될 수 있다고 하였다(Primeau, 2014). 2000년 Punwar와 Peloquin은 지난 5년 동안 기록된 작업치료에 포함된 긴 창조적 중재 리스트를 보고하였다. 농담/유머, 문화적 요리, 창조적 예술, 도자기, 춤, 종이 클립 아트, 컴퓨터 게임, 극적인 연극, 가죽 세공, 터키 매듭, macramé, 마술, 주택 개조, 구슬 끼우기 및 원예 등 긴 목록이었다. ***Pedretti* 작업치료 교재 제7판** (Pendleton & Schultz-Krohn, 2013)에는 여가작업장이 있고 그 심리사회적 및 신체적 이득을 나열하고 있다. 저자는 손 치료(예 : macramé, 가죽 및 목공 사용)에서 수공예의 사용에 대해 설명하고 움직임 개선 뿐만 아니라 성취의 이정표를 표시하는 면에서 이들의 유용성을 언급하였다. 그들은 또 목적 있는 활동이 클라이언트가 자발적으로 참여하는 마음을 증대시키며 목적 있는 활동으로 예술과 수공예를 꼽았다. 또 다른 널리 사용되는 신체 기능장애 텍스트 (Radomski & Trombly, 2014)에서는 여가의 정의는 변하더라도 수공예는 포함된다고 언급하였다. 저자들은 여가가 건강을 증진시키고 의료비용을 감소시키기 때문에 중재를 위한 "중대한" 영역이라고 제안하였다. 그들은 여가중재에 중점을 두는 것은 병원에서 사회로의 맥락전환을 증대시키고 여가 참여에 대한 장벽을 제거하는 노력은 새로운 사회동반자 관계를 이끌 수 있으며 장애를 갖고 있는 사람들의 삶의 질을 향상시킨다고 제안하였다(Hanson, 2014). 다른 텍스트도 하나의 의미 있는 평생의 작업으로서 여가기술 발전의 가치를 반영하고 있다(Cottrell, 1996; Cynkin & Robinson, 1990; 1993년 초, 2009년; Hinojosa & Blount, 2009). 예술과 수공예는 대부분의 문화와 재활에 관련하여 중요한 통합요소로 인용된다(Royeen & Crabtree, 2006). 한 민족의 정체성의 핵심 특징으로 그들은 치유와 소속감 회복증진에 중요한 역할을 할 수 있을 것이다.

대부분이 수공예와 다른 창조적 활동을 포함하고 있는 풍부한 여가 및 놀이 평가도구가 있는데 이것은 작업치료에서 주의를 기울일 여전히 중요한 영역으로 인식되고 있음을 나타낸다. 몇 가지 예로 Idyll Arbor Leisure Battery 2001, 캐나다 작업치료 측정, 여가 능력측정, Ludic 행위 평가, 성인 여가 관심 프로파일, 노인 여가 관심 프로파일, 여가 규모의 경험 등이 있다. 여가평가의 부가적 예는 Law, Baum, and Dunn (2005)의 작업 성과측정 2판 교과서, ***Asher's Occupational Therapy* 평가 도구: 작업치료 주석 색인 제4판** (2014)에서 찾을 수 있다. 다른 전통적인 평가(부록 II 참조)는 수공예 활동이나 기능과 특정 모터, 프로세스 또는 상호작용 기술에 대한 비여가 영역의 평가를 위한 요소들을 사용한다(Reynolds, 2008).

몇몇 치료사는 다른 사람들이 과정에만 관심을 갖을 때에 내용이나 최종생산물에 관심을 갖으며(Reynolds, 2008), 모든 작업치료 임상가들이 창조적이거나 표현적인 활동이 합법적인 평가수단이라는데 동의하는 것은 아니다. 이 논쟁은 공식적 평가의 요소로서 수공예 및 창조적 매체 사용의 전반적 감소를 설명하지만 이들의 역사적 가치는 잘 문서화되고 한 때 공통으로 사용되었던 도구의 목록을 볼 때 분명해 진다(부록 II 참조).

전문에 대한 합의가 부족함에도 불구하고 정기적으로 수공예를 사용하는 작업치료 임상가들은 공식, 비공식이건 평가에서의 그들의 가치를 자주 언급한다. 대화는 보다 쉽게 다가온다(Caron, 2008). 구조화 된 인터뷰에서 보다 자신들에 관한 정보를 더 편안하게 공유한다. 아이들과 함께 일할 때, 수공예 작업은 운동 능력, 충동 조절, 작업인내, 그리고 방향을 따르는 능력을 평가하는데 도움이 될 수 있다(Diffendal, 2002). 치료사들은 질적 연구의 일환으로 인터뷰 한 결과 다른 방법을 사용하여 몇 주 동안 배울 수 있는데 비해 짧은 시간 수공예에 참여한 클라이언트를 관찰하여 클라이언트에 대해 더 많이 알 수 있다는 느낌을 갖었다고 하였다(Schmid, 2004). 수공예는 더 일상적인 활동을 하는 중에 알아차리지 못하였던 문제들을 밝히는 독특한 능력이 있다.

제4장의 학생 관찰 예에서 수술 후 환자는 그의 치료사가 초기 평가에서 숙달결핍으로 확인되었기 때문에 목판 모델을 받았다. 그러나 환자가 그 모델로 일을 할 때에 몇 가지 사전에 발견되지 않은 인지장애도 갖고 있음이 분명해 졌다. 그가 관찰해 왔던 자기관리 활동과는 다르게 그것이 하나의 참신한 활동이었기 때문에 수공예를 하는 중에 표면화 되었다. 환자가 생소한 문제해결 상황에서 수행하도록 요청 받았다면 그는 성공하지 못했을 것이다. 중요한 안전문제 의식이 간과될 수 있는 것은 그가 이 수공예 활동에 도전받지 못하였음이다. 창조적 과업은 정신건강의 문제를 갖고 있는 환자의 평가에 특히 도움이 될 수 있는데, 구두 표현의 대안과 괴로운 감정의 표출을 제공해 주기 때문이다(Reynolds, 2008).

현재 작업치료 실행에서 정의되고 있는 바와 같이 작업은 매우 개별화된 제안이다. 그것은 작업과학 분야의 핵심 관심사이며 사회적, 회복적, 예술적, 문화적으로 의미 있는 추구가 포함되도록 한 사람의 생활을 다듬고, 개인적 경제적 생존을 넘어서 형통하게 하는 모든 의도적 활동들을 포함한다. 이론적으로나 치료 실행에서 작업과학 연구에 참여하는 사람들은 다양한 작업과 개인/사회의 건강 및 안녕간의 연계를 이해하고자 한다(Clark & Lawlor, 2009). 주어진 작업의 의미는 다양하고 역동적이며 개인적 관심, 문화, 경험, 그리고 가치에 의존한다(Crowe & Hong, 2009; Kielhofner, 2004; Pierce, 2001a; Rogers, 1996; 테일러, 2008). 전체적 형체로 있는 과업들이 부분으로 나뉘인 과업들보다 더 효율적 반응을 이끌어 냄이 입증되었고(Ma & Trombly, 2001), 별개의 의도적 또는 가능성 있는 활동–의미 있고 맥락적으로 고유한–에서 세분화한 작업의 국면들은 중재로서 수공예 및 기타 창조적 과정들의 사용과 완벽하게 조화를 이룬다. 비록 일반적으로 수공예가 보편적인 작업이기는 하지만, 그 영향은 두 프로젝트가 정확히 같은 방식으로 완료되지 않으며 참여자들에게 같은 의미와 표현 내용을 주지 않는 개별적인 것이다.

개인적 관점

AN INDIVIDUAL PERSPECTIVE

작업치료 실무에서의 수공예와 창조적 활동의 사용에 대한 또 다른 주장은 많은 클라이언트들이 이들을 즐기거나 최소한 전통적 운동보다 더 목적과 흥미를 찾는다는 것이다. 클라이언트 중심의 실행은 우리의 중재선택이 클라이언트와 치료사 간의 협력의 결과이며 그래서 그들은 참여자들에게 동기를 부여하고 의미를 갖게 한다(Perrin, 2001). 구조화된 연구 및 일화적 증거는 그 선택이 주어지면 클라이언트들이 보다 기능적인 활동을 선택할 것이라는 생각을 지지해 준다. 노인 요양원 거주자들을 대상으로 한 오래된 연구 (Zimmerer-Branum & Nelson, 1995)에서 참여자 중 69%가 관절운동범위 운동(당신의 팔을 이렇게 움직이세요)보다 한 작업에 내재된 활동(그물망에 농구공을 덩크슛하기)을 선택하였다. 이 지침은 더 많은 기능적, 목표지향적 특성의 것에 대비해 문맥상 불모의 다른 본질의 것을 설명한다. 초기 연구에서 Thibodeaux와 Ludwig (1988)는 대상자가 자유스탠딩(비기능적) 보드를 갈아내는 것에 비해 나무 조각이 최종 제품의 일부일 때 힘듬을 인식 못하고 샌딩 프로젝트에 더 오랜 시간 일하였음을 발견하였다. 2002년 조사에서 연구자들은 선천성 장애가 있는 사람들에 대한 여가의 중요성(일반적으로 예술과 수공예 포함)을 조사하였다. 결과는 여가활동 참여가 자주 응답자의 삶의 전환점으로 보였다. 그들은 성취와 지속적인 가치의 증거로 참여할 수 있는 능력을 보았고, 즐거움, 사회적 연결 및 신체건강 증진과 같은 다른 이점들을 언급하였다. 예를 들어, 한 참여자는 그의 목공을 적극적으로 머물러 있고, 그의 손을 유연하게 유지하며, 인정을 얻고, 자신의 가치관을 높일 수 있는 하나의 방법으로 인용하였다. 저자들은 여가 참여가 전통적인 고용에 대한 요구를 충족시킬 수 없는 사람들에게 특히 중요하다고 제안하였다(Specht, King, Brown, & Foris, 2002). 아이들에 관한 한 연구는 게임의 사용이–참여자들의 의미와 재미 모두에–목과 척추 펴기 치료적 목표를 용이하게 한다고 설명하였다(Sakemiller & Nelson, 1998). 보다 최근의 사례는 크로셰(crochet) 뜨개질의 이점, 그리고 활동의 운동 요구에만 국한된 것은 아님을 알렸다. 도심 특수교육 학교에 다니는 11세 소년, 참여자는 크로셰 뜨개질 학습에서의 자기만족 뿐만 아니라 2차적으로 자신의 작업프로필에 포함되는 기술을 획득하였다. 예를 들어, 그의 지역사회 이동 및 돈관리의 독립성이 증대되었는데 버스를 탈 수 있고 독립적으로 필요한 것을 쇼핑하기를 원하였기 때문이다. 그는 또한 패턴을 분석하고 할 수 있다고 느끼는 것을 선택하였다. 시간이 지남에 따라 그의 운동 능력이 향상되었다(Cipriani, 2011). 커리큘럼 요구사항의 일부로 작업치료 석사학생들은 수공예에 참여하는 것과 시간의 흐름과 즐거움의 수준에 대한 인식면에서 고된 운동활동에 참여하는 것 사이의 차이점을 조사하였다. 그들은 활동 그 자체에 근거한 시간 지각에 차이가 없음을 발견하였으나, 모든 참여자들이 그들의 친숙도에 관계없이 수공예가 더 재미있음을 발견하였다. 학생들은 누군가가 더 즐거운 활동을 찾으면 그 일을 더 오래 지속할 것이라고 추론하였다 (Anderson, Bane, Deen, Swords, & Wood, 2011;

Westerfield, 2011).

고령층을 대상으로 외롭지 않은 사람 대 외로운 사람 개인들 간의 식별 차이의 수단으로서 자신의 삶에서 손실을 대처할 수 있는 능력에 관한 면담을 하였다. 외롭지 않은 사람들은 요리, 정원가꾸기 그리고 취미에 매진하기 등을 포함한 다양한 일상활동들을 설명하였다(Kirkevold, Moyle, Wilkinson, Meyer, & Hauge, 2012). 또 다른 생명을 위협하는 병에 걸린 노인 집단이 창작 활동 프로그램에 참여했으며, 이러한 활동의 이익은 개별적인 (질적 인) 면담을 통해 발견되었다. 결과는 노력이 일상과의 관계를 강화시키며 그들 자신의 경험을 넓혔음을 보여주었다. 비록 질병이 그들의 일상생활을 혼란스럽게 하였지만 이 중재가 어느 정도 이 혼란을 완화시켰다고 그들은 느꼈다. 물체의 창조는 "상징적인 의미, 물질적 조건에 대한 초월성 허용"을 수반하였다(la Cour, Josephsson, & Luborsky, 2005, p. 98). 질병의 상황과 증상이 어떤 일을 하는 정상적인 방법에 도전을 가져온다는 사실은 창조성을 강화하도록 작용하였다. 참여자에게 제공되는 활동에는 목공, 도자기, 실크 페인팅, 비누 만들기, 뜨개질, 정원 가꾸기 등이 포함되며 그룹 및 개별적으로 수행되었다. 활동은 참여자들에게 선택의 자유, 자기통제의 정도, 관리 가능한 도전, 남은 기술을 사용할 수 있는 기회를 제공해 준다. 이 과정은 불확실성의 상징성과 그들의 질병을 넘어서 마음을 사로잡는 방법을 제공하였다. 무언가를 만드는 것은 희망, 용기, 지속적인 유산, 그리고 대화자극의 기회를 함축하며 개인 간의 유대감을 창출하였다. 한 참여자는 다른 누군가를 위해 뭔가를 만들 수 있다는 특별한 가치를 발견하였다. 그녀는 되돌려 줌과 전통에 연결을 유지하는 것에 대한 인정과 감사를 즐겼다(la Cour et al., 2005). 마찬가지로 그룹 모자이크 프로젝트 - 진행중인 질병 극복, 다른 환자와 관계, 그리고 감각을 탐구할 수 있도록 설계된 창조 치료법 프로그램의 일부-에 참여하고 있는 암환자는 창조적 과정의 치료특성을 언급하였다(Taussig, 2005). 또 다른 예로 편마비 진단을 받은 예술가는 그녀의 작업치료사로부터 그녀가 좋아하는 것을 하도록 요청받아 한 재활프로그램에 참여하고 있었다. 그녀가 색칠하기를 좋아한다고 대답을 한 이후로 치료사는 그 다음날 그녀에게 캔버스를 가져왔고 치료 방법의 일환으로 그리기를 활용하기 시작하였다. 클라이언트의 반응은 열정적이었다: "나는 다시 살아났다고 느꼈다 "(Watkins, 2012). 작업치료 및 기타 전문분야 참고문헌에서는 여가와 삶의 만족도 (Crepeau, Cohn, & Schell, 2009), 건강인지 (Wichrowski et al., 2005) 그리고 생존 (Glass et al., 1999)간의 높은 상관 관계를 보여준다.

임상가와 클라이언트는 모두 자신들의 치료 레퍼토리 내의 창조적 활동을 활용함에 있어 긍정적인 경험을 공유하여 왔다. 개인적인 증언과 일화적 증거는 그들이 목격한 문제 해결 및 업무에 대한 관심 증가, 지각 및 운동 능력향상, 자기 존중감과 숙련감 향상, 그리고 의사소통 및 사회적 기술이 용이해지는 등의 여러 가지 이점을 밝혀주고 있다(Amini, 2002; Griffiths & Corr, 2007; National Endowment for the Arts, 2015). 클라이언트들은 더 많은 동기부여와 창조적인 활동에 빠져드는 것으로 보이며 이는 목표 달성을 촉진해 준다(Griffin, Greer, Everaert & Struble, 2003; McEvoy, 2007). 치료사들은 수공예가 등급화하기 용이하며 클라이언트와 그들을 좋아하는 이유가 개인 정보의 노출요구가 없고 활동은 불편한 사람보다는 정상인과 연계되어 있기 때문으로 믿는다(Griffiths & Corr, 2007). Crabtree(1998)는 특별히 수공예 활용과 작업을 실행에 녹아들게 하는 모범적 방법으로서 기타 창조적 노력들을 언급하였다. 그는 이러한 작업은 독립성과 기능에 초점을 둔 우리의 전통적인 (의료적 모델)보다 클라이언트에게 더 많은 의미를 갖게 할 것이라 주장한다. 노숙자 은신처에서 일하는 직업치료 학생들 창조적 예술 프로그램에 참여한 사람들이 지시에 따르는 능력과 세부사항에의 주의력 향상, 더 효과적으로 사회화됨을 발견하였다 (Byrne et al., 2010). 영국의 공인된 작업치료 보조원은 운동과 인지기술의 향상, 그리고 정신 및 신체장애 클라이언트에 대한 유용성에 더하여 감정표현과 과거 탐색의 한 방법으로서 스크랩북 (scrapbooking)-기존의 인기있는 수공예의 하나-의 치료적 가치에 대해 언급하였다(Johnson, 2005). 장기 정신과 작업치료사는 자기표현 및 무언의 감정을 연결하는 수단으로서의 클라이언트의 자기 초상화를 자주 사용한다고 보고하였다. 그녀는 이 활동이 그녀로 하여금 종종 듣지 못하거나 오해하는 사람들에게 목소리를 낼 수

개인적인 진술

내가 주로 정신건강 환경에서 활용되는 치료 매체로서 "수공예"의 사용을 처음 배운 작업치료 교육 중이었기는 하지만, 평가와 중재를 위해 수공예 활동을 사용하는 이점들을 진실로 이해하고 감사하기 시작했던 것은 내가 임상치료사가 된 이후였다.

첫째, 수공예는 우수하고 경제적인 평가 도구이다. 클라이언트를 수공예 활동에 참여 또는 관여하게 하므로서, 그 활동이 어떻게 설정되느냐에 따라서 치료사는 하나의 활동을 가지고 여러 가지 성과요소들을 평가할 수 있다.... 미세한 운동 (아마도 대동작 운동), 힘, 균형, 지구력 활동, 시작, 순서, 집중력, 방향 추적, 문제 해결, 의사 결정, 좌절에 대한 인내력, 그리고 대처 기술이 요구된다. Claudia Allen의 경이로운 작업 덕분에 우리는 임상가로서 수공예와 같은 새롭거나 익숙하지 않은 활동에서의 성능이 임상 환경 밖에서 조차도 안전 의식과 문제해결을 예측할 수 있다. 정신건강 시설에서의 수년간의 실무에서, Allen 인지수준(Allen Cognitive Levels)은 학제 간 팀치료를 할 때 인지 장애가 있는 클라이언트에게 가장 적절한 퇴원 환경을 결정하는데 중요한 역할을 해왔다.

둘째로, 수공예는 자기표현, 자존감, 적응력 있는 대처기술 및 건강한 여가 일상활동을 향상시키기 위해 의미있는 생산적 활동으로 사용될 수 있다. 나는 이것을 설명하는 가장 좋은 방법이 수공예 활동에 참여하는 것에 대해 물었을 때 나의 클라이언트의 직접적인 언급을 공유하는 것이라고 느꼈다.

- "그들은 재미 있어요!" –N. B. (여성, 31 세)
- "그들은 나를 다시 젊게 느끼게 하고, 선물로 가족에게 줄 수 있습니다." –K. G. (여성, 27 세)
- "스트레스 해소, 긴장 완화, 창조력 발휘에 도움이 됩니다." –R. L. (여성, 48 세)
- "나는 혼자서 무언가를 만들 수 있고 나의 사기를 쌓아 올릴 수 있으며 그것은 나를 위해 대단하다. 우리가 정글에 있다. "–C. M. (여성, 48 세)

전반적으로, 나는 수공예가 그 환경에 관계없이 작업치료에서 평가뿐만 아니라 중재에 대한 가치 있는 수단이 될 수 있다고 생각한다. 나는 개인적으로 기능적, 현실적, 전체론적 치료계획을 개발하고 건강한 작업의 실행에서 내 클라이언트에게 위임을 위해 클라이언트 평가 시 수공예 활동을 계속 사용할 것이다.

–Stacey L. Dupré , LOTR
작업치료 감독자 및 치료 센터 코디네이터
동부 루이지애나 정신 건강 서비스

있게 한다고 느꼈다(Waite, 2015). 같은 방법으로 다른 창조 활동들은 정체성 표현의 통로를 제공할 수 있을 것이다.

AOTA List-serv 질의에 대한 응답으로, 학교작업치료사 정신건강 진단을 받은 학생들과 창조 활동을 활용한다고 답하였다. 그녀는 학생들이 조각 프로젝트를 수행했던 한 특정의 세션을 예로 든다. 치료사는 그들이 빠르게 참여하기 시작하였고, 보다 정서적인 표현을 하며, 사교적인 방식으로 상호작용하고 자료를 공유하는 과정에서 그들의 요구와 필요 사항을 의사 소통할 수 있었다고 보고하였다. 그들은 또한 집으로 가져가길 원했던 그들의 창작품에 충분히 감사하였다. 요약하면, 수공예는 지식/기술 향상, 건강/생활 균형, 문화/지역사회 참여의 맥락 전반에 걸쳐 유익하다(Pollanen, 2009). 이것은 과학적 연구와 개인적인 관찰을 통해 확인되었다.

건강 관리 관점

THE HEALTH CARE PERSPECTIVE

중재에 대한 선호도에 관계 없이 재활전문가는 오늘날 치열한 의료환경에서 그들의 의사결정을 확인할 준비를 해야 한다. 그들은 기능적 성과와 클라이언트 만족을 달성하는 것에 외에 자신들의 실무를 지지하는 증거를 분명히 하고 도울 수 있어야 한다. 이것은 상환을 위해서 뿐만 아니라 클라이언트의 시간이 주어진 치료에 현명하게 투자되었음을 클라이언트에게 납득시키기 위해서도 필요하다. 중재로서 창조적 활동들이 널리 보급되는 것은 우리가 작업 중심 실행으로 복귀할 때 증가하겠지만 시장은 이들의 치료적 가치를 증거해 주기를 요구할 것이다. 작업치료 임상가가 그들의 전문분야를 발전시켜 감에 따라 그 분야의 고유한 기여를 클라이언트의 재활과 소통시켜 나가는 것이 중요하다. 이를 위한 장애 중의 하나는 작업기반 방법의 사용을 꺼리거나 보급상황을 단순하게 수용하는 것이다. 비작업기반 중재가 규정화된 환경에서 치료사는 과감할 필요가 있으며 클라이언트 중심, 전문분야 품질보증 마크가 되는 기능적 활동들을 더 많이 활용해야 한다. 다른 장애는 사용된 양상과 그 뒤의 근거 논리에 대한 문서화를 부적절하게 하는 것이다(Toto, 2012). 치료에서 창조적 매체사용 관련 문서에 대한 자세한 내용은 4장을 참조한다.

2013년 Slagle 강의에서 Gillen은 일부 작업치료 임상가가 연구에서 지지되었음에도 불구하고 작업에 기초한 방법을 사용하지 않는 사실을 안타까워했다. 우리의 전문분야는 하지 않음이 아니라 만들고, 행하고, 참여하는 행동적 단어로 가득찬 전문분야여야 한다. 우리는 우리의 방법을 사용하지 않는 다른 제공자들에게 불평을 하지만, 우리 스스로 사용하지 않고 있다. 우리는 기능적, 작업중심의 과업에 참여하는 것이 맥락적으로 응용된 여러 다른 기술들을 동시적으로 사용하는 것을 포함하고 있음을 알고 있다. 우리는 또한 실제 생활이 시간 제약에 적응하는 능력, 다른 사람에게 반응하는 능력, 그리고 예측이 어려운 환경을 수용하는 능력의 요구함도 알고 있다(Gillen, 2013). 우리는 거의 또는 전혀 생각하지 않거나 단순한 관심을 필요로 하는 단순요구 활동들이 이러한 상황을 복제하거나 클라이언트의 그것들을 관리하는 능력을 향상시킬 수 없음도 또한 알고 있다. Gillen은 아마도 "우리는 앞으로 나아가기 위해 후퇴하는 여행이 필요하다"고 제안한다(649 쪽).

작업치료의 기초로서 수공예는 핵심적인 역할을 하고 있다; 일부 임상가들이 기술적 방법들–잠재의식 또는 기타 방법–의 사용에 더 가치를 둔다면, 이는 손과 몸, 마음과 영혼의 결합으로 완결될 수 있는 풍부함을 약화시키는 것이다. 치료에서 수공예의 활용이 변경된다 하더라도 평생 신체적, 정신적 질환을 갖는 클라이언트를 다루는 대부분의 치료사들은 중재에 기초수공예 또는 기타 창조 활동들을 계속 활용할 것이라는 것은 진리이다 (Griffin et al., 2003; Griffiths & Corr, 2007; Huebner, Custer, Freudenberger, & Nichols, 2006; TeBeest, Kornstedt, Feldmann, Harmasch, & Kemnitz, 2001; Whittington, Weir, Powell, Mumbower, & Foster, 2010). 치료사들은 발달장애를 겪는 사람들을 위해 노숙자 피난처, 호스피스 및 성인보호센터 등 다양한 환경에서 수공예의 가치를 발견해 가고 있다. 창조적인 경험은 개인들로 하여금 생산적이게 하거나 그들 환경으로 인해 잃을 수 있었던 역할을 허락해 준다(Byrne et al., 2010, Hospice Education Institute, 2010; Winkle & Cobb, 2010).

결론
CONCLUSION

인생의 어려움으로부터 전환점이 되었던 일 또는 사람을 더 사람답게 여기는 일 -그리고 치료적 변화의 중재자로 보여지는 것- 은 작업적 기능에서 가능케 함의 수단에 포함될 수 있다(Polatajko, 2001). 수공예는 특히 기초 자료, 처리과정, 조립, 그리고 성형하기를 통해 성취를 실현하도록 돕는다; 그들은 그들의 생활과 같은 일을 할 수 있다고 지각한다. 수공예는 삶의 축소판이다; 원자재를 받고 일련의 노력과 기다림, 안내를 통해 그는 무언가 새로운 것을 창조한다-그는 하나의 삶을 살아간다. 하나의 수공예의 성공적인 완성-전에 존재하지 않았던 무언가를 창조함-은 다른 삶의 국면을 위한 희망을 서서히 주입시킨다(Amini, 2002; Olsen & Roarty-O'Herron, 2000; Perrin, 2001).

창조적 과정은 건강하고 균형 잡힌 작업에서 보이는 리듬과 구조를 반영한다(Christiansen & Townsend, 2004). 수공예는 손재주, 세부적인 것의 주의, 그리고 문제해결 능력을 요구한다; 그들은 손에 잡히는 자기 증거를 제공하며 (Fidler & Velde, 1999), 참여자의 신체적, 정신적 참여를 요구한다. 손재주, 집중력, 지시를 따르는 능력, 그리고 창조적 사고와 같은 그들의 작업적 기능의 강화 이외에 (Burkhardt, 2000; Cochran, 2010), 수공예는 성인들에게 선택권을 주고, 통제권을 행사하며, 생산적인 역할을 재확립하도록 한다(Amini, 2002; Christiansen & Townsend, 2004; Schwartzberg, 2002). 그들은 아이들에게는 반복, 실험, 모방 및 적극적인 참여와 같은 놀이의 중요한 학습 요소들을 포함한다(Chandler, 1997; Diffendal, 2002). 노인들에게 수공예 및 기타의 창조적인 추구가 전반적 건강에 긍정적인 효과를 갖는 것으로 나타났다(Cohen et al., 2006).

수공예의 활용이 작업치료 중재에 대한 포괄적 접근이 되어서는 안되지만, 그들을 하나의 대안으로 유지하는 것이 중요하다. 그들은 대부분의 다른 처치 선택 안들 보다 더 문화적이고 개인적인 관련성을 제공할 수 있으며 동시적으로 측정가능한 기능의 요소들을 규정한다(Harris, 2008). 다른 작업(예: 레크리에이션 요법)이 여가활동 레퍼토리에서 수공예를 활용할 수는 있지만 그 목표와 목적은 다르다. 작업치료 중재의 목적은 어떤 수준의 직업적 완전성, 정체성과 공동체 의식의 필수적 부분, 건강, 복지에까지 사람을 회복시키는 것이다. 또한, 클라이언트 중심의 초점유지를 위해 그것은 정적이지도 규범적이지도 않다(Hooper, 2010). 신중한 활동분석을 통해, 창조적 활동들은 작업치료가 서비스의 중복을 피할 독특한 중재를 제공케 해주며(Bissel & Mailloux, 1981) 클라이언트의 개별적 작업 욕구를 충족시킨다(Hooper, 2010; Robinson, Kennedy & Harmon, 2011). 작업치료나 임상가들 모두가 과거에 살 수는 없다; 그룹으로서 우리는 이론을 계속해서 다듬어 나가고, 개별적으로 각 클라이언트를 위한 최선의 작업 또는 활동을 선택하는데 우리의 기술을 계속 발전시켜 나갈 것이다. 그러나, 우리는 전문직 시작부터 진실하고 선한 것을 붙잡아야 한다. 효율성과 성과가 유행하는 시대에 본 서는 수공예가 진행 중인 최선의 실행 논의에서 하나의 목소리를 유지하도록 도울 것이다.

수공예 : 생명의 소우주

수공예 프로젝트 만들기에 수반사항들:

- 시간의 리듬과 인식
- 구조 및 따르는 규칙
- 통제 및 선택의 기회
- 노력에 대한 우연적 저항
- 대기 시간과 대체되는 활동 기간
- 시행 착오 및 진솔한 상황의 만남
- 정신적, 신체적 참여
- 좋아요, 싫어요 및 개인 정체의 표현
- 생산적인 역할
- 성공, 실패 및 학습의 기회
- 변형된 것 또는 새로운 것의 창조

토론 질문

DISCUSSION QUESTIONS

1. 어떻게 우리 전문분야가 수공예/창조적 매체 사용을 계속하며 건강관리 전문분야들 가운데서 존경받는 자리를 유지할 수 있는가?
2. 어떤 경우에 수공예가 치료 또는 치유과정(작업치료에서 필수는 아님)의 일부분으로 사용된 것을 관찰하였는가?
3. 이 장의 정보와 귀하 자신의 경험정보를 바탕으로 창조적 노력들의 신체적, 심리적, 사회적 이익의 종합 리스트를 만들어 보아라.
4. 수공예와 창조활동이 건강과 복지를 어떻게 증진시키는가? 예를 들어 보아라.

참고문헌

REFERENCES

American Occupational Therapy Association. (2014). Occupational therapy practice framework: Domain and process (3rd ed.). *American Journal of Occupational Therapy, 68*(Suppl. 1), S1-S51.

Amini, D. (2002). Let's give a thumbs up for crafts. *Advance for Occupational Therapy Practitioners, 18*(23), 5.

Anderson, C. L., Bane, M. H., Deen, A. L., Swords, L. L., & Wood, M. E. (2011). Therapeutic crafts and traditional exercises in occupational therapy: A comparison of participant perceptions. Unpublished manuscript, University of Mississippi Medical Center, Jackson, MS.

Asher, I. E. (2014). *Asher's occupational therapy assessment tools: An annotated index for occupational therapy* (4th ed.). Bethesda, MD: AOTA Press.

Bejerholm, U., & Eklund, M. (2007). Occupational engagement in persons with schizophrenia: Relationships to self-related variable, psychopathology, and quality of life. *American Journal of Occupational Therapy, 61*(1), 21-32.

Berlucchi, G. (2011). Brain plasticity and cognitive neurorehabilitation. *Neuropsychological Rehabilitation, 21*(5), 560-578.

Bissel, J. C., & Mailloux, Z. (1981). The use of crafts in occupational therapy for the physically disabled. *American Journal of Occupational Therapy, 35*(6), 369-374.

Bottiroli, S., Cavallini, E., Dunlosky, J., Vecchi, T., & Hertzog, C. (2013). The importance of training strategy adaptation: A learner-oriented approach for improving older adults' memory and transfer. *Journal of Experimental Psychology*, 19, 205-218, as cited in Robnett, R. & Toglia, J. (2015). Evidence-based interventions for older adults with mild cognitive impairment. *OT Practice,* 20(1), CE-1-CE-7.

Boucher, R., & Bryden, M. P. (1997). Laterality effects in the processing of melody and timbre. *Neuro-psychoogia, 35*(11), 1467-1473.

Bundy, A. C., & Clemson, L. M. (2009). Leisure. In B. R. Bonder & M. B. Wagner (Eds.), *Functional performance in older adults* (3rd ed., pp. 290-310). Philadelphia, PA: F. A. Davis.

Burke, A. D., Davis, I. C., Dugan, E. N., Geimer, E. K., & Graham, W. S. (2013). The influence of craft participation on aspects of wellness. Unpublished manuscript, University of Mississippi Medical Center, School of Health Related Professions, Department of Occupational Therapy, pp. 9-13.

Burkhardt, A. (2000). The application of activities to practice. In J. Hinojosa & M. Blount (Eds.), *The texture of life: Purposeful activities in occupational therapy* (pp. 129-158). Bethesda, MD: American Occupational Therapy Association.

Byrne, P., Raphael, E. I., & Coleman-Wilson, A. (2010). Art as a transformative occupation. *OT Practice, 15*(5), 13-17.

Caron, N. (2008). The benefits of making a pen. *Advance for Occupational Therapy Practitioners, 24*(10), 28.

Chandler, B. E. (Ed.). (1997). *The essence of play: A child's occupation.* Bethesda, MD: American Occupational Therapy Association.

Christiansen, C., & Townsend, E. (2004). *Introduction to occupation: The art and science of living.* Upper Saddle River, NJ: Prentice Hall.

Cipriani, N. L. (2011). Kids get hooked: Crochet and contemporary occupational therapy. *OT Practice, 16*(5), 17-18.

Clark, F., & Lawlor, M. C. (2009). The making and mattering of occupational science. In E. Crepeau, E. Cohn, & B. Schell (Eds.), *Willard and Spackman's occupational therapy* (11th ed., pp. 2-14). Philadelphia, PA: Lippincott Williams & Wilkins.

Cochran, M. (2010). OT's creative principles help blind adolescents build skills. *Advance for Occupational Therapy Practitioners, 26*(22), 24.

Coffey, M. S., Lamport, N. K., & Hersch, G. I. (2015). *Creative engagement in occupation.* Thorofare, NJ: SLACK Incorporated.

Cohen, G. D., Perlstein, S., Chapline, J., Kelly, J., Firth, K. M., & Simmens, S. (2006). The impact of professionally conducted culturally programs on the physical health, mental health and social functioning of older adults. *The Gerontologist, 46*(6), 726-734.

Corballis, M., & Beals, I. (1983). *The ambivalent mind.* Chicago, IL: Nelson-Hall.

Cottrell, R. P. F. (1996). *Perspectives on purposeful activity: Foundation and future of occupational therapy.* Bethesda, MD: American Occupational Therapy Association.

Crabtree, J. L. (1998). The end of occupational therapy. *American Journal of Occupational Therapy, 52*(3), 205-214.

Crepeau, E., Cohn, E., & Schell, B. A. (Eds.). (2009). *Willard and Spackman's occupational therapy* (11th ed.). Philadelphia, PA: Lippincott Williams & Wilkins.

Crowe, T. K., & Hong, N. (2009). Culturally rich, meaningful occupations. *Advance for Occupational Therapy Practitioners, 25*(10), 8.

Cynkin, S., & Robinson, A. M. (1990). *Occupational health and activities health: Toward health through activities.* Boston, MA: Little, Brown and Company.

Diffendal, J. (2002). Kids, through the use of their hands. *Advance for Occupational Therapy Practitioners, 18*(22), 12.

Early, M. B. (1993). *Mental health concepts and techniques for the occupational therapy assistant* (2nd ed.). New York, NY: Raven Press.

Early, M. B. (2009). *Mental health concepts and techniques for the occupational therapy assistant* (4th ed.). Philadelphia, PA: Lippincott Williams & Wilkins.

Fidler, G., & Velde, E. (1999). *Activities: Reality and symbol.* Thorofare, NJ: SLACK Incorporated.

Flood, M., & Phillips, K. D. (2007). Creativity in older adults: A plethora of possibilities. *Issues in Mental Health Nursing, 28*, 389-411.

Gaskill, M. (2010). Cut-a-rug. *Today in OT, 3*(1), 20-21.

Geda, Y. E., Roberts, R., Knopman, D., Pankratz, V. S., Christianson, T., Boeve, B., ... Petersen, R. (2009). *Cognitive activities are associated with decreased risk of mild cognitive impairment: The Mayo Clinic population-based study of aging.* Abstract presented April, 2009.

Geda, Y. E., Topazian, H. M., Roberts, L. A., Roberts, R. O., Knopman, D. S., Pankratz, V. S., ... Petersen, R. C. (2011). Engaging in cognitive activities, aging, and mild cognitive impairment: A population-based study. *Journal of Neuropsychiatry and Clinical Neurosciences, 23*(2), 149-154.

Gillen, G. (2013). A fork in the road: An occupational hazard? *American Journal of Occupational Therapy, 67*(6), 641-652.

Glass, T. A., de Leon, C. M., Marottoli, R. A., & Berkman, L. F. (1999). Population based study of social and productive activities as predictors of survival among elderly Americans. *British Medical Journal, 319*(7208), 478-483.

Griffin, C., Greer, M., Everaert, C., & Struble, J. (2003). Arts and crafts, alive and well in OT? *Advance for Occupational Therapy Practitioners, 19*(12), 14.

Griffiths, S., & Corr, S. (2007). The use of creative activities with people with mental health problems: A survey of occupational therapists. *British Journal of Occupational Therapy, 79*(3), 107-114.

Gutman, S. A., & Schindler, V. P. (2007). The neurological basis of occupation. *Occupational Therapy International, 14*(2), 71-85.

Hagedorn, R. (2001). *Foundations for practice in occupational therapy* (3rd ed.). Edinburgh, UK: Churchill Livingstone.

Hanna, G., & Perlstein, S. (2008). Creativity matters: Arts and aging in America. *Monograph, September,* 1-15.

Hanson, C. S. (2014). Restoring competence in leisure pursuits. In M. V. Radomski & C. A. T. Latham (Eds.), *Occupational therapy for physical dysfunction* (7th ed., pp. 909-924). Philadelphia, PA: Lippincott Williams & Wilkins.

Harris, E. (2008). The meanings of craft to an occupational therapist. *Australian Occupational Therapy Journal, 55*(2), 133-142.

Hasselkus, B. R. (2002). *The meaning of everyday occupation.* Thorofare, NJ: SLACK Incorporated.

Hasselkus, B. R., & Dickie, V. A. (1994). Doing occupational therapy: Dimensions of satisfaction and dissatisfaction. *American Journal of Occupational Therapy, 48*(2), 145-154.

Herrmann, N. (1988). *The creative brain.* Lake Lure, NC: Applied Creative Services.

Hinojosa, J., & Blount, M. (Eds.). (2009). *The texture of life: Purposeful activities in occupational therapy* (3rd ed.). Bethesda, MD: American Occupational Therapy Association.

Hooper, B. (2010). On arriving at the destination of the centennial vision: Navigational landmarks to guide occupational therapy education. *Occupational Therapy in Health Care, 24*(1), 97-106.

Hospice Education Institute. (2010). *Occupational therapy.* Retrieved from www.hospiceworld.org/book/occupational-therapy.htm

Huckans, M., Hutson, L., Twamley, E., Jak, A., Kaye, J., & Storzbach, D. (2013). Efficacy of cognitive rehabilitation therapies for mild cognitive impairment (MCI) in older adults: Working toward a theoretical model and evidence-based interventions. *Neuropsychology Review, 23*(1), 63-80.

Huebner, R. A., Custer, M. G., Freudenberger, L., & Nichols, L. (2006). The occupational therapy practice checklist for adult physical rehabilitation. *American Journal of Occupational Therapy, 60*(4), 388-396.

Johnson, K. (2005). The therapeutic value of scrapbooking. *Texas ScrapMania.* Retrieved from http://www.txscrapmania.com/articles/therapy.htm

Johnson, L. M. (2008). A place for art in prison: Art as a tool for rehabilitation and management. *Southwest Journal of Criminal Justice, 5*(2), 100-120.

Kielhofner, G. (2004). *Conceptual foundations of occupational therapy* (3rd ed.). Philadelphia, PA: F. A. Davis.

Kirkevold, M., Moyle, W., Wilkinson, C., Meyer, J., & Hauge, S. (2012). Facing the challenge of adapting to a life "alone" in old age: The influence of losses. *Journal of Advanced Nursing, 69*(2), 394-403.

la Cour, K., Josephsson, S., & Luborsky, M. (2005). Creating connections to life during life-threatening illness: Creative activity experienced by elderly people and occupational therapists. *Scandinavian Journal of Occupational Therapy, 12*(3), 98-109.

Law, M., Baum, C., & Dunn, W. (2005). *Measuring occupational performance: Supporting best practice in occupational therapy* (2nd ed.). Thorofare, NJ: SLACK Incorporated.

Leask, S. J., & Crow, T. J. (1997). How far does the brain lateralize? An unbiased method for determining the optimum degree of hemispheric specialization. *Neuropsychologia, 35*(10), 1381-1387.

Lenze, E. J., Munin, M. C., Dew, M. A., Rogers, J. C., Seligman, K., Mulsant, B. H., & Reynolds III, C. F. (2004). Adverse effects of depression and cognitive impairment on rehabilitation participation and recovery from hip fracture. *International Journal of Geriatric Psychiatry, 19*(5), 472-478.

Lin, K. C. (1997). Enhancing occupational performance through occupationally embedded exercise: A meta-analytic review. *Occupational Therapy Journal of Research, 17*(11), 25-47.

Ma, H. I., & Trombly, C. A. (2001). The comparison of motor performance between part and whole tasks in elderly persons. *American Journal of Occupational Therapy, 55*(1), 62-67.

McEvoy, D. (2007). If you want cooperation, go back to basics. *Advance for Occupational Therapy Practitioners, 23*(25), 45.

Miller, L. (1988a). The emotional brain. *Psychology Today, 22*(2), 34-42.

Miller, L. (1988b). Men without passion. *Psychology Today, 22*(12), 20-22.

National Endowment for the Arts. (2015). *The summit on creativity and aging in America*. Retrieved from https://www.arts.gov/news/2016/nea-releases-report-arts-and-healthy-aging

Olsen, L. J., & Roarty-O'Herron, E. A. (2000). Range of human activity: Leisure. In J. Hinojosa & M. Blount (Eds.), *The texture of life: Purposeful activities in occupational therapy* (pp. 258-288). Bethesda, MD: American Occupational Therapy Association.

Park, D. C., Lodi-Smith, J., Drew, L., Haber, S., Hebrank, A., Bischof, G. N., & Aamodt, W. (2014). The impact of sustained engagement on cognitive function in older adults: The Synapse Project. *Psychological Science, 25*(1), 103-112.

Pendleton, H. M., & Schultz-Krohn, W. (Eds.). (2013). *Pedretti's occupational therapy: Practice skills for physical dysfunction* (7th ed.). Philadelphia, PA: Elsevier.

Perrin, T. (2001). Don't despise the fluffy bunny: A reflection from practice. *British Journal of Occupational Therapy, 64*(3), 129-134.

Pierce, D. (2001a). Occupation by design: Dimensions, therapeutic power, and creative process. *American Journal of Occupational Therapy, 55*(3), 249-259.

Pierce, D. (2001b). Untangling occupation and activity. *American Journal of Occupational Therapy, 55*(2), 138-146.

Polatajko, H. J. (2001). The evolution of our occupational perspective: The journey from diversion through therapeutic use to enablement. *Canadian Journal of Occupational Therapy, 68*(4), 203-207.

Pollanen, S. (2009). Craft as context in therapeutic change. *Indian Journal of Occupational Therapy, 41*(2), 43-47.

Primeau, L. A. (2014). Play and leisure. In B. A. Schell, G. Gillen, & M. E. Scaffa (Eds.), *Willard and Spackman's occupational therapy* (12th ed., pp. 697-713). Philadelphia, PA: Lippincott Williams & Wilkins.

Punwar, A. J., & Peloquin, S. M. (2000). *Occupational therapy principles and practice* (3rd ed.). Philadelphia, PA: Lippincott Williams & Wilkins.

Radomski, M. V., & Trombly, C. A. (Eds.). (2014). *Occupational therapy for physical dysfunction* (7th ed.). Philadelphia, PA: Lippincott Williams & Wilkins.

Reijnders, J., van Heugten, C., & van Boxtel, M. (2012). Cognitive interventions in healthy older adults and people with mild cognitive impairment: A systematic review. *Ageing Research Reviews, 12*(1), 263-275.

Reilly, M. (1962). The Eleanor Clark Slagle lecture: Occupational therapy can be one of the great ideas of 20th century medicine. *American Journal of Occupational Therapy, 16*(1), 1-9.

Reynolds, F. (1997). Coping with chronic illness and disability through creative needlecraft. *British Journal of Occupational Therapy, 60*(8), 352-356.

Reynolds, F. (2008). Expressive media used as assessment in mental health. In B. J. Hemphill-Pearson (Ed.), *Assessments in occupational therapy mental health: An integrative approach* (2nd ed., pp. 81-96). Thorofare, NJ: SLACK Incorporated.

Roberts, R. O., Cha, R. H., Mielke, M. M., Geda, Y. E., Boeve, B. F., Machulda, M. M., ... & Petersen, R. C. (2015). Risk and protective factors for cognitive impairment in persons 85 years and older. *Neurology, 84*(18), 1854-1861.

Robinson, K., Kennedy, N., & Harmon, D. (2011). Is occupational therapy adequately meeting the needs of people with chronic pain? *American Journal of Occupational Therapy, 65*(1), 106-113.

Robnett, R., & Toglia, J. (2015). Evidence-based interventions for older adults with mild cognitive impairment. *OT Practice, 20*(1), CE-1-CE-7.

Rogers, J. C. (1996). Ability and disability: The performance areas. In K. O. Larson, R. G. Stevens-Ratchford, L. Pedretti, & J. Crabtree (Eds.), *ROTE: The role of occupational therapy with the elderly* (pp. 230-262). Bethesda, MD: American Occupational Therapy Association.

Rosenfeld, A. A. (1988). New images, new insights into your brain. *Psychology Today, 22*(11), 22-24.

Royeen, M., & Crabtree, J. L. (2006). *From culture in rehabilitation: From competency to proficiency* (pp. 131-150). Upper Saddle River, NJ: Pearson/Prentice Hall.

Rumbaugh et al., 2007, as cited in Skidmore, E. R. (2015). Cognitive impairments after acute stroke: Guiding principles for occupational therapy practice. *OT Practice, 20*(10), 7-10.

Sakemiller, L. M., & Nelson, D. L. (1998). Eliciting functional extension in prone through the use of a game. *American Journal of Occupational Therapy, 52*(2), 150-157.

Sandmire, D. A., Gorham, S. R., Rankin, N. E., & Grimm, D. R. (2012). The influence of art making on anxiety: A pilot study. *Art Therapy: Journal of the American Art Therapy Association, 29*(2), 68-73.

Schkade, J., & McClung, M. (2001). *Occupational adaptation in practice: Concepts and cases*. Thorofare, NJ: SLACK Incorporated.

Schmid, T. (2004). Meanings of creativity within occupational therapy practice. *Australian Occupational Therapy Journal, 51*(2), 80-88.

Schwartz, J. M., & Begley, S. (2002). *The mind and the brain: Neuroplasticity and the power of mental force*. New York, NY: HarperCollins Publishers.

Schwartzberg, S. (2002). *Interactive reasoning in the practice of occupational therapy*. Upper Saddle River, NJ: Prentice Hall.

Skidmore, E. R. (2015). Cognitive impairments after acute stroke: Guiding principles for occupational therapy practice. *OT Practice, 20*(10), 7-10.

Specht, J., King, G., Brown, E., & Foris, C. (2002). The importance of leisure in the lives of persons with congenital disabilities. *American Journal of Occupational Therapy, 56*(4), 436-445.

Spiegel, D. (1999). Healing words: Emotional expression and disease outcome. *Journal of the American Medical Association, 281*(14), 1328-1329.

Stancliff, B. L. (1996). Are arts and crafts a valuable modality? *OT Practice, 1*(10), 51-54.

Taussig, V. (2005). Healing through creative mosaics. *Advance for Occupational Therapy Practitioners, 21*(22), 17.

Taylor, J. B. (2008). *My stroke of insight* (p. 114). New York, NY: Viking Penguin.

TeBeest, R., Kornstedt, K., Feldmann, C., Harmasch, L., & Kemnitz, S. (2001). *The use of expressive arts in various occupational therapy settings*. LaCrosse, WA: University of Washington-LaCrosse.

Thibodeaux, C. S., & Ludwig, F. M. (1988). Intrinsic movement in product oriented and non-product oriented activities. *American Journal of Occupational Therapy, 42*(3), 169-175.

Toto, P. E. (2012). Be an occupational therapy superhero: help the profession thrive within a competitive health care market. *OT Practice, 17*(7), 9-12.

Waite, A. (2015). Using self-portraits to help clients with mental health issues explain themselves. *OT Practice, 20*(3), 17.

Watkins, B. (2012). A stroke of luck. *Ways and Means, Winter*, 46-48.

Westerfield, M. (2011). Occupational discovery: Students' research supports use of crafts in OT practice. *Centerview,* December 12, 2011. Division of Public Affairs at the University of Mississippi Medical Center, p. 6.

Whittington, D., Weir, M., Powell, A., Mumbower, S., & Foster, J. (2010). *Benefits and usage of therapeutic art modalities by occupational therapists in the aging population.* Unpublished master's research project, University of Mississippi Medical Center School of Health Related Professions.

Wichrowski, M., Whiteson, J., Haas, F., Mola, A., & Rey, M. (2005). Effects of horticulture therapy on mood and heart rate in patients participating in an inpatient cardiopulmonary rehabilitation program. *Journal of Cardiopulmonary Rehabilitation, 25*(5), 270-274.

Winkle, M. Y., & Cobb, A. L. (2010). Plotting next steps: Transitions for adults with developmental disabilities. *OT Practice, 15*(21), 13-16.

Zimmerer-Branum, S., & Nelson, D. L. (1995). Occupationally embedded exercise versus rote exercise: A choice between occupational forms by elderly nursing home residents. *American Journal of Occupational Therapy, 49*(5), 397-402.

제 II 부

수예공작 사용 방법

How to Use Crafts

제 3 장

수예공작과 창조적 매체의 분석과 등급화

Analyzing and Grading Crafts and Creative Media

학습 목표(Objectives)

학생은 다음을 할 수 있어야 한다.

- 작업치료에서의 활동분석의 역사적 맥락 이해한다.
- 치료적 가치에 대한 활동을 분석하고 등급을 매길 수 있다.
- 치료 적용과 관련하여 등급화과 적응의 차이점을 설명할 수 있다.
- 기능 정의에 대한 기본적인 국제기능분류(ICF)를 숙지하고 *작업치료 실행의 틀(OTPF Third Edition)*과 연관시킨다.
- 같은 활동에 대하여 다양한 방식으로 구조화하여 각각의 클라이언트의 요구를 충족시키는 방법과 근거를 설명할 수 있다.

활동분석의 역사

History of Activity Analysis

작업치료는 전문적으로 "수행하는 것"이다. 치료를 하는 동안, 클라이언트가 원하는 활동에 종사하거나 원하는 직종으로 이끄는 활동을 수행해야 한다. 작업치료 전문직이 **작업**과 **활동**이라는 단어를 정의하고 구별하는 데 어려움을 겪고 오고 있었는데, ***작업치료 실행 참조의 틀 (OTPF-III)***의 세 번째 및 최신판의 저자들은 그들의 정의를 구별하기로 결정했다. 작업은 클라이언트를 중심으로 하고(환자중심), 개별적인 의미와 맥락을 가지고 있으며, 가장 중요한 작업치료 목표는 참여다.

Tubbs, C. C., & Drake, M.
Crafts and Creative Media in Therapy, Fifth Edition (pp. 29-50).

활동은 수행기술 및 패턴 개발을 통해 작업 목표를 촉진하지만 일반적인 상황에서도 수행될 수 있다. 흔히 작업의 일부분일 뿐이지만, 활동은 의미 있고 관련이 있어야 한다(미국작업치료협회 [AOTA], 2014). 그러나 **"활동분석"**이라는 용어는 과제 또는 작업의 수행에 필요하거나 장애가 되는 기술들을 결정하기 위해 작업 또는 과제를 이질적 부분으로 세분화하는 것으로 모든 치료사들이 인지하고 또 이해하고 있다. 이 과정은 (Frederick Taylor와 Frank) 및 (Lillian Gilbreth)의 이론에 기반을 두고 있으며, 산업적 과제를 가장 효율적으로 수행하는 데 필요한 동작 및 구현에 대한 세부적인 분석을 제안했다(Kuhaneck, Spitzer, Miller, 2010). 제2차 세계 대전 이전에는 치료사가 이러한 신체 활동 요구를 고려했음에도 불구하고 작업치료에 우선적으로 참여하는 것을 우선으로 하고, 좀 더 나아가 무엇을 만드는 것에 의미를 두었지만, 수예공작과 의료적 진단의 주의사항 재료비용 가용성, 그리고 최종 생산물의 유용성과 다른 많은 요소들이 고려되었다(Hocking,2007). 그러나 제2차 세계대전 이후, 작업치료에 적합한 역할로서 신체기능 장애 재활에 더 중점을 두었으며, 활동분석은 작업치료 과정의 일부분을 설명하는 용어로 작성되었다; 다른 분야에서는 그 초점이 하나의 과제에 필요한 운동과 힘에 있었다. 작업치료사는 작업활동의 신체적 측면을 면밀히 분석해서 퇴직 군인은 이러한 활동에 참여할 수 있도록 특별히 교육을 받을 수 있었고, 작업치료사는 평가에서 goniometer(각도계) 및 dynamometer(동력계)와 같은 도구를 사용했다(Pierce, 2001). 이 시기에 활동분석이란 용어는 미국 작업치료사들이 저술한 교과서에 쓰이기 시작하였지만(Willard & Spackman, 1947) 1960년대 까지는 국제적으로 통용되지 않았다(1947년 미국의학협회 물리의학 협의회; 1951년 육군; Fidler & Fidler, 1963; MacDonald, 1960; Scullen, 1956; Willard & Spackman, 1963). LJ Haas는 1925년(Kuhaneck et al., 2010) 활동의 사회적 및 정서적 측면에 대한 고려를 포함하는 과제분석 접근법을 발표했으나, 측정 가능하지 않은 활동 및 작업의 다른 측면을 고려하는 심리적, 사회적, 경제적으로 받아들여지는 것은 점진적으로 수용되었다.

활동분석에 대한 많은 다양한 방법들은 1960년 이후 개발되었다. 실행 문제가 신체적 대 심리사회적 초점과 전문분야의 출현을 포함하여 수십 년 동안 진화해 왔기 때문에 다양한 전문 분야에 대한 고유한 분석이 개발되었다. 그러나 전체론적 사고에 대한 추세는 결국 하나의 통합된 활동분석 양식의 개발에 반영되었다(Hopkins & Smith, 1988). 그럼에도 불구하고, 작업치료의 전문화 영역 내에서 해당 활동분석은 조직 또는 정보 중심 관점에서 수정 될 수 있다. 몇몇 저자는 행정적 의사결정 실행뿐만 아니라 임상 의사결정 실행에 적용된 활동분석의 사용을 제안하기도 한다(Punwar & Peloquin, 2000). 시스템 이론가는 활동의 전반적인 가치가 그 부분의 분석으로부터 식별 될 수 없다고 주장 할 수 있고 (Kielhofner, 2004), 부분들의 합은 그 본질적인 성격이나 의미의 전부와 일치하지 않을 수도 있다고 주장한다. 활동은 환자가 학습 또는 회복을 원하는 노력이나 치료목적의 달성의 한 수단으로서 조사될 수 있다(Fidler and Velde, 1999). 이는 또한 특정 이론의 틀과 관련하여 분석될 수 있으며 이 경우 치료사는 그 접근법과 관련한 요소들에 가장 큰 관심을 가지게 될 것이다.

활동분석 요소

ELEMENTS OF ACTIVITY ANALYSIS

최근의 교과서들은 운동 및 인지적 요구와 동등한 중요성을 지닌 활동의 환경 및 사회적 / 문화적 측면을 기술하기 시작했다(Crepeau, Cohn, & Schell, 2009; Pedretti & Early, 2001). 이것은 OTPF(AOTA, 2002)의 발전과 함께 또는 클라이언트 중심의 평가와 중재에 대한 재확인의 결과로 발생했다. OTPF(부록 IV 참조)는 ***통일된 전문용어*** (AOTA, 1994)로 알려진 초기 목록화된 작업치료를 대체했으며 2001년 세계보건기구(WHO)가 개발한 ***국제기능분류(ICF)***와 일관성 있게 설계되었다. ICF는 질병이 없는 것 이상으로 건강을 강조하고 개인의 장애에 기여하거나 개선하는 환경 요인을 고려한다. 마찬가지로, 작업치료로서의 작업의 문맥은 활동 참여의 주요 구성 요소로 계속 인식되고 있다. 이 장에서의 활동분석은 ***OTPF-III*** (AOTA, 2014)의 최신 버전을 기반으로 하며, 제5장에서 설명한 이론 모델 중 하나와 함께 사용할 수 있다. 경험이 풍부한 치료사도 글로 쓰여진 문서 형태로 완전한 활동분석을 거의 완성하지 못하지만, 치료 세션이 진행됨에 따라 정신적으로 이 과정에 지속적으로 종사하고 있다(Kuhaneck 외 2010). 학생들은 환자의 평가에 능숙해지기 위해 여러 가지 상세한 활동분석 및 작업의 적응을 수행해 나가야 한다.

OTPF-III와 마찬가지로 ***ICF***는 신체구조와 기능을 차별화하고 활동 완료와 참여를 구별한다. 구조 또는 기능상의 문제로 정의된 손상은 반드시 활동을 수행할 수 없음을 의미하지는 않는다(작업 수행). 마찬가지로 특정한 활동을 할 수 없다는 것은 더 큰 의미에서의 참여 (삶의 상황에서의 참여)를 배제할 필요가 없다. ***ICF***는 의료 및 사회 건강 모델을 통합하고자 한다; 그러므로 이것은 개인뿐만 아니라 환경도 고려한다. 환경은 장애가 될 수도 있고 촉진제가 될 수도 있어서 이는 어떤 요소들의 존재 또는 결핍을 통해서 발생할 수 있다. 예를 들어, 램프가 있는 것이 휠체어를 이용하는 사람에겐 하나의 촉진제가 되고; 부정적 고정관념이 없는 것도 또한 하나의 촉진제가 된다. ***ICF*** 또한 수행과 적용능력 사이를 세분화하고 있다. 적용능력이란 표준 절차와 환경에 기초한 과제를 실행하는 사람의 예상되는 능력이며; 수행은 적용된 절차와/ 또는 환경을 통해 완성될 수 있는 사람이 실제로 하는 것이다.

이들 개념은 전체적으로 작업치료의 철학과 일치한다. ICF의 "참여"라는 단어가 ***OTPF-III***의 "작업적 기능"과 어떻게 일치하는지를 아는 것은 어렵지 않다. 만족스러운 작업적 기능은 하나의 장애 또는 활동제한과 관계없이 성취될 수 있다. ICF와 같이 ***OTPF-III***도 환경 또는 배경을 매우 중요한 변수로 고려하고 있다. 작업치료사들은 작업적 정체성의 중요요소인 작업적 능력을 어떻게 그리고 언제 어디서 극대화할 수 있을지를 결정하는데 활동분석의 과정을 사용하고 있다. 그러므로 적응의 주요 목적은 클라이언트가 제한된 작업(Kielhofner, Forsyth, Kramer, Melton, & Dobson, 2009) 또는 ICF 용어로 계속 참여할 수 있도록 활동을 변경하는 것이다. 표 3-1은 ***ICF***와 ***OTPF-III*** 언어의 비교뿐만 아니라 각각의 예(AOTA, 2014; 세계보건기구, 2001)를 제공한다.

작업치료사가 기억해야 할 중요한 점은 장애가 항상 제한이나 제한을 초래할 필요는 없다. 참여를 가능하게 하는 환경적 또는 개인적 촉진제를 찾는 것이 그들의 임무다.

등급화
GRADING

등급화도 적용과 유사하지만, 의미상 미묘한 차이가 있다. 작업치료사들이 사용하는 등급화는 같은 어원에서 나온 ***Merriam Webster's***(1994)***의 gradual***의 정의에서 명료화 된다;

Gradual(부사) :

1. 단계 또는 단계별 진행
2. 움직임, 변화하는, 또는 가끔 인지하지 못할 정도로 움직임, 변함, 또는 발전함.

등급화는 "크기, 품질 또는 강도의 척도로 위치 또는 배치"(Hersch, Lamport, & Coffey, 2005) 또는 보다 간단하게 증가 또는 감소시키는 것으로 정의할 수 있다. 활동은 개인이 과제를 수행하도록 요구한다(Thomas, 2012). 등급화는 일반적으로 도전이나 수요가 점진적으로 증가하여 클라이언트의 기능 향상을 촉진하도록 활동을 구조화하는 것을 의미한다. 이들 정의로부터 적용 대 등급화는 각각 보상 대 교정에 비유될 수 있다. 예를 들어, 환자가 쥐기(grip)의 힘을 증진시키기 위해서는 점진적으로(등급화) 작은 크기의 샌딩블럭(sanding block)을 사용하고, 목재작업을 선호하는 다른 환자에게는 쥐기 장애를 보상하기(영구적임을 뜻한다) 위해 적용된 샌딩블럭을 사용할 수가 있다. 스캐폴딩 (scaffolding)은 클라이언트가 일반적으로 활동 자체를 수정하는 것을 의미하는 채점과 달리 활동을 완료함에 따라 점차 감소하는 신체적 지원 또는 구두 단서를 제공하는 것을 주로 지칭하는 관련 용어이다 (Thomas, 2012).

활동을 등급화하는 방법 중 어느 한 가지만 옳다고 할 수는 없다(한 가지 옳은 방법이란 없다). 모든 수정은 클라이언트의 가치, 발달 및 기능 수준, 작업 프로필을 고려해

표 3-1

기능의 국제 분류(ICF)의 용어와 작업치료 실행 틀(OTPF-3판)의 비교

ICF		예시		OTPF-3판
Health condition(건강상태)	→	편마비	←	Diagnosis(진단)
Body structure(신체구조)	→	상지 말단근육	←	Body structure(신체구조)
Body funtion(신체기능)	→	상지 말단동작	←	Body funtion(신체기능)
Impairment(손상)	→	근력 약화	←	Client factor(클라이언트 요인)
Activity(활동)	→	도구 쥐기	←	performance skill/task (수행 기술/과제)
Activity limitation (활동제한)	→	도구를 잡을 수 없음	←	과제를 수행하거나 기존 방식으로 수행할 수 없음
Participationr(참여)	→	정원에 나무심기에는 능력과 동기부여가 필요하다.	←	작업참여
Participation restrition (참여제한)	→	독립적으로 나무를 세울 수 없기 때문에 정원을 나무를 심을 수 없다.	←	원하는 작업에 관여할 수 없음
Personal factors(개인적 요건)	→	나이, 민족성 등	←	개인적/문화적 context(환경)
Environmental factors (환경적 요건)				환경: 신체적 그리고 사회적
● Facilitators(촉진제)	→	확대된 공구 핸들 올려진 정원침구들	←	● 참여를 할 수 있게 하는 요소들
● Barriers(장애)	→	다른 사람들은 클라이언트의 능력에 대한 믿음이 부족 가정내부의 장애물	←	● 참여를 제한하는 요소들
Capacity(생산능력)	→	스스로 옷을 입을 수 있다.	←	수행능력이 있다.
Performance(수행)	→	대개 누군가가 옷입는 것을 도와준다.	←	일/참여 부족

야 한다. 과정 적용 및 등급화 두 가지는 단계 수, 작업 영역의 배열, 사용된 도구 또는 기술, 할당된 시간 및 완료된 프로젝트의 복잡성과 같은 변경사항을 포함할 수 있다. 몇 가지 일반적 제안으로 표 3-1을 참조한다; 활동 요건에 대한 실행의 틀도 몇 가지 도움이 될 아이디어를 자극해 줄 것이다.

몇몇 환자들은 "정상적" 이지 못한 방법으로 어떤 활동을 거부한다면, 이렇게 원하는 것은 안전에 문제가 없는 한 존중되어야 한다(Hersch et al., 2005)

이 교재에는 전체에 제안된 활동 수정이 궁극적인 목표에 따라 적용 또는 등급화로 간주될 수 있는 아이디어가 포함된다. 어떤 경우에는 주어진 수예공작 범주에서 더 단순한

등급화(Grading)

등급화 / 치료 아이디어 – 수단으로서의 수예공작*

- 클라이언트가 계획이나 자료 준비에 참여하도록 한다.
- 단계를 늘리거나 줄인다.
- 시간제한을 두거나 없앤다.
- 저항을 증가/감소시킨다.
- 물체에 도달 또는 자세 변화를 용이하게 하는 물체 배치
- 사용 가능한 도구/소모품의 수를 늘리거나 줄인다.
- 선택 가능한 항목 수 변경한다.
- 디자인을 변경한다.
- 클라이언트가 청소에 참여하게 한다.
- 견본을 제공한다.
- 좀더 많거나 적은 지시들 제공한다.
- 그룹 안에서 수행을 완료한다.
- 환경을 수정한다: 기분전환, 재료들 배치 등등:

적용(Adapting)

참여/보상을 위한 적용 – 목적으로서의 수예공작*

- ○ 방법을 바꾼다.
- ○ 확대되거나 변형된 손잡이를 사용한다.
- ○ 단계와 복잡성을 줄인다.
- ○ 외적 안정을 제공한다.
- ○ 여분의 조명 또는 확대를 제공한다.
- ○ 예를 들어, 전기 가위같은 변형된 기구를 사용한다.
- ○ 선호하는 사용법을 제공한다.
- ○ 작업환경을 바꾼다 : 길이, 면적 등등
- ○ 더 쉬운 접근을 위한 도구와 자료 준비한다.

***표 3-2 사례 예시를 본다.**

그림 3-1. 활동/작업 적용과 등급화를 위한 제안.

(또는 좀 더 복잡한) 프로젝트를 선택하는 것이 포함된다. 예를 들어, 바느질에 관심이 있지만 움직임이나 시력장애를 가진 환자에게 치료사는 벽걸이 십자수(Cross stitch) 대신에 프라스틱 캔바스 코스터 프로젝트를 선정해 줄 수 있을 것이다. 그러나 치료사는 이러한 대체 활동이 환자에게 본질적인 가치를 지니도록 보장해야 한다. 몇몇 저자들은 인위적인 활동의 사용이나 전체 활동의 일부만의 사용을 반대한다; 등급화 또는 적용과정은 가능한 한 현실성과 참여자의 관련성을 유지해야 한다(Hersch et al., 2005; Kielhofner, 2004). 대부분의 의미 있는 활동들이 환자가 예전에 참여해 왔던 활동들인 반면 개인은 장래 목표를 달성하게 하는 활동의 잠재력이 분명할 때 새로운 활동의 목적을 알게 된다(Velde & Fidler, 2002). 작업 기능의 문제점을 논의할 때, 치료사는 환자의 제약사항에 대한 해결책이 존재한다는 믿음을 주입시키도록 살펴야 한다(Bontje, Kinebanian, Josephsson, & Tamura, 2004); 이는 희망을 고양하고 참여 동기부여를 증대시킨다. 부가적으로 치료사 스스로는 환자의 수행을 극대화할 필요 때문에 그들의 치료

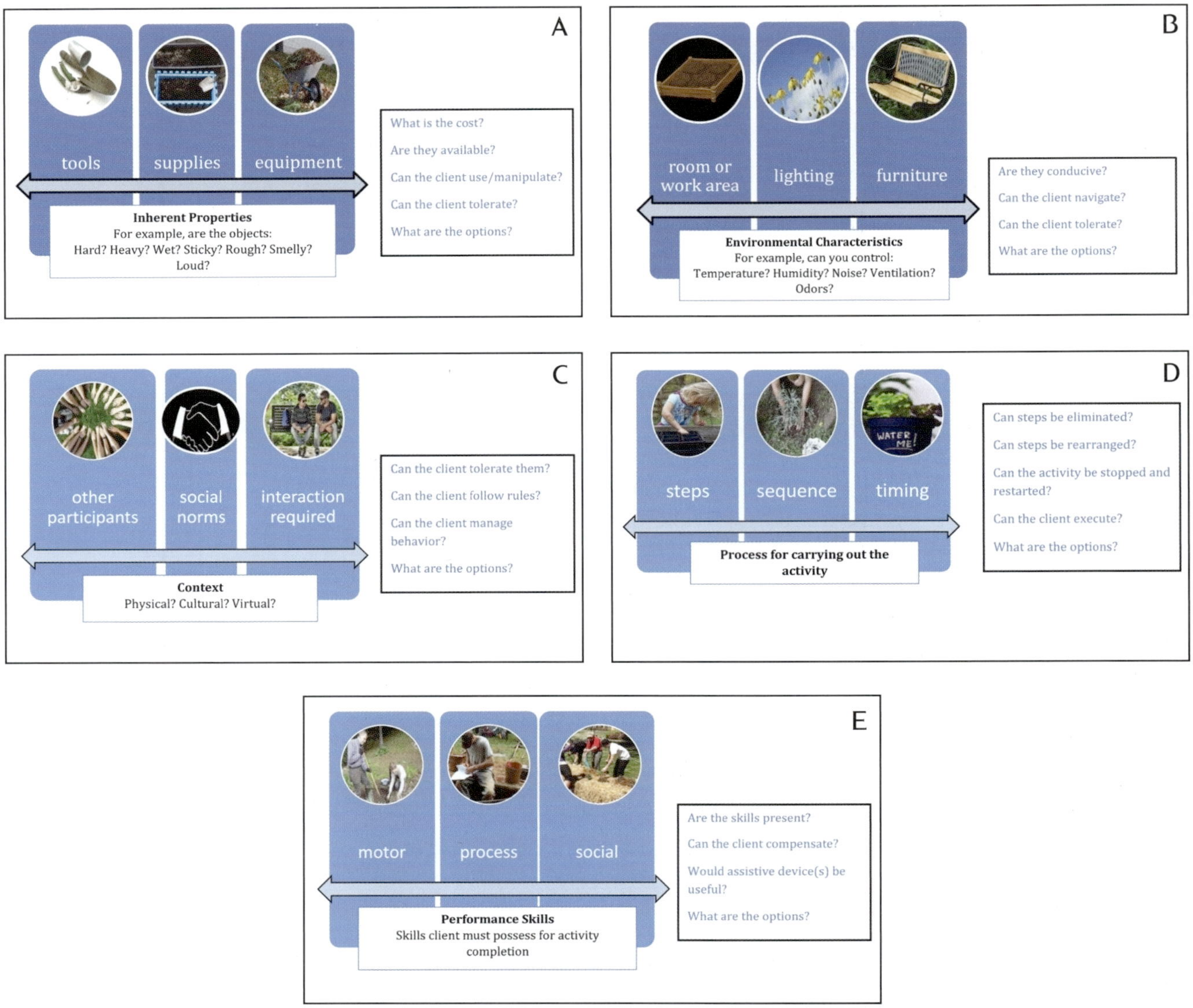

그림 3-2. 원예 활동이나 작업에 대한 요구를 고려한다. (A) 객체와 속성. (B) 공간적 요구. (C) 사회적 요구. (D) 절차 및 타이밍. (E) 필요한 행동 및 수행 능력 (미국작업치료협회 (American Occupational Therapy Association) [2014년]에서 채택. 작업치료 실행체계 : 영역 및 과정 [제3판] American Occurational Therapy, 68 [Suppl.1], S1-S51.)

적 상호작용 유형을 적용 또는 등급화해야 한다.

한 명의 클라이언트는 만성 장애가 있고 다른 한 명은 치료에 잘 반응해야 하는 표 3-2의 예를 고려한다. 각 클라이언트는 23세 여성이며, 사용되는 작업은 구슬로 장식된 팔찌를 만들고 있다고 가정한다. 만성진단을 받은 클라이언트는 수예공작 박람회에서 보석을 만들고 판매하는 취미를 가지고 있어서 이 일은 그녀를 위한 작업으로 한다. 급성진단을 받은 클라이언트는 재무관리 회사에서 일하기를 원한다. *OTPF-III*에 정의 한 바로는 작업이 아니라 작업 목표를 달성하기 위한 수단이다. 이 활동을 사용하기 위한 목적 및 근거는 다를 수 있다.

분명히 알 수 있듯이, 잃어버린 기술을 보완하기 위해 (원하는) 과제를 적용하는 것은 종종 클라이언트 활동 선호도에 더 많은 관심을 쏟는다. 치료사는 의미 있는 활동을 통합하려고 노력하지만 신체적, 인지적 또는 심리 사회적 요구(즉, 특정 수행 기술을 겨냥한 유용성)에 따라 단계적

표 3-2				
보상과 교정(회복, 치료)을 비교				
	적용/보상 (만성 상태)		등급화/교정 (급성 상태)	
	중재는 작업적 목표이다.		중재는 작업적 목표에 도달하는 통로이다.	
손상 또는 문제	목표 또는 목적	목적으로의 활동	목표 또는 목적	수단으로서의 활동
통증*	통증을 덜 일으키는 방법을 발견한다.	더 적은 힘을 필요로 하는 보석 만들기를 위한 다양한 스타일 탐구 (예 : 금기-tying/knotting, wire-wrapping) 손잡이를 편안하게 하기 위해 도구 손잡이(build up tools)를 만들어라.	통증과 관련된 활동 제한을 인식한다.	클라이언트가 일하면서 "무시할 수 있는" 통증 지표와 활동을 중단시킬 필요성을 알리는 통증 지표에 대해 교육한다.
감소된 손 기능	미세운동 활동에 대한 내성 증가	클라이언트가 일할 때, 근무 시간의 전반적인 증가를 허용하기 위해 빈번한 자세 변경 또는 과제 변경을 한다. 집에서, 이것은 작업 편차를 허용하기 위해 단계적으로 조각을 마무리하는 것을 포함할 수 있다.	손의 힘을 증가 손가락 움직임 범위 증가	클라이언트는 구슬을 가지고 다음 구슬 사이에 매듭끼우기 필요 클라이언트는 큰 구슬을 가지고 그 다음 점차적으로 크기를 감소
우울한 기분	클라이언트의 자기 효능감을 보여줌	성공 가능성이 높은 활동을 선택하는 클라이언트 지원	돌아 오는 능력을 설명함	작업 등급화를 통해 클라이언트의 객관적인 개선 방안 제시
감소된 작업수행	가치 있는 여가 작업으로 돌아 감	클라이언트가 수용할만한 디자인이나 패턴을 선택하는 데 도움을 주지만 관절에 스트레스가 가해지는 힘도 제한함	일로 돌아감	작업의 내구성을 증가시키는 반복적인 또는 다단계 프로젝트 선택
*활동 자체가 통증을 감소시키지는 않지만, 통증 관리를 클라이언트에게 알려주는 수단으로 사용될 수 있다.				

과제가 더 많이 선택된다. 그림 3-3은 활동선택에서 사고 과정을 개념화하는 또 다른 방법을 보여준다. 이것은 모든 치료 활동, 수예공작 또는 기타에 적용된다.

실제로는 많은 환자가 개선되지만 일부는 악화될 수 있다. 클라이언트가 초기에 성취했거나 능숙한 수예공작은 간소화해야 할 수도 있다. 이 개념은 작업치료의 실천 - 클라이언트와의 일치 또는 활동 적응의 핵심이다. 필요에 따라 더 단순 또는 복잡하게 할 수 있는 확고한 지식을 가지고 각 수예공작에 접근함으로서 치료사는 환자가 개인적 의미를 갖는 수예공작을 선택하도록 하여 실제적 능력에 적용함에 확신할 수가 있다. 활동수요에 대한 지식을 적용하고 필요할 때 이들을 변형하는 것도 치료사로 하여금 본 교과서의 각 수예공작을 달성할 수 있는 측정 가능한 목표를 명확히 기록하게 도울 것이다. 이들의 목표는 환자들의 적용능력을 자신들이 평가하는 방법으로 환자들과 논의되고 설정되어야 한다. 이는 수예공작 프로젝트의 단기 목표가 어떻게 장기 수행 목표와 관련될 수 있는지를 논의하는 훌륭한 기회를 제공할 것이며, 등급화 과정은

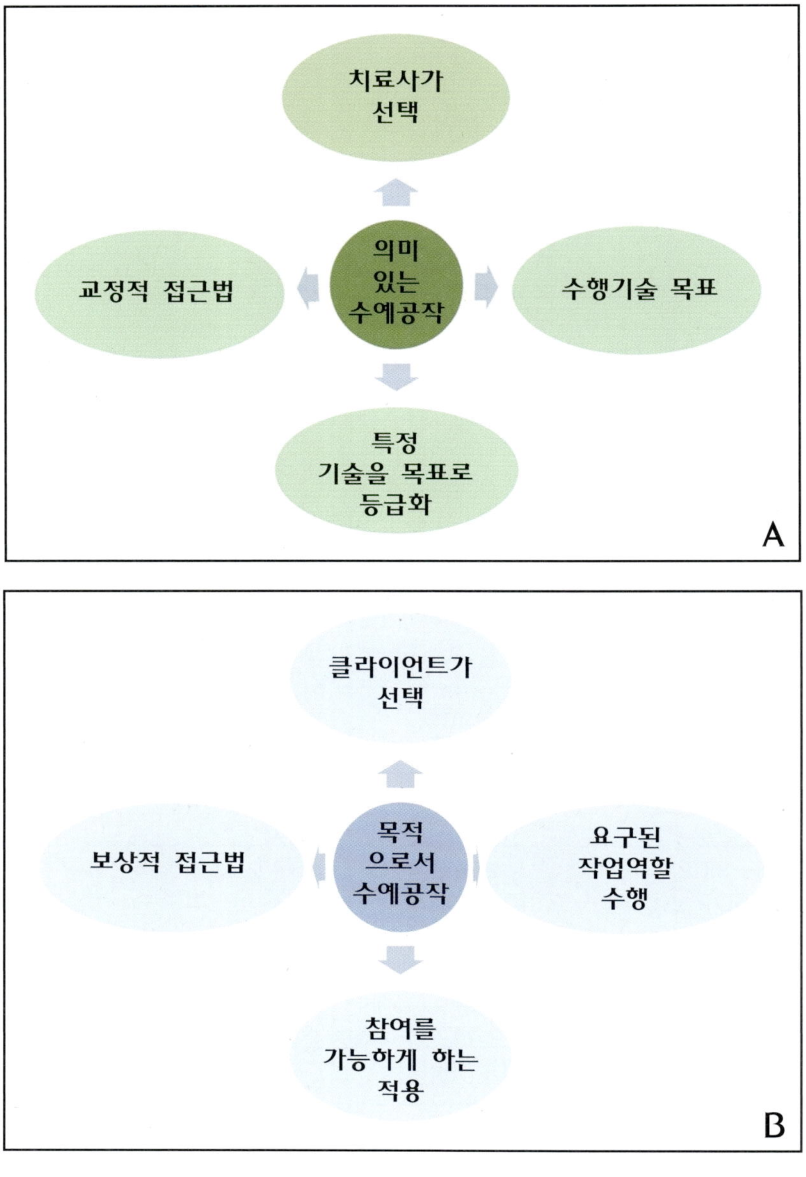

그림 3-3. (A) 활동을 등급화 대 (B) 활동을 적용시키는 것.

환자가 진정한 독립성을 달성해야 할 작은 단계들을 설명하는데 사용될 수 있다.

임상에서 활동분석을 사용

Using Activity Analysis in Practice

활동분석은 60년간 작업치료 실행의 중심이였으며, 강조점이 계속 변해왔다; 아직도 하나의 과제와 이의 잠재적 이득에 대한 요구들을 계산하는 과정을 거치는 것이 중요하다.

치료사는 개인적 경험없이 활동을 분석하고 수정할 수 있지만 (Barris, Cordero, & Christiaansen, 1986), 치료사는 활동이 어떻게 이루어 졌는지, 가능한 한 그것을 해야 한다는 철저한 지식을 가져야 한다. 임상가(치료를 행하는자)는 체계적이고 일관된 경험을 구현하기 위해 재료의 성질과 과정의 방법 및 순서에 익숙해야 한다(Taussig, 2004). 개인적 수예공작 경험을 처리하는 데 유용한 반성 질문은 부록 V를 참조한다. 개인은 다양한 방식으로 동일한 활동을 수행할 수 있기 때문에 활동분석에서 일관성 또는 정확성은 거의 불가능하다. 작업치료에 대한 전체론적 철학을 바탕으로, 클라이언트를 염두에 두지 않고는 의미 있는 활동분석이 존재할 수 없다. 학생들은 종종 무수한 대안 방법이 있다는 것을 깨닫기 시작하면서 활동을 분석하는 과정에서 혼란스러워진다.

중재에 사용하기 위해 수예공작 활동을 분석할 때, 치료사는 먼저 클라이언트의 목표와 관심사를 가능한 한 많이 고려해야 한다. 둘째, 치료사는 클라이언트의 성공에 영향을 미칠 요인에 대해 생각해야 한다. 운동이나 수행 활동과는 달리 최종 결과물이 매력적이지 않거나 미완성인 경우 클라이언트는 결과 기대치를 가지며 불쾌감을 느낄 수 있다. 고려해야 할 요소에는 자재의 질, 단계 수, 지연 예상 또는 대기 시간 및 필요한 창의성이 포함된다. 예를 들어, 점토나 왁스와 같은 일부 재료는 금속이나 목재와 같이 다른 재료보다 더 받아들일 수 있겠다. 일부는 클라이언트에게 불쾌감을 줄 수 있는 질감이나 냄새와 같은 감각 성분을 가지고 있다.

Coffey, Lamport 및 Hersch(2015)는 마음의 지도와 유사하게 활동지도를 사용하여 활동분석을 계획하는 창의적인 방법을 제공한다. 도구, 재료, 지침 및 프로세스는 각각 시각적 별자리에 배치된 다음 감각의 질, 옵션 또는 변형, 주요 성능 요구사항 등에 대해 일시적인 사고정지 일어난다. 덜 공식적인 활동분석 방법을 사용하면 특히 학생들이 보다 광범위한 생각들을 하게 되고 나무 대신 숲을 볼 수 있다. 일부 프로젝트는 디자인을 복제하려는 경우와 같이 정밀도가 높은 반면, 수작업 용지 또는 스크랩 패브릭 화환과 같이 거친, 시골이거나 추상적인 모양을 사용하는 경우도 있다. 프로젝트가 글루 또는 그림을 필요로 하는 경우, 이는 보통 다음 단계로 진행하기 전에 건조될 때까지 기다리는 것을 의미하며 클라이언트가 지연을 허용할 수 있는 시간이 필요하다. 일부 클라이언트는 개념화 능력이 부족하고 따라야 할 특정 패턴이나 색상 제안이 필요하거나 기본 목재 프로젝트와 같이 전혀 장식할 필요가 없는 프로젝트를 선호할 수도 있다. 수예공작은 그 자체로 목적이 아니라 목적을 위한 수단으로 사용될 수 있지만 클라이언트는 자신이 만든 모양을 싫어하면 만족스럽지 않을 것이다. 수예공작 활동을 구현할 때 고려해야 할 다른 사항은 5장을 참조한다.

문화적 및 개인적 맥락은 과제 수행 시 무시할 수 없어서 활동분석에 있어 실제 클라이언트를 염두에 두는 것이 중요하다. 이것은 일반적인 치료 목적이나 목표를 뛰어 넘어 개인에 대한 활동의 고유한 의미와 관련성을 강조하려는 현장 치료사의 생각이 중요하다. 이 교과서에서 제시된 수예공작 및 활동을 위해 개발된 간단한 활동분석 양식은 부록 III에 나와 있다. OTPF-III (AOTA, 2014)의 어휘를 사용하지만 반드시 동일한 순서는 아니다. 예를 들어, 성능 문맥, 환경 및 패턴은 사용자가 클라이언트의 Ocuupation profile(작업 프로필)과 일반적인 루틴 내에서 활동의 "적합성"을 먼저 찾도록 안내하기 때문에 먼저 고려된다. 그 뒤에는 치료 자질과 등급화 기회에 초점을 맞춘 활동 및 작업 요구에 대한 간략한 설명이 이어진다.

결론

CONCLUSION

가능하면 선택한 활동이 기존 역할 및 문화적 가치와 잘 어울리는 경우 유용하지만 항상 가능한 것은 아니다. 무엇인가를 나누는 것은 전체적인 것에 반하지만, 시간이 현대 건강관리 체계의 핵심이므로 이 양식은 치료사들로 하여금 각 개별 환자에 필요한 이들 부분들만을 사용하게 허용한다. 경험이 많은 작업치료사는 모든 치료 활동에 대한 포괄적인 활동분석을 완료할 시간이 필요 없을 것이다. 그러나 이용 가능한 많은 능동적인 분석 형태 중 하나에 대한 주기적 검토는 임상적 추론에 유익한 기운을 회복시키는 역할이다. 치료사가 실습하는 것은 그들이 다른 목표를 달성하기 위한 수단으로 또는 그 자체로 목적을 달성하기 위해 수단을 사용하는지 여부를 고려하게 된다(그림 3-3 참조). 작업치료를 전공하는 학생은 과정이 자연적으로 이루어질 때까지 가능한 한 많은 다른 활동(이상적으로는 실제 또는 가상의 클라이언트)를 분석해야 한다. 가능한 수정의 관점에서 각 수예공작에 접근함으로써 치료사는 활동/작업을 광범위한 클라이언트의 기능적 요구와일치시킬 수 있다. 이 과정에서 프로세스와 창의성에 대한 지식이 사용되면 수예공작은 거의 모든 기능 수준에서 만족을 줄 수 있다.

그림 3-2는 활동의 다양한 측면과 요구사항을 보여주는 또 다른 방법을 제공한다. 이 예에서 활동은 여러 가지 관점에서 고려되고 활동 선택과 관련된 몇 가지 핵심 질문을 포함하여 원예 작업이다.

사례 연구에 이어 **부록 III**에 있는 양식을 사용한 완성된 표본 치료 활동분석이 있다. 분석은 사례에 설명된 클라이언트 및 활동을 기반으로 한다. 양식에 포함된 항목은 수예공작의 치료 용도를 활동으로 분석하는 데 가장 적합하다. 가장 어려운 치료 수준을 결정하기 위해 치료사는 먼저 활동/작업 분석에 능숙해져야 한다. 다음 장에서는 각 수예공작 카테고리에 대한보다 간단하고 복잡한 접근법의 예가 설명된다. 활동을 수정하면 대개 분석에서 일부 응답이 변경된다.

그림 3-4의 개념적 흐름도는 치료사가 특정 결과에 대한 활동을 선택하고 구조화하는 임상적 추론을 활용할 수 있는 방법을 시각화하는 또 다른 방법이다. 중재 세션의 목적과 관련 클라이언트 요소는 구현 접근법을 계획할 때 고려되어야 한다. 활동의 형식과 실행 방법이 활동 자체가 숙련된 관찰, 문서화, 클라이언트, 가족 및 제3자 지불인에 대한 숙련된 개입을 명확히 표현할 수 있는 능력에 도움이 될 것임을 인식하는 것만큼 중요하다. 완성된 활동분석과 완성된 흐름도(그림 3-5)는 사례 연구를 따른다.

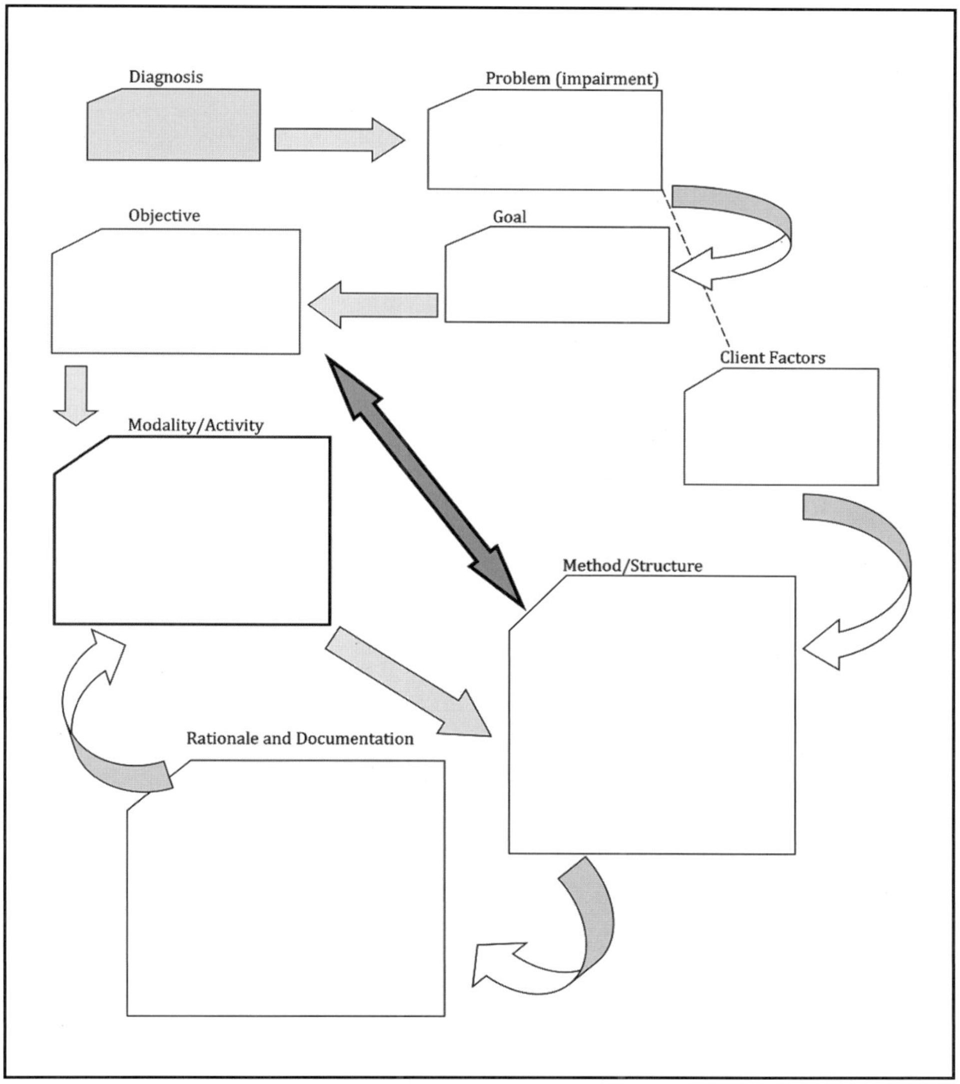

그림 3-4. 활동을 구성을 위한 흐름도.

사례 연구

스테파니는 반복되는 학교에서의 문제, 친구 상실, 그리고 집에서의 행동조절 불능의 증가로 인해 부모의 요청에 따라 성인입원정신병 시설에 입원하였다. 15세의 스테파니는 천주교 가정의 5명 자녀중 둘째이다. 약 1년 전 당뇨병 1유형 진단을 받고 인슐린 주입과 함께 엄격한 식이요법을 하고 있다. 개인 책임과 자기조절 신봉자인 스테파니의 부모는 그 딸을 밀착하여 관찰하였다. 신뢰성 있게 식이요법을 따르는 "밀월"의 기간이 지난 후, 스테파니는 반항하기 시작했다. 학교와 집에서 음식을 몰래 먹고, 화를 내며 학업성적도 떨어지고 있었다. 부모가 자제시키려하면 할수록 그녀의 행동은 악화되어 갔다. 스테파니는 가족이나 친구들로부터 어떠한 위안도 얻을 수 없어 보였고 고립되고 화를 잘 내게 되었다. 그 부모는 결국 전문가 도움을 필요로 하는 현실에 도달하게 되었다.

진단 전에 스테파니는 독서와 요리, 친구들과 쇼핑을 즐겼고 학교에서는 여자배구팀의 일원으로 연감편집위원, 그리고 여러 아카데미 명예직으로 활동했다. 가족들과는 가족여행하기와 산책과 함께 특히 요리하기와 휴일에 치장하기에 즐거움을 갖고 있었다. 작업치료사는 이러한 정보를 스테파니와 그의 부모 면담을 통해 얻었다. 그는 내/외적 Locus of Control 평가지와 성인역할사정(Adolescent Role Assessment)로 스테파니를 평가하였다. 결과는 그녀가 높은 외적 조절 정도를 지각하고 이전의 가치 있던 역할들의 대부분을 할 수 없다고 느끼는 것으로 나타났다. 그녀의 질병이 가족에 대한 그녀의 기여를 상쇄시키고 요리, 먹기, 축하하기의 즐거움이 상실됐다고 느꼈다. 그녀 자신의 행동, 건강, 주위의 분위기를 조절하지 못함을 느꼈다. 지각된 역할능력의 상실이 스테파니로 하여금 임상적 압박으로 작용케 했다. 충분한 특성적 증상들의 부족으로 정신과 의사는 결국에 적응장애(Adjustment Disorder)라는 진단을 내렸다.

치료사와 스테파니는 그녀가 더 적극적인 극복전략으로 일할 필요가 있고, 독립적으로 그녀의 식이를 관리할 필요가 있다고 동의하였다.

작업치료사는 스테파니가 극복기술그룹에 참여하도록 노력하였지만 그녀는 숙제를 끝내지 못하고 논의 중에는 소통이 되질 않았다. 스테파니가 요리와 휴일에 치장하기를 좋아하기 때문에 치료사는 수예공작하는 기회를 제공하기로 하였다. 선택 대상 중에 스테파니는 양초만들기를 선택하였다. 그녀는 자신의 방에 있는 특히 다른 향을 갖는 양초를 좋아했다고 말했다. 그녀는 작은 깡통 내에 양초그릇을 만드는 것으로 시작하였다. 치료사가 그녀에게 지침을 주면 그녀는 혼자서 그 활동을 마무리할 수 있었다. 사용했던 도구와 기기들을 세척하여 치우기까지 하였다. 다음날 그녀는 그녀가 나가기 전에 또 다른 양초를 만들게 해달라고 요청하였다. 치료사는 스테파니가 첫 번째 프로젝트에서 높은 능력수준을 보였으므로 좀 더 어려운 것을 시도하리라 생각했다. 다른 프로젝트를 위한 지침서를 주고 다음 것을 선택하도록 하였다. 스테파니는 계단 있는 형틀 기둥형 양초를 선택하였다. 그녀는 필요한 모든 공급품을 모을 수 있었고 지침서만을 이용하여 혼자 양초를 완성하였다. 치료사는 단지 감독과 간헐적인 자문만을 하였다. 스테파니는 마무리한 생산물에 기뻐하며 이를 그녀의 가장 친한 친구에게 줄 것이라고 말했다. 그날 이후, 치료사는 그녀의 어머니와 대화중 집에서 몇 가지 양초를 만들 재료를 요청받았다. 이것이 요리하기와 "금단"하는 그녀의 마음을 떠내 보냈다고 말했다. 치료사는 이것이 그녀의 능력감과 조절감을 복원하도록 돕고 있다는 것을 또한 알았다 (그림 3-5를 본다).

사례 연구 (계속)

I. 활동/작업명: 계단양초 만들기

A. 간력한 설명 — 파라핀 덩어리를 녹여 우유판지 몰드에 부어서 양초를 만든다.

B. 주요 단계(각 단계별 소요시간 포함):

1. **파라핀 가열**을 시작한다 — 커피캔에 파라핀 덩이(약 1파운드)를 놓는다; 커피캔을 스토브 위의 뜨거운 물팬에 놓는다; 버너를 낮은 불로 유지한다(10분).
2. **몰드를 준비한다** — 우유판지를 자르고 세척한다(1 pint 크기); 바닥에 작은 구멍을 낸다(5분).
3. **심지를 준비한다** — 몰드보다 길게 수인치길이로 심지를 자른다; 녹은 파라핀에 이를 담그고 펴서 말린다(10분).
4. 몰드바닥의 구멍에 **심지를 끼워** 1인치 정도의 꼬리를 남겨둔다; 몰드 봉인제로 구멍을 막는다; 바닥까지 심지꼬리를 테이핑한다(14장 그림 14-2 참조; 1분).
5. 위로부터 **심지를 팽팽히 당겨** 몰드 상부를 가로질러 놓은 못이나 연필에 감는다; 움직이지 않게 테이핑한다(14장 그림 14-1 참조; 1분).
6. 160°F가 될 때까지 파라핀을 계속 녹인다; **스테아린 한 스픈을 넣고**(이미 파라핀물에 함유시키지 않은 경우) 젓는다(10분).
7. 핫패드나 다른 보호물을 사용하여 **파라핀을 몰드에** 1/3가량 붇는다(1분).
8. **물통에 파라핀을 옮기고 노란 염료를 넣어 젓는다.**
9. 160°F에 다시 **도달하면 몰드에** 2/3가량 붇는다(5분).
10. **물통에 파라핀을 옮기고 노란색, 청색 염료를 넣어 젓는다.**
11. 160°F에 다시 **도달하면 몰드에** 거의 가득히 붇는다(5분).
12. 10-15분간 **냉각시킨다**; 지정한 도구를 심지 주위에 삽입하고 **조금 더 뜨거운 왁스로 파인 곳을 채운다**; 필요하면 깔대기를 사용한다.
13. **온전하게 식힌 후** 몰드를 떼어낸다.
    (1시간; 얼음 물통에 넣어서 냉각 시간을 빠르게 할 수 있다.)

C. 주의점 — 뜨거운 스토브 버너, 뜨거운 파라핀과 용기, 날카로운 도구(송곳, 어름조각)

계속

사례 연구 (계속)

II. 수행 배경과 환경-활동은 호환성 있는가?

A. 개인적 사항

1. 연령/성별 — 15세 여자
2. 주거형태 — 부모와 가정에 주거
3. 사회경제적 상태 — 중산층 가족
4. 교육 정도 — 10학년 학생

B. 사회적 사항

1. 지지체계 — 가까이 밀착된 가족
2. 사회단체 회원 — 학교 친구, 교회 친구

C. 문화적 사항

1. 문화적 규범, 관습, 믿음 — 강한 가족 관계, 근면, 자립심은 매우 중요함
2. 민족 — 백인 미국인.

D. 물리적 환경

1. 가용 공간, 가구배치 — 크리닉 부엌
2. 사용가능한 공간 — 가득차 있는 부엌 공간
3. 가구 배치 — 주위에 산책 공간이 있는 중간에 테이블과 의자 4개
4. 조명, 환기, 온도 — 형광등 조명; 중앙 난방 및 냉각; 비 개방 창
5. 가전 제품, 장비 — 싱크대, 스토브, 조리 도구가 있는 주방 (냄비, 프라이팬, 식기류 등)

E. 시간적 사항

1. 시간대 — 중반 아침
2. 소요되는 시간, 다중 세션 — 1시간 세션; 점심식사 전에 몰드제거를 위해 돌아온다.

사례 연구 (계속)

III. 수행 패턴

A. 습관(habits) — 활동이 유용한 습관을 사용하게 하거나 강화시키는가? — Yes; 요리하기와 유사; 유사한 법규와 안전 주의사항을 관찰해야 한다.

B. 일상(routine) — 활동이 설정된 순서절차를 가지고 있는가? — Yes; 몇 가지 단계는 생략될 수 있으나(색깔 넣기) 순서는 동일하게 유지되어야 한다.

C. 역할(roles) — 활동이 환자의 관습적 역할과 일치하는가? — Yes, 그녀는 요리와 치장하기를 모두 즐기기 때문이다.

D. 종교적 의식(rituals) — 양초 사용은 환자의 가톨릭 신앙에 해당된다.

IV. 치료적 특성

A. 에너지 패턴

1. 속도(pacing), 작업에 집중 — 속도는 중요하다. 특정 온도에서 왁스를 부어야 하며 지정된 시간을 굳혀야 한다. 안전과 절차에 대한 관심이 중요하다.

B. 행동 패턴

1. 구조 대 비 구조화 — 구조화.
2. 반복적 — 아니다.
3. 표현적/창조적 — 예: 색상, 향, 모양 등과 같은 몇 가지 창조적인 추가가 가능하지만 필수 사항은 아니다.
4. 자극 또는 이완 — 이완.

V. 치료적 적용

A. 계획

1. 중재 목표는 무엇이며 작업 성과와 어떤 관련이 있나? — 대처의 수단으로서 여가 활동을 새롭게하는 것; 역할/조리법을 준수함으로써 긍정적인 경험을 가짐; 식이 계획과 순응과 함께 보다 긍정적인 경험으로 참여한다.
2. 어떤 인구가 적절한가? (연령대, 진단 그룹) — 10세 이상; 일부 노인층 클라이언트에게는 적합하지 않을 수 있다. 정신건강 및 신체기능 장애를 포함한 여러 진단 그룹에 유용하다.

계속

사례 연구 (계속)

3. 필요한 기본 기술 :

- 운동기술(motor skill) — 자세를 유지하고 변경할 수 있어야 한다. 짧은 거리 이동성과 한 표면에서 다른 표면으로 이동할 수 있는 능력이 있어야 한다. 파라핀 붓기를 위한 대동작 협응과 조작기술이 필요함; 파라핀 (< 1 파운드) 짧은 거리의 용기를 들거나 운반 할수 있는 힘이 필요함. 물질이 특정 작업을 위해 특정 온도에 있어야 하기 때문에 일정한 속도로 작업할 수 있어야 한다.
- 처리기술(process skill) (인지, 감각, 정서) 기술 — 한 번에 최소 5분 동안 집중할 수 있어야 한다(긴 단계에는 대기 시간이 필요함). 도구를 적절하게 사용할 수 있어야 하고 필요한 경우 도움을 요청할 수 있어야 한다. 올바른 순서로 활동을 배열하고 공간적으로 지향해야 한다. 안전 위험 때문에 환경 단서에 대응할 수 있어야 한다. 긍정적인 결과를 위해 행동을 조정할 수 있어야 한다.
- 사회적 상호작용 기술 — 독방 활동, 그러나 치료사와 상호 작용해야 할 수도 있음

B. 활동 요건

1. 비소모성 도구 및 장비; 제조원 및 비용:

- 스토브, 열판, 전기 스킬렛, 또는 기타 가열원, 최소 $20
- 쿠킹포트, $5
- 송곳, 어름조각, 또는 바비큐 스큐어, $2
- 깔대기, $2
- 가위, $2
- 작은 못 또는 연필, $1 미만
- 스테아린용 측정스픈, $1 미만

2. 소모성 재료 및 공급품; 제조원 및 비용

- 파라핀, $1(파운드당 $1)
- 심지, $10(100yd)
- 염료, $1
- 스테아린, $2(왁스콤파운드에 기포함되어 있을 수 있음)
- 테이프, $1
- 몰드 봉합제, $3(저렴한 모델용 진흙 사용가능)
- 물, 직접비용 없음

사례 연구 (계속)

3. 소요 공간 — 2×4 -인치 카운터 장소

4. 순서와 타이밍 — 정확한 타이밍 필요; 녹은 파라핀은 빨리 굳음

5. 완성을 위한 적용 가능한 기준 — 타오를 수 있는 양초

C. 준비

1. 누가 — 환자 또는 치료사(또는 보조치료사나 도우미)

2. 단계 및 소요시간 — 재료수집, 필요한 경우 파라핀을 조각내기, 15분

3. 도구와 재료의 위치 — 카운터 장소에 닿을 수 있는 범위에 위치시킨다.

D. 실행 - 치료적 수정/지도방법 (구조)

1. 등급화의 기회 — 순서, 기간, 절차, 작업 위치, 공구 재료

   ○ 단색 촛불, 용기 양초 또는 장식용 촛불을 만들 수 있습니다. 순서는 동일하게 유지한다. 하나 이상의 단계를 제거하고 시간을 단축한다.

   ○ 일하는 자세 - 특히 전기냄비와 같은 움직일 수 있는 열원을 가지고 앉아서 완성할 수 있다; 이중 보일러에 물 담그기를 위한 도달 방법이 필요하다.

   ○ 도구(위치, 규격, 형태, 질감, 무게) - 왁스를 녹이기 위해 다른 규격/형태의 용기를 사용한다; 젓기 용, 채움 후에 심지주위 쑤시기용으로 끝이 뭉툭한 도구를 사용한다.

   ○ 깔때기 크기를 늘리거나 줄이거나 깔때기 사용을 배제할 수 있다.

   ○ 파라핀을 위한 작은 (또는 거친) 덩어리로 시작할 수 있습니다. 첨가물을 제거할 수 있다; 심지를 붙잡을 수 없는 경우 담금질을 위한 더 큰 도구에 심지를 부착할 수 있다. 기존 촛불을 녹여서 심지를 재사용할 수 있다.

2. 적용 기회 — 보조기/보철 보조 장치, 기술, 예방 전략

   a. 보조기 / 보철 — 이 클라이언트의 경우 해당 없음

   b. 보조기구, 기술 — 적용된 심지 자르기를 위한 손 가위(또는 칼); 왁스 녹이기를 위한 손잡이 두 개인 팬, 또는 적용된 캔주위의 컵링; 포트 안정기; 적용된 싱크대 수도꼭지 또는 스토브 손잡이, 또는 손잡이(knob turner)

   c. 예방전략 (예시)

      i. 에너지보존/관절보호 — 손가락 대신 손바닥으로 용기를 들어 옮기기를 가르친다; 쥐기 요구조건을 최소화하기 위한 확대 또는 적용손잡이; 움직임의 수요를 극소화하기 위해 시작 전에 재료를 모은다.

계속

사례 연구 (계속)

ii. 자세/신체역학 — 앉아서 작업한다; 손을 뻗을 때와 신체역학 자세를 가르쳐 준다.

iii. 활동 균형/안녕 — 취미, 여가수단으로 사용될 수 있다; 양초사용은 여가세션에 관련될 수 있다.

3. 지도 방법

a. 촉각, 언어적, 시각적 단서(형식 및 빈도), 언어적, 시각, 서면; 과제 초기에 시각적 견본; 언어와 지면, 시종 간헐적

b. 교육-학습 환경 — 시간 변수에 충실한; 측정변수(양, 온도)에 맞는 지침/처방 순서의 중요성에 관한 교육기회를 갖는다.

4. 집단 대 개별, 집단 구성 지원 — 개별적 활동; 다른 사람을 돕거나 가르쳐 줄 수 있다.

Ⅵ. 작업수행과의 관계

A. 작업

1. 어떤 영역이 활동과 관련이 있는가?

○ IADLs — 예: 요리와 유사점 있음

○ 교육 / 직업 — 규칙, 지침, 일정을 준수한다. 주의력 유지; 일관된 속도로 일하고 있다.

○ 여가 — 네, 취미일 수 있다.

B. 요구되는 수행기술

1. 어떤 운동 능력이 가장 필요할까?

○ 측정(calibrates) — 쥐기, 들어 올리기, 붓기와 같은 친숙한 움직임 패턴

○ 정렬(aligns), 고정(stabilizes), 위치(positions) 굽히기(bends); — 직립 자세 : 앉아 있거나 서 있는 자세 조절

○ 위치 변화(position change) — 최소한의; 몸통 회전과 고정; 보행 없이 할 수 있다.

○ 뻗기(reaches), 잡기(grips) — 약 75도 어깨 굽힘, 30도 벌림;
팔꿈치 굽힘 30 ~ 120도; 손목 폄; 완전한 회내, 중립적 회외; 원통형 손잡이

○ 들어올리기(lifts), 이동(moves) — 파라핀 용기를 뜨거운 물에서 들어야 한다.
상지의 등급이 Fair 이상의 힘이 필요함

○ 조작(manipulates) — 왁스 조각을 잡고 심지를 처리하고 도구를 잡을 때 필요함.
tip-to tip pinch, lateral pinch 필요함

사례 연구 (계속)

- 지구력(endures) — 최소한 열정적인 과제를 위해 약 1시간 동안 지구력; 때때로 앉아서 휴식을 취할 수 있음
- 협응(coordinates) — 파라핀 붓기에 필요한 대동작 협응; 몰드 준비 및 장식 추가하기

2. 어떤 인지 / 처리기술이 가장 필요할까?

- 정리(organizes) — 도구와 재료를 찾고, 모으고, 대체한다. 도움이 있든 없든; 작업 공간을 구성하고 활동의 각 단계를 언제 시작하고 종료해야 하는지 알 수 있다.
- 순서(squences) — 단서의 유무에 관계없이 올바른 순서로 활동을 계속하고 종료할 수 있어야 한다.
- 주의(attends) — 방향 전환 없이 한 번에 5분 이상 집중할 수 있고 목표 지시에 완성할 수 있다.
- 검색(searches), 찾기(locates), 수집(gathers) 및 복원(reseores) — 필요한 소모품을 찾아서 원래 위치로 되돌릴 수 있다.
- 조정(adjusts) 및 수용(accommodates) — 유출과 같은 예기치 않은 상황을 적응하고 관리할 수 있어야 한다. 실수를 예상하기 위해 단서가 필요할 수 있다.
- 선택(chooses) — 적절한 도구 및 소모품을 선택하고 디자인 또는 색상을 선택할 수 있다.
- 질문(inquires); 고지 및 응답(notices and responds) — 뜨거운 / 날카로운 물건 취급과 같은 안전 고려사항뿐만 아니라 지원의 필요성을 인식한다.
- 시작(initiates), 계속(continues) 및 종료(terminates) — 단서 활동의 각 단계를 시작하고 완료한다.

3. 어떤 사회적 상호작용 기술이 가장 필요한가?

- 구두 및 비언어적 의사 소통 — 없음, 치료사와 상호작용하지 않는 한
- 관계유지 — 없음 , 치료사와 상호작용하지 않는 한
- 개별 공간, 적정한 접촉 — 없음, 치료사와 서로 작용하지 않는 한
- 정보교환 — (필요할 때) 수용 가능한 방법으로 도움을 요청할 수 있어야 한다; 구두 능력은 필수가 아님
- 감정 조절 — 안전을 위해 필요한 좌절의 포용력; 최적의 결과가 아닌 경우에 필요함

계속

사례 연구 (계속)

C. Client factors

1. 위에 나열된 운동 수행 기술을 수행하기 위해 운동 및 신경근육 기능과 관련된 구조가 필요하다.
   - ○ 관절 무결성 및 손상되지 않은 신경계 근육; 관절 이동성 / 안정성, 근력 및 긴장, 조정
2. 어떤 감각 구조와 기능이 필요한가?
   - ○ 시력 및 지각, 열 차단, 통각 지각 및 고유수용성
3. 위에 나열된 프로세스 기술을 수행하는 데 필요한 정신 기능은 무엇인가?
   - ○ 집중력, 실행 기능, 기억력, 감각 지각
4. 활동은 신체 시스템이나 그 기능에 영향을 미칠 것인가?
   - ○ 화상의 가능성; 녹는 왁스 냄새

D. **기타 심리 사회적 고려사항**

1. 활동에 충동 조절이 필요한가? — Yes
2. 활동은 동기부여 또는 독창성이 필요한가? — 최소한
3. 수예공작은 클라이언트의 가치, 신념, 관심사를 밝힐 수 있는 기회를 제공하나?
   — Yes; (예: 교회, 휴일, 생일, 선물 행사, 좋아하는 색, 냄새를 일으킬 수 있음)에 대한 토론을 자극할 수 있다.
4. 활동은 자기 표현의 기회를 제공하는가? — 최소한
5. 수예공작이 자부심에 기여할 수 있는가? 방법? — 예: 많은 사람들이 매력을 느끼고 상점에서 구매할 수 있는 제품이 탄생했다.
6. 수예공작이 정서적 표현의 기회를 제공하는가 ? — 아니오
7. 수예공작은 클라이언트 자신의 인식 / 신념 (즉, 내 행동 / 인식 / 믿음)의 현실을 테스트할 수 있는 기회를 제공하는가? — 그렇다. 왜냐하면 최종 제품이 "작동"할 것이거나 그렇지 않을 것이기 때문에
8. 기술은 클라이언트에게 리더십 기술을 개발할 수 있는 기회를 제공하는가? — Yes, 다른 사람들에게 가르친다면

사례 연구 (계속)

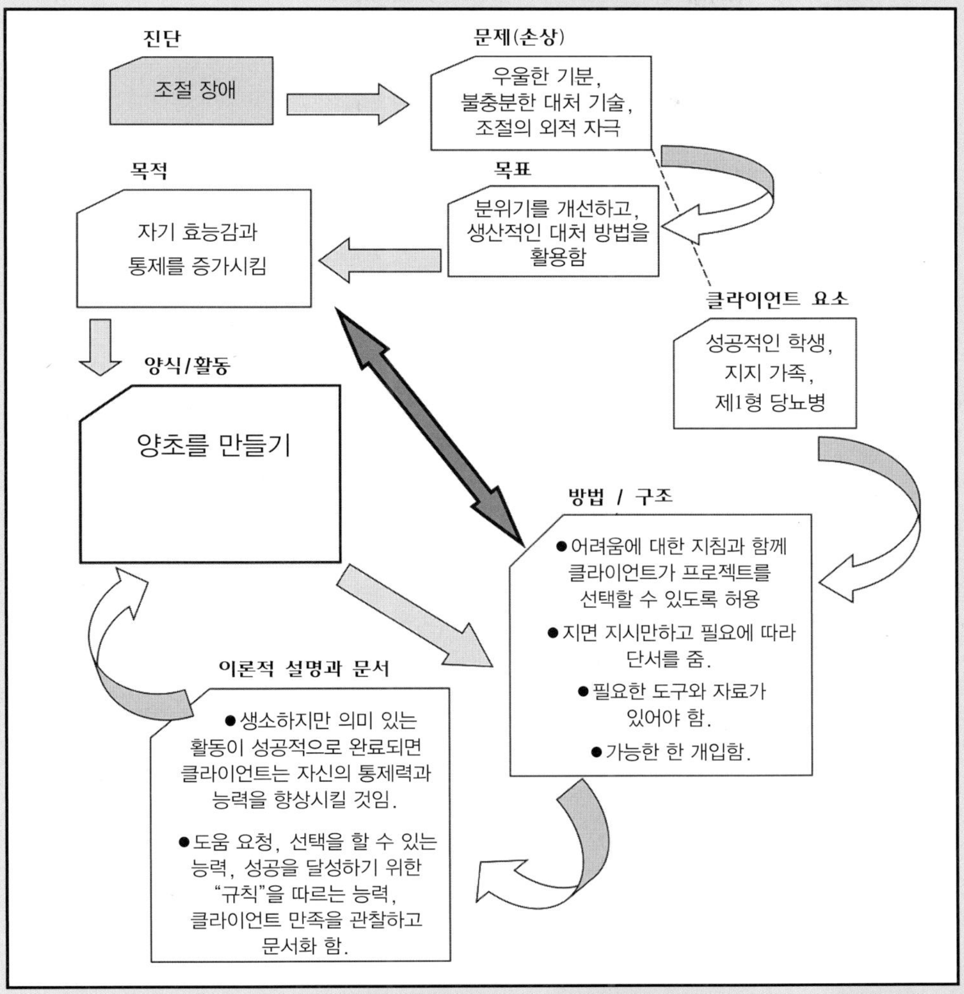

그림 3-5. 사례연구의 흐름도 완성.

논의 질문사항

1. 얼마나(또는 얼마나 적게) 환자가 수예공작을 선택하도록 허용해야 하는가? 당신이 생각하기에 너무 어려운 활동을 선택해오는 고집스런 환자를 어떻게 다룰 것인가?
2. 치료적 이점에서 과제에 지속적인 신체적 참여가 필요한가? 운동기능을 검토하기 위해 당신이 선택한 프로젝트에 대해 환자가 설계나 논의에 매우 많은 시간을 소비하고 있는 상황을 어떻게 다루겠는가?
3. 활동의 전반적 의미를 잃지 않고 얼마나 많이 활동을 적용하거나 등급화할 수 있는가? 의도적 활동 대 작업의 개념에 이를 어떻게 연관시킬 수 있는가?
4. 환자의 주의력을 과제와 기타 인지적 과정에 돌리도록 돕는 수예공작을 당신이 선정했다고 생각하자. 당신은 활동 중 환자의 시작과 인내에 흡족해 하는데, 환자는 자신의 창작이 "형편 없다"고 불평한다. 당신은 어떻게 반응을 하겠는가? 당신의 과정에 대한 초점을 최종생산물에 대한 환자의 초점과 어떻게 조화시킬 것인가?

참고문헌
REFERENCES

American Occupational Therapy Association. (1994). Uniform terminology for occupational therapy (3rd ed.). *American Journal of Occupational Therapy, 48*(11), 1047-1054.

American Occupational Therapy Association. (2002). Occupational therapy practice framework: Domain and process. *American Journal of Occupational Therapy 56*, 609-639.

American Occupational Therapy Association. (2014). Occupational therapy practice framework: Domain and process (3rd ed.). *American Journal of Occupational Therapy, 68*(Suppl. 1), S1-S51.

American Psychiatric Association. (2013). *Diagnostic and statistical manual of mental disorders* (5th ed.). Arlington, VA: American Psychiatric Publishing.

Barris, R., Cordero, J., & Christiaansen, R. (1986). Occupational therapist's use of media. *American Journal of Occupational Therapy, 40*(10), 679-684.

Bontje, P., Kinébanian, A., Josephsson, S., & Tamura, Y. (2004). Occupational adaptation: The experiences of older persons with physical disabilities. *American Journal of Occupational Therapy, 58*(2), 140-149.

Breines, E. (2013). Therapeutic occupations and modalities. In H. McHugh Pendleton & W. Schultz-Krohn (Eds.), *Pedretti's occupational therapy: Practice skills for physical dysfunction* (7th ed., pp. 729-754). St. Louis, MO: Elsevier Mosby.

Coffey, M. S., Lamport, N. K., & Hersch, G. I. (2015). *Creative engagement in occupation: Building professional skills.* Thorofare, NJ: SLACK Incorporated.

Council on Physical Medicine of the American Medical Association. (1947). *Manual of occupational therapy.* Chicago, IL: American Medical Association.

Crepeau, E., Cohn, E., & Schell, B. A. (Eds.). (2009). *Willard and Spackman's occupational therapy* (11th ed.). Philadelphia, PA: Lippincott Williams & Wilkins.

Department of the Army. (1951). *Occupational therapy.* Washington, DC: U.S. Government Printing Office.

Fidler, G. S., & Fidler, J. W. A. (1963). *Communication process in psychiatry: Occupational therapy.* New York, NY: The MacMillan Co.

Fidler, G. S., & Velde, B. P. (1999). *Activities: Reality and symbol.* Thorofare, NJ: SLACK Incorporated.

Hagedorn, R. (2001). *Foundations for practice in occupational therapy* (3rd ed.). Edinburgh, UK: Churchill Livingstone.

Hersch, G., Lamport, N., & Coffey, M. (2005). *Activity analysis: Application to occupation* (5th ed.). Thorofare, NJ: SLACK Incorporated.

Hocking, C. (2007). Early perspectives of patients, practice and profession. *British Journal of Occupational Therapy, 70*(7), 284-291.

Hopkins, H. L., & Smith, H. D. (1988). *Willard and Spackman's occupational therapy* (7th ed.). Philadelphia, PA: Lippincott Williams & Wilkins.

Kielhofner, G. (2004). *Conceptual foundations of occupational therapy* (3rd ed.). Philadelphia, PA: F. A. Davis.

Kielhofner, G., Forsyth, K., Kramer, J. M., Melton, J., & Dobson, E. (2009). The model of human occupation. In E. Crepeau, E. Cohn, & B. Schell (Eds.), *Willard and Spackman's occupational therapy* (11th ed.). Philadelphia, PA: Lippincott Williams & Wilkins.

Kuhaneck, H. M., Spitzer, S. L., & Miller, E. (2010). *Activity analysis, creativity, and playfulness in pediatric occupational therapy.* Sudbury, MA: Jones and Bartlett Publishers.

MacDonald, E. M. (1960). *Occupational therapy in rehabilitation.* London, UK: Bailliere, Tindall, and Cox.

Merriam-Webster's collegiate dictionary (10th ed.). (1994). Springfield, MA: Merriam-Webster, Incorporated.

Pedretti, L., & Early, M. B. (Eds.). (2001). *Occupational therapy: Practice skills for physical dysfunction* (5th ed.). St. Louis, MO: Mosby.

Pierce, D. (2001). Untangling occupation and activity. *American Journal of Occupational Therapy, 55*(2), 138-145.

Punwar, A. J., & Peloquin, S. M. (2000). *Occupational therapy: Principles and practice* (3rd ed.). Philadelphia, PA: Lippincott Williams & Wilkins.

Scullen, V. (1956). *Occupational therapy manual for personnel in the New York state department of mental hygiene.* Albany, NY: State of New York Department of Mental Hygiene.

Taussig, V. (2004). Keeping crafts alive in mental health. *Advance for Occupational Therapy Practitioners, 20*(16), 14.

Thomas, H. (2012). *Occupation-based activity analysis.* Thorofare, NJ: SLACK Incorporated.

Velde, B., & Fidler, G. (2002). *Lifestyle performance: A model for engaging the power of occupation.* Thorofare, NJ: SLACK Incorporated.

Willard, H. S., & Spackman, C. S. (1947). *Principles of occupational therapy.* Philadelphia, PA: Lippincott Williams & Wilkins.

Willard, H. S., & Spackman, C. S. (1963). *Occupational therapy* (3rd ed.). Philadelphia, PA: Lippincott Williams & Wilkins.

World Health Organization. (2001). *International classification of functioning.* Retrieved from http://www.who.int/classifications/icf/icf-beginnersguide.pdf?ua=1.

제 **4** 장

수예공작과 기타 창조적 매체 사용의 문서화

Documenting the Use of Crafts and Creative Media

학습 목표(Objectives)

학생은 다음을 할 수 있어야 한다.

- 문서(화)의 목적을 나열할 수 있다.
- 수예공작이 어떻게 평가에 사용되는지 설명하고, 그 예를 들 수 있다.
- 수예공작이 완성되는 동안에 관찰되고 측정된 기능적 수행 지표를 설명할 수 있다.
- 수예공작/창조적 매체 사용을 문서화할 때 숙련된 중재 근거를 증명하는 방법을 설명할 수 있다.
- 창조적 매체를 문서화할 때 작업치료 실행 틀(OTPF–III; American Occupational Therapy Association, 2014)에 포함된 용어 사용법을 설명할 수 있다.
- 수예공작이 작업치료 domain, process와 어떻게 관련되었는지 이해하고 설명할 수 있다.
- SOAP 형식을 사용하여 수예공작의 치료적 사용을 효과적으로 기록할 수 있다.

수예공작이나 기타 창조적 매체 사용의 문서화는 다른 중재 접근법의 문서화와 크게 다르지 않다. 치료사는 문서화의 다양한 목적을 가장 잘 성취할 수 있는 형식과 언어를 고려해야 한다. 어떤 치료사들을 그들의 보고서에 수예공작을 사용하는 것을 대단치 않게 생각하고, 유치하거나 비과학적으로 보일 것을 두려워하여, 청구할 가치가 없는 것으로 여긴다. 이러한 태도는 작업치료에서 수예공작의 사용을 감소시키고, 다른 재활전문가들 사이에서의 역할 차이를 모호하게 만든다(Holder, 2001; Hooper, 2010). 미국 작업치료사는 적절한 치료와 수익창출 사이에 균형을 유지하도록–주관적 경험의 배제를 위해–목표와 기능을 지나치게 강조하였기에, 전인적인 고객 중심적 접근은 어렵다(Jongbloed & Wendland, 2002). 비록, 측정하기는 어렵지만, 환자들이 활동에 더 많은 개인적인 의미나 흥미를 가질 때, 치료 과정이 활성화되는 것을 우리는 직관적으로 알고 있다.

Tubbs, C. C., & Drake, M.
Crafts and Creative Media in Therapy, Fifth Edition (pp. 51-66).

게다가, 치료사는 환자에게 수예공작을 제공함으로써 더욱 많은 일상적 기능과 관련된 수행기술을 평가할 수 있다(Schmid, 2004). 비록 환자가 가끔씩은 습관적인 활동을 약간의 어려움을 가지고 수행할 수는 있지만, 완벽하고 새로운 수예공작은 문제해결, 오류인식, 학습 수용력, 행동의 결과 예측능력 같은 영역에서의 결함을 드러낼 수 있다(Allen, Earhart, & Blue, 1992; Taussig, 2004). 이 장에서는 수예공작 및 기타 창조적 활동을 숙련된 중재로서 사용하기 위하여 공인된 용어를 이용하여 문서화 방법, 수예공작을 일상적인 작업과 관련하여 폭넓은 목표와 연관시키는 방법, 수예공작을 평가로 사용하는 방법을 설명하고자 한다. 게다가 임상적 추론과 문서화에 유용한 ***OTPF-II***의 방법에 대한 예시를 제공하고, 보편적인 작업치료 용어는 다른 매체나 방법과 마찬가지로 어떻게 쉽게 수예공작에 적용할 수 있는지를 설명한다.

문서화의 목적

PURPOSES OF DOCUMENTATION

문서를 기록할 때, 작업치료사는 이용자가 누구인지 고려해야 한다. 클라이언트의 정보는 본인을 포함한 여러 대상에게 제공될 수 있다. 치료 기록은 읽는 대상은 보험 전문가, 교사, 부모 또는 작업치료의 전문용어나 작업치료에 익숙하지 않은 사람들을 포함한다. 그러므로 특별한 전문기술을 기록함과 동시에 독자가 쉽게 이해할 수 있도록 하는 것이 중요하다(Glomstad, 2005). 치료사는 다양한 이유로 문서를 기록하고, 기록된 문서는 치료적으로 사용된 수예공작의 정확한 기록으로 적절하다.

첫 번째 목적은 의사소통(communication)과 클라이언트 관리이다(Gateley & Borcherding, 2012). 역사적으로 제3 지불인 시대 이전에는 작업치료사가 클라이언트에게 무언가 만들도록 한 의도에 대해 의사들에게 분명히 설명해야 했다. 클라이언트의 직업복귀 준비가 강조되면서 치료사들은 그 일에 대한 자신의 가치를 증명해야 했다(Hocking, 2007). 수예공작을 하는 클라이언트의 수행을 통해 안전, 지시 따르기, 운동기술과 같은 가치 있는 정보를 알 수 있다. 수예공작 완성에서 보인 능력과 결핍은 다른 기능역역에서의 수행을 예측하는데 도움이 된다. 학교 환경에서 학생들이 모양 따라 그리기, 가위 사용하기, 주어진 사간 동안 과제하기 등의 수예공작 활동에 참여하는 것은 교육적 의미를 가질 수 있다.

둘째, 둘째, 문서화가 매우 강조되어온 이유는 제 3 지불인의 상환 때문이다(Gateley & Borcherding, 2012; Sames, 2015). 의료보험과 의료보호는 "의학적으로 필요한" 치료적 서비스를 요구하고, 클라이언트는 "숙련된 중재"를 필요로 한다(Lamke, 2004). 작업치료사는 수예공작을 치료적으로 사용하면 청구가 어려울 것이라 믿었다. 어떤 저자들은 치료사가 중재를 문서화할 때 미디어를 "강조하지 않아야" 한다고 제안한다(Gateley & Borcherding, 2012), 그러나 작업적인 목표와의 관련성이 명확하다면 미디어의 언급을 피할 필요는 없다. 일반적인 접근방법으로 치료 세션의 정보를 기록하는 것은 명확성을 감소시킬 수 있고, 서비스의 가치나 고유성에 관한 정밀조사와 불확실성을 증가시킬 수 있다.

기술적으로 발달된 환경에서 일부 치료사들은 수예공작의 용어에 불편함을 느낀다(Drake,1999). 그러나 치료선택이 확실한 임상적 추론을 기반으로 잘 표현되었으며, 수예공작이나 기타 다른 창조적 활동을 통해 얻은 기술들은 분명히 "의미 있고 실용적이며 시간이 지남에 따라 지속 가능" 할 수 있고(Allen et al., 1992), 의료보험의 요구사항을 충분히 만족시킬 수 있다. 치료사들은 문서화를 통해 확실은 근거와 숙련된 임상적 추론은 설명해야 한다(Sames, 2015). 한 치료사는 항상 (수예공작에 포함된) 구성기술을 클라이언트의 기능적 목표와 관련하여 문서로 기록하였기 때문에 한번도 수예공작에 관한 청구가 거부당하지 않았다(Sorenson, 2010). 만약 치료사들이 합법적으로 정당화되려면 수예공작 사용에 대한 문서를 지속적이고 명확하게 해야 한다(Taussig, 2004). 예를 들어, 목재 과제에서 15분 동안 사포질을 할 수 있는 능력은 작업치료의 수행목표인 독립적인 가정관리활동에 필요한 근력과 지구력으로 이어질 수 있다. 또는 손바느질 작업은 클라이언트가 계속해서 단추를 잠궜다 푸는 연습을 하지 않아도, 단추 잠그기에 필요한 기술을 강화시킬 수 있다(Bergman, 2010).

이러한 문서작성은 목표, 중재선택(숙련된 활동분석을 기반으로 된) 및 결과 간에 일관성이 유지될 것이다.

일관성은 보험사에게 중요하지만 치료사의 주요 관심사이기도 하다. 작업-특수화(Occupational specific) 변화는 장기목표에 초점을 맞추어야 하고(Amini, 2005), 장기목표의 구성요소들은 모든 치료활동에서 분명해야 한다. 창조적 매체 사용의 문서작성에서 치료사는 클라이언트가 과제를 완성하도록 단순히 도와주고, 제공해주는 것이 아니라, 그들이 배우고 기술을 습득하고 있음을 보여주는 것이 중요하다(Glomstad, 2005). 같은 맥락에서 제3지불인은 클라이언트가 치료활동에 참여하는 것을 좋아하지만(Sames, 2015) 그 활동이 수예공작이라면 쉽게 구별할 수 있도록 해야 한다. 목표를 작성하는 전략 중 하나는 COAST 방법이다. 이것은 치료사가 클라이언트(Client)의 행동이 무엇인지, 작업(Occupation)이 무엇인지, 얼마큼의 도움(Assistance)을 요구하는지, 특별한(Specific) 수행상태는 어떠한지, 관련된 시간(Time)은 어느 정도인지를 문서화 하도록 하는 방법이다(Gateley & Borcherding, 2012). 이 방법은 클라이언트가 적극적으로 참여하고 작업이 과제와 관련되어 있음이 분명하기 때문에 창의적인 활동과 관련된 목표를 비교적 쉽게 작성할 수 있다. 도움, 시간, 형식, 조건(재료, 환경, 결과의 질 등)은 그러한 활동으로 쉽게 명백해진다. 수예공작을 사용하는 것이 치료사의 역할이 줄어드는 것을 의미하는 것은 아니며, 치료사는 신체적 정신적으로 필요하다(Diffendal, 2002). 분석, 지시, 구조, 발달, 단계, 최적화와 같은 단어의 사용은 이를 잘 설명해 준다(Brennan, 2015). 보험사들은 재료 준비에 사용된 시간에 대해 상환하지 않음을 명심해야 하고, 그룹 활동에서 치료활동이 이루어진다면 치료사들은 경과기록에 의사소통/상호작용을 목표에 포함시키기를 원할 것이다(Drake,1999). 요약하면, 클라이언트 중심에 초점을 두고, 작업적 목표 및 활동 선택에 대한 분명한 근거를 보여주는 문서가 가장 적절하며, 제 3자 지불인에게 청구 자료로서도 충분하다.

모든 치료기록은 한번 제출하면 법적인 문서가 되므로 치료내용을 분명하고 정확하게 기록해야 한다(Gateley & Borcherding, 2012; Sames, 2015). 만약에 작업치료사가 애매한 용어로 수예공작을 표현한다면 분쟁시 방어하기가 쉽지 않을 것이다. 흔히 법적인 사건은 치료가 종결된 몇 년 후에 발생하기 때문에 기록에 애매한 점이 있으면 기록자가 어려움에 처할 수 있다. 즉, 치료사는 수예공작의 구성요소 기술을 강조하고 다른 작업영역과의 관련성을 기록해야 할 것이다(Amini, 2005).

문서의 또 다른 기능은 수예공작의 믿을만한 사용, 질 향상, 행정상 의사결정에 사용되는 것이다(Gateley & Borcherding, 2012). 만약 치료사가 임상적 추론을 통해 효과적인 수예공작을 보여줄 수 있다면 치료 전체를 작업 중심에 초점을 맞출 수 있다. 클라이언트는 치료에서 의미를 발견하게 될 때, 시설, 치료사, 치료, 결과에 대하여 긍정적으로 인식하는 경향이 있다. 관련 기관이나 보험사는 작업수행력 향상, 역할 수행능력, 클라이언트의 만족도, 건강/안녕, 삶의 질 향상(Clark & Youngstrom, 2003) 및 여가와 창조적 활동의 참여가 모든 영역에 영향을 준다는 것을 증명할 수 있는 결과를 원한다. 신입 치료사는 이전에 사용하지 않았던 창조적인 수단을 도입함으로써, 치료실의 문화를 바꿀 수 있다는 것을 알게 될 것이다.

문서작성과 기록보관의 마지막 목적은 연구이다(Gateley & Borcherding, 2012). 작업치료사는 여가참여와 창조적인 탐색 그리고 다른 생산적인 활동은 신체, 인지, 정신 기능 증진을 활성화 시키고(Fidler & Velde, 1999), 창조적인 참여는 건강유지에 주요한 요소라고 믿어왔다. 그러나 이 분야의 최근 연구가 부족한 것을 고려할 때, 보험사들은 입증되지 않은 증거는 삭감하는 경향이 있고, 수예공작을 그저 성인 낮 보호시설이나 여가시설처럼 돈이 덜 드는 시설의 한 영역이나 기분전환용 활동으로 여기고 있다. 다시 말해, 작업치료는 자신의 기여도에 대한 가치를 위해 견고한 연구를 제공해야만 타당한 전문가로서 인정받을 수 있다. 이는 치료적 기술의 명확하고 성실한 문서기록 없이는 불가능한 것이다. 즉, 전문성을 유지하기 위해서는 작업치료사는 목적 있고, 의미 있는 작업기반인 활동을 시행하고 성공적인 재활의 필수적인 구성요소임을 입증해야 한다.

평가에서의 창조적 활동의 사용

USE OF CREATIVE ACTIVITIES IN ASSESSMENT

수년간, 수예공작은 치료방법이면서 구조화된 작업치료 평가 요소 중 하나였다. 이러한 내용은 수예공작 챕터에 설명되어 있으며, 부록 II에 포괄적으로 나열되어있다.

몇몇 클라이언트는 수행에 기반을 둔 평가보다 수예공작을 통한 평가가 덜 위협적이고, 자세히 관찰 당한다는 느낌을 줄일 수 있다(Taussing, 2004). 클라이언트가 수예공작에 접근하는 방식은 문제 행동에 대한 통찰력을 제공하고, 임상 밖에서 과제 수행 시 그 성과를 예측하는 역할을 한다(Allen et al., 1992; Glomstad, 2004; Taussig, 2004). 특히 익숙하지 않거나 자발적인 문제 해결이 필요한 과제에서 더욱 그렇다. 손상에 초점을 맞춘 평가는 때때로 "큰 그림"을 놓치지만, 수예공작은 뇌, 신체 및 감정이 어떻게 함께 작용 하는지 보여줄 수 있다(Glomstad, 2004). 특히, 인지 기능 손상 측면에서, 신경 심리 검사는 실제 환경에서 사람이 어떻게 수행할 것인지를 정확하게 예측할 수 없다. 일반적으로 이러한 평가들은 조용하고 체계적인 환경에서 시행되도록 고안되어 있어, 좌절, 충동 및 주의산만을 줄이고, 점수는 비현실적으로 높을 수 있다. 반대로, 낮은 점수는 직장, 학교 또는 다른 독립적인 기능 활동을 할 수 없다고 잘못 해석될 수 있다. 특히, 실제 작업이 이전 활동과 관련이 있다면, 정상적인 환경에서 실제로 얼마나 잘 수행하는지 더 잘 예측할 수 있다(Sbordone, 2001).

수예공작에서 요구되는 도움의 유형과 양은 다른 작업 활동의 비슷한 구성 요소에서 요구되는 것과 유사하다. 클라이언트의 능력은 낯설거나 예상치 못한 상황에서 창조적인 과정을 통해 분명해질 수 있다. 수예공작의 개입은 치료사에게 클라이언트의 환경 인식과 실수 및 안전 위험에 대한 인식을 제공할 수 있고(Allen et al., 1992), 목표 달성에 방해되는 클라이언트의 습관을 파악할 수 있게 하는 가장 확실한 숙련된 방법이다. 62-65쪽 박스에 있는 제안은 특정 기술 영역을 목표로 창조 활동을 수행할 때 관찰 및 기록에 도움이 될 수 있다.

평가 또는 경과기록을 통해 치료사는 개인의 전반적인 건강과 기능에 대한 직업의 기여도를 전달하기 위해 가치와 질을 강조할 수 있어야 한다(Metzler & Parsons, 2015). 의미 있는 동기를 부여하기 위해서는 클라이언트의 선호도에 대한 인식이 필요하며 특정 과제의 흥미 또는 거부는 다른 목표의 성공기회를 나타낼 수도 있다. 철저한 작업 프로필은 치료중재 방법을 선택하고 정당화하며 달성 가능한 목표를 설정하는 데 도움이 된다.

지속적인 평가는 일상적인 치료활동의 맥락에서도 이루어져야 한다. Sames(2015)는 세션의 문서화가 수용 가능하다는 것을 확실하기 위해 'CARE' 라는 약어를 제시했다. 정보는 분명히(Clearly) 표현되어야 하고, 정보는 정확해야(Accurate) 하고, 내용은 클라이언트의 목표와 관련이 있어야(Relevant) 하고, 특이하거나(Exceptional) 예외적인 것이 기록되어야 한다. 수예공작에 대한 참여는 이를 위한 이상적인 장소를 제공한다. 이 과정은 구체적이며 행동과 결과에 대한 어떤 기대를 가지고 활용된 기술은 더 큰 목표의 맥락에서 의미가 있으며, 클라이언트는 때로는 익숙한 과제를 실행하는데 명확하지 않은 어려움을 나타낸다. 다시 말하면 수예공작은 통찰력, 판단력 및 안전 의식, 업무 지속성 및 다른 사람들과의 상호작용과 같이 일상 활동에 필수적인 영역에서 치료사가 보다 현실적으로 능력을 확인할 수 있다는 점에서 훌륭한 평가 수단으로 사용될 수 있다. 임상실습학생이 제시한 위의 사례를 참고하라. 위의 시나리오에서 클라이언트는 이미 확인된 미세 운동 능력 장애가 있었지만 수예공작 활동에 참여하면서 일상적이고 익숙한 작업 중에는 눈에 띄지 않았던 인지적 결함이 나타났다. 이 사례에서 수예공작은 비공식적인 관찰기반의 평가를 보여주었다. 이 관찰은 이 장의 뒷부분에 차트 형식의 SOAP 형식으로 다시 작성되어 있다(60쪽).

관찰 기록지 –
J 씨 : 나무 보트 만들기

J씨의 장기 목표는 자료관리 과제에서의 독립성과 안정성이다. J씨는 입원실 욕실에서 넘어졌고, 작업치료사에 의해 발견되었다. 그는 매우 혼란스러워 했고, 상황을 인식하지 못하는 것처럼 보였다. 사고 전 J씨의 치료는 일상생활과 소동작 기술 향상에 집중되었다.

오늘, J씨는 소동작 활동에 참여하면서, 이전 정신상태에 대한 기억이나 통찰력을 가지지 않았다.
작업치료사가 소동작 활동의 향상을 칭찬할 때, 그는 소동작 활동이 어렵지 않다고 하였다.

오늘의 소동작 활동은 나무로 된 보트 만들기이다. 그 세트에는 페인트 붓, 풀, 페인트, 14개의 작은 나무 조각이 포함되어 있고, 단계별 설명서는 없었다. J씨는 상자 겉면에 완성된 모델의 사진을 보고, 자신만의 방법으로 보트를 만들었다.

J씨가 활동을 수행하는 과정에서 몇 가지 특징이 관찰되었다.

- J씨는 풀을 바르기 전에 전체 구조물을 조립하기로 결정하였다. 처음으로 나는 이것이 현명한 선택이라고 생각했다. 왜냐하면 풀이 완전히 마르기 전에 모든 조각들이 어디에 있는지 확실히 아는 것이 중요하다고 생각했기 때문이다. 문제는 매우 작은 조각들이 제자리에 있지 않을 때 나타났다. J씨는 풀칠이 되지 않아 필요 없는 마른 조각들을 재배열했다. 비록 그가 모델의 형태를 인식한 것이 분명했지만, 풀칠도 하지 않은 조각들을 정확한 자리에 붙이기 위해 몇 시간 동안을 계속해서 시도했다. 그는 풀칠 단계에서 구두지시가 필요했다.
- 비슷한 모양이지만 크기가 약간 다른 두 개의 조각이 있었다. 우리는 두 개의 조각에 대해 의논을 했다. 큰 조각은 보트의 앞쪽에, 작은 조각은 뒤쪽을 향해야 한다. 이 두 조각은 모델을 완성하는데 영향이 없기 때문에 잘못된 지점에 접착을 해도 크게 문제가 되지 않는다. 하지만 사전에 논의가 되었음에도 불구하고, 적절한 배치를 위해서 위치를 바꾸었고, 마지막에는 결국 실수를 했다.
- J씨는 풀을 사용하는데 매우 완고 했으며, 작은 조각에 풀칠을 할 때 매우 견고하게 붓을 사용했다. 그는 매우 정확했고 체계적으로 움직였다.
- 활동이 끝날 무렵 작업치료사는 그에게 보트를 칠하고 싶은지 물었고 그는 '아니오'라고 대답을 했다. 그는 풀칠을 하기 전에는 페인트칠을 하고 싶었다고 설명을 했다.
- 정리를 하는 동안, 그는 즉시 처음에 키트가 보관되었던 작은 상자안에 구조물을 넣고 싶어했다. 그는 접착제가 마르지 않았다는 것과 제한된 공간에 완성품을 넣으면 부품이 부서질 수 있다는 것에 주의하지 않았다. J씨는 풀칠에 매우 J씨는 매우 꼼꼼하고 체계적이게 움직였다.

나는 치료사가 환자와 의사소통하는 방식에 감탄했다(칭찬했다). 그녀는 겸손한 태도로 "작은 조각들이 제자리에 고정되려면 어떻게 해야 한다고 생각하세요?"와 같은 질문의 형태로 구두적 신호를 주었다. 정리를 하는 동안, 그녀는 재활파트에서는 보통 페인트 붓과 페인트를 재활용하는 것이 관례라고 설명하고, 어떻게 하고 싶은지 의사를 물었다. 그는 "이 페인트 붓은 한번 사용한 거예요. 만약, 제가 만들었다면 페인트 붓을 재활용하기 위해서 키트에 약간의 아세톤은 넣었을 거예요"라고 대답했다. 치료 내내 그는 자신의 실수를 정당화하기 위해 미사여구를 늘어놓았다. 그가 한 모든 것들은 '고의적인 것'처럼 보였고 치료사의 제안에는 "내 방식으로 수행될 수도 있어요"라고 반응을 했다.

— Megan Slay Wood
작업치료학과 학생
2011

S: SUBJECTIVE

환자나 그의 가족에 의하면, 세션에 '근 긴장도 준비'는 중요하다.
치료사의 객관적인 의견은 *아니지만*, 환자의 객관적인 생각/느낌/경험을 약간 전달한다.

O: OBJECTIVE

무엇을 관찰하고 특정할 수 있나?
활동과 그것의 목표를 포함한다; 치료사 중재는 특별한 과제 구조, 필요한 도움의 수준; 환자의 수행과 중재에 대한 반응 등을 예를 들 수 있다. 측정할 수 있는 요소로는 필요한 시간의 양, 제공된 암시의 횟수, 정반응률, 평가된 점수 등이 포함될 수 있다. 환자의 행동을 검증하지 않고도 환자의 행동에 대해 설명할 수 있어야 한다. 또한 환자/가족의 교육, 장비의 제공 등의 중재가 포함될 수 있다.

A: ASSESSMENT

OBJECTIVE 부분에서의 정보로 결론을 세운다.
환자 수행의 질, 어떠한 영역의 향상, 남아있는 손상을 포함한다. 예상된 문제, 일상생활을 위한 특별한 과제수행과의 연관성, 안전에 대한 염려, 지속적인 치료의 필요성 등이 포함될 수도 있다.
가정 또는 판단은 객관적인 정보에서 얻어진 명확한 것이어야 한다.

P: PLAN

다음 세션들 동안 어떠한 계획을 세우나?
재평가, 가정관리 또는 퇴원 등의 특별한 중재를 포함한다.

그림 4-1 SOAP 노트 기록.

기술적 중재로서의 창조적인 활동과 작업치료 활동 틀 사용의 문서화

DOCUMENTING CREATIVE ACTIVITIES AS SKILLED INTERVENTION AND USE OF THE OCCUPATIONAL THERAPY PRACTICE TRAMEWORK

창조적 매체 사용에 대한 문서화는 장기적인 작업 목표와 관련하여 그 결과를 측정 가능하도록, 숙련된 중재와 클라이언트의 경과를 일관되게 보여주어야 한다. 수예공작은 본질상 이러한 요구사항에 적합하다; 특수한 구조에 따르고, 분명한 결과물이 있으며, 클라이언트가 실제로 참여하는 것. 숙련된 치료중재를 보여주는 방법 중 하나는 업무 분석을 사용하는 것이다(3장 참고). 과제 분석을 통해 얻은 정보는 안전과 역량을 극대화하거나 작업 목표와의 관계를 보여주기 위해 특정 기술을 향상시키고 활동을 수정하는 데 사용할 수 있다. 예를 들어, 독립적인 옷 입기와 같은 장기목표를 위한 소운동 요소는 모자이크 활동으로 증진시킬 수 있고, 독립적인 간단한 음식준비는 창조적인 그룹 요리프로젝트를 통해 해결할 수 있다.

문서작성은 치료에 대한 클라이언트의 반응을 강조해야 한다; 여기에는 필요한 도움의 정도, 도움이 필요한 시기, 클라이언트의 주관적 경험이 포함된다. 일반적인 중재 세션의 내용은 SOAP 형식으로 요약된 그림 4-1을 참조하라. 몇몇 작업치료사들은 경과기록 작성 시 다른 형식을 사용한다.(57쪽 참고 [Sames, 2015]) 하지만 전반적인 내용은 비슷하다.

많은 의료 서비스 종사자들은 건강 기록을 작성하기 위해 전자 기록으로 전환했거나 전환 과정에 있다(electronic health record or electronic medical record [EMR]). EMR에는 정보를 한 장소에서 쉽게 작성할 수 있고, 내용의 업데이트가 쉽고, 서비스의 중복 방지, 팀 구성원들의 접근 용이

공통적인 경과 기록 양식

주관적 (Subjective)
객관적 (Objective)
평가 (Assessment)
치료계획 (Plan)

자료 (Data)
평가 (Assessment)
계획 (Plan)

평가 결과 (Findings)
분석 (Interpretation)
계획 (Plan)

행동적 (Behavior)
중재 (Intervention)
반응 (Response)

서술 (Narrative)

경과 흐름도 (Progress flow chart)

성과 같은 몇 가지 이점이 있다. 그러나 작업치료 관점에서 주요 단점은 치료 기록에 제공된 템플릿이 입력할 수 있는 정보 유형을 제한할 수 있다. 또한 기록이 반복적이고 특별하지 않게 작성될 수도 있고, 작성자는 제공된 숙련된 중재에 대한 충분한 근거를 제시하거나, 설명하는 주요 정보를 실수로 생략할 수 있다(Sames, 2015).

Uniform Terminology(AOTA, 1994)이 업데이트된 2014 *OTPF-III* (부록 IV 참조)에서는 작업의 전문적 사용을 강조하고 있다. 작업치료사의 주요 영역은 "작업을 통해 삶의 건강과 참여를 지지하는 것"이다(AOTA, 2014). *OTPF-III*에 의하면, 작업치료 실무자의 일반적인 역할은 창조 또는 증진(건강), 확립 또는 회복(기능), 유지(능력), 수정(활동 또는 환경), 예방(손상 또는 질병)이다(AOTA, 2014; Sames, 2009). 수예공작의 사용은 이러한 역할을 수행함에 적합하므로 문서화되어야 한다. *OTPF-III* 수행을 관찰하는 방법에 대한 용어와 기록에 사용되는 언어에 대한 안내지침을 제공한다. 이러한 측면에서 OTPF-III는 중재 계획/목표, 중재 시행 및 결과를 문서화하는 과정을 쉽게 할 수 있다. 또한 임상적 추론과 치료 활동을 선택하고 구조화에 사용되는 인지적 과정을 도울 수 있다.

3장에 논의된 바와 같이 완성된 활동분석은 효과적인 문서화에 도움이 될 것이다. 치료사는 *OTPF-III*의 용어를 사용함으로써 활동 단계 및 기술에 대해 설명할 수 있으며 작업목표의 구성요소와 관련지을 수 있다. 예를 들어, 도자기 조각 만들기 활동은 손의 내재근과 섬세한 수행 기술을 강화시키고, 작업목표인 키보드 치기를 활성화시킬 수 있다. 서로 다른 과제에서 특정 기술을 분리하고 연마하여 수행 방해요소를 감소시키는 능력은 작업 치료사의 전문 영역이며 항상 문서로 기록해야 한다.

다음 사례들은 중재 계획을 세울 때, 임상 추론에서 사용된 이전의 개념과 용어의 사용을 보여준다.

뇌졸중으로 재활시설에 입원하여 치료를 받고 있는 63세 남성이 있다. 이 남성은 증상이 경하고, 비우세손이 마비측이며, 활동 수단으로 상지를 사용하고, 취미가 낚시인 것을 고려하여 낚시찌 매기(플라이 타잉)를 수예공작으로 하고 싶어한다. 예를 들어, 클라이언트의 작업은 낚시이다. 참여를 유도하는 활동은 낚시찌 매기이다. 낚시는 그의 오랜 취미와 관련이 있기 때문에 이 경우 작업 범주는 여가이다. 치료를 계획하기 위해 치료사가 고려해야 하는 수행기술은 잡기, 조작 및 협응과 같은 운동 기술을 포함해야 한다; 처리기술, 집중, 선택, 조작, 조정 및 사회적 조정, 질문과 같은 사회적 상호작용 기술. 치료사는 수행에 영향을 줄 수 있는 실행과 협응, 감각(시각 및 촉각) 지각, 순서, 조직 및 문제해결에 특히 관심을 가져야 한다. 수행패턴을 고려하여, 작업치료사는 유용한 습관을 강화시키길 원하고 – 예를 들어, 규칙적으로 활동에 참여하고 운동 패턴을 올바르게 수정하는 – 이러한 활동들이 질병으로 인해 변화된 일상과 역할에 적절한지 고려해야 한다.

이 경우의 작업수행 맥락 및 환경에는 다음이 포함된다. 작업치료활동에 참여하는 장소로 재활치료실(물리적 환경); 나이, 성별, 사회경제적 지위(개인적 맥락); 발달 단계(시간적 맥락); 퇴직자, 남편, 조부모(사회적 환경); 그리고 관습과 가치(문화적 배경). 이러한 배경을 전체적으로 고려함으로서 적절한 활동을 선택할 수 있게 된다. 은퇴한 남성이 부인, 손자와 즐기던 낚시찌 매기는 가치 있는 작업이 된다. 현재의 물리적 환경은 친숙하지는 않지만, 활동하기에는 적합한 장소이다. 클라이언트의 낚시찌 매기 능력을 평가하기 위해 작업치료사는 작업영역과 수행기술을 평가할 수 있는 평가도구를 선택한다. 여기에는 기본 능력을 평가하는 것도 포함된다. 이 과정에서 치료사는 수행에 영향을 미칠 수 있는 낚시찌 매기에 관한 활동요구와 클라이언트 요소를 고려한다. 치료사는 과제의 단계/순서; 운동, 인지, 감각, 상호작용 기술을 고려하여 필요한 도구와 공간을 결정한다. 치료사는 클라이언트가 활동을 완성하기에 충분한 신체적 기능과 구조를 갖추고 있는지, 그렇지 않으면 적응이나 조정이 이우어지고 있는지를 기록해야 한다. 예를 들어, 클라이언트에게 필요한 신체 기능은 원위부 관절 움직임, 촉각 및 고유 수용 감각, 통증 지각, 지속적인 집중력 및 기억, 시각 공간 지각 및 실행이다. 이런 경우, 치료적 활동과 작업 목표는 같다.

또 다른 예로는 지적 장애와 자폐증으로 진단된 지역 공립학교에 다니는 여학생이 있다. 여학생의 개별 교육프로그램의 일환으로 학생이 정규 교육 프로그램에 참여할 수 있도록 가위를 잡고 사용하는 법을 배우고 있다. 가위를 잘 조작할 수 없어 교육과 놀이의 작업 영역에 방해를 받는다. 가위를 적절하게 사용하기 위해서는 운동 및 수행처리기술이 필요하며, 그것의 실제적인 적용은 다른 아이들과 함께하는 다양한 활동이며, 사회적 상호작용 기술이 필요하게 될 것이다. 이 학생을 위해 강화해야 할 능력은 자세, 관절가동운동 범위, 소동작 및 대동작(운동 기능); 집중력, 조직, 지시 따르기 및 감정조절(특정 정신 기능); 시각 감각, 고유감각 및 촉각 감각(감각 기능)이다. 치료사는 학생의 발달 연령에 적합한 역할과 습관에 관심을 가질 것이다.

이 학생의 수행 배경에는 연령; 성별; 정신적 수준, 정서와 사회적 발달 수준이 포함되어야 한다. 물리적 및 사회적 환경에는 배치되어 있는 물건 및 가구, 치료 세션 동안 함께 있는 사람들, 치료중재가 이루어지는 장소가 포함되어야 한다. 학생, 부모님, 선생님의 배경과 행정상의 규범은 문화적 맥락의 구성 요소가 된다. 조직은 일반적으로 직원의 태도와 신념, 사회 경제적 상황, 인종 다양성 및 주변 공동체의 전반적인 정신을 포함한 여러 요소가 혼합되면서 그들만의 전통으로 발전된다. 숙련된 중재 세션으로 인한 이월이 우선시되기 때문에, 치료사는 시간과 친숙성, 문화적 중요성 또는 가치면에서 실용적인 활동을 선택해야 한다. 종이 인형이나 옷을 자르는 것과 같이 가위 사용을 요구하는 활동은 연령과 성별에 따라 일관성이 있으며 수예공작(덜 친숙함)보다는 놀이(친숙한) 형태로 보여질 수 있다. 선택한 활동에 관계없이 작업 치료사는 "올바른 도전"을 제공하려고 노력해야 하고, 활동과 작업적 요구를 충족시킬 수 있는지 확인해야 한다. 치료사는 지속적인 집중력, 시각/공간 인식, 행동 조절, 신체 이미지, 근력 및 눈–손 협응과 같은 클라이언트의 요인을 설명하기 위해 단기 목표를 작성해야 한다. 개별화된 교육 프로그램의 일환으로, 학교 실습에 특별한 중재 계획을 세울 때, 치료사는 손상이 교육 프로그램의 참여와 진전에 어떻게 영향을 미치는지, 그리고 선택된 활동이 손상에 어떻게 영향을 주는지 문서화해야 한다(Sames, 2015). 목표성취를 측정하기 위해 수예공작의 완성도를 이용할 수 있다. 예를 들어, "클라이언트는 치료시간의 50% 동안 중등도의 구두 지시를 받아 과제에 시각적 집중을 하여 종이인형의 옷을 훌륭하게 오려낼 것이다." 또는 "치료사가 가위질하는 리허설을 본 후, 클라이언트는 치료시간의 75% 동안 종이인형의 신체부위를 완전히 파악하여 신체인식을 향상시킬 것이다." 향상된 과제 집중력, 지시 이해력, 소동작 기술과 같은 단기 목표는 독립적인 가위 사용 및 과제 완성과 같은 교육적(작업치료적) 장기목표와 관련될 수 있다.

위의 사례에서 알 수 있듯이, ***OTPF-III*** (언어 및 개념 모두)의 사용은 치료사가 특별한 문제부터 전반적인 문제까지 초점을 예리하게 할 수 있으며, 가장 명확한 언어로 표현할 수 있도록 한다. 수행 패턴과 환경 및 맥락에 대한 고려는 치료사가 자신의 활동 및 작업적 요구사항을 분석하여 적절한 활동을 선택/제안하도록 도와준다. 작업영역은 작업 목표를 수립하기 위한 용어를 제공할 수 있으며, 수행 기술이나 클라이언트 요인은 단기적으로 개선을 측정할 수 있는 방법을 제시할 수 있다. ***OTPF-III*** 및 철저한 활동 분석을 함께 사용한다면, 고객의 상황, 개인적 목표 및 능력에 부합하는 작업 치료 서비스에 대한 이론적 근거를 제공할 것이다. 중재 계획 및 문서화에 대한 이러한 접근 방식은 수예공작 및 기타 창의적인 활동뿐만 아니라 다른 치료 방법에도 사용된다.

시간제한과 생상성 요구와 같은 현실적인 제한 때문에, 임상추론의 전 과정과 클라이언트의 반응을 문서화하기는 어렵다. 치료사는 문서에 내재된 요소나 가정된 요소, 분명히 기술해야 하는 요소를 결정해야 한다. 최소한 치료사는 어떤 기술/결손이 다루어졌는지, 과제와 환경을 포함한 어떤 숙련된 중재가 제공되었는지, 클라이언트의 반응이 어떠했는지를 분명히 기술해야 한다(그림 4-1 참조). 기능적인 장기 목표와 관련된 적합한 장소는 기록의 평가 부분이 된다. 첫 번째 사례에 대한 경과기록은 다음과 같다.

S : "낚시가 정말 하고 싶어지네요."

O : 클라이언트는 오전 45분 동안 작업치료에 참여했다. 클라이언트는 과제에 대한 집중력, 기민성 소동작, 이전 취미로 돌아가는 위해 낚시찌 매기 활동에 참여했다. 치료사는 시각적 주시를 유도하기 위해 왼쪽에 몇 가지 물체를 두었다; 가끔 필요시에 구두적 지시를 제공하였다. 치료사는 클라이언트가 낚시 바늘을 잡을 때 손상측 손에 시각적으로 집중하도록 암시를 제공했다; 클라이언트는 왼손을 적절하게 조절하며 반응했다. 클라이언트는 올바른 순서로 과제를 수행하였고, 집중, 조직화, 도구 사용을 위해 도움을 요구하지 않았다. 클라이언트는 양손협응에 중등도의 어려움을 보였고, 오른손 조작에는 문제가 없었다. 클라이언트는 치료시간 동안 2개의 낚시찌를 완성했고, 완성품에 대해 기뻐했다.

A : 클라이언트는 왼쪽 상지 소동작 기술, 과제에 대한 집중력, 과제 조직화에 증진을 보였다. 왼쪽 시각적 주시와 양손 협응에는 약간의 어려움을 보였다. 기술이 증진되면서 클라이언트는 예전의 취미생활을 회복하고, 자기관리 및 식사준비 과제의 수행력이 향상될 것이다. 장기목표: 클라이언트는 필요한 물건의 위치에 대한 암시 없이 적절한 시간 안에 모든 몸치장 활동을 독립적으로 완료할 것이다.

P : 초기 치료계획을 지속한다.

다음 사례는 이 장에서 앞서 설명한 J씨에 대한 학생의 관찰이다. 분명히, 기술적으로 정확한 기록 방법은 여러 가지가 있지만, 여기에서는 클라이언트의 기능적 능력과 잠재적 안전 고려사항과 같은 중요한 정보를 전체 치료팀에게 전달하는 것이 목적이다. 이 사례에서 치료 세션은 치료보다는 평가적인 성격을 띤다. 수예공작 사용을 기록할 때는 수행기술의 수준과 그것이 매일의 작업에 미치는 영향을 강조해야 한다.

성 명 : J씨

진단명 : 낙상으로 인한 이차적 뇌손상; S/P MVA w/ 지속적인 상지 통증과 내부손상

날 짜 : xx / xx / xx

S : 환자는 소동작 장애의 어떠한 기억도 부정한다.

O : 환자는 40분간 작업 치료 세션에 참여하여, 소동작 기술과 활동 수준 및 지구력 향상을 위한 활동을 한다. 환자는 양측 소동작 기술과 더불어 다음 순서에 대한 지도, 지속적 과제 집중력, 과제에 대한 유지력이 요구되는 여러 단계의 수예공작 활동을 제공 받는다. 환자는 치료사가 정확하게 위치를 암시해 줌에도 불구하고 한 조각을 잘못된 위치에 붙였다. 환자는 과제 동안 정확하고 안정된 손 기능을 보였고, 조각을 도움 없이 잘 배치할 수 있었다. 환자는 계획에 결손을 보여, 치료사는 수행 활성화를 위해 질문을 이용하였다(예: 환자가 풀이 마르기도 전에 완성품을 박스에 넣으려고 할 때 완성품이 분해될 수 있다고 주의를 줌). 환자는 치료사의 말을 듣기는 했지만 거절하였다(예: "그래요, 하지만 예전에는 이렇게 했어요"). 환자는 프로젝트의 방향과 반대되거나 다른 결과를 초래하더라도 계속해서 자신의 행동을 정당화 했다. 환자는 휴식 시간을 요청하지 않고 활동을 끝낼 수 있었다.

환자명 : **진단명 :** **날짜:**

S : 환자의 상태 ____________________________ (세션과 관련된 견해나 정보)

O :
환자는 (_________ **날짜**)에 (_________ **소요된 시간**) 동안 작업치료를 하였다. 환자는 (_________ **작업적 목표 또는 수행기술**) 증진을 위해 (_________ **활동**)에 수행/참여하였다. 작업치료 활동은 (_________ **한 방법**)으로, 설명이나 보조장비의 (_________ **합계, 종류**)로 구성되어 있다. 환자는 (_________ 횟수) 구두지시의 하에 그리고 (_________ 수준) 신체적 도움의 (_________ **시간적 총합**) 하에 활동을 완벽하게 **할 수 있다. 또는 할 수 없다.** 기록은 요구되는 도움, 상지의 기능적 사용, 자세/균형, 조직능력, 지시에 따르는 능력, 의사소통의 의미와 같은 특별한 행동적 관찰을 기록한다.

A :
관찰상 근거하여 환자는 (_________ **수행기술, 환자요소, 작업**)에 강점이 있고, (_________ **수행기술, 환자요소, 작업**)에 문제점이 있다. (이곳에 협조수준, 감정, 수행의 **질** 등의 **의견**을 기록함) 활동 수행에 근거하여 환자는 (_________) 때문에 (_________ 기능적 활동)에 어려움을 가질 수도 있다. 환자는 (_________ **수행기술, 환자요소 그리고/또는 작업**)에서 향상을 보인다. 이것은 목표지향적일 수도/아닐 수도 있다. 환자는 (_________ 수행기술, 환자요소, 작업)을 하기 위해 계속해서 치료를 받을 수 있다. 치료사와 환자는 협력하여 진행 중인 중재계획에 관한 합의에 도달했다.

P :
환자는 치료 세션당 _________ 분 동안 _________ 주 이상 주 _________ 일 동안 작업치료를 계속할 것이다. 특별하게 환자는 _________ (세션,주 등)에 참여할 것이다.

서명 : ____________________________

그림 4-2 SOAP 노트 견본.

A : 환자는 소동작 기술에서 확실한 증진을 보였다. 환자는 문제해결과 동작결과 예상과 같은 실행기능 기술에 어려움을 나타내었으나, 이러한 결손을 인식하지는 못했다. 이러한 행동은 일상에서 안전에 대한 위협이 될 수 있다. 환자는 반복적인 자기관리 활동에서는 독립적으로 할 수 있는 신체적 능력을 갖추었지만, 암시가 필요하고 가정에서는 감독이 요구된다.

P : 새로운 상황에 직면했을 때, 안정성을 증진시키기 위하여 실행기능을 활성화시키고 결손에 대한 인식력 증진을 위한 활동을 실행한다.

서명 : ____________________________

그림 4-2는 필수 요소를 포함하고 클라이언트의 능력을 명확하게 표현하며, 남은 손상영역과 숙련된 중재의 실행 및 영향 등의 내용을 기록할 때 초보자에게 기록 작성 매커니즘에 도움이 될 수 있다.

결론
CONCLUSION

대부분의 치료사들은 창의적인 활동의 이점을 직관적으로 인정하지만, 숙련된 중재가 없는 경우에도 이러한 특성 중 일부가 존재할 수 있음을 인식해야 한다. 사실, 수예공작은 많은 방향성을 가지고 있어 작업치료의 영역(Domain)을 벗어날 수도 있다(Burson, 2002). 그러나 수예공작이 적절하게 선택되고, 수행되며, 문서화된다면, 많은 작업치료 접근법 중 하나로 수예공작을 포함하는 것은 그 가치와 실행 가능성을 향상시킬 것이다. 작업치료는 건강보건영역에서 공격적인 경쟁 상황에 처해있다. 작업치료사들은 작업치료가 효과적임을 보여주어야 한다. 사실 다른 전문가들이 "작업"을 사용하거나 작업수행을 위해 일을 하는 것에 불평을 하는 경우는 없었다(Pierce, 2001). 이런 접근법은 일반적으로 건강 관리의 새로운 방향으로 제시된 고객 중심이어야 한다. 작업 치료 영역을 다른 전문영역으로 옮기거나, 최근 유행하는 치료법을 채택하는 것은 특별한 전문성의 강점을 거부하는 것이다(Youngstrom, 2002). 또한 궁극적으로 중복 서비스를 받는 클라이언트에게 불만이 생기거나 최악의 경우에 치료 및 개인 성장의 기회를 빼앗을 수 있다.

만약 작업 치료사가 치료 활동에 상관없이 지속적이고 정확하게 기능의 기초 및 점진적인 수준을 측정하고 문서화한다면, 작업치료 서비스를 정당화할 수 있을 것이다(Glomstad, 2005). 작업치료사들은 문서작성을 통해 작업치료를 위한 근거를 제시할 수 있고, 서비스와 결과의 관련성을 증명할 수 있으며, 전문가로서의 추론과 판단은 반영할 수 있다(Clark & Youngstrom, 2003). 문서는 작업에 기초한 결과와 사람들의 전반적인 건강에 미친 전문적인 기여도를 질적으로 입증해야 한다(Casey, 2014). 작업치료사는 건강관리 서비스 시장에서 정당한 위치를 확보하기 위해서는 작업에 기반한 고유한 관점에서 효과적으로 의사소통하기 위해 노력해야 한다.

논의사항
DISCUSSION QUESTIONS

아래의 사례연구를 통해 다음의 질문에 완성해 보자.

학생들이 특히 어려워하는 부분인 과제 요구에 대해 생각해보고, 활동을 등급화하거나 적응시키기 위한 방법을 상상할 수 있도록 클라이언트의 수행에 관한 내용은 생략하였다.

Naomi는 4륜 자동차 사고로 외상성 뇌손상을 입은 16세 학생이다. Naomi는 기억력, 집중력, 과제의 시작 및 종료, 문제해결능력과 같은 다양한 인지영역에 손상을 보인다. 오른팔의 협응력과 섬세한 움직임이 요구되는 활동이 어려운 상태이다. 작업치료사는 Naomi가 일간지를 보고 스크랩북을 만들 것을 계획했다. 치료사는 사용할 도구와 재료, 시각적 샘플을 제공할 것이다. Naomi는 매일 15~30분 동안 작업할 것을 계획하고, 점차적으로 구조화와 구두 암시의 양을 줄여갈 것이다.

1. Naomi의 삶에 대한 세부사항을 추가한다; 이 수예공작 활동과 작업의 개인적 영역, 역할과 습관, 수행 배경을 관련짓는다.
2. 과제 요구과 관련된 Naomi의 가능한 수행에 대해 세부사항을 추가하고 SOAP 노트를 작성한다.
   이 활동의 장기작업 목표와 관련성을 제시해야 한다.
3. 이 활동을 어떻게 등급화시켜 제공할 것인가?
   SOAP 노트에 이런 정보를 추가하여 숙련된 치료중재를 문서화 한다.

행동적 관찰 (BEHAVIORAL OBSERVATIONS): 측정가능한 문서로의 변경을 위한 제안

일반적인	
정신/신체적인 지구력	*문서화의 예*
작업시간의 지속 집중시간의 지속 수정의 횟수	환자는 10분간 공구작업을 수행하는 동안 연필쥐기를 유지할 수 있다. 환자는 그룹요리활동 동안에 그룹 구성원들과의 상호작용을 위해서 과제의 수정이 요구된다.
속도 (PACE)	*문서화의 예*
매우 빠르게 또는 매우 느리기 시간인식의 부족 예상시간, 완료에 소요된 시간	환자는 다음 단계의 활동 진행하기 전에 접착제를 건조시키지 않았다. 환자는 시간을 독립적으로 모니터하여, 회기 내에 과제를 완료할 수 있다.
신체적 도움의 합	*문서화의 예*
최소, 중간, 최대	환자가 머리너머로 팔을 뻗을 때, 도구를 잡기를 위해서 중간의 도움이 요구된다. 환자가 재료에 팔을 뻗을 때 균형을 위해서 최소의 도움이 요구된다.
신체적 도움의 유형	*문서화의 예*
물체의 잡기 또는 고정 안내, 관절가동범위 상지 그리고/또는 균형에 지지	환자는 모자이크 타일을 청소하는 동안, 프레임을 고정하기 위해서 손상된 상지를 사용할 수 있다. 환자는 젓기 동안 균형을 유지하기 위해 조리대의 도움이 필요하다.
작업 자세	*문서화의 예*
앉기 또는 서기 지지하기 또는 지지하지 않기	환자는 작업대에서 수예공작 프로젝트를 하는 30분 동안 지지없이 앉을 수 있다. 환자는 서서 요리 활동의 50%를 완성할 수 있다.
통증	*문서화의 예*
위치, 강도, 지속시간 통증을 유발하는 활동	환자는 샌딩활동 중 압력이 가해질 때 6/10의 어깨통증이 증가된다.
중재에 대한 반응	*문서화의 예*
보상능력, 전략의 사용 장비의 사용 새로운 방법 학습 능력 남아있는 결손 근력 그리고/또는 향상된 영역	환자는 바느질 프로젝트를 완성하는 동안 관절보호방법에 대한 지침을 받았다. 환자는 일이 뜻대로 되지 않을 때 지속적으로 좌절감을 느낀다. 환자가 단서나 수정 없이 과제에 집중하는 시간이 15분으로 늘어났다.

인지적인 / 처리 기술	
FOLLOWING DIRECTIONS	*문서화의 예*
기억할 수 있는 능력 오류를 재인식할 수 있는 능력; 오류의 횟수 단서가 필요한 횟수 구두, 쓰기; 패턴이나 샘플을 모방할 수 있음	환자는 패턴을 사용하여 오류를 인식할 수 있지만, 단서 없이 오류를 수정할 수 없다. 환자는 구두지시를 기억할 수 없지만, 서면지시로 과제를 완성할 수 있다.
SELF-GENERATED WORK	*문서화의 예*
의견의 결정 (색깔 선택 등) 디자인을 표현할 수 있는 능력 과제의 시작, 마무리 적절한 보급품과 도구의 선택 오류의 수정	환자는 2개의 선택권이 주어질 때, 프로젝트에 대한 디자인과 색깔을 독립적으로 선택할 수 있다. 환자는 평가가 진행되는 동안 반복적으로 같은 선을 그리고, 충동성을 보이며, 과제를 마무리하는데 어려움이 있다. 환자는 샘플을 가지고 있음에도 불구하고, 작업 중에 다양한 오류를 눈치채지 못한다.
ORGANIZATION	*문서화의 예*
피스 또는 부분의 정렬 올바른 순서로 작업 포함된 단계의 횟수	환자는 언어단서 없이 3단계의 프로젝트를 끝낼 수 있다. 수예공작 프로젝트 후 청소를 할 때, 박스 안의 도구를 잘 정리할 수 없으면 그 도구를 배치와 제거를 반복한다.
ATTENTION	*문서화의 예*
주의집중의 시간 과제들 사이에서 분리된 집중을 할 수 있는 능력	환자는 목공예 활동을 지속하기 위해 설득할 필요 없이 10분간 집중한다. 환자는 자신의 프로젝트를 하는 동안에 다른 사람을 도울 수 없다.(예: 그들에게 재료 전달하기) 만약 과제 집중력을 다른 곳으로 돌리기 위해서는 단서가 요구된다.

사회적 상호작용 기술	
의사소통(COMMUNICATION)	*문서화의 예*
방법 ; 간결성 ; 타당성 도움을 요청할 수 있는 능력(도움의 필요성의 인식)	환자는 그룹 활동 동안에 도움을 요청하지 않았기 때문에 프로젝트를 올바르게 완성하지 못했다. 그것은 실수에 대한 인식 부족을 나타낼 수 있다. 환자의 대화 그리고/또는 질문에 대한 반응은 프로젝트 진행과 관련이 없다.
협동 (COOPERATION)	*문서화의 예*
차례를 지키고, 협동할 수 있는 능력, 도움을 받아들일 수 있는 능력	환자는 성공적인 프로젝트 완성을 제안받을 때 화를 낸다. 처음에 모든 환자들은 어떠한 논쟁 없이 재료를 공유한다.

감정 조절 기술	
좌절의 (FRUSTRATION MANAGEMENT)	*문서화의 예*
긍정적 또는 부정적 지표 필요 시에 기다릴 수 있는 능력 문제행동/에피소드의 횟수	환자는 도자기공예 작업을 하는 동안 오직 한 번만 욕설을 퍼부었다. 환자는 수예공작 프로젝트에 불만이 느껴지면 그 좌절을 조절하기 위해서 새로운 기법 (숫자 세기, 심호흡)을 의식적으로 사용한다.
자부심 (SELF-ESTEEM)	*문서화의 예*
작업 만족도의 언어화 자기 주도적 의견(예: 자신감 정도)	환자는 "내가 만든 모든 것은 형편 없어"라고 말한다. 환자는 자신의 바느질 공예를 마음에 들어 하고, 자신의 가족이 자신을 더욱 자랑스러워 할 것이라고 생각한다.

감각 처리 기술	
TACTILE	*문서화의 예*
질감에 대한 내성 (젖은, 미끄러운, 거친 등) 감지 능력	환자는 손으로 요리재료를 섞어야 하는 요리 활동을 완료하지 않고 거절하였다. 환자는 나무가 적절하게 샌딩이 되었는지, 부품이 올바르게 고정이 되었는지 촉각을 이용해 판단할 수 있다.
AUDITORY	*문서화의 예*
소음을 참을 수 있는 능력 들을 수 있는 능력 (지시, 대화 등) 여러 소리를 구분하고, 필터링할 수 있는 능력	다른 활동이 진행되는 방에서, 환자는 참여하지 않거나, 구두지시에 따르지 않을 수 있다. 환자는 청각손상의 가능성 때문에 쓰기나, 시범 지시가 있을 때 최선을 다하여 참여하였다.
PROPRIOCEPTIVE	*문서화의 예*
사지/신체 자세의 인식 시범을 따라 할 수 있는 능력	환자는 치료사의 시범을 모방할 수 없기 때문에 베틀짜기 활동에서 손을 번갈아 가며 도와 줄 필요가 있다.

운동 기술	
MOBILITY	*문서화의 예*
도구을 수집하고, 재료를 안전하게 이동할 수 있는 능력	환자는 캐비닛에서 물건을 꺼내기 위해 일어설 때, 휠체어를 잠그라고 생각나게 하는 것이 요구된다. 환자는 새롭게 배운 적응기술을 이용하여 이동활동을 독립적으로 할 수 있다.
UPPER EXTREMITY GROSS MOTOR	*문서화의 예*
관절가동범위 움직임 패턴 근위부 안정성 한쪽 또는 양쪽 상지 자발적인 사용 제공된/참을 수 있는 저항의 양	환자는 모형을 조립하는 동안에 양쪽 상지를 자발적으로 사용한다. 환자는 근위부 관절가동범위가 향상된 것을 보여주기 위해, 수평에서 수직으로 작업을 이동할 수 있다. 환자는 오른손을 사용하여 빽빽한 밀가루 반죽(중간저항)을 섞을 수 있다.
UPPER EXTREMITY FINE MOTOR	*문서화의 예*
사용된 쥐기의 유형 제공된/참을 수 있는 저항의 양 양쪽 상지를 협응할 수 있는 능력	환자는 나무-연소설계를 만들기 위해 도구에 충분한 압력을 가할 수 있다. 환자는 가위로 종이를 자르기 위해 손의 움직임을 충분하게 조절할 수 있다.

시각적 기술	
SCANNING	*문서화의 예*
작업영역 내에 물품을 찾을 수 있는 능력 보상기술을 사용할 수 있는 능력	현재 작업공간에서 멀리 떨어진 어떠한 공간에서도 재료를 찾을 수 없다. 환자는 프로젝트를 하는 동안 시야범위결손을 보상하기 위해서 왼쪽으로 고개를 돌리는 것을 지속적으로 기억했다.
ACUITY	*문서화의 예*
결핍에 대해 보상할 수 있는 능력 대비할 수 있는 양	환자는 바느질 프로젝트를 완성하기 위해서 효과적으로 조명 확대렌즈를 사용한다. 환자는 모자이크 조각을 완성할 때 검정, 초록, 파란색을 구별할 수 없다.
ATTENTION	*문서화의 예*
과제에 시각적으로 참여할 수 있는 능력 눈-손 협응할 수 있는 능력	환자는 알렌인지수준(Allen's Cognitive Level Screen)을 평가하는 동안 끈을 바르게 하고 팽팽하게 하기 위해 그 활동을 살필 수 있도록 반복적인 지시가 요구된다.

참고문헌
REFERENCES

Allen, C. K., Earhart, C. A., & Blue, T. (1992). *Occupational therapy treatment goals for the physically and cognitively disabled*. Bethesda, MD: American Occupational Therapy Association.

American Occupational Therapy Association. (1994). Uniform terminology for occupational therapy (3rd ed.). *American Journal of Occupational Therapy, 48*(11), 1047-1059.

American Occupational Therapy Association. (2014). The occupational therapy practice framework: Domain and process. *American Journal of Occupational Therapy, 68*(Suppl. 1), S1-S51.

Amini, D. (2005). The test of occupation-based goal writing. *Advance for Occupational Therapy Practitioners, 21*(14), 13.

Bergman, S. (2010). The use of needle crafts in occupational therapy. *TQS Articles*. Retrieved from www.thequiltshow.com/os/articles.php/articles_id/26

Brennan, C. (2015). The do's and don'ts of documentation: Pitfalls to avoid. *OT Practice, 20*(15), 8-11.

Burson, K. (2002). Personal communication on AOTA mental health listserv on 4/10/02.

Casey, T. (2014). Quality and outcomes shaping future payment for therapy. *OT Practice, 19*(2), 6.

Clark, F. C., & Youngstrom, M. J. (2003). Guidelines for documentation of occupational therapy. *American Journal of Occupational Therapy, 57*(6), 646-649.

Diffendal, J. (2002). Kids, through the use of their hands. *Advance for Occupational Therapy Practitioners, 18*(22), 12.

Drake, M. (1999). *Crafts in therapy and rehabilitation* (2nd ed.). Thorofare, NJ: SLACK Incorporated.

Fidler, G., & Velde, B. (1999). *Activities: Reality and symbol*. Thorofare, NJ: SLACK Incorporated.

Gateley, C., & Borcherding, S. (2012). *Documentation manual for occupational therapy: Writing SOAP notes* (3rd ed.). Thorofare, NJ: SLACK Incorporated.

Glomstad, J. (2004). A birdhouse in the hand. *Advance for Occupational Therapy Practitioners, 20*(6), 17.

Glomstad, J. (2005). The keys to getting paid. *Advance for Occupational Therapy Practitioners, 21*(3), 19-20.

Hocking, C. (2007). Early perspectives of patients, practice and profession. *British Journal of Occupational Therapy, 70*(7), 284-291.

Holder, V. (2001). The use of creative activities with occupational therapy. *British Journal of Occupational Therapy, 64*(2), 103-105.

Hooper, B. (2010). On arriving at the destination of the centennial vision: Navigational landmarks to guide occupational therapy education. *Occupational Therapy in Health Care, 24*(1), 97-106.

Jongbloed, L., & Wendland, T. (2002). The impact of reimbursement systems on occupational therapy practice in Canada and the USA. *Canadian Journal of Occupational Therapy, 69*(3), 143-152.

Lemke, L. (2004). Defensive documentation: Managing medicare denials. *OT Practice, 9*(16), 8-12.

Metzler, C., & Parsons, H. (2015). Value, not volume: Making occupational therapy's distinct value shine. *OT Practice, 20(6)*, 7.

Pierce, D. (2001). Occupation by design: Dimension, therapeutic power, and creative process. *American Journal of Occupational Therapy, 55*(3), 249-259.

Sames, K. (2009). Documentation in practice. In E. Crepeau, E. Cohn, & B. Schell (Eds.), *Willard and Spackman's occupational therapy* (11th ed.). Philadelphia, PA: Lippincott Williams & Wilkins.

Sames, K. (2015). *Documenting occupational therapy practice* (3rd ed.). Upper Saddle River, NJ: Pearson.

Sbordone, R. J. (2001). Limitations of neuropsychological testing to predict the cognitive and behavioral functioning of persons with brain injury in real-world settings. *Neurorehabilitation, 16*(4), 199-201.

Schmid, T. (2004). Meanings of creativity within occupational therapy practice. *Australian Occupational Therapy Journal, 51*(2), 80-88.

Sorenson, J. (2010). Documenting occupation-based treatment. *Advance for Occupational Therapy Practitioners, 26*(18), 7.

Taussig, V. (2004). Keeping crafts alive in mental health. *Advance for Occupational Therapy Practitioners, 20*(16), 14.

Youngstrom, M. J. (2002). Introduction to the OT practice framework: Domain and process. *OT Practice,* CE1-CE8.

제 5 장

수예공작 사용과 창조적 수단

Using Crafts and Creative Media in Practice

학습 목표(Objectives)

학생은 다음을 할 수 있어야 한다.

- 치료계획의 기본단계를 나열할 수 있다.
- 치료에서 수예공작 또는 다른 창조적 활동 선택에서 사용되는 임상적 추론의 요소를 설명할 수 있다.
- 사용된 도구의 장점과 단점을 설명할 수 있다.
- 수예공작의 치료적 적용의 효과를 극대화할 수 있는 다양한 전략을 설명할 수 있다.
- 일반적인 이론적 접근방식과 일치하는 수예공작/창조적 활동 사용의 명확한 예를 들 수 있다.

작업치료 과정과 실용적 추론

THE OCCUPATIONAL THERAPY PROCESS AND PRAGMATIC REASONING

작업치료 과정은 몇 가지의 과정으로 구성된다: 판별, 평가, 치료계획, 치료실행, 재평가(American Occupational Therapy Association, 2014). 퇴원 계획 또한 각 단계에 반드시 필요하다. 치료 계획에 포함될 활동을 선택하기 위해서 치료사는 평가를 통해 클라이언트의 기능 수준을 결정해야 한다. 이 계획 과정에 대한 일반적인 접근 방식은 클라이언트의 손상영역을 나열하고, 우선순위를 정하고, 가장 중요하거나 달성 가능한 것을 장기목표로 정하는 것이다. 장기목표는 보통 3개월에서 1년 사이에 예상되는 결과를 말한다(Kettenbach, 1995).

Tubbs, C. C., & Drake, M.
Crafts and Creative Media in Therapy, Fifth Edition (pp. 67-87).

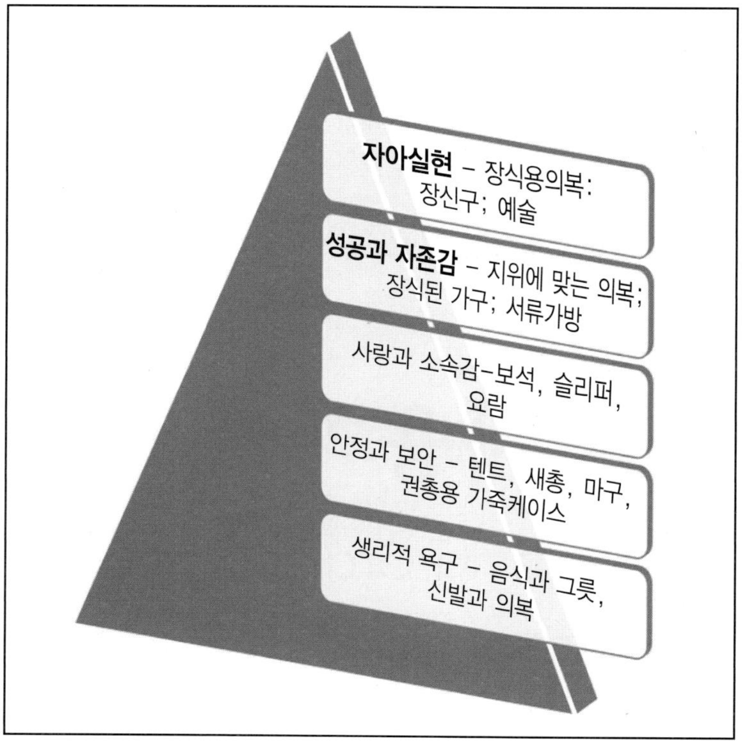

그림 5-1 Maslow의 욕구위계이론.

클라이언트 중심의 과정을 고려한다면, 가능한 많은 클라이언트 참여를 포함해야 한다. 단기 목표(보다 짧은 기간에 성취될 수 있는 목표)는 장기 목표에 따라 설정된다. 치료 계획의 마지막 단계는 클라이언트가 단기 목표를 성취하는데 도움이 되고, 장기 작업 목표를 성취하는 방향으로 나아갈 수 있는 활동을 선택하는 것이다.

임상적 추론(Clinical reasoning)은 치료계획을 위한 활동을 선택하는데 근거를 제시해 준다(Christiansen & Baum, 1997; Crepeau, Cohn, & Schell, 2003; Sabonis-Chafee & Hussey, 1998). 임상적 추론은 과학적 과정과 서술적 과정을 포함하고 있다. 과학적 구성 요소는 데이터 수집 및 가설검증을 기반으로 체계적이고 매우 인지적이다. 반면, 서술적 요소는 즉흥적이고 직관적이며, 클라이언트의 관심, 가치, 신념 및 주관적 경험을 기반으로 한다. 임상 추론에 대한 다른 영향은 치료 환경과 치료사 자신의 패러다임이다. 추론의 이러한 상호작용 요소는 창조적 미디어를 포함한 모든 활동 선택에 적용되어야 한다(Schell & Cervero, 1993). 예를 들어, 치료사는 처음에는 어깨에 골관절염이 있는 환자를 위해 매듭공예를 고려할 것이다. 이 선택은 일차적으로 자료수집(과학적 구성 요소)를 기반으로 한다; 즉, 클라이언트는 상지의 관절가동범위와 지구력에 한계가 있으며, 매듭공예는 조직을 늘리고 근지구력을 증가시키는 반복적 뻗기 활동을 포함한다. 그러나 클라이언트가 매듭공예를 구식으로 생각하고 원하지 않는다면, 치료사는 다른 대안을 생각해야 하다. 활동 선택에 미치는 영향은 임상적 요구와 프로젝트에 필요한 시간이나 재료를 제한하는 자원(환경적)일 수 있고, 또는 클라이언트가 분주한 임상에서 그런 프로젝트에 하도록 하는 것이 치료사를 곤란하게 할 수도 있다(개인적 패러다임). 또 다른 예로, 클라이언트의 종교적, 문화적 관습이 치료활동 선택에 영향을 미칠 수 있다. 이슬람 율법은 사진이나 그림처럼 인간 형상를 재현하는 예술적 활동을 금지한다. 그러나 목공예와 직조 같은 다른 수예공작활동은 역사적으로 관련이 있으며 기능적인 목적도 동반한다. 따라서 치료사는 클라이언트의 동기가 유지되고, 의미가 있으면서 운동, 인지 및 감각 측면을 고려한 수예공작활동과 단계를 선택

할 수 있다(Ahmad, Alsharif, & Royeen, 2006). 정신 사회적 관점에서, 치료사는 Maslow의 욕구위계이론을 고려할 수 있다(그림 5-1). 요리 활동을 예로 들면, 클라이언트는 영양에 대한 욕구를 충족시키기 위해 기본적인 요리기술을 배울 수 있고(생리적 욕구), 시설의 다른 사람들과 나누기 위해 발렌타인 컵 케익을 장식할 수 있으며(사랑과 소속감), 음식연출방법을 배울 수도 있다(자아실현). 실제 활동은 비슷할 수 있지만 그 이유는 매우 다르다. 가장 좋은 치료를 선택하기 위해 많은 요소의 균형을 유지하는 것이 작업치료사의 특별한 기술이다.

무엇보다 치료사는 클라이언트의 동기를 촉진하는 요소를 고려해야 한다. 클라이언트 중심 모델과 전통적인 의학적 모델을 간략히 살펴보면 각각의 철학에 기초한 클라이언트의 역할 차이를 알 수 있다. 의학적 모델에서 클라이언트는 일반적으로 간병을 수동적 받아들이며 치료는 처방되어지고, 결과는 순전히 목적에 의한 용어로만 평가된다. 클라이언트 중심 모델에서 클라이언트는 회복에 대한 책임을 지고, 목표를 확인하며, 치료 중재에 의견을 말하고, 결과에 만족스런(또는 불만족스러운) 표현을 할 수 있는 기회를 갖는다(Cole, 2014). 작업치료사들이 클라이언트 중심의 접근법을 주장하기 때문에, 파트너십 접근 방식을 통해 클라이언트에게 권한을 부여하고 그들 자신의 보살핌에 대한 독립적인 판단이나 가정을 하지 않는다. 몇 년 전 연구에서 치료사는 노인 환자에게 기능적 예술 활동과 기계적 반복 운동 중 하나를 선택하도록 했다. 각 활동은 어깨 관절 운동을 요구하는 활동으로, 연구자들은 피험자 중 많은 사람들이 그림 그리기를 선택할 것이라는 가설을 세웠다. 연구결과에 유의한 차이는 없으나, 여성 2명 중 1명이 그림그리기를 선택했고, 이는 연구자들이 예상한 것보다 더 많은 수치였다(Mullins, Nelson, & Smith, 1987). 최근의 연구에서 통증 관리를 위해 음악을 사용할 때, 스스로 음악을 선택 한 피험자가 가장 큰 회복이 있었다(Mitchell, MacDonald, & Knussen, 2008). 2007년 정신보건 작업치료사의 최신 연구들에서 클라이언트의 활동선택과 흥미가 필요함이 나타났다(Griffiths & Corr, 2007). 요약하면 활동은 클라이언트 관점에서 결정해야 한다는 것이다. 수예공작은 더 이상 낡은 치료법이 아니며; 치료사는 처방자가 아닌 안내자이다(Perrin, 2001). 여행 안내자는 여행자의 목적지를 정하는 대신, 여행자가 선택한 목적지에 도달할 수 있도록 방법을 제시하는 것이 좋다. 마찬가지로 능력 있는 치료사는 먼저 클라이언트가 도달하고자 하는 "목표"를 확인한 후, 목표에 도달하도록 전문적인 능력을 발휘한다.

요약하자면 치료사는 공예품이나 다른 창조적인 매체를 사용하기로 결정한 경우 그 근거를 제시해야 한다. 운동이나 물리적 장비처럼 개인에게 적합한 접근이 어려운 접근법보다 이러한 방식의 활동이 더욱 가치 있다는 것을 증명하는 실험근거 및 경험근거가 보고되었다(2장 참조). 하지만 치료사가 신뢰를 얻기 위해서는 자신의 추론을 분명히 설명할 수 있어야 한다. 창의적 선택은 다른 치료 활동과 마찬가지로 역할 수행 측면에서 개인의 요구를 충족시키고 "올바른 도전"을 제공하고, 관심을 자극하고, 연령에 적합하도록 선택되어야 한다(Pendleton & Schultz-Krohn, 2013).

다음의 질문은 추론 과정을 통해 치료사에게 도움이 될 것이다:

- 이 활동을 통해 클라이언트가 달성하고자 하는 목표 또는 목적은 무엇인가?
- 클라이언트는 이 활동을 더욱 광범위하게 하여 작업기반의 목포로 관련지을 수 있는가?
- 이 활동을 통해 클라이언트는 어떤 새로운 기술을 학습할 수 있는가?
- 이 활동은 클라이언트가 새롭고 생산적인 습관을 키우는데 도움이 되는가?
- 이 활동은 클라이언트의 장점을 이용하는가?
- 이 활동은 클라이언트의 문화, 성별, 연령에 일치하는가?
- 클라이언트는 이 활동에 만족하는가?
- 이 활동은 클라이언트의 시간을 능률적으로 사용하는가?
- 이 활동은 클라이언트의 능력과 한계에 맞게 등급화/적용할 수 있는가?

- 클라이언트에게 활동을 완료하기에 충분한 시간이 주어졌는가?
- 필요한 경우 클라이언트를 돕기 위한 시간과 전문지식이 있는가?
- 이 활동을 완료하는 데 필요한 공간과 자료가 클리닉에 준비되어 있는가?
- 클라이언트는 과거에 비슷한 활동을 성공적으로 수행한 경험이 있는가?
- 이 활동이 내가 사용하는 실기 모형에 어떻게 적용되는지 설명할 수 있는가?

비록, 위 질문이 완벽하지는 않지만 임상 추론 질문은 활동 – 이 경우 수예공작 또는 기타 창의적인 프로젝트–이 실행 가능한 것인지에 대한 결정적인 판단을 자극할 것이다. 치료사와 클라이언트는 결과는 다양하지만 과정이나 치료의 질이 비슷한 몇 가지 대안을 선택할 수 있다. 다시 말하면 이것은 활동분석에 대한 경험과 치료적 목표의 명확성을 요구된다. 작업치료사는 다른 고객 요인 중 일상생활에서 부딪히는 장애 요인과 촉진 요인이 무엇인지 고려해야 한다. 도전 수준, 감각적 구성 요소, 개별 또는 그룹 중 어디에서 잘 수행되는지, 감정적인 욕구를 충족시킬 수 있는지 또는 클라이언트에게 자기 효능감을 제공할 수 있는지와 같은 활동 자체의 특성 또한 중요하다(Kuhaneck, Spitzer, & Miller, 2010).

수예공작을 사용하고자하는 치료사는 비용, 시간 및 공간과 같은 실용적인 문제를 무시할 수 없다. 많은 사람들이 창조적 매체 사용에 열중 할지라도 실제적인 임상 제약으로 인해 가능한 활동 범위가 제한될 수 있다. 예를 들어, 지역사회 기반에서 오랜기간 동안 참여하게 될 참가자라면, 장기 프로젝트 또는 대규모 장비 투자가 필요한 프로젝트가 실행 가능할 수 있다. 반면, 의료 환경에서 짧은 기간 입원한다면, 수예공작 선택은 시간이나 장소에 의해 제약을 받는다. 시간이나 비용에 기본적인 제한을 받는다면 치료사는 클라이언트의 가족에게 재료를 가져오거나 가정에서 덜 끝낸 프로젝트를 가져오도록 할 수 있다(Amini, 1999). 이런 문제를 해결하는 전통적인 방법은 키트를 준비해서 사용하는 것이다. 키트 사용의 장점과 단점에 대해서는 좀 더 자세히 알아보자.

이론 적용

APPLICATION TO THEORY

각각의 클라이언트를 위한 임상 추론 이외에도, 작업치료와 수예공작의 관련성을 시험하는 또 다른 방법은 작업치료의 일반적인 이론과 수예공작을 일치시키는 것이다. 가장 먼저 고려해야 할 것은 작업치료 패러다임으로, 때때로 전문적인 "세계관"이라고 불리는 주요관점이다. 패러다임에 포함되는 것은 철학, 가치와 윤리, 지식, 영역, 직업의 과정이다(Cole, 2014). 현대의 작업 치료 패러다임은 인간은 본질적으로 작업하는 존재이며, 직업상의 문제가 치료의 초점은 기술 부족보다 작업문제에 두어야 하며, 작업의 참여하는 것이 치료의 핵심이라고 주장한다(Hooper, 2010; Kielhofner, 2004). 스스로 동기를 부여하거나 활동과 작업에 참여하도록 격려를 받은 클라이언트는 기능적 능력을 향상시킬 것이고, 더 중요하게는 자신의 웰빙 상태를 향상시킬 것이다. 이론에 기초한 실행모델(Practicw model)은 이러한 직업적 패러다임에 들어간다. 이론은 특정 현상에 대한 설명이나 추측을 전제로 한다. "이론은 고정된 것도 아니며, 완전히 확정된 것도 아니다"(Llorens, 1984). 인간은 지속적으로 개념적 사고를 바꾸고 개선하고 있다; 마찬가지로 치료사가 치료중재에 대한 클라이언트의 반응과 인간의 작업과의 관계에 대한 새로운 아이디어를 창출함에 따라 작업 치료 이론도 진화하고 있다. 인간의 행동과 기능/기능장애에 관한 이론은 다양한 분야에서 나왔고, 직업적 창립 이래로 다양하게 적용되어 왔다. 예를 들어, 작업치료사들이 자주 활용하는 이론을 만든 인본주의 심리학자 Abraham Maslow는 인간이 자신의 욕구를 충족시키는 수준을 설명하는 계층적 체계를 개발하였다(Maslow, 1968). 그림 5-1은 이 계층적 구조를 나타낸 것이며, 가죽공예 작업에 적용할 수 있다(Hinojosa & Blount, 2009). 그러나 일반적으로 작업 치료 모델은 개인, 환경 및 작업적 참여가 어떻게 상호작용하는지를 설명하려고 한다. 모델은 특정 증상 집단 또는 특정 수행 손상에 대한 자세한 접근법이나 사례를 설명하지 않는다(Cole, 2014). 많은 작업 치료 모델에는 공통된 요소가 있다; 일부 치료사들은 하나 이상의 모델에 아이디어를 제공했을 수 있다; 마찬가지로 많은 모델에는 여러 치료사의 아이디어 제공이 있다.

기준의 틀(Frames of reference)은 특정 문제를 해결하는 방법에 대한 더 많은 지침을 제공하며 치료가 실제로 어떻게 작동하는지 설명하는데 도움이 되는 이론을 기반으로 한다(Cole, 2014). 치료사가 하나의 모델이나 기준의 틀에만 기초해서 치료하는 경우는 없다. 본 교재의 중요성은 작업치료 모델의 적용이나 참조 프레임이 아니다. – 일반적으로 인간 활동에 대한 신념 또는 특정 접근법이 특히 어떻게 작용하는지에 근거하여 – 치료매체로서 수예공작의 사용을 배제할 것이다. 일부 모델은 수예공작을 목적이 아닌 수단으로만 사용할 수 있다. 이론적 기초는 수예공작이 제공되는 도구가 무엇인지, 허용되는 도구가 무엇인지, 또는 사용되는 상황에 따라 영향을 미친다. 그것은 선택된 수예공작이 완전히 작업에 기초하지 않지만, 단순히 특정 수행 기술을 향상시키기 위해서만 활용된다는 것을 의미할 수 있다. 그러나 이러한 적용에서 조차, 수예공작은 창조적 시도를 통해 클라이언트의 전반적 흥미를 자극하는 우연한 효과를 가질 수도 있다. 기본 개념과 원칙을 포함한 모델 및 기준 프레임에 대한 이해는 임상 의사결정과 중재 선택을 유지하기 위해서 중요하다. 학생은 일반적으로 사용되는 모델 및 기준의 틀의 기본 구성 요소를 배워야 한다. 근본적인 가설을 비교하고 대조할 수 있어야 하며, 각 중재의 특정한 관점이 작업 목표 성취에 어떠한 역할을 수행하였는지 서술하여야 한다.

모델과 기준의 틀은 꾸준히 진화하고 있으며 그 중 많은 부분이 중복되어 있다. 그러므로, 작업 치료 모델의 샘플링과 기준의 틀만이 다음 토론에 포함된다. 최근의 작업 치료 교재를 기초로 제시된 정보는 *Willard and Spackman's Occupational Therapy, Twelfth Edition*(Schell, Gillen, & Scaffa, 2014), *Kielhofner's Conceptual Foundations of Occupational Therapy, Third Edition*(2004); *and Occupational Therapy Essentials for Clinical Competence, Second Edition*(Jacobs, MacRae & Sladyk, 2014)— 모델/접근법은 선호도가 아닌 사례로서 선택되었다. 이 장은 일반적인 사고 과정의 예를 제공하기 위한 것으로서 작업 치료 모델 및 기준의 틀에 대한 독립된 내용을 제시하지는 않는다. 개념적 수준에 대해서만 간단하고 이해하기 위해 "접근법"이라고 불리며, 가장 눈에 띄는 특징에 따라 함께 그룹화 되었다.

작업-기반과 생태학적 접근
OCCUPATION-BASED AND ECOLOGICAL APPROACHES

작업 기반과 생태학적 모델은 작업 행동과 그것에 영향을 미치는 요소들에 기반하며, 작업 수행에 대한 새로운 우려와 작업의 고유한 지식 체계를 강조하고 적용하려는 욕구에 따라 개발되었다. 이 모델에는 인간 작업 모델(Model of Human Occupation) (Kielhofner, 1995), 작업 적응 모델(Occupational Adaptation Model) (Schultz & Schkade, 2003), 캐나다 작업수행 향상 모델(Canadian Model of Occupational Performance–Enablement) (Townsend & Polatajko, 2007), 인간행동의 생태학(Ecology of Human Performance) (Dunn, McClain, Brown, & Youngstrom, 2003), 그리고 인간–환경 작업 모델(Person–Environment–Occupation Model) (Law et al., 1996)이 있다. 이 모델들은 인간의 활동과 적응에 관한 몇 가지 관점을 가진다: 인간은 본질적으로 작업을 하는 존재이다; 환경은 수행에 영향을 주고 수행은 환경에 영향을 준다; 작업은 복잡하며 조직, 표현, 성취에 대한 본질적 욕구를 충족시킨다; 기능장애는 환경 및 자신의 변화에 적응하지 못한 결과이다(Tufano, 2014). 최근에 추가된 kawa 모델은 앞에서 나열한 접근법과 많은 유사점을 갖는다. 치료는 클라이언트 개인적 내력과 사람과 환경 사이의 동적인 상호 교환 관계에 기초해야 한다고 가정하다. 환경은 개인에게 영향을 미칠 수 있으며, 개인도 환경에 영향을 주거나 변화시킬 수 있다. 클라이언트의 삶을 강에 비유하면, 많은 요소들이 이 강의 흐름을 촉진하거나 방해할 수 있다. 이 모델에서 작업은 개인적 특성과 집단적 특성을 갖는다(Byrne, Raphael & Coleman–Wilson, 2010; Iwama, 2009). 이 모든 모델은 클라이언트가 적응을 시도할 때 겪는 독특하고 주관적인 경험을 고려한다; 결론적으로 이 모델에서는 환자 중심의 실행이 핵심 개념이다(Kielhofner, 2004).

인간 작업 모델은 총괄적인 시스템 이론에 기초를 두었으며(Kielhofner, 1995), 작업이 자기조직화(Self-organization)에 필수적이라고 주장한다. 인간의 작업을 3가지 하위체계 – 의지, 습관, 수행–으로 나누며, 이 각각의 영향력 수준은 변동한다. 행동은 역동적이며, 상황에 좌우된다. 원인/효과 및 자기 효능감(Self-efficacy)의 개념은 이 모델에서 중요하다. 그 이유는 클라이언트만이 자신의 변화를 성취할 수 있기 때문이다(Kielhofner, 2004). 특히 생태모델에서, 맥락(context)은 넓은 의미로 환경적 상호작용이야 말로 인간 작업의 본질이기 때문에 맥락을 작업 수행의 중심으로 간주한다. 기능장애는 환경과 성공적으로 상호작용하는 것에 실패한 것이다.

생태학적 관점에서 작업 행동을 통해 클라이언트를 평가하고, 중재를 계획할 때 치료사는 클라이언트, 과제 및 환경 사이의 상호작용을 살펴보고 동시에 모든 구성 요소가 동적임을 깨닫게 된다. 환자의 목표, 포부, 소망이 치료계획의 중심이다. 치료사는 클라이언트가 기술을 습득하고 결정을 내리며 상황에 적응하도록 돕는 데 필요한 추가 정보와 전문적인 지침을 제공하고(Schell et al., 2014), 클라이언트가 자신의 활동/직업을 선택하는 것이 중요하다(Early, 1993). 따라서 치료사는 다양한 옵션을 제공하고 클라이언트가 선택하도록 격려해야 한다. 이 모델에 따르면 치료에 사용된 활동은 연관성과 의미가 있어야 하며, 완전한 형태이어야 애쓰지 않고도 잘 수행된다(Kielhofner, 2004).

앞서 언급한 모델 / 접근법 중 어느 것도 특정 평가, 기술 또는 중재를 지시하지 않는다(Brown, 2014). 수예공작과 같은 작업은 클라이언트가 다양한 재료를 탐색하고 다룰 수 있는 적절한 치료 환경을 제공한다. 이상적으로 치료 환경은 클라이언트의 관심사, 가치 또는 과거 경험에 대한 관련된 것들을 선택할 수 있도록, 샘플 및 재료를 포함한 다양한(수예공작) 옵션을 가져야 한다. 치료사와 클라이언트는 선택한 수예공작을 성취할 수 있는 잠재력을 발견해야 한다. 역량은 재료를 다루는 기술의 발달, 지속적인 동기부여, 새로운 습관의 형성에서 비롯될 것이다. 이러한 결과로 형성된 능력 또는 숙달감은 치료 환경 밖의 환경에 대한 탐구로 옮겨질 수 있다(Kielhofner, 2004). 수예공작이나 창조적 매체가 이 모델에 적합하다. 일차적인 요구사항은 그것이 의미 있어야 하고, 사회적, 문화적, 신체적 조건과 관계없이 긍정적인 환경적 상호작용 경험을 클라이언트에게 제공하는 것이다. 작업기반 생태이론은 건강증진과 안녕(well-being)을 강조하고(Tufano, 2014), 클라이언트의 동기부여를 활용하려는 경향이 있다. 만약 수예공작이나 다른 창조적 프로젝트가 클라이언트를 숙달하도록 하고 다른 과제에 일반화되는 동시에 개인적 성취를 제공한다면 이것은 훌륭한 치료 방법이 된다. 그러나 이 모델의 이론적 틀 내에서 치료사는 클라이언트에게 단지 분리된 수행기술을 습득하기 위해 수예공작을 강요하지 않는다(그림 5-2).

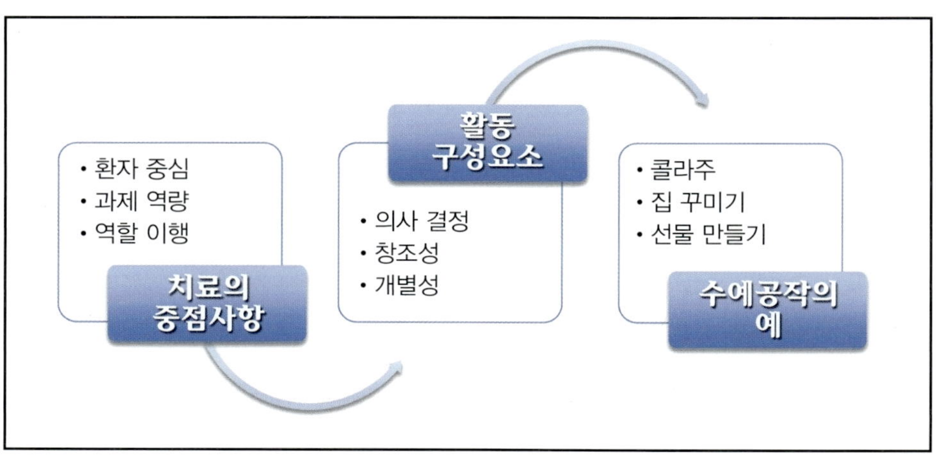

그림 5-2 작업-기반 접근법과 창조적 활동의 사용.

감각운동 접근

SENSORYMOTOR APPROCHES

이 절에서는 인간 행동의 결정 요인으로 중추신경계 기능과 신경 반응이 모두 중요하기 때문에 운동 학습(motor learning), 행동 및 감각 처리, 통합 접근법을 함께 다룬다. 인간의 기능은 감각입력의 적절한 수용, 지각, 통합 및 중추신경계 내 연결의 무결성(integrity)에 의존하는 생물학적 과정의 결과로 나타난다. 운동 출력은 손상되지 않은 뉴런과 신경학적 연결, 화학적 전달 및 신경계의 정보 저장을 기반으로 한다. 시스템의 입력의 통합이나 처리 또는 시스템 내의 통신을 방해하는 뇌의 운동 및 감각 시스템에서 발생하는 질병이나 결함은 비정상적인 행동을 유발할 수 있다. 예를 들어, 비정상적인 운동 패턴을 갖고 있다면 이것은 근육 불균형이나 정형외과적(구조적) 뒤틀림 그리고 주어진 환경에서 비효과적인 행동/수행을 야기할 수 있는 신경학적 전달 문제의 결과로 간주된다. 이러한 일반적인 개념을 통합한 몇 가지 유명한 이론으로는 신경발달치료(Eggers, 1984); 감각통합(Ayres, 1987; Fisher, Murray, & Bundy, 1991; Van Deusen, 1993); Brunnstrom 접근법(Trombly, 1995); 감각처리(Dunn, 2009); 운동조절과 학습(Carr, Shepherd, Gordon, Gentile, & Held, 1987; Cohen, 1993; Crepeau et al., 2009; Montgomery & Connolly, 1991); 고유수용성 신경근 촉진법(Cohen, 1993; Trombly, 1995; Umphred, 1995) 등이 있다. 운동 행동은 자기조직화(self-organizing)로 간주되며 작업 형태와 관련이 있다. 따라서 감각 및 운동 경험의 조절에 있어, 그것의 유용성뿐 아니라 기능적이고 의미 있는 과제에 대한 강조가 증가하고 있다(Kielhofner, 2004). 이러한 접근법이 신경학적 초점에 있음에도 불구하고, 최근의 교과서들은 수행 측면의 맥락에 더 큰 비중을 두고 있다(Breines, 2013).

운동 행동 모델을 사용하는 치료는 자세조절, 정상 운동 패턴, 반복, 촉각 및 고유수용성 감각 단서를 통해 신경계에 영향을 미치려고 시도한다. 작업은 대근육 신체 운동, 체중 지지, 대각선 운동 패턴, 과제별 특별한 운동 패턴의 반복 및 조절된 외부 감각 자극을 포함할 수 있다. 체중 지지, 자세 변경 및 정상 운동 패턴과 관련된 수예공작은 종종 정상적인 신경 반응을 성취할 가능성이 가장 높은 것으로 고려된다. 이 모델에서 목표를 성취하기 위해서는 톱질, 샌딩, 롤링, 문지르기, 뒤섞기가 사용될 수 있다. 비록, 치료사가 운동 요구 또는 감각 요소에 기초하여 수예공작 활동을 장려하거나 거부할 수도 있지만, 클라이언트에게 일부 선택권을 주는 것이 중요하다. 클라이언트는 활동에서 의미를 발견하고, 최적의 수행을 달성하기 위해 목적 또는 목표를 식별할 수 있어야 한다(그림 5-3A).

감각처리 이론은 행동은 인간이 다양한 감각 자극을 어떻게 지각하고 반응하는지에 따라 결정된다고 제안한다. 한 모델은 주어진 개체에 대해 다양한 유형의 입력은 특정 역치 값에서 지각되고, 자기조절 능력에 따라 관리된다는 개념이다. 이 모델은 일반적으로 아동 및 정신 건강 실행과 관련되어 있으며 일부 기능장애나 문제 행동은 감각 처리 불균형 또는 결핍과 관련이 있다고 제안한다. 등록 역치값이 다양하기 때문에, 일부 개인은 행동을 조직하고 기능적 능력을 극대화하기 위해 자극의 최적 양과 유형을 획득할 수 있는 치료를 요구할 수 있다. 감각 통합 모델에서와 마찬가지로, 치료사는 감각 역치를 결정하고 그에 따라 활동과 환경을 조절할 수 있는 능력을 평가해야 한다(Dunn, 2009).

일단 이것이 결정되면, 치료사는 그 요구에 가장 잘 맞는 활동 전략을 이용할 수 있다. 수예공작 및 기타 창조적 활동은 광범위한 감각 경험을 제공하며 기간, 강도, 자기 방향의 요구나 허용 정도에 따라 등급화될 수 있다. 예를 들어, 높은 고유수용성 감각 역치로 인해 학업에 어려움을 겪고 있는 아동은 고분자 점토(polymer clay)를 사용한 수예공작을 치료에 활용함으로써 효과를 얻을 것이다. 이 활동은 다소 추상적이며 방법이 다양하기 때문에, 아동은 자극의 양과 지속 시간을 독립적으로 보다 쉽게 조절할 수 있다.

감각통합 모델은 주로 어린이, 특히 경도에서 중등도의 학습 장애 또는 행동 장애가 있는 어린이에게 가장 많이 사용된다(Kielhofner, 2004). 이것은 단계별 감각 입력이 좀 더 정상적인 통합을 이끌어내고 따라서 적응 반응의 축

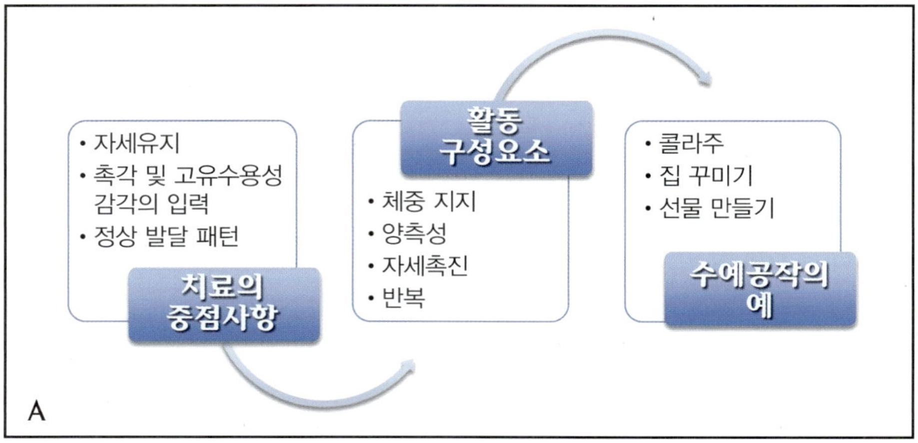

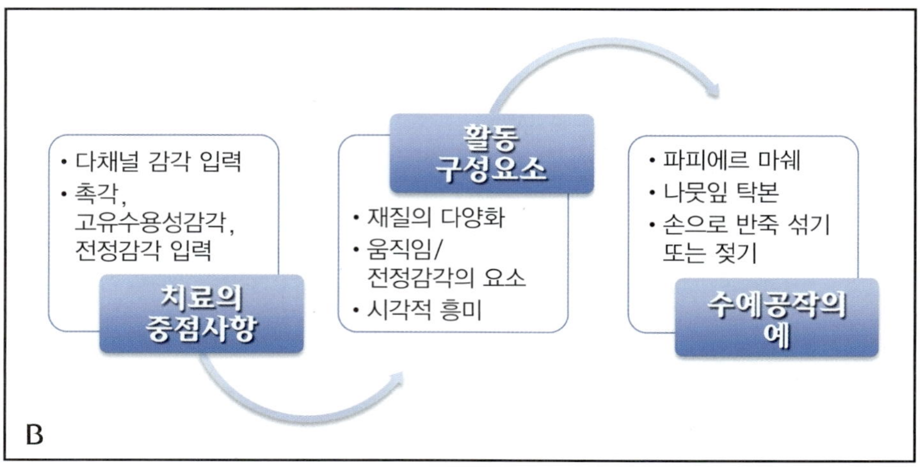

그림 5-3 (A) 신경발달 접근법과 창조적 활동의 사용. (B) 감각 통합 접근법과 창조적 활동의 사용.

진을 유도한다고 제안한다. 활동은 성공적인 경험을 창출할 수 있도록 아동의 잠재력에 맞게 선택되며, 따라서 새롭고 보다 적절한 신경 연결을 형성한다. 활동을 성취하기 위한 내적 동력은 효과적인 신경 조직과 통합을 위한 더 큰 잠재력을 창출한다(Ayres, 1987; Baloueff, 2003). 왜냐하면, 이 모델은 소아과에서 주로 적용되기 때문에 일반적으로 수예공작, 드라마, 기타 창조적 경험이 일부 포함된 놀이가 통합되어 있다. 어떤 감각 경험이 가장 치료적인지를 결정하기 위한 철저한 평가 후에, 다음 단계는 동기 부여, 내부 조절 감각 및 상상력 사용을 증가시킬 수 있는 것을 선택하여 아동에게 제공하는 것이다(Kielhofner, 2004).

수예공작은 광범위한 촉각, 고유수용성 감각, 시각적 입력을 제공하는 데 훌륭한 도구이며 성공적인 경험은 동시에 아동의 자존심과 독립감을 향상시켜 준다. 그러나 수예공작은 종종 감각 통합 치료의 중요한 부분인 전정감각 입력을 제공하지 못한다(그림 5-3B).

감각 조절 장애의 생태학적 모델은 또한 사회적 관계, 업무 및 문화의 외적 차원과 감정, 관심의 내적 차원과 같은 작업 참여와 관련된 추가 요소를 고려한다. 다시 말하면, 그들은 감각 입력 자체를 넘어 다양한 변수의 집합을 인식한다(Lane, Roley, & Champagne, 2014).

생체역학적 접근법
BIOMECHANICAL APPROACH

생체역학 접근법은 운동학 및 신체 운동학에 기초를 두고, 자세를 이동하고 유지하는 신체의 근골격계 기능과 관련이 있다. 이것은 분석 활동과 치료 선택에 물리학의 원리를 적용한다(Schultz-Krohn & Pendleton, 2013). 평가와 치료는 일반적으로 관절 운동범위, 근력, 지구력 및 통증 관리를 포함한 이러한 능력의 기초가 되는 생리학, 해부학, 기계역학적 특성에 중점을 둔다. 이 모델을 엄격하게 적용할 경우에는 환경적, 심리적 또는 인지적 요인이 수행에 미치는 영향은 고려하지 않는다. 생체역학적 모델의 주요 치료 목적은 변형 예방, 근골격계의 기능 유지/회복, 제한된 운동을 보상하는 것이다(Kielhofner, 2004; Radomski & Latham, 2014, Schultz-Krohn & Pendleton, 2013). 이 모델에서 수예공작 및 다른 창조적 과정은 단지 수단으로만 사용될 수 있다. 활동은 저항성 또는 반복적 특성, 동작의 가동 범위에 기초해서 선택될 수 있다. 클라이언트가 특정 수예공작 또는 취미에 참여하는 데 익숙한 경우, 치료사는 신체 구조나 기능의 제한에도 불구하고 클라이언트가 이 활동을 계속할 수 있도록 수정된 신체역학에 보조장비, 도구 개조 또는 교육을 제공할 수 있다(그림 5-4).

인지적 접근법
COGNITIVE APPROACH

인지적 접근법은 일반적으로 보상 전략을 사용하는 그룹과 교정 치료 전략을 사용하는 그룹으로 분류된다. 교정 치료 접근법(remedial approach)은 주의력이나 순서와 같은 분리된 기술은 반복적인 과제나 특정 훈련 전략을 통해서 향상시킬 수 있다고 가정하고, 좀 더 기능적인 활동으로 전환하는 것이 이상적이라고 생각한다(Toglia, Golisz, & Goverover, 2009).

보상적 접근법(compensatory approach)은 기능증진을 위해 작업이나 환경 수정 또는 외부의 보조도구 사용에 의존한다. 인지 장애 모델은 주로 보상적 방법에 의존한다(Allen, 1985). 인지 장애 모델은 인지 적응 훈련 접근법(Toglia et al., 2014)처럼 보상 방법(Allen, 1985)에 주로 의존한다. 인지-재훈련(Cognitive-Retraining) 모델과 Quadraphonic 접근법(Abreu & Peloquin, 2005)과 같은 다른 모델들은 보상 전략과 교정 치료 훈련을 모두 사용한다(Averbuch & Katz, 2005). 많거나 적은 범위에서 작업치료사가 사용하는 모든 인지적 접근에는 환경 요인 및 클라이언트의 역량 및 역할에 대한 고려도 포함된다(Gillen, 2013).

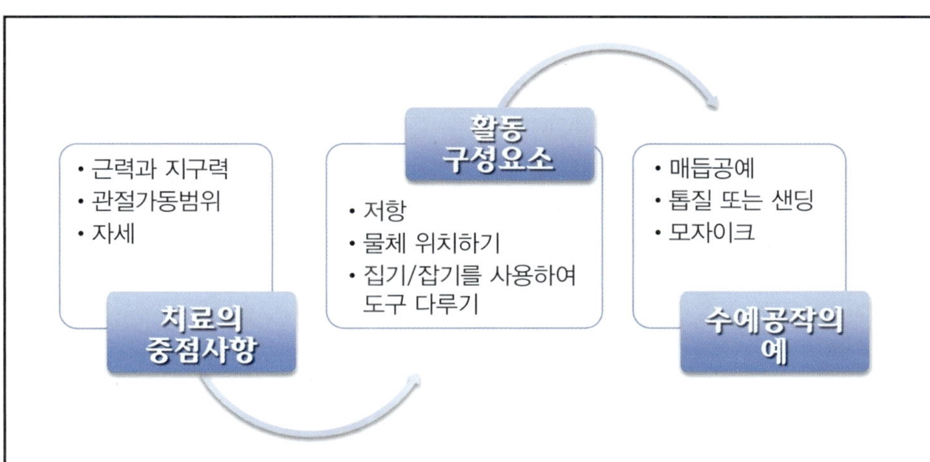

그림 5-4 생체역학적 모델과 창조적 활동의 사용.

인지 장애 모델은 인간의 행동이 인지 능력의 산물이며, 이것이 학습을 하고, 언어를 사용하며, 물체를 활용하고 변화시키는 능력을 통해 입증된다고 전제한다. 과제 분석은 이 모델의 핵심 구성 요소이다. 주어진 활동은 진행 요구사항에 대해 면밀히 분석된다; 클라이언트의 과제수행능력은 환자가 어떤 인지수준에서 기능하는지를 나타낸다. 이 모델에 따르면, 질병이나 장애는 학습 능력이 낮아 결과적으로 업무 수행의 한계가 있음을 의미한다. 이 모델은 또한 생물학적 이상/뇌병리에 의해 야기된 정신 장애에서 공통적인 인지 장애가 재활을 통해 변화될 수 없다고 가정한다(Allen, 1985; Bruce, 1994; Katz, 1992; Kielhofner, 2004).

인지 장애 모델에서 작업치료사의 중요한 역할 중 하나는 수예공작 활동의 완성을 포함하여 과제 수행을 관찰하여 클라이언트의 인지 수준을 평가하는 것이다. 알렌 인지수준 스크리닝 테스트(Allen Cognitive Levels Screening test)는 가죽 레이싱 과제를 사용하여 인지 수준을 평가하며(사용된 스티치의 그림은 그림 10-21에서 10-23 참조). 알렌 진단 모듈(Allen Diagnostic Module)의 수예공작 프로젝트를 사용하여 이를 입증한다(Earhart, Allen, & Blue, 1993). 치료를 시행할 때 현재의 기능 수준을 넘어선 활동에 도전하는 클라이언트는 피할 수 있다; 수예공작 재료와 활동은 인지 수준에 따라 선택된다. 클라이언트는 가끔씩 질병 과정의 변동, 약물의 영향, 환경 변화, 과제 반복 또는 과제 수정을 기초로 변경 사항을 보여준다. 치료사는 이러한 변화에 주의를 기울여 그에 따라 활동을 변경해야 한다(Earhart & Allen, 1988; Radomski, Dougherty, Fine, & Baum, 1994; Zemke, 1994). Some publications on cognitive disabilities name specific crafts that are appropriate for different cognitive levels(Earhart & Allen, 1988; Earhart et al., 1993). 교정 치료 접근법을 사용하는 인지 모델에는 클라이언트가 내부 또는 외부의 일상적인 활동에 보다 효과적이고, 독립적으로 참여할 수 있도록 구체적인 전술을 학습하는 다양한 인지 전략 모델이 포함된다. 이 모델 중 일부는 기능적 능력이 작업과 상황에 따라 달라진다는 사실도 고려한다. 클라이언트는 순서, 시각적 주시(visual scanning) 또는 주의집중력을 포함한 반복적인 행동이 요구되는 단순하고 체계적인 활동에 참여할 수 있다. 동시에, 치료사는 고객에게 구체적인 적응이나 전략을 가르쳐 수행을 향상시킬 수 있다. 예를 들어, Dynamic Model of Cognition(Tzuriel, 2000)에서는 전략을 강화하고, 클라이언트가 실수를 식별하도록 도우며, 단서나 질문을 통해 수행을 이끌어내기 위해 활동 전반에 개입할 수 있다(Toglia et al., 2014).

인지재활모델에서 활용되는 활동은 점차 복잡해지고, 치료중재는 실생활에 필요한 새로운 기술과 전략을 적용하도록 강조할 것이다(Averbuch & Katz, 2005). 이 모델에서 수예공작은 분리된 기술(discrete skills)을 형성하고, 증진시키기 위해 사용될 수 있다. 주어진 광범위한 선택 사항에서, 치료사는 주의집중력, 기억력, 순서, 시각적 스캐닝, 문제 해결 등의 요구사항과 전략 학습 기회 구축 가능성에 따라 적절한 프로젝트를 쉽게 선택할 수 있다(그림 5 -5).

발달/획득 이론

DEVELOPMENTAL/ACQUISITIONAL THEORIES

다양한 작업 치료 모델, 접근법 및 기준 틀은 사람들이 어떻게 배우는 지에 대한 공통적인 기본 이론을 공유한다. 발달/획득 이론에 의하면, 인간은 다양한 성장과정을 거치면서 순차적인 과정으로 발달하고 그 과정에서 특정한 기술을 배운다고 가정한다. 변화는 점진적일 수 있으며, 동시에 여러 단계의 행동/기술을 보여줄 수도 있다. 다른 이론가들은 이 단계들을 다양한 중요도와 시간 매개변수로 설명했다(Gilfoyle, Grady, & Moore, 1990; Kramer & Hinojosa, 1993). 질병이나 기능장애는 연령에 적합한 행동이나 기술의 부재로 확인된다. 즉, 아프거나 발달이 지연된 클라이언트는 예상되는 발달 단계를 거치지 못하거나, 높은 단계에서 낮은 단계로 퇴보한다. 기능장애는 신경 손상, 외상 또는 환경적 결손으로 야기될 수 있다; 그러나, 원인은 발달 진행에 미치는 영향만큼 중요하지는 않는다.

기능장애란 특정 발달 단계에서 기대되는 일상적 과제를 성취하거나 달성하지 못한 경우로 정의된다. 획득 이론

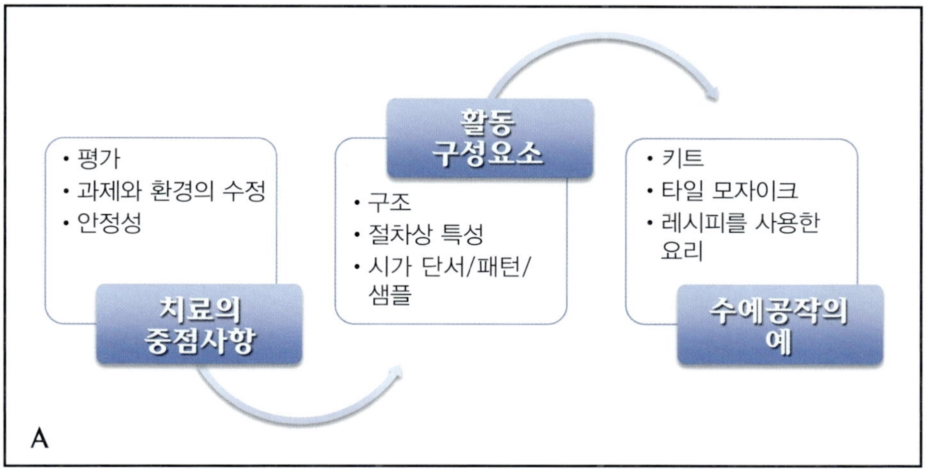

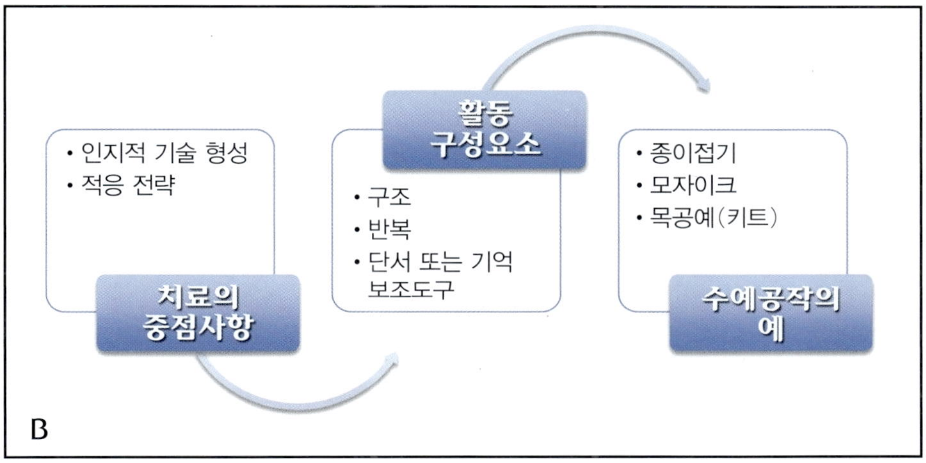

그림 5-5 (A) 인지 장애 접근법과 창조적 활동의 사용. (B) 인지 재훈련 접근법 창조적 활동의 사용.

에 부분적으로 기초한 모델의 한 예시는, The Cognitive Orientation to Occupation Performance: CO-OP) (Polatajko, Mandich, Miller, & Macnab, 2011)이며, 이는 원래 아동들에게 사용되었지만 이후 신경학적 결손이 있는 성인에게도 사용하도록 수정되었다. 비록, 보통은 다른 인지 모델과 그룹화되지만, 정상적인 발달 및 기술 습득 개념과는 이론적으로 강한 중복이 된다(Toglia et al., 2014).

이러한 이론을 적용할 때 수예공작과 같은 작업은 주로 발달 단계와 숙련도를 숙달하기 위한 단계별 특정 행동을 달성하기 위한 수단으로 고려된다(Crepeau et al., 2009). 치료 환경은 발달을 최대화하고 촉진시키기 위해 조정된다. 예를 들어, 기능장애가 있는 5세 아동에게 적절한 인생 과제는 글자 베껴쓰기, 선 안에서 칠하기, 가위 사용하기, 조각구성하기, 다양한 그룹 활동에 참여하기가 포함될 수 있다. 적절한 발달 환경으로는 목재, 망치, 못, 진흙, 벽에 붙은 대형 포스터의 단어를 옮겨적기 위한 종이, 색칠하고 자르고 붙일 익숙한 물체의 윤곽 그림 등과 같은 매체들이 포함될 수 있다.

이러한 활동의 등급을 정한 다음 짝을 지어 또는 소그룹으로 수행하게 하여 나이에 맞는 사회화 과제 및 기타 행동을 습득하게 된다(Duncombe, Howe, & Schwartzberg, 1988; Neistadt & Crepeau, 1997; Reed, 1984; Reed & Sanderson, 1983). 발달 이론이 독점적인 것은 아니지만 아동들에게 가장 많이 적용된다(그림 5-6).

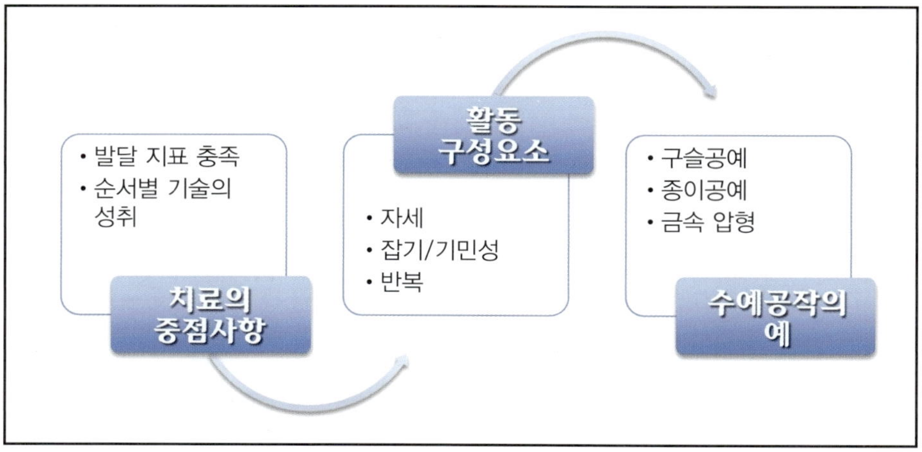

그림 5-6 발달 접근법과 창조적 활동의 사용.

수예공작 사용을 위한 일반적인 조언

GENERAL TIPS FOR USING CRAFTS AND CREATIVE ACTIVITIES

다음은 클라이언트가 수예공작을 최대한 활용하는데 도움이 되고, 치료사는 몇 가지 공통적인 위험요소를 피하는데 도움이 된다.

준비 (Preparation)

- **소모품 및 공구를 청결하고 질서 정연하게 유지한다.** 분주한 임상에서 까다로운 제안이 될 수 있지만, 상자, 컨테이너 및 선반 또는 캐비닛에 라벨을 붙여 분류하면 도움이 된다. 이것은 시간을 절약할뿐만 아니라 쉽게 찾을 수 있게 해준다. 캐비닛(그림 5-7) 또는 서랍을 열었을 때 뒤죽박죽 되어 있다면, 사람들은 창의적인 시도에 어려움을 겪게 될 것이다.
- 수예공작은 문서화를 위해, 클라이언트 및 가족의 교육의 구성요소를 위해 **장기목표와 관련되어야 한다.** 일부 치료사는 수예공작 사용에 있어 가장 큰 장애물은 작업적 목표와의 관련성을 분명히 할 수 없어 상환에 문제가 생기기 때문이라고 한다(TeBeest, Kornstedt, Feldmann, Harmasch, & Kemnitz, 2001; Whittington, Weir, Powell, Mumbower, & Foster, 2010). 예를 들어, 간단한 타일 모자이크 디자인을 계획하고 실행한다면, 간단한 예산을 계획하거나, 주간 메뉴를 계획하는 조직적인 기술을 가르치거나 강화될 수 있다. 또는 목공예에서 사포질은 집안 청소 과제 완성에 필요한 지구력을 증진시키는데 도움이 될 수 있다.
- **비용을 최소화하기 위해 재활용 또는 남은 조각을 대안으로 고려한다.** 다음 장에서 많이 언급했듯이, 매력적이고 유용한 수예공예품은 종종 단순히 버려지는 재료로 만들 수 있다(14장 참조). 많은 책은 남은 천 조각이나 기타 재료로 만들어져 프로젝트에 사용되며 인터넷을 통해 쉽게 이용할 수 있다(14장 Resources 참조). 수예공작은 비싸지 않다.
- **프로젝트의 난이도를 낮추는 연습이 필요하다;** 작업치료사들 특히, 학생들은 가끔 클라이언트의 기술을 과대평가한다. 모든 작업 치료 학생은 – 매우 신중하게 계획을 세움에도 불구하고 – 실행한 활동 결과가 완전히 실패하는 경험을 하게 한다. 대안적 접근 방법이 많을수록 이러한 일이 일어날 가능성은 적다.
- 만약 수예공작 **프로젝트가 치료 세션 전에 준비가** 필요하다면 이것은 일정에 포함시킨다. 재료를

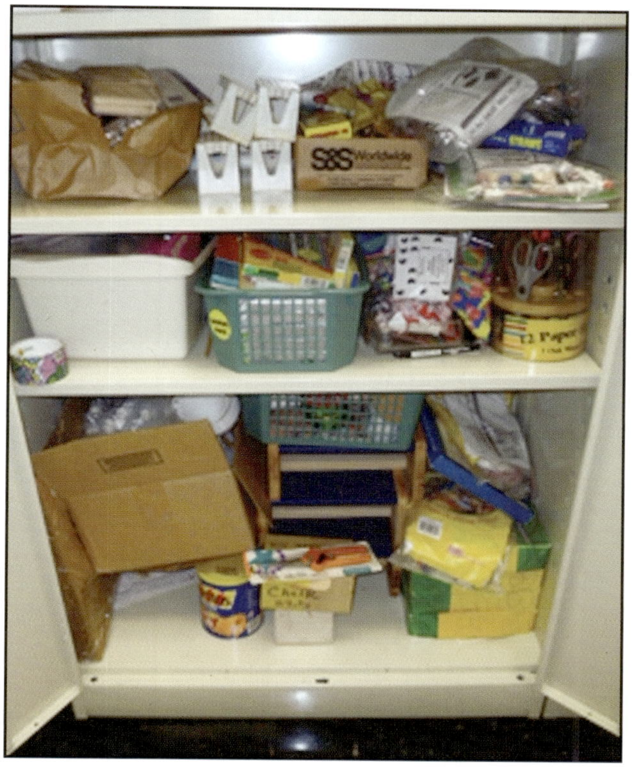

그림 5-7 수예공작 사용을 방해하는 어수선한 캐비닛.

모으거나, 물감을 섞거나 장소가 어질러지지 않도록 준비할 수도 있다. 또한 지시에 필요한 시간도 고려한다. 치료사들은 대부분 이미 알고 있는 수예공작을 사용하기 때문에 클라이언트에게 그것을 설명하는데 걸리는 시간을 과소평가하는 것이 일반적이다. 물론 **정리시간**은 활동에 따라 다르다. 대부분의 경우, 클라이언트를 보조하는 시간, 스스로 계획하는 시간, 장소와 도구를 정리하는 시간을 고려하여 계획해야 한다. 일반적으로 수예공작을 선택할 때는 청소에 필요한 싱크대나 컨테이너와 같은 장비처럼, 용제 및 다른 약품를 갖추어야 한다.

- 프로젝트가 개인적인 디자인/창조성을 요구한다면, **몇 가지 제안사항이나 아이디어를 준비한다.** 예술 또는 수예공작 프로젝트를 시작할 때, 창조적 활동이 낯설거나 인지적 기능장애가 있는 사람들은 지도가 필요하거나, 모방을 위한 디자인이 필요할 것이다. 예를 들어, 친구나 가족에게 보낼 간단한 인사장 만들기에서 클라이언트가 디자인을 개념화할 수 없는 경우, 스텐실이나 스탬프를 제공할 수 있다. 몇몇 사람들은 선천적으로 창조적이지만 그렇지 않는 사람도 있다.
- **읽고 쓰는 능력이 요구되는지 주의한다.** 모든 클라이언트가 글자를 읽을 수 있는 것은 아니지만, 알 필요는 없다. 클라이언트가 활동을 시작 또는 지속할 때, 핑계를 대고 있음을 주의해서 살펴보면, 흥미가 없기 보다는 능력이 부족했기 때문일 수 있다. 신경학적 손상과 상관없이 많은 성인이 기능적인 읽기능력이 부족하다는 사실을 잊지 않아야 한다.
- 무언가 쏟아질 것이 있는지 확인한다. 필요하다면 **클라이언트와 작업장에 덮개를 씌우는 것이 좋다.**
- **프로젝트를 완성할 수 있는 시간이 충분한지 살펴본다.** 완성되지 않은 프로젝트는 클라이언트와 치료사를 의기소침하게 하고 활동의 가치를 평범하게 만든다.

실행(Implementation)

- 클라이언트가 작업할 때 참조할 수 있는 **샘플을 준비한다.** 완성품이 어떻게 보이는지 알면 훨씬 더 많은 성과를 거두고 덜 좌절감을 느끼는 경향이 있다. 그러나 시각적 샘플 없이 활동이 불가능하다면 인지 기능장애에 대한 몇 가지 단서가 될 것이다.
- **매력적인 샘플을 준비한다.** 결과물이 매력적이지 않다고 생각이 되면 클라이언트의 의욕은 감소될 것이다.
- 가능하다면 **선택권을 제공한다.** 이것은 치료 세션에서 클라이언트에게 더 큰 통제감을 주며 개인의 관심과 개성을 표현할 수 있게 한다. 선택권이 주어질 때 선택을 할 수 없다면 치료사는 클라이언트의 인지 능력을 인식하게 된다.
- **당신 자신이 그 활동을 할 수 있는지 확인한다.** 클라이언트가 설명서를 보고 프로젝트를 완성할 수 있도록 하려면, 먼저 설명서를 읽고 따라해 보아

야 한다. 실패한다면, 치료세션에서 시간을 낭비할 수 있다. 클라이언트 혼자서 이것을 다 할 수 있을 것으로 기대하지 않는다.

- 치료 과정 동안 **비평보다는 제안사항을 제공한다.** 완성된 작품에 대한 치료사의 평가는 **친절하지만 자신을 낮추지 않도록 한다**. 클라이언트가 수예공작을 하는 것은 치료사에게 특별한 인내심을 요구할 수 있다. 특히 경험이 풍부한 경우는 더욱 그렇다. 치료 목표에 따라 클라이언트가 시행착오를 통해 배우고 자신의 디자인을 선택할 수 있게 한다. 비록 아름다움은 보는 사람의 마음이지만, 클라이언트는 자기 평가에서 종종 현실적이어서, 치료사가 지나치게 칭찬을 하면 당황해 할 것이다.
- **치료 중재 시에는** 도움의 양이나 정도에 대해서 **전문적인 판단을 한다**. 이것은 최종 목표와 밀접한 관련이 있다. 예를 들어, 활동목표가 소동작 기술 증진이라면, 치료사는 클라이언트가 노력하도록 해야 한다. 반대로, 수예공작 작업을 다시 배우는 것이 목표라면 치료사는 클라이언트가 결과에 대해 실망하지 않도록 더 많은 전략을 제공해야 한다.
- 수예공작 작업 동안 **대화를 장려한다**. 당신은 클라이언트를 인터뷰할 때보다, 활동을 하고 있을 때 더 많은 정보를 얻을 수 있다. 부분적으로는 프로젝트 작업을 동안 지속적으로 시선을 맞출 필요가 없기 때문에 클라이언트가 자신이 지속적으로 면밀히 조사되고 있다고 느끼지 않고, 편안함을 더 높일 수 있다.
- 건조가 필요하거나 다음 시간까지 이뤄지는 작업에는 **그럴 만한 충분하고 안전한 장소가 있는지 살핀다**. 병원의 사용가능한 공간은 제한되어 있으므로 미리 인식하고, 동료의 공간 요구사항을 존중해야 한다.
- **완성되거나 미완성된 프로젝트에 클라이언트의 이름이나 이니셜을 새겨 넣는다**. 클라이언트는 자신이 만든 기사를 보관하고 싶을 수 있다. 만약 프로젝트가 그룹세팅 안에서 진행되었다면, 누가 만든 것인지 잊기 싶다. 완성된 아이템을 진열하려면 공간이 확보되고 클라이언트가 동의해야 한다.
- 세션이 끝나면 **즉시 도구를 정리한다**; 사용 전과 후의 **도구 개수를 센다**. 도구를 잘 정비해두면 오래 사용할 수 있고 지출비용을 줄일 수 있다. 도구의 손실은 수예공작에 불필요한 지출이 된다. 특정 환경(예: 정신 건강 시설)에서는 클라이언트가 도구를 사용하지 않도록 하는 것이 안전을 위해 중요한 관행이다.
- **준비와 정리를 클라이언트와 함께 한다**. 이것은 시간을 절약할 수 있을 뿐 아니라, 가치 있는 교수법이 될 수 있으므로 모든 것을 혼자서 하지 않는다. 다시 말해, 활동의 목표에 의해 사용할 수 있는 방법이다.

그룹 (For Groups)

- **클라이언트가 주도할 수 있는 기회를 찾는다**. 이는 다양한 능력 수준의 클라이언트 그룹을 이끌 때 특히 중요하다. 너무 단순한 활동은 개인에게 지루하거나 모욕감을 느낄 수 있지만, 동료 환자가 돕고 격려한다면 그 가치와 중요성을 느낄 수 있다.
- **대부분의 클라이언트가 실행할 수 있는지 확인한다**. 필요한 공간과 도움의 정도, 실행 가능성이 활동 목표에 적합한지 고려한다. 수예공작 그룹의 모든 구성원을 적절히 지원할 만큼 충분한 눈과 손이 없다면 혼란이 야기될 것이다.
- **활동과 그룹 구성원의 인내심을 고려하여 어느 정도의 상호작용이 요구되는지 확인한다**. 소아나 정신건강 세팅에서는 서로 공유하는 법을 배우는 것이 활동 목표의 일부이다. 그러나 치료사는 모든 환자들이 요구하는 행동에 대한 역량이 최소 수준임을 유의한다.

클라이언트 전략 (Client Strategies)

치료사는 클라이언트가 이전에 수행한 과제의 성공을 촉진하고, 보다 다양한 활동에 기술을 일반화할 수 있도록 클라이언트에게 특별한 전략을 실행할 수 있다. 여기에는 다음과 같은 인지 전략이 포함될 수 있다.

- **클라이언트가 시작 전에 과제에 대해 알려지지 않은 것을 확인하고 구두로 표현하도록 한다**; 이것은 도움을 요청할 시기를 아는 기술을 쌓을 것이다.
- 자료, 지시사항 및 다른 참가자를 포함하여 한 번에 제시되는 **자극의 양을 통제한다**. 반면, 동시에 클라이언트에게 일상생활에서 똑같이 하도록 교육한다. 걱정으로 고생하거나 집중을 유지하는 사람들은 너무 많은 선택이나 너무 많은 자극으로 압도 당할 수 있다.
- **활동을 더 작은 단계**로 나누어 과정을 단순화하고 보다 직접적인 성공 지표를 제공한다. 클라이언트는 동일한 단계별 접근법을 통해 더 큰 문제를 해결할 수 있다.
- 작업을 수행하는 방법을 기억하기 위한 보상 전략을 설명하기 위해 단어나 그림으로 **단계 또는 지시 목록을 작성한다**.
- **클라이언트가 활동의 중요한 특징을 확인할 수 있도록 돕는다**. 활동에는 계획, 문제 해결 또는 특별한 주의점, 목록이 요구될 수 있으며, 실수가 있거나 특정 어려움이 발생할 수 있는 활동의 단계를 구두로 설명하도록 한다. 이것은 자신의 행동 결과를 예측하고 문제를 예견하는 것과 같은 실행 기능에 대한 기술을 구축할 것이다(Toglia, Rodger, & Polatajko, 2012).
- 치매와 같이 중요한 인지적 제한이 있는 클라이언트에게는 원예, 요리, 오래된 취미 공예와 같은 **친숙하고 가치 있는 활동을 고려한다**. 치료사는 클라이언트가 알아차리고 수정할 수 있도록 일부 단계를 수행하거나 **고의적으로 일부 단계를 취소할 수 있으며**, 활동 수행 방법에 대한 **교훈을 줄 것을 요청할 수 있다**. 익숙한 아이템을 제공한 후, 클라이언트가 탐색하고 조작할 수 있도록 남겨둘 수도 있다. 인식할 수 있는 작업을 위한 도구와 재료를 클라이언트에게 주면, 안전성, 평온함, 역할을 확인하는 활동 참여를 제공할 수 있다. 목표는 반드시 독립성을 높이는 것이 아니라, 부정적인 행동을 줄이며 삶의 질을 향상시키는 것이다(Foidel, 2014).
- 운동 장애의 경우, 클라이언트는 여러 가지 전략을 활용할 수 있다. **신체부위를 하나씩 선택하여 사용하거나 과제에 사용되는 도구와 재료를 재배치하는 것이다**. 클라이언트는 에너지를 보존하거나 특정 관절을 보호하는 것과 같은 새로운 방식으로 움직이고 일하는 습관을 강화해야 할 수도 있다. 또 다른 전략은 **보조 도구**를 사용하는 것이다; 보조도구는 제한된 뻗기, 근력 감소 또는 이동 장애에 대해 보상할 수 있다. 다시 말해, 클라이언트는 이러한 도구를 올바르고 효율적으로 사용하기 위해 연습이 필요하며, 기능적 과제 안에서 그렇게 하면 학습이 쉬워진다.

키트 사용하기(Using Kits)

책의 다른 곳에서 언급했듯이, 작업치료서비스에 대한 보상 체계의 발전 및 근본적인 진화는 우리가 클라이언트와 무엇을 할 수 있고, 무엇을 해야 하는지에 대한 우리의 생각을 근본적으로 변화시켰다. 대부분의 제 3 자 납부자는 상환할 치료 세션의 횟수와 종류에 제한을 두고 있다. 1970년대 이전, 지불 시스템은 대부분의 작업치료사가 비용, 청구 코드 및 치료 능률성에 대한 고려 없이도 치료를 제공할 수 있었다. 보험 회사와 의료보호에서 치료별 수가제를 적용하면서 청구 제도 및 문서기록의 요구사항이 변경되기 시작했다. 치료사는 보험 회사에 클라이언트에게 제공한 치료 유형, 빈도 및 치료 기간이 왜 필요한지를 정당화하기 위해 더 신중하게 문서를 기록해야 했다(Sames, 2009). 그리고 다음과 같은 전문적이고 윤리적인 질문이 자연스럽게 발생했다. "만약 고객이 서비스에 대해 지불할 보험이 없다면, 어쨌든 서비스를 제공할 것인가? 그렇게 하기 위해 보험을 가진 다른 클라이언트에게 청구해야 할 것인가?" 또는 "보험이 지불되지 않으니깐 물품 공급이 필요한 활동을 하지 않을 것인가?" 또는 "보험회사에서 내 치료를 지불할 가지가 있다고 생각할 것인가?" 또는 "내 직무 수행이 클라이언트의 향상이나 부서에 얼마만큼의 돈을 벌어서 주는지에 의해서 측정될 수 있는가?"

이러한 질문은 무엇보다 적절하지만 의료 제도에 대한 이상적인 견해를 가진 신입 치료사에게는 충격을 줄 수 있다. 신입치료사들은 정부 및 사적 자원이 무한하며 모든 서비스, 보급품 및 장비가 보장될 것으로 생각한다. 보험은 일반적으로 클라이언트와 면대면으로 특정 유형의 치료를 하는 것을 보장한다. 비록, 자주는 아니지만 치료사가 치료를 위해 재료를 준비할 때, 그 치료사는 비용을 청구할 수 없다; 즉, 청구 가능한 치료가 아니다. 치료사가 목표 달성 수단으로 수예공작을 중요시한다고 가정하면 생산성에 대한 압박감으로 인해 키트의 사용이 생략될 수 있다. 아이러니하게도 키트는 일반적으로 더 비싸며, 대량으로 사용하면 준비에 소요되는 시간 단축으로 비용 절감 효과를 볼 수 있다. 한때 작업치료사는 보조 작업치료사에게 자료 준비를 지시하는 경우도 있다. 그러나 보조 작업치료사의 시간도 청구할 수 있으며, 그들은 종종 자신의 사건을 가지고 치료사와는 독립적으로 일을 한다. 그럼에도 불구하고, 최근의 학생 연구 조사에 따르면 보조 작업치료사와 함께 일하는 치료사는 그렇지 않은 사람들보다 수예공작을 더 많이 사용하는 경향이 있다(Whittington et al., 2010). 만약 가능하다면 – 치료 기술자 또는 자원 봉사자가 재료를 준비할 수 있지만, 낭비를 피하기 위해 감독이나 지시가 여전히 필요할 수 있다. 따라서 준비된 키트는 지속적으로 자주 선택된다.

작업치료사가 수예공작 사용을 결정했다면 – 상환 논쟁을 떠나 – 수예공작은 수행할 때 키트 사용에 대한 논쟁이 있음을 고려해야 한다. 초기 전문가 문서에 의하면, 작업치료사가 작업 치료활동 전에 적어도 몇 번은 재료를 사용한 것으로 나타났다. 물론, 드물게 자신의 도자기 점토를 찾고 준비할 수 있는 특별한 기술을 배운 치료사가 있었지만, 대부분의 전문가들은 제조회사에서 표기한 재료와 도구의 특성을 이용한다. 수예공작의 사용은 다른 매체와 마찬가지로 널리 알려진 문화적 규범 및 관행과 일치해야 한다; 결과적으로 키트 사용은 반드시 수예공작 사용의 이익을 저해하지 않으며 전문가의 기본 신념을 배반하지 않는다. 키트는 널리 사용할 수 있고(부록 I 참조), 특히 카달로그 또는 온라인으로 구매할 때는 유형과 복잡성에 있어 선택의 폭이 다양하다. 치료사가 선택사항에 원재료까지 포함한다면 선택의 폭은 더욱 다양하겠지만, 원재료는 저장장소가 필요하고 비용문제도 있다. 따라서 선택의 폭을 공통적인 물품이 필요한 수예공작 활동으로 제한하는 것도 한 가지 방법이 된다. 수예공작 선택의 수가 적은 치료실은 전혀 없는 것보다 낫다.

공간은 치료사의 키트 사용에 영향을 미치는 또 다른 문제이다. 작업치료 초기에, 병원 입원 기간이 길고 수익 창출이 거의 또는 전혀 중요하지 않을 때, 오랜기간 입원한 클라이언트에게 많은 수예공작을 선택할 수 있게 하고, 한 가지 종류의 수예공작에 지루해하지 않도록 하는 것이 중요했다. 거의 모든 유형의 치료 설정에서 병원 입원이 상당히 줄어들었다. 수예공작 프로젝트의 목록은 당연히 축소되고 할당된 저장 공간도 줄었다. 키트는 일반적으로 원재료에 보다 적은 공간을 차지한다. 저장 공간은 특히 가정관리를 하는 치료사에게 중요하다. 가정건강관리 치료사는 클라이언트의 집에 아이템이 있는 경우가 아니라면, 이동이 가능한 아이템만 사용할 수 있다. 이것은 클라이언트가 재료 및 도구의 일부를 기꺼이 제공하는 경우가 아니라면, 치료사의 수예공작 선택 또는 키트 활용을 제한된다.

비용은 키트사용을 결정에 영향을 미치는 또 다른 요인이다. 일반적으로 키트가 더 비싸지만 다양한 기본 물품을 구입하는 초기 비용은 예산 편성 일정과 맞지 않을 수 있다. 수예공작의 치료 도입을 결정해야 하는 치료실 관리자는 보험에서 키트나 물품의 가격은 지불하지 않는다는 점을 인정해야 한다. 이 보상받지 못하는 비용은 다른 방식으로 대체되어야 한다. 작업치료가 이런 치료 방법에 대해 행정적 도움을 받지 못하는 경우, 때로는 원하는 물품을 구매하기 위해 개인의 사비를 사용하는 경우도 있다. 재료 준비에 사용된 시간이 보상되지 않는다는 사실은 키트 사용을 선호하게 한다; 이에 대한 대안으로 치료사는 정상 근무 시간 전후에 준비를 하거나 대체 시간 관리 전략을 사용할 수 있다.

수예공작을 평가 수단으로 사용하는 경우, 키트는 일관성을 유지하는 데 가장 적합하다. Allen Diagnostic Module은 이런 적용에 유명한 예시로, 특별한 수예공작 프로젝트를 이용하여 인지를 평가하는 표준화된 키트이다(Earhart et al., 1993). 또한 키트 사용을 통해 클라이언트가 지시사항을 읽고 따를 수 있는지 또는 제공된 표본을 그대로 모방할 수 있는지 관찰할 수 있다. 원재료를 사용하여 수예공작을 완성하면, 너무 많은 변수들로 인해 가치 있고 효율적인 평가가 힘들다.

가장 중요한 마지막 요인은 수예공작이 클라이언트의 요구와 관습적인 과제 접근방식에 적합한지에 관한 것이다. 수예공작이 익숙하지 않은 치료사는 키트 사용이 더 편안할 것이다. 그러나 수예공작 활동이 클라이언트의 작업에 대한 인식과 일치할수록, 재활목표 달성에 더 효과적일 것이다. 예를 들어, 클라이언트가 취미나 직업으로 복잡한 목공예를 한다면, 새집이나 의자 만들기 키트는 만족하지 않을 것이다. 반면, 클라이언트가 수예공작에 익숙하지 않거나 자신을 창의적이라고 생각하지 않는다면 키트가 더 적합할 수 있다. 치료사는 또한 수예공작의 치료 목적을 확실하게 염두에 두어야 한다. 창의성과 의사결정을 중요하다면 키트는 유용하지 않을 수 있다. 키트는 분명 다양성과 독립적 사고를 제한한다. 그러나, 치료 초점이 지시를 따르거나, 과제를 유지하거나, 특정 운동 기술 촉진에 있다면, 키트가 가장 적절할 수 있다. 어느 경우에나 수예공작의 사용은 많은 다른 작업활동에 비해 선호된다.

요약하면, 임상에서 수예공작을 이용할 때 키트를 사용할지 또는 원재료로 시작할지를 결정할 때 고려해야 할 여러 요소가 있다. 공간, 비용, 선택, 이용가능성, 치료사 시간 및 치료 목적은 결정을 할 때, 고려해야 할 사항이다. 임상에서는 몇 가지 기본 물품과 자주 사용하는 키트만 구비해야 할 수도 있다. 수예공작 재료는 대개 청구가 되지 않기 때문에 작업치료사는 감독자에게 이런 매체의 장점을 잘 설명할 수 있어야 한다. 근거 및 문서 제안에 대한 지시사항은 2장 및 4장을 참조한다.

결론
CONCLUSION

작업치료사가 치료 방법을 명확히 하고 검증하기 위해 지속적으로 노력하는 것처럼 그들은 직업에 대한 포괄적인 비전을 찾으려고 노력한다. 이 비전은 치료 도구의 선택에 반드시 영향을 주어야 한다. 작업치료가 과학적으로 진보함에 따라, 우리는 기본 철학에 다시금 귀를 기울인다. 예를 들어, Suzanne Peloquin(2002), 초기 작업치료사 Ora Ruggles의 자서전 마음의 치료(The Healing Heart)에서 "손뿐만 아니라 마음도 치료" 한다는 비전을 다시 검토했다. 그녀의 책에서 다룬 대부분의 사례는 수예공작을 잘 결합하였고, 치료적 특성을 잘 입증하였다. 현대 평론가들은 Ruggles가 신중하게 선택한 이러한 활동의 신체적, 정서적/심리적 이점을 쉽게 식별할 수 있었다(Peloquin, 2002). 비록 작업 치료의 최근 물리적 치료 접근법이 손과 신체의 치료를 추구하는 것은 분명하지만, 그것들이 마음의 치료에도 효과적으로 영향을 주는지는 의문이다. Mary Reilly는 거의 50년 전, "신경근의 효율과 만족도 사이를 평가하는 것은 길고 위험하고 복잡한 사다리이다."라고 매우 설득력 있게 말했다. 작업 치료 과정에는 "문제 해결 과제나 창조적 수행에 의미를 부여하고, 성취의 즐거움을 경험하고 노력의 좌절을 참아내는 능력을 가르치는 것"을 포함하여야 한다(Reilly, 1962). 그는 앞서 언급한 토론을 목표로 하고 독자들에게 시범을 보이기 위한 것이다. 수예공작은 즐겁고 교육적인 경험을 동시에 제공할 수 있으며, 작업 성취를 효과적으로 회복하는데 있다는 것을 독자들에게 증명하는 것이다.

논의 사항
DISCUSSION QUESTIONS

1. 수예공작 장에 있는 사례연구를 활용하여 하나 이상의 치료 접근법을 선택하고, 일반적인 치료중재가 어떤지, 수예공작/창조적 매체가 어떻게 특별한지 설명한다. 기능/기능장애 및 접근법의 주요 특징과 관련된 가설과 어긋나는 것을 설명한다.
2. 수예공작 장에 있는 사례연구를 이용하여, 전에 제시한 "수예공작 사용을 위한 일반적 조언"의 제안사항의 적용에 대해 고려하고 논의하자.

예를 들어,

- 활동을 그룹 또는 개인적으로 수행해야 하는가?
- 준비와 완성을 위해 얼마만큼의 시간이 필요한가?
- 활동의 단계는 어떻게 되는가?
- 어느 정도의 창조성이 요구되는가?
- 좀 더 경제적으로 활동을 수행할 수 있는가?
- 같은 치료적 목적을 충족시킬 수 있는 다른 수예공작이나 치료적 활동이 있나? (Adapted from Banks, 2000; Melville, 1998; Posthuma, 2002.)

성공 스토리

나는 발렌타이에 일어난 일을 결코 잊지 못할 것이다. 나는 내가 좋아하는 환자 중 한 명과 일하고 있었다. 노인은 때때로 혼란스럽고 조금 불안정했다. 나는 두 번째 결정을 내렸다. 나는 균형을 위해 완전히 다른 것을 할 것이고 그가 서 있는 동안 그의 아내를 위해 발렌타인 데이 카드를 만들 수 있도록 도와 줄 것이다.

우리 클리닉은 환자와 수예공작을 하지 않기 때문에 재료도 없다. 나는 다른 지점(유닛)으로 내려가 필사적인 탐색으로 활동 감독의 벽장을 급습했다. 나는 종이와 펜, 본드, 플라스틱 장신구를 얻었다. 나는 그가 일관된 메시지를 쓸 수 있는 인지를 가졌는지 알지 못했다. 나는 카드를 펼쳐놓고, 그에게 아내에게 무엇이라도 쓰도록 요청했다. 그는 카드 전체에 무작위로 글을 쓰기 시작했고 어디에도 서두르지 않았다. 그래서 나는 그에게 그의 아내의 이름을 써보라고 요구했고 기적적으로 그는 그렇게 했다. 나는 그에게 "나는 당신을 사랑해요" 써보라고 말했고 그는 그렇게 했다! 지금 그는 무언가를 쥐고 있지만, 카드는 어질러져 있고 완벽한 문장을 쓰는데 어려움이 있다. 그는 다른 공간에 "당신이 가지기를 원해요"와 "멋진 날이에요"를 썼다. 우리는 본드를 사용하여 플라스틱 장신구를 카드에 붙였다. 그의 아내가 조금 늦게 도착했을 때, 그는 그 카드를 기억했고 아내에게 카드를 건냈다. 그리고 그는 내가 들어본 가장 명확한 말로 말했다. "나는 오늘도, 내일도 영원히 당신을 사랑해요" 그들은 치료실에서 곧바로 키스를 했다.

그것은 화요일에 일어났다. 다음 월요일에 내가 일하러 돌아 왔을 때, 그가 토요일에 돌아가셨다는 것을 알게 되었다. 나는 그의 아내가 마지막 발렌타인 데이를 남편과 보냈기 때문에 기뻤다. 돌이켜보면 나는 더 잘 준비하고 활동을 구조화했으면 좋겠다고 생각했다. 하지만 준비가 되지 않은 것이 내가 그에게 지속적으로 의미 있는 작업 수행의 기회를 주도록 했기 때문에 기쁘게 여겼다. 그의 아내에게 발렌타인 데이에 발렌타인 카드를 보낸 것이다.

— Megan Slay Wood
작업치료학생
2012. 3. 15

RESOURCES

BOOKS

- *The American Boy's Handy Book: What to Do and How to Do It, Centennial Edition*, Daniel Carter Beard and Noel Perrin, David R. Godine, 2010
  A classic do-it-yourself for kids; crafting, science projects, mechanics, and more.
- *Art Projects From Around the World*, Linda Evans, Mary Thompson, and Karen Backus, Teaching Resources, 2006
- *Brown Bag Ideas From Many Cultures*, Irene Tejada, Sterling Publishing, 1993
  Creative activities using brown bags and common household materials.
- *Disabled Village Children*, David Werner, Hesperian Publications, available from www.hesperian.org
  Creative ideas for crafts, activities, and equipment with a minimum of resources (also available as e-book or free PDF download).
- *Global Art: Activities, Projects, and Inventions From Around the World*, MaryAnn F. Kohl and Jean Potter, Gryphon House, 1998
- *The Kids' Multicultural Craft Book*, Roberta Gould and Sarah Rakitin, Williamson Publishing, 2003
  Brief historical/geographical information and crafts from Central and South America, Africa, Europe, the Pacific, and North America.
- *Making Things: The Handbook of Creative Discovery*, Ann Sayre Wiseman, Little Brown and Co., 1997
  A collection of 125 innovative projects for children, such as weaving, macramé, bread-dough sculpture, sandcasting, puppets, costumes, games, toys, and art. Illustrated with line drawings with color accents. Includes an index.
- *Pastimes for the Patient, Revised Edition*, Marguerite Ickis, A. S. Barnes and Co., Inc., 1966
  Classic text; contains chapters on nature crafts such as plants, terrariums, bird crafts, chip carving, leather, drawing and painting, weaving and fibers, and music, as well as others.
- *Therapeutic Crafts: A Practical Approach*, Cynthia Johnson, Kathy Lobdell, Jacqueline Nesbitt, and Marjorie Clare, SLACK Incorporated, 1996

참고문헌

REFERENCES

Abreu, B. C., & Peloquin, S. M. (2005). The quadraphonic approach: A holistic rehabilitation model for brain injury. In N. Katz (Ed.), *Cognition and occupation across the life span: Models for intervention in occupational therapy* (2nd ed., pp. 73-112). Bethesda, MD: American Occupational Therapy Association.

Ahmad, S. O., Alsharif, N. Z., & Royeen, M. (2006). Arab Americans. In M. Royeen & J. L. Crabtree (Eds.), *Culture in rehabilitation: From competency to proficiency* (pp. 181-202). Upper Saddle River, NJ: Pearson Prentice Hall.

Allen, C. K. (1985). *Occupational therapy for psychiatric diseases: Measurement and management of cognitive disabilities.* Boston, MA: Little, Brown and Company.

Amercian Occupational Therapy Association. (2014). The occupational therapy practice framework: Domain and process (3rd ed.). *American Journal of Occupational Therapy, 68*(Suppl. 1), S1-S51.

Amini, D. (1999, Aug. 9). Hands and crafts: Traditional OT. *Advance for Occupational Therapy Practitioners* print archives.

Averbuch, S., & Katz, N. (2005). Cognitive rehabilitation: A retraining model for clients with neurological disabilities. In N. Katz (Ed.), *Cognition and occupation across the life span: Models for intervention in occupational therapy* (2nd ed., pp. 113-138). Bethesda, MD: American Occupational Therapy Association.

Ayres, A. J. (1987). *Sensory integration and the child.* Los Angeles, CA: Western Psychological Services.

Baloueff, O. (2003). Sensory integration. In E. Crepeau, E. Cohn, & B. Schell (Eds.), *Willard and Spackman's occupational therapy* (10th ed., pp. 247-252). Philadelphia, PA: Lippincott Williams & Wilkins.

Banks, B. (2000). *Activities for older people.* Woburn, MA: Butterworth Heinemann.

Breines, E. B. (2013). Therapeutic occupations and modalities. In H. McHugh Pendleton & W. Schultz-Krohn (Eds.), *Pedretti's occupational therapy: Practice skills for physical dysfunction* (7th ed., pp. 729-754). St. Louis, MO: Elsevier Mosby.

Brown, C. (2014). Ecological models in occupational therapy. In B. A. B. Schell, G. Gillen, & M. E. Scaffa (Eds.), *Willard and Spackman's occupational therapy* (12th ed. pp. 494-504). Philadelphia, PA: Lippincott Williams & Wilkins.

Bruce, M. A. G. (1994). Cognitive rehabilitation: Intelligence, insight, and knowledge. In C. B. Royeen (Ed.), *AOTA self-study series: Cognitive rehabilitation.* Rockville, MD: American Occupational Therapy Association.

Byrne, P., Raphael, E. I., & Coleman-Wilson, A. (2010). Art as a transformative occupation. *OT Practice, 15*(5), 13-17.

Carr, J. H., Shepherd, R. B., Gordon, J., Gentile, A. M., & Held, J. M. (1987). *Movement science: Foundations for physical therapy in rehabilitation.* Rockville, MD: Aspen Publishers, Inc.

Christiansen, C., & Baum, C. (1997). *Occupational therapy: Enabling function and well-being* (2nd ed.). Thorofare, NJ: SLACK Incorporated.

Cohen, H. (Ed.). (1993). *Neuroscience for rehabilitation.* Philadelphia, PA: Lippincott Williams & Wilkins.

Cole, M. (2014). Occupational therapy theory development and organization. In K. Jacobs, N. MacRae, & K. Sladyk (Eds.), *Occupational therapy essentials for clinical competence* (2nd ed., pp. 169-184). Thorofare, NJ: SLACK Incorporated.

Crepeau, E., Cohn, E., & Schell, B. A. (2003). *Willard and Spackman's occupational therapy* (10th ed.). Philadelphia, PA: Lippincott Williams & Wilkins.

Crepeau, E., Cohn, E., & Schell, B. A. (2009). *Willard and Spackman's occupational therapy* (11th ed.). Philadelphia, PA: Lippincott Williams & Wilkins.

Duncombe, L. W., Howe, M. C., & Schwartzberg, S. L. (1988). *Case simulations in psychosocial occupational therapy.* Philadelphia, PA: F. A. Davis.

Dunn, W. (2009). Sensation and sensory processing. In E. Crepeau, E. Cohn, & B. Schell (Eds.), *Willard and Spackman's occupational therapy* (11th ed., pp. 777-790). Philadelphia, PA: Lippincott Williams & Wilkins.

Dunn, W., McClain, L. H., Brown, C., & Youngstrom, M. J. (2003). The ecology of human performance. In E. Crepeau, E. Cohn, & B. Schell (Eds.), *Willard and Spackman's occupational therapy* (10th ed., pp. 223-227). Philadelphia, PA: Lippincott Williams & Wilkins.

Earhart, C. A., & Allen, C. K. (1988). *Cognitive disabilities: Expanded activity analysis.* Pasadena, CA: Catherine A. Earhart.

Earhart, C. A., Allen, C. K., & Blue, T. (1993). *Allen diagnostic module.* Colchester, CT: S & S Worldwide.

Early, M. B. (1993). *Mental health concepts and techniques for the occupational therapy assistant* (2nd ed.). New York, NY: Raven Press.

Eggers, O. (1984). *Occupational therapy in the treatment of adult hemiplegia.* Rockville, MD: Aspen Systems Corporation.

Fisher, A. G., Murray, E. A., & Bundy A. C. (1991). *Sensory integration: Theory and practice.* Philadelphia, PA: F. A. Davis.

Foidel, S. (2014). Rediscovering forgotten occupations: Helping persons with dementia re-engage in meaningful roles and routines. *OT Practice, 19*(13), 14-15, 20.

Gilfoyle, E. M., Grady, A. P., & Moore, J. C. (1990). *Children adapt* (2nd ed.). Thorofare, NJ: SLACK Incorporated.

Gillen, G. (2013). Evaluation and treatment of limited occupational performance secondary to cognitive dysfunction. In H. McHugh Pendleton & W. Schultz-Krohn (Eds.), *Pedretti's occupational therapy: Practice skills for physical dysfunction* (7th ed., pp. 648-677). St. Louis, MO: Elsevier Mosby.

Griffiths, S., & Corr, S. (2007). The use of creative activities with people with mental health problems: A survey of occupational therapists. *British Journal Of Occupational Therapy, 70*(3), 107-114.

Hinojosa, J., & Blount, M. (Eds.). (2009). *The texture of life: Purposeful activities in occupational therapy* (3rd ed.). Bethesda, MD: American Occupational Therapy Association.

Hooper, B. (2010). On arriving at the destination of the centennial vision: Navigational landmarks to guide occupational therapy education. *Occupational Therapy in Health Care, 24*(1), 97-106.

Iwama, M. (2009). The Kawa model. *Advance Healthcare Network for Occupational Therapy Practitioners.* Retrieved from occupationaltherapy.advanceweb.com/Article/KAWA-Model-Project.aspx

Jacobs, K., MacRae, N., & Sladyk, K. (2014). *Occupational therapy essentials for clinical competence* (2nd ed.). Thorofare, NJ: SLACK Incorporated.

Katz, N. (1992). *Cognitive rehabilitation: Models for intervention in occupational therapy.* Boston, MA: Andover Medical Publishers.

Kettenbach, G. (1995). *Writing soap notes* (2nd ed.). Philadelphia, PA: F. A. Davis.

Kielhofner, G. (1995). *Model of human occupation: Theory and application* (2nd ed.). Baltimore, MD: Lippincott Williams & Wilkins.

Kielhofner, G. (2004). *Conceptual foundations of occupational therapy* (3rd ed.). Philadelphia, PA: F. A. Davis.

Kramer, P., & Hinojosa, J. (1993). *Frames of reference for pediatric occupational therapy.* Baltimore, MD: Lippincott Williams & Wilkins.

Kuhaneck, H. M., Spitzer, S. L., & Miller, E. (2010). *Activity analysis, creativity, and playfulness in pediatric occupational therapy.* Sudbury, MA: Jones and Bartlett Publishers.

Lane, S. J., Roley, S. S., & Champagne, T. (2014). Sensory integration and processing: Theory and applications to occupational performance. In B. A. B. Schell, G. Gillen, & M. E. Scaffa (Eds.), *Willard and Spackman's occupational therapy* (12th ed., pp. 816-868). Philadelphia, PA: Lippincott Williams & Wilkins.

Law, M., Cooper, B., Strong, L. Stewart, D. Rigby, P. & Letts, L. (1996). The person-environment-occupation model: A transactive approach to occupational performance. *Canadian Journal of Occupational Therapy, 63*(1), 9-23.

Llorens, L. A. (1984). Theoretical conceptualizations of occupational therapy: 1960-1982. *Occupational Therapy in Mental Health, 4*(2), 1-14.

Maslow, A. H. (1968). *Toward a psychology of being* (rev. ed.). New York, NY: Van Nostrand.

Melville, S. (1998). *Crafts for all abilities.* Tumbridge Wells, Kent, UK: Search Press, Ltd.

Mitchell, L. A., MacDonald, R. A. R., & Knussen, C. (2008). An investigation of the effects of music and art on pain perception. *Psychology of Aesthetics, Creativity, and the Arts, 2*(3), 162-170.

Montgomery, P. C., & Connolly, B. H. (Eds.). (1991). *Motor control and physical therapy: Theoretical framework and practical applications.* Hixson, TN: Chattanooga Group, Incorporated.

Mullins, C. S., Nelson, D. L., & Smith, D. A. (1987). Exercise through dual-purpose activity in the institutionalized elderly. *Physical and Occupational Therapy in Geriatrics, 5*(3), 29-39.

Neistadt, M. E., & Crepeau, M. B. (1997). *Willard and Spackman's occupational therapy* (9th ed.). Philadelphia, PA: Lippincott Williams & Wilkins.

Peloquin, S. M. (2002). Reclaiming the vision of "reaching for hearts as well as hands." *American Journal of Occupational Therapy, 56*(5), 517-526.

Pendleton, H. M., & Schultz-Krohn, W. (Eds.). (2013). *Pedretti's occupational therapy: Practice skills for physical dysfunction* (7th ed.). St. Louis, MO: Elsevier Mosby.

Perrin, T. (2001). Don't despise the fluffy bunny: A reflection from practice. *British Journal of Occupational Therapy, 64*(3), 129-134.

Polatajko, H. J., Mandich, A. D., Miller, L. T., & Macnab, J. J. (2011). Cognitive orientation to daily occupational performance (CO-OP): A cognitive-based intervention for children and adults. In N. Katz (Ed.), *Cognition, occupation, and participation across the life span: Neuroscience, neurorehabilitation, and models of intervention in occupational therapy* (3rd ed., pp. 299-322). Bethesda, MD: American Occupational Therapy Association.

Posthuma, B. W. (2002). *Small groups in counseling and therapy: Process and leadership* (4th ed.). Boston, MA: Allyn & Bacon.

Radomski, M. V., Dougherty, P. M., Fine, S. B., & Baum, C. (1994). Case studies in cognitive rehabilitation. In C. B. Royeen (Ed.), *AOTA self-study series: Cognitive rehabilitation.* Rockville, MD: American Occupational Therapy Association.

Radomski, M. V., & Latham, C. A. T. (Eds.). (2014). *Occupational therapy for physical dysfunction* (7th ed.). Philadelphia, PA, Lippincott Williams & Wilkins.

Reed, K. L. (1984). *Models of practice in occupational therapy.* Baltimore, MD: Lippincott Williams & Wilkins.

Reed, K. L., & Sanderson, S. N. (1983). *Concepts of occupational therapy* (2nd ed.). Baltimore, MD: Williams & Wilkins.

Reilly, M. (1962). Occupational therapy can be one of the great ideas of the 20th century. *American Journal of Occupational Therapy, 16*(1), 87-105.

Sabonis-Chafee, B., & Hussey, S. M. (1998). *Introduction to occupational therapy* (2nd ed.). St. Louis, MO: Mosby.

Sames, K. (2009). Documentation in practice. In E. Crepeau, E. Cohn, & B. Schell (Eds.), *Willard and Spackman's occupational therapy* (10th ed.). Philadelphia, PA: Lippincott Williams & Wilkins.

Schell, B., & Cervero, R. (1993). Clinical reasoning in occupational therapy: An integrative review. *Amercian Journal of Occupational Therapy, 47*(7), 605-609.

Schell, B. A. B., Gillen, G., & Scaffa, M. E. (Eds.). (2014). *Willard and Spackman's occupational therapy* (12th ed.). Philadelphia, PA: Lippincott Williams & Wilkins.

Schultz, S., & Schkade, J. K. (2003). Occupational adaptation. In E. Crepeau, E. Cohn, & B. Schell (Eds.), *Willard and Spackman's occupational therapy* (10th ed., pp. 220-223). Philadelphia, PA: Lippincott Williams & Wilkins.

Schultz-Krohn, W., & Pendleton, H. M. (2013). Application of the occupational therapy practice framework to physical dysfunction. In H. McHugh Pendleton & W. Schultz-Krohn (Eds.), *Pedretti's occupational therapy: Practice skills for physical dysfunction* (7th ed., pp. 28-54). St. Louis, MO: Elsevier Mosby.

TeBeest, R., Kornstedt, K., Feldmann, C., Harmasch, L., & Kemnitz, S. (2001). *The use of expressive arts in various occupational therapy settings.* LaCrosse, WA: University of Washington-LaCrosse.

Toglia, J. P., Golisz, K. M., & Goverover, Y. (2009). Evaluation and intervention for cognitive perceptual impairments. In E. Crepeau, E. Cohn, & B. Schell (Eds.), *Willard and Spackman's occupational therapy* (11th ed., pp. 739-768). Philadelphia, PA: Lippincott Williams & Wilkins.

Toglia, J. P., Golisz, K. M., & Goverover, Y. (2014). Cognition, perception, and occupational performance. In B. A. B. Schell, G. Gillen, & M. E. Scaffa (Eds.), *Willard and Spackman's occupational therapy* (12th ed., pp. 779-815). Philadelphia, PA: Lippincott Williams & Wilkins.

Toglia, J. P., Rodger, S. A., & Polatajko, H. J. (2012). Anatomy of cognitive strategies: A therapist's primer for enabling occupational performance. *Canadian Journal of Occupational Therapy, 79*(4), 225-236.

Townsend, E. A., & Polatajko, H. J. (2007). *Enabling occupation II: Advancing an occupational therapy vision for health, well-being, & justice through occupation.* Ottawa, Ontario, Canada: CAOT.

Trombly, C. A. (Ed.). (1995). *Occupational therapy for physical dysfunction* (4th ed.). Baltimore, MD: Lippincott Williams & Wilkins.

Tufano, R. (2014). Occupational therapy theory use in the process of evaluation and intervention. In K. Jacobs, N. MacRae, & K. Sladyk (Eds.), *Occupational therapy essentials for clinical competence* (2nd ed., pp. 185-198). Thorofare, NJ: SLACK Incorporated.

Tzuriel, D. (2000). Dynamic assessment of young children: Education and intervention perspectives. *Educational Psychology Review, 12*(4), 385-435.

Umphred, D. A. (Ed.). (1995). *Neurological rehabilitation* (3rd ed.). St. Louis, MO: Mosby.

Van Deusen, J. A. (1993). *Body image and perceptual dysfunction in adults.* Philadelphia, PA: W. B. Saunders.

Whittington, D., Weir, M., Powell, A., Mumbower, S., & Foster, J. (2010). *Benefits and usage of therapeutic art modalities by occupational therapists in the aging population.* Unpublished master's research project, University of Mississippi Medical Center School of Health Related Professions.

Zemke, R. (1994). Task skills, problem solving, and social interaction. In C. B. Royeen (Ed.), *AOTA self-study series: Cognitive rehabilitation.* Rockville, MD: American Occupational Therapy Association.

제 III 부

수예공작 적용

Crafts in Application

2011 ACOTE Standards
B.2.7, B.2.8, B.2.9, B.2.10, B.2.11, B.3.1, B.3.2, B.5.3, B.5.4, B.5.6, B.5.8, B.5.23

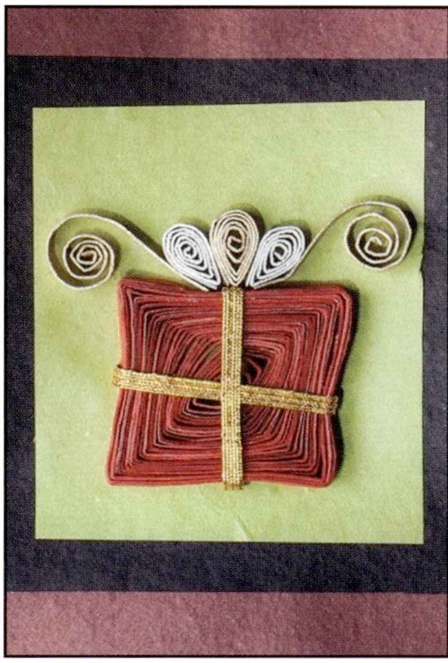

제 6 장

종이공예

Paper Crafts

학습 목표(Objectives)

학생은 다음을 할 수 있어야 한다.

- 종이공예품의 역사적/문화적 사례에 대해 토론이 가능하다.
- 종이공예품을 만드는 데 필요한 기본 소모품 및 재료를 나열하고 프로젝트 완수 및 등급 분류 방법을 알 수 있다.
- 치료에서 종이공예 활동의 이점 및 제한점을 이해할 수 있다.
- 종이공예품 주의사항을 목록화 할 수 있다.
- 종이 수공예 활동이 다양한 클라이언트 집단과 치료적으로 사용될 수 있는 방법을 설명할수 있다

종이는 기원전 200~100년 사이에 중국에서 발명되었다. 다른 재료들은 그 전에 여러 세기 동안 쓰기 위해 사용되어왔다(젖은 진흙, 나무 껍질, 천, 파피루스 등) 종이라는 단어가 나오고 나서 초기 종이는 쓰는 목적만을 위해 사용되었다. 아랍인들은 아시아에서의 정복으로부터 종이에 대해 배웠고 그것을 유럽에 소개했다. 15세기의 인쇄기 발명 당시 신문은 여전히 손으로 제작되었다. 18세기에는 목재 펄프에서 종이를 만들 수 있는 기계가 발명되었지만, 다른 100년 동안 널리 사용되지는 않았다(Lively, 2004).

이 시기에 중국인들은 많은 종이공예품을 만드는 데 사용된 접착제를 개발했으며 일본인들은 종이 접기의 고대 종이 접기 공예를 세련된 예술 형식과 문화적 주류로 발전시켰다(Brodek, 2011). 예를 들어, 하나의 일본 전설에 따르면 1,000개의 종이 크레인을 접을 수 있는 인내심을 가진 사람에게 가장 큰 소망이 부여된다.

Tubbs, C. C., & Drake, M.
Crafts and Creative Media in Therapy, Fifth Edition (pp. 91-117).

보통의 종이공예 용품도구

<소모품>

- 갈색 용지
- 시공 용지
- 복사기
- 용지(색상)
- 접착제
- 잡지 / 신문
- 스크랩 용지
- 테이프
- 티슈 종이

<도구>

- 장식 가장자리 가위
- 장식 펀치
- 눈금자
- 가위
- 스테이플러

더 최근의 이야기는 2 차 세계 대전 중 방사선에 노출되어서 병이 든 어린 소녀를 이야기한다. 그녀는 죽음 이전에 1,000개의 종이 크레인을 접는 노력을 하고, 접으면서 세계 평화를 위해 기도를 했었다(1000 크레인, 2015). 이것은 단순한 공예가 가질 수 있는 상징적, 문화적 중요성을 아름답게 보여주고 있으며, 종이 접기는 오늘날 일본에서 문화적으로 중요한 예술 및 표현의 형태로 남아 있다. 종이 자르기의 또 다른 초기 형태인 종이 자르기는 멕시코에서 폴란드에 이르기까지 여러 국가에서 전통 예술 형식이다. 원래는 종교적 이미지를 묘사하기 위해 사용되었지만 종이가 풍부해짐에 따라 다양하고 광범위한 예술 형식으로 발전했다. 오늘날 종이의 매체는 예술과 창조적 인 표현의 세계에서 계속 중요한 의미를 지니고 있다. 주요 전시회는 다양한 형태의 종이 아트를 특징으로 하며, 갤러리와 박물관에서 기존의 미술 미디어와 나란히 종이 작품을 나란히 볼 수 있다(Brodek, 2011). 뉴욕 현대 미술관(Museum of Modern Art)에서 열린 최근 전시회에서는 Henri Matisse의 일련의 종이를 잘라 완성된 작품이 전시되었다. 그의 그림으로 가장 잘 알려진 마티스(Matisse)는 복부 수술 후 대체 예술 형식으로 작업하기 시작하여 주로 침대 나 휠체어를 묶었다. 그는 자신의 직업을 포기하기보다 자신의 상황에 적응하기 만하면 완전히 새롭고 흥미로운 일을 만들어 냈다 (Schjeldahl, 2014).

종이는 모든 연령대에 다양한 공예품을 제공한다 (Department of the Army, 1971; Moseley, Johnson, Koenig, 1962, Reader's Digest, 1979). 종이공예는 휴일 종이 체인을 만들거나 크레이프 종이로 파티를 꾸미거나 종이비행기를 접고 날아 다니는 교사를 괴롭히는 어린 시절의 추억을 불러올 수 있다. 그러나 예술 매체로서의 종이는 온라인 상(The Smashing Editorial, 2010)과 아트 페어와 갤러리에서 보여지는 것처럼 어린 시절을 훨씬 능가하다. 종이의 평범한 특성은 일부 작업 치료사를 위한 공예 매체로서의 가치를 최소화할 수 있지만 다용도는 거의 모든 클라이언트 집단에 적용할 수 있다. 종이의 한 가지 장점은 저렴한 비용과 준비가 된 가용성이다. 거의 모든 사무실에는 연필, 접착제, 가위, 테이프, 스테이플 및 종이 클립과 같은 많은 용지가 공급되어 모든 프로젝트에 필요하다. 주요 재료가 종이인 몇 가지 공예 카테고리가 이 장에서 논의 될 것이다. 여기에는 종이 마제지, 종이 접기 및 건설, 종이 컷팅, 콜라주 및 데쿠 페이지, 스크랩북 및 종이 자체 장식을 위한 다양한 아이디어가 포함된다. 프로젝트 및 아이디어는 종이공예의 각 형태에 대한 간략한 설명에 따라 그룹화된다.

특별히 고려해야 할 사항 및 예방 조치

SPECIAL CONSIDERATIONS AND PRECAUTIONS

대부분의 종이는 다른 공예 용품과 비교할 때 저렴하므로 대부분의 클리닉에서 구색을 구입할 수 있다. 신문이나 오래된 잡지와 같이 일반적으로 폐기된 품목 일지라도 많은 종이 프로젝트에서 유용하다. 치료사는 비용이 저렴하기 때문에 클라이언트가 낭비 걱정 없이 여러 번 시도할 수 있다. 특수 용지는 더 비싸며 미술 용품 상점에서 주문하거나 입수해야 하지만 대부분의 일반 상점에서는 기본 사무/학교 용지를 사용할 수 있다. 온라인 공예 카탈로그의 목록에 있는 "종이"를 보면 종이공예의 가능성을 폭넓게 알 수 있다. 다양성이 도움이 되지만, 치료사는 선택하기 전에 제품과 그 용도에 대해 잘 알고 있어야 한다. 예를 들어, 일부 유형은 얇고 섬세한 반면 다른 유형은 스탬핑, 접착 또는 기타 처리를 견디기에 충분히 두껍다. 일부는 여전히 두껍고 건설에 가장 적합하다. 용지는 무게로 측정되며, 두께에 관련된 지침을 제공할 수 있다. 일부 용지는 반투명 또는 금속성 품질을 가지고 있어서 보다 장식적인 용도로 사용된다.

인사말 카드: 대량 구매는 일반적으로 경제적이지만 사용 빈도 및 저장 용량뿐만 아니라 비용도 고려해야 한다. 종이에는 직물과 목재와 같이 종이 섬유의 방향에 의해 생성된 입자가 있다. 이 지식은 공예품이 종이를 찢거나 접을 때 유용하다. 곡물을 가공할 때 종이가 접히거나 찢어진다. 곡물의 방향을 결정하는 한 가지 방법은 용지를 각 방향으로 반으로 구부리기 (구김없이) 하는 것이다. 종이는 구겨지기 쉬우며 '봄'에 수확한 곡물로 구부릴 때 더 쉽다(Brodek, 2011). 종이공예품은 일반적으로 매우 안전하지만 종이 자르기의 잠재성이 있으므로 치료사는 감각 저하로 클라이언트를 주의하거나 모니터링해야 한다. 가위는 일부 종이공예와 함께 사용할 수 있으므로 날카로운 주의사항을 준수해야 한다. 특수 공정에서 사용되는 접착제 또는 솔벤트는 여분의 환기나 장갑 사용이 필요할 수 있다. 그러나 이는 규칙이 아닌 예외이다. 양식에 따라 종이공예가 지저분할 수도 있고 그렇지 않을 수도 있다. 접착제, 페이스트 또는 페인트가 필요한 프로젝트의 경우 지역 준비, 건조 및 청소 시간을 고려해야 한다.

파피에르 마쉐

PAPIER MÂCHÉ

Papier mache("씹는 종이"에 대한 불어)의 예술은 수세기 전에 중국에서 발전되었다. 당시 종이는 가치 있는 상품이었고이 물질을 보존/재활용하는 수단이었다(Reader's Digest, 1979). 그것은 극동의 미술품으로 승화되어 (Lively, 2004) 나중에 유럽, 특히 프랑스와 영국에서 인기를 얻게 되었다. Papier mache는 헬멧부터 선박까지 모든 것을 만드는 데 사용되었으며 나무로 만든 유사한 기사와 거의 동일하게 보이도록 만들 수 있다.

Papier mache는 여러 가지 다른 과정으로 만들 수 있다: 찢어진 신문 조각을 담고 요리된 전분과 혼합하거나 상업적으로 준비된 종이 섞은 것을 사용하거나 스트립 방법을 사용한다. 전통적인 방법은 신문을 사용하지만 티슈 페이퍼 또는 수제 종이와 같은 다른 유형의 종이도 사용할 수 있다. 두꺼운 용지를 사용하면 더 적은 수의 레이어가 필요하지만 얇은 용지는 성형이나 커브 또는 가장자리에서 부드럽게 처리하는 것이 좋다. 티슈 페이퍼와 같이 매우 얇은 종이는 운동이나 감각 장애가 있는 개인의 경우 관리하기가 어려우며 좌절할 수 있다. 모듬된 항목은 프로젝트의 주형이나 기지로 사용할 수 있다. 그들은 종이 응용 프로그램 후에 제거하거나 구조에 대한 영구적인 프레임 워크를 제공할 수 있다. 예를 들어, 팽창된 풍선은 그릇이나 구형의 형태로 작용할 수 있으며 종이가 말라 버리면 갑자기 튀어 나온다. 구겨진 신문의 뭉치는 중앙 구조 또는 손잡이, 받침대 또는 장식용 추가물로 모양을 정할 수 있다. 종이 뭉치로 덮여있다. 일회용 플라스틱 용기는 프로젝트 섹션의 뒷부분에서 설명하는 것과 같이 우수한 몰드(틀)를 만든다.

프로젝트 결정 체크리스트

- 가위가 필요한가?
- 프로젝트에 접착제가 필요한가?
- 프로젝트가 건조해야 하는 시간이 필요한가?
- 종이 스크랩을 사용할 수 있나?
- 종이는 페인트, 크레용, 스티커 등으로 장식되는가?
- 프로젝트가 특별한 마감 처리, 두께 또는 색상이 필요한 용지인가?
- 기술 개발 옵션은 무엇인가?

종이 펄프 및 종이 주조

PAPER PULPING AND PAPER CASTING

버려지는 종이를 사용하는 덜 일반적인 공예 활동으로는 펄프와 주조가 있다. 종이 펄프 법을 사용하면 제조사가 파피에르 마쉐보다 빠른 두께를 형성할 수 있으며 최종 제품은 건조시 뒤틀릴 가능성이 적다(Brodek, 2011). 그것은 버려진 (코팅되지 않은, 불투명 한) 종이, 연조직 또는 준비된 섬유를 사용하여 펄프를 만든 다음 몇 가지 유형의 틀에 넣고 건조시킨다. 이 주조물은 매달려 있거나 다른 장식을 하기 위해 페인트 칠 및 봉인될 수 있다 (Barron, 1992). 펄프는 사발 (Wasinger, 2009)과 같은 주형 주위에 형성되거나 시트로 평평하게 건조되도록 허용되며 사진, 메모 카드 및 선물 태그와 같은 다른 프로젝트에 사용된다. 이 과정은 감각 재교육이나 손 강화에 특히 유용할 수 있다. 상당히 빠른 프로젝트의 경우, 수 시간 동안 물속에 파쇄된 사무용지(또는 다른 코팅되지 않은 종이)를 미리 담가 둔다. 클라이언트가 과도한 수분을 짜내고 블렌더로 종이를 가공한 다음 반죽하여 주형 또는 단순한 형태로 점토와 같은 펄프를 형성한다. 이 활동은 한 세션에서 할 수 있지만 진행해야 한다. 준비(Wasinger, 2009) 두께에 따라 건조하는 데 몇 시간 또는 며칠이 걸릴 것이다. 벽지 혼합물을 펄프 혼합물에 첨가하면 잘 혼합되어 딱딱한 완제품으로 만들 수 있다 (Brodek, 2011).

종이접기

PAPER FOLDING

전통적인 일본의 종이공예는 간단한 형태이고, 양손 미세 운동협응, 손 민첩성, 그리고 힘과 같은 그리고 순서화 및 구두 또는 서면 지시에 따르는 인지(과정) 수행 능력 같은 운동수행 기술을 사용하는 창의적인 방법이다. 수백 가지의 전통적인 접기 조합은 종이를 동물, 꽃, 인형, 상자 또는 추상 형식으로 변환한다(Lively, 2004).

종이접기는 미술뿐만 아니라 수수께끼, 교육 도구 또는 심지어 파티 트릭으로 볼 수 있다(Brodek, 2011). 치료사는 필요한 경우 쉽고 능숙하게 시범할 수 있도록 몇 가지 구성을 완벽히 익히는 것이 좋다(Breines, 2006). 치료사는 또한 디자인의 복잡성을 클라이언트의 능력과 일치시켜 "올바른 도전"을 제공해야 한다. 특수 종이 접기 종이도 사용할 수 있지만 스크랩북 종이 또는 장식용 종이 플레이스 매트도 아름답게 적용할 수 있다. 타이핑 용지와 같은 일반 용지 (적절한 치수로 잘라낸 것) 는 일반적으로 치료 응용 프로그램에서 사용된다.

종이 건설/조각

PAPER CONSTRUCTION/SCULPTURE

종이 건설은 창의력을 자극할 수 있는 가능성을 제공한다. 조각은 3차원적 대상을 의미하며 주제는 사실적이거나 추상적이거나 기능적이거나 장식적 일 수 있으며 실제 구성은 다양한 형태를 취할 수 있다. 접착제와 같은 다른 재료 또는 가위 같은 도구가 일부 프로젝트에 필요할 수 있다(Bottomley, 1983; Fabri, 1966). 종이조각 기술자들은 전형적으로 시각적 효과를 내기 위해 구호와 음영을 사용하지만(Brodek, 2011, 64 페이지, 능숙하지 못한 아마추어와는 크게 관련이 없다. 조각은 전체적으로 종이로 만들 수도 있고, 하부 구조에 종이를 추가하여 만들 수도 있다.

또 다른 종이공예들

OTHER PAPER CRAFTS

종이 자르기(Paper Cutting)

극동에 기원을 둔 또 다른 공예품은 결국 유럽으로 퍼져 독일, 스위스 및 폴란드 문화에서 인기를 얻었다. 일상적으로 사용되는 장면뿐만 아니라 실루엣과 종교적 묘사를 만드는 데 관례로 사용되었다(Lively, 2004). 용지 절단에는 종이와 작고 날카로운 가위 또는 공예용 칼만 있으면 된다. 일부 디자인은 접힌 용지와 평평한 용지에서자를 수 있다. 이 기술은 양손과 어느 정도의 정밀도를 필요로 하기 때문에 미세한 모터 작업에 유용하며 복잡성은 클라이언트의 능력에 따라 등급을 매길 수 있다. 대부분의 모든 유형의 용지를 사용할 수 있다. 구식지도 또는 오래된 책의 페이지 사용과 같은 독창적인 아이디어를 고려한다(Brodek, 2011). 논문은 다른 효과를 얻기 위해 계층화되거나 접힐 수 있다. 어린이를 위한 간단하고 친숙한 아이디어는 종이 눈송이를 접고 자르는 것이다.

콜라주(Collage)

콜라주는 프랑스 동사 콜러에서 파생된다. 이 미술 형식은 20세기 예술에 중요한 영향을 미쳤고(Reader's Digest, 1979), Picasso와 Matisse와 같은 예술가들은 그 사용법의 선구자였다(Brodek, 2011). 콜라주는 대부분의 재료로 만들 수 있지만 종이가 가장 일반적일 수 있다. 필수 소모품은 종이, 접착제 및 장착 표면이며 기본 과정은 단순히 절단 (또는 찢어짐) 및 접착이다. 다양한 색상과 질감의 종이를 섞어 재미있는 효과를 만들 수 있으며, 추상적이거나 그림 같은 디자인을 사용한다. 콜라주는 상자, 램프 음영 또는 인사장과 같은 다른 물체를 장식하는 데 사용하거나 그림을 간단하게 만드는 데 사용할 수 있다(Lively, 2004). 치료적 적용에서 콜라주는 좋은 활동일 수 있다. 추상적인 디자인은 완벽하게 받아들 일 수 있으며, 클라이언트는 자신의 취향과 분위기에 맞는 그림과 색상을 선택할 수 있다. 이 공예로 아이들에게도 적합하다.

데쿠파주(종이조각을 오려 붙이는 장식법) (Découpage)

이 종이공예는 많은 다른 것들과 마찬가지로 중국에서 시작되었지만, 데쿠 페이지라는 용어는 프랑스와 이탈리아에서 처음 사용되었으며 프랑스어 단어인 쿠퍼 (couper)에서 파생되었다. 그것은 18세기에 매우 유명해졌으며 옻칠 모양을 재현하는 저렴한 방법으로 사용되었다. 사진을 잘라내어 물체에 붙인 다음 뚜렷한 옻칠로 덮는다.

동양 가구의 핸드 페인팅된 디자인을 시뮬레이션(복잡한 문제나 사회 현상 따위를 해석하고 해결하기 위하여 실제와 비슷한 모형을 만들어 모의적으로 실험하여 그 특성을 파악하는 일.) 한다. 장식 기술로서의 그것의 사용은 다른 나라에도 빠르게 확산되었다(Bower, 2011). 원래의 방법은 완료하는 데 많은 시간이 걸렸지만 현대 제품은 클라이언트에게 간단하고 만족스러운 공예로 만들었다. 이전에 바니쉬 또는 래커(Bodger & Brock, 1976; Reader's Digest, 1979; VanZandt, 1973)의 다중 코팅을 필요로했던 것을 시뮬레이트하는 새로운 원피스 핀 싱크가 개발되었다. 그러나 일부 저자들은 최상의 표면 보호를 위해 여러 가지 바니시 코트를 권장한다(Lively, 2004). Decoupage는 유리, 도자기 또는 나무에 적용할 수 있다.

decoupage의 장점은 단 몇 단계만으로 좋은 제품을 얻을 수 있고 기능이 낮은 클라이언트가 성공할 수 있다는 것이다. 대부분의 decoupage 마감은 가연성이나 독성이 없기 때문에 위험하지 않다. 졸업식이나 출생 공고와 같이 개인적으로 가치 있는 기념물을 보존하는 데 사용할 수 있다. 기본 단점은 접착제 또는 마감재가 건조되는 동안 일련의 대기 기간이다. 마무리가 완전히 건조되기 전에 클라이언트가 퇴원 할 수 있다. 치료사는 클라이언트가 퇴원하기 전에 프로젝트를 완전히 마칠 수 있어야 한다.

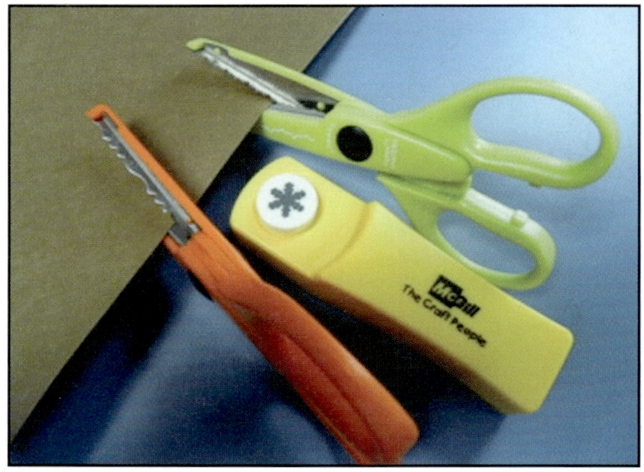

그림 6-1. 특수 가위와 장식용 구멍 펀치.

스크랩북(*Scrapbooking*)

스크랩북은 인기있는 공예품으로 남아 있으며 일부 공예품 점은 전체 통로를 독점적으로 스크랩북 용품에 사용한다. 스크랩북은 본질적으로 개인의 사진이나 기타 기념품을 장식 요소와 결합하여 책 형태로 만든 종이공예품이다. 스크랩북을 만들려면 몇 가지 유형의 바인더, 큰 저널 또는 빈 스크랩북이 기본 요구사항이다. 제조사는 완성된 페이지를 보호하기 위해 투명 플라스틱 슬리브를 사용하기를 원할 수도 있다. 일반적으로 사용되는 기타 소모품에는 다양한 무게와 색상의 용지, 접착 탭, 양면 및 일반 테이프, 특수 가위 (코너링, 가리비 및 연한 가장자리 용), 장식용 구멍 펀치(그림 6-1), 다양한 스티커 및 우표, 마킹 펜, 사진 코너 (Dahlstrom, 2004). Avid 스크랩북 팬은 페이지를 꾸미기 위해 수많은 다른 도구와 자료를 사용한다. 통치자, 종이 절단기 및 스텐실과 같은 치료 클리닉/사무실에서 일반적으로 사용할 수 있는 도구 및 소모품 또한 편리할 것이다.

앞에서 설명한 것처럼 스크랩북의 일반적인 개념은 개인적인 사진을 표시하는 매력적인 페이지를 만드는 것이다. 종종 활용되는 기법은 그림이나 텍스트 섹션 주위의 테두리 또는 테두리와 나머지 페이지의 주제 향상(Dahlstrom, 2004)을 포함한다. 스크랩북을 좋아하는 사용자는 일반적으로 시각적 균형과 보완적인 색 구성표를 얻으려고 하지만 이는 클라이언트에게 중요하거나 중요하지 않을 수 있다. 클라이언트가 복제할 수 있는 샘플 레이아웃을 가지는데, 아마도 다른 색상이나 꾸밈을 선택하는 것이 도움이 될 것이다. 구매한 스크랩북 서플라이는 비용이 많이 들지만 본문 (13 장 및 14 장)에 설명된 대로 자연 소재 또는 발견된 재료는 옵션이다. 기본 공급품은 대부분의 진료소 환경에서 사용 가능하며, 특히 일상적으로 공예품을 사용하는 용품이 있다. 이 종이공예품은 쉽게 등급을 매길 수 있으며 클라이언트에게 개인화되고 의미 있는 최종 제품이 된다. 치료사는 또한 공예 세션을 활용하여 장소, 시간 또는 사람에 대한 방향 설정 작업을 할 수 있다. 회상하기, 스캐닝이나 계획 및 조직과 같은 실행 기능 기술과 같은 시각적 기술을 구축할 수 있다. 한 예에서, 신생아 집중 치료실에 소속된 부모들은 불안을 줄이기 위한 수단으로 스크랩북 그룹에 참여했다. 부모들은 그들이 도움을 줄뿐만 아니라 활동을 통해 자신들의 이야기를 전하고 희망찬 미래를 보여 주실 수 있다고 보고했다(Mouradian, DeGrace, & Thompson, 2013). 세인트 주드 병원 (St. Jude Hospital)은 2002년부터 성인 보호자와 함께 치료 스크랩북을 사용했으며 부모는 토론 기반 지원 그룹보다 이 활동에 더 기꺼이 참여할 수 있음을 발견했다. 그룹의 초점은 예술 작품을 만드는 것보다 대처 기술을 사용하는 것이지만, 매체와 방법은 다른 사람들과 추억과 느낌을 공유하는 것을 더 쉽게 만든다(McCarthy & Sebaugh, 2011). 스크랩북은 또한 사별 과정에서 참가자가 다른 사람들과 공유 할 수 있는 기회를 얻는 데 도움이 되는 사별 그룹에서 유용함이 입증되었다(Kohut, 2011). 스크랩북은 "역사 속에서 자신을 시멘트화" 하고 정체감을 강화하는 데 도움이된다(Fidler & Velde, 1999). 개별 작업의 대안으로, 그룹에 치료 이벤트 부서 또는 주거 시설의 공동 영역에 있거나 의료기관의 공통 영역에 있을 수 있는 시설 이벤트, 파티 또는 현장 견학 사진을 포함하는 거대한 스크랩북 페이지와 같은 게시판을 만들도록 하라. 클라이언트는 스크랩북 "페이지" 포스터를 작성하여 방향을 조정하거나 분위기를 고양시킬 수 있는 방에 걸어 놓는다. 리소스에 있는 웹 사이트 링크에는 영감을 주는 그림과 훌륭한 아이디어가 포함되어 있다.

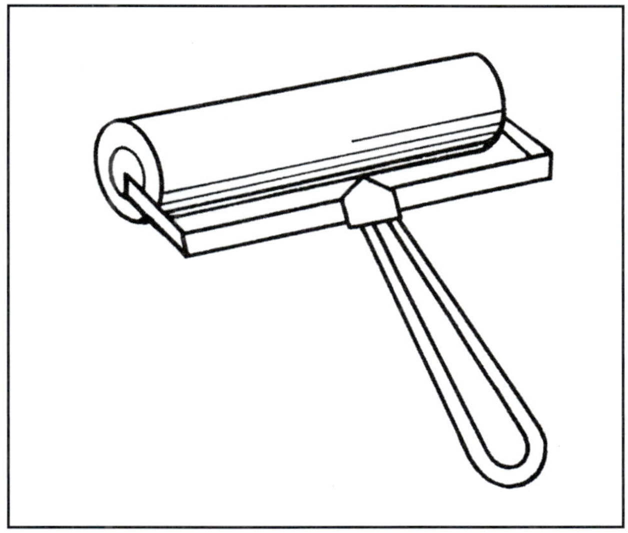

그림 6-2. 페인트 블레이어.

기능성 종이 장식 활동

종이는 여러 가지 방법으로 장식될 수 있으며 블록 인쇄와 같은 일부 프로세스는 초기 작업치료 실습의 필수 요소였다. 다른 일반적이고 더 간단한 기술에는 스탬핑과 스텐실 링이 포함된다. 블록 인쇄는 디자인이 평평한 나무 또는 리놀륨 블록에 새겨져 있는 프로세스이다. 이 블록은 블레이어(그림 6-2) 또는 롤러를 사용하여 잉크로 덮여있고 종이 위에 눌러져 있다. 단순화된 버전은 우표 사용을 포함한다. 이들은 스펀지에서부터 감자에 이르기까지 다양한 일상용품으로 구입하거나 만들 수 있다. 이것은 현재 인기 있는 공예품이며, 독특한 인사장(그림 6-3), 포장지, 선물 꼬리표 등을 만드는 데 사용되며, 다양한 종류의 우표를 대부분의 취미 상점 또는 온라인 단색 도장된 디자인은 평범하거나 색깔이 있는 연필로 채색될 수 있다. 스탬핑과 마찬가지로 스텐실 링은 무거운 종이, 경량의 판지 또는 스텐실 템플릿 용으로 특별히 고안된 플라스틱 시트에서 미리 만들어진 패턴이나 패턴을 사용하여 수행할 수 있다. 다른 형태의 종이 장식에는 겹겹이 쌓기 및 조각하기, 커팅 및 컬링, 구겨짐, 염색, 스티칭, 얼룩 붙이기 또는 붙여 넣기가 포함된다. 그 목록은 거의 끝이 없다(Hall, Wrobel, & Salamony, 2001).

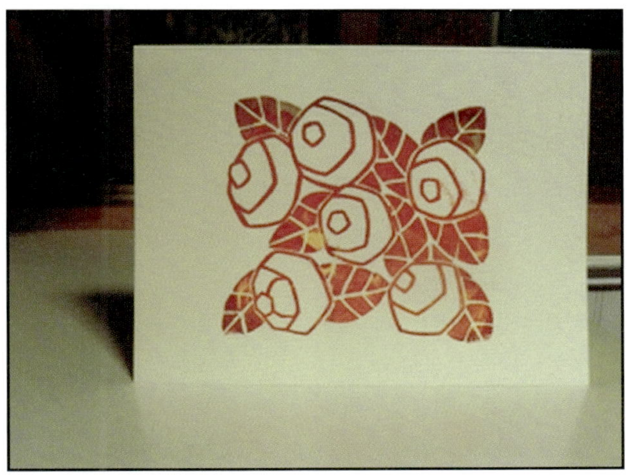

그림 6-3. 독특한 인사장.

클라이언트는 여러 가지 이유로 이러한 활동을 즐길 수 있다. 하나, 최종 결과는 실제 필요를 충족시킬 수 있는 유용한 항목이다. 또한 다른 사람의 이익을 위해 무언가를 할 수 있다. 종종 동기 부여 요소, 운동과 같이 단조롭지 않고 반복적이다. 이 장의 참고자료와 자료는 저렴한 장식 종이 프로젝트의 많은 자료들이다.

프로젝트들

PROJECTS

Papier Mâché Project– 장식용 그릇

활동 선택 및 계획

이 프로젝트는 최소한의 손기능을 필요로하며 짧은 시간 내에 각각의 레이어(층)을 완료할 수 있으므로 지속적 집중력이 짧은 사람에게는 좋은 선택이다. 단점은 건조 시간으로 인해 여러 부분이 완료되어야 한다는 것이다. 젖은 스트립의 적용은 감각 방어를 갖고 있는 클라이언트들에게는 어려운 일일 수 있지만 동시에 촉각 입력에 익숙해지는 좋은 방법이 될 수 있다. 또한 물질적 지원이 거의 필요 없는 치료 환경에서 사용하기에 편리한 방법이다.

준비물

용품들:

- 작은 플라스틱 그릇 또는 2리터 소다병의 바닥 절반
- 신문, 오래된 전화번호부의 페이지 또는 기타 경량 스크랩 용지
- 마스킹 테이프
- 흰색 액상 접착제
- 티슈 페이퍼 또는 페인트 (옵션, 장식 마감용)
- 석유 젤리, 조리 오일 또는 플라스틱 포장
- 래커 또는 기타 투명 마감 코팅

도구들:

- 풀을 섞을 그릇
- 브러쉬 (페인트 칠이 필요한 경우)
- 폼 페인트 브러시 (옻칠 용)

소요시간:

중간 크기의 그릇에 대해 각각 약 30분 3~4회

대략적 비용:

1 달러 미만

진행

1. 작업 공간을 여러 층의 신문 또는 기타 보호재로 덮는다.
2. 작업대 표면에 있는 그릇이나 병을 뒤집어서 (금형 역할) 석유 젤리 또는 요리용 기름으로 코팅하거나 플라스틱 랩으로 감싸고 (최대한 부드럽게) 가장자리를 테이프로 고정한다.
3. 한 장의 흑백 신문을 약 1 인치 너비와 3~6 인치 길이의 띠로 찢는다.
4. 그릇에 하얀색 접착제 한 부분을 물 한 부분에 섞는다. 가장 쉬운 청소를 위해 일회용 보울을 사용하거나 사용 직후에 씻는다.
5. 여러 개의 스트립을 접착제/물 혼합물에 넣어 코팅하십시오. 한 번에 하나씩 손가락으로 과도한 액체를 눌러 제거하고 (그림 6-4) 가능한 한 다듬고 볼에 바른다. 건조한다.
6. 다음 레이어의 경우 신문의 컬러 섹션(예: 연재, 광고 또는 그림)에서 찢어 지듯이 똑같은 방식으로 찍고 적용한다. 다른 컬러 용지를 사용하면 전체 표면이 두 번째 레이어로 덮여 있음을 제조업체가 볼 수 있다. 이 층을 건조한다. 평범한 흑백 신문 스트립을 적어도 하나 더 추가한다. 원하는 경우 추가 레이어를 추가할 수 있으므로 각 시간 이후에 건조가 가능하다.
7. 마지막 층이 마른 후에 표면을 가볍게 샌딩하거나 추가 스트립을 추가하여 거친 부분을 부드럽게 하여 보울을 부드럽게 만든다.
8. 금형에서 종이 보울을 꺼내어 수성 페인트로 원하는대로 페인트하거나 다음에 설명된 다른 방법으로 장식한다. 가장자리는 가위로 자를 수 있으며 필요에 따라 종이를 다듬을 수 있다.
9. 내구성을 위해 그릇을 옻칠을 한다.
   이 그릇은 음식이나 액체와 직접 접촉하기에 적합하지 않다.

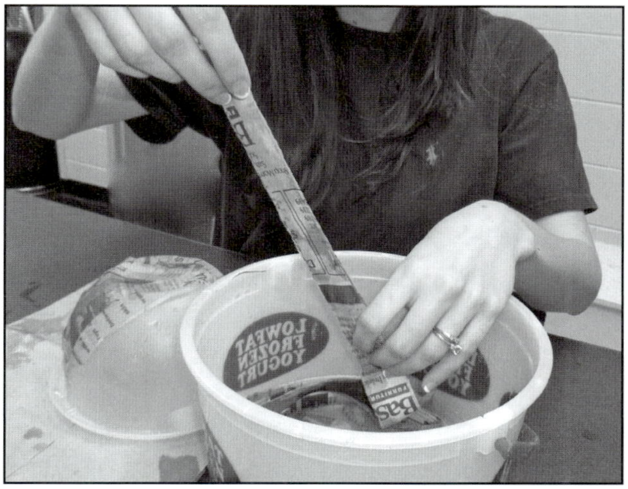

그림 6-4. 여러 개의 스트립을 접착제/물 혼합물에 넣어 코팅한다.

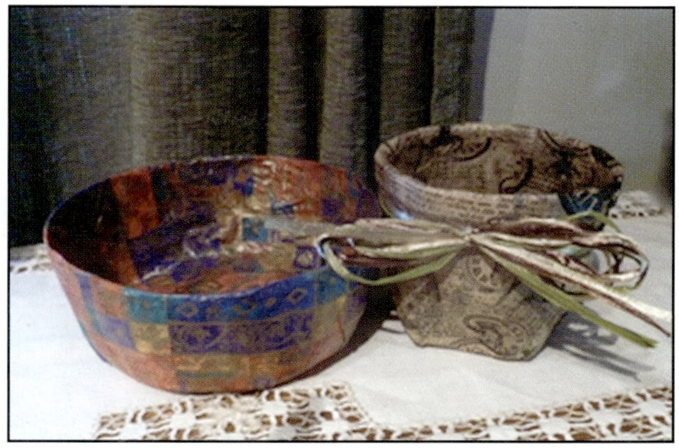

그림 6-5. 인쇄한 티슈 페이퍼를 그림 대신 표면에 붙인다.

등급화 및 적용

프로젝트의 크기를 변경하거나 표면 장식을 선택하는 것은 프로젝트를 위 또는 아래로 채점하는 두 가지 방법이다. 종이 스트립의 적용은 특별히 정확한 과정이 아니지만 클라이언트들은 가장자리를 마무리(부드럽게)하는 데 도움이 필요할 수 있다. 또한 때로는 종이 스트립의 가장자리를 따라 작은 틈을 만들고 커브 주변을 평평하게 하기 위해 겹치기가 필요할 수 있다.

등급 낮추기:

- 종이 띠가 이미 찢어졌는지 확인한다.
- 색칠하거나 인쇄한 티슈 페이퍼를 그림 대신 표면에 붙인다(그림 6-5). 디자인을 칠하기 위해 붓을 조작하는 것보다 덜 정밀하다. 휴지를 관리하기가 너무 어려우면 컬러 복사 용지를 사용할 수 있다.
- 작은 용지함과 같은 평평한 물건을 만든다. 커브와 컨투어는 부드럽고 깔끔하게 만드는 것이 더 어렵다.
- 다루기가 쉬운 큰 용지를 사용한다. (단, 모양이 더 어려워 지므로 유의한다).
- 더 작은 항목을 만드십시오. 작업 지속성은 이러한 반복적인 활동에 대한 도전일 수 있다.

등급올리기:

- 더 크고 복잡하거나 윤곽이 있는 물건을 만든다.
- 잡지에서 선택한 사진을 잘라내거나 콜라주 방식으로 그릇에 붙인다.
- 아크릴이나 다른 페인트를 사용하여 표면에 디자인을 칠한다. 이를 위해서는 공구 조작, 시력 향상 및 세심한 주의가 필요하다.
- 클라이언트가 더 높게 또는 더 멀리 또는 옆으로 닿을 수 있도록 물품 및 용품을 놓는다.

문서기록

이 기술이 완료되는 동안 몇 가지 기술을 평가할 수 있다. 여기에는 한 손 또는 양손으로 용지를 조작할 수 있는 기능이 포함된다. 젖은 끈적한 감각 내성조직; 스캔하고 시각적으로 차별화하여 전체 범위를 확인하는 능력. 주의 유지 및 작업 지속성 등이 포함된다. 다음은 진보 메모에서 이 비행선의 치료 응용 프로그램에 알리는 방법의 예이다.

- "클라이언트들은 젖은 지 스트립을 손으로 씻으라고 요청하기 전에 한 번에 2~3 분 동안 손가락으로 감동할 수 있다"(그림 6-4 참조).
- 클라이언트들은 시각적으로 프로젝트의 커버리지 영역과 커버리지 영역을 차별화할 수 없다.
- 클라이언트는 (영향을 받은) 손바닥을 사용하여 치료사의 지도하에 부드러운 스트립을 제자리에 배치할 수 있다.
- 클라이언트는 휴식 시간 없이 프로젝트의 첫 번째 단계 (20 분) 동안 지속될 수 있다.

종이 펄프 프로젝트- 몰드 보울

준비물

용품들:

- 작은 조각으로 찢어 지거나 찢어진 스크랩 종이
- 물
- 바탕 화면 또는 아트 붙여 넣기
- 페인트 (옵션)

도구:

- 큰 그릇 2 개
- 블렌더
- 시브 또는 소쿠리
- 주걱
- 브러시 (선택 과목)

과정

1. 종이 조각을 찢어서 큰 그릇에 물에 몇 시간 또는 밤새 담근다.
2. 젖은 종이 한 줌을 블렌더에 넣고 물을 넣고 다음 짧은 펄스로 섞는다. 블렌더 속도와 종이와 물 비율을 실험해야 할 수도 있다. 필요한 경우 주걱을 사용하여 블렌더의 내용을 이동한다(블렌더가 꺼져 있는 동안, 그림 6-6).
3. 혼합된 종이를 다른 그릇에 비운다. 모든 용지가 완료될 때까지 배치로 계속 혼합한다(그림 6-7).
4. 종이 펄프를 소쿠리 또는 큰 체에 부어 물을 배출한다. 습기가 있지만 젖은 상태가 될 때까지 펄프를 쥐고 짜내거나 주걱으로 눌러 준다. 펄프는 다소 부서지기 쉬워야 한다(그림 6-8).
5. 건조 아트 페이스트 또는 드라이 벽지 붙여 넣기 또는 흰색 접착제 약간 스푼을 넣고 혼합될 때까지 손으로 철저히 섞는다(그림 6-9). 접착제를 사용하면 혼합물이 젖어져 건조 시간이 오래 걸린다.
6. 플라스틱 랩으로 부드럽게 덮인 거꾸로 된 그릇에 펄프 혼합물을 주조하거나 원하는대로 다른 모양의 몰드를 사용한다. 종이 펄프는 손이나 평평한 도구로 부드럽게 할 수 있다(그림 6-10).
7. 조각을 완전히 건조하게 건조시킨다. 펄프가 얼마나 촉촉한 지에 따라 며칠이 걸릴 수 있다. 너무 빨리 금형에서 제거하면 물체가 휘어질 수 있다(그림 6-11).
8. 원하는대로 각 조각을 칠한다. 광택 있는 마감의 경우, 페인트 또는 스프레이를 클리어 코트로 마무리한다.

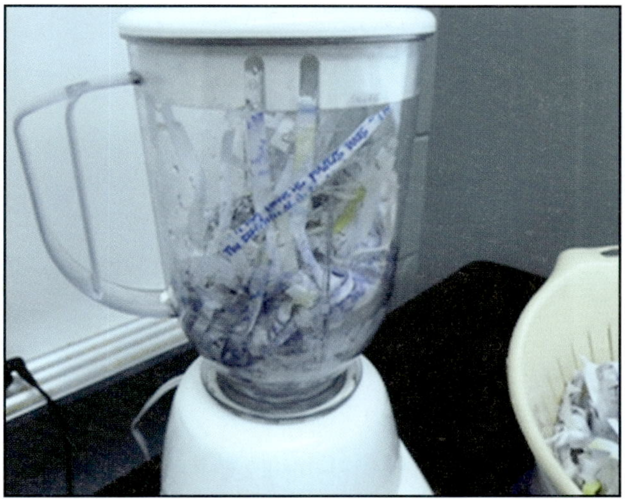

그림 6-6. 믹서기에 물을 넣고 스크랩 종이를 섞어 준다.

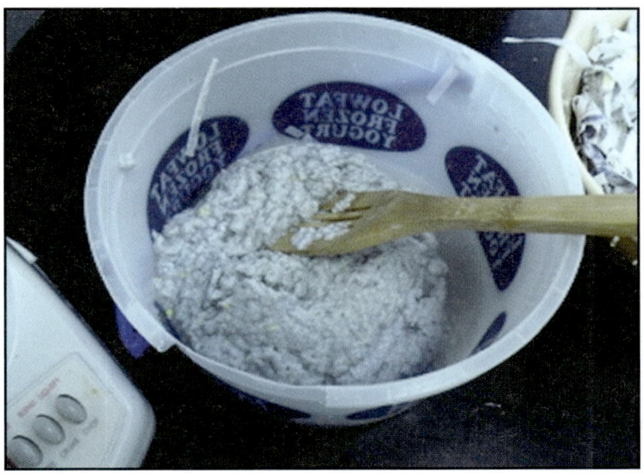

그림 6-7. 종이 스크랩을 잘 섞어준다.

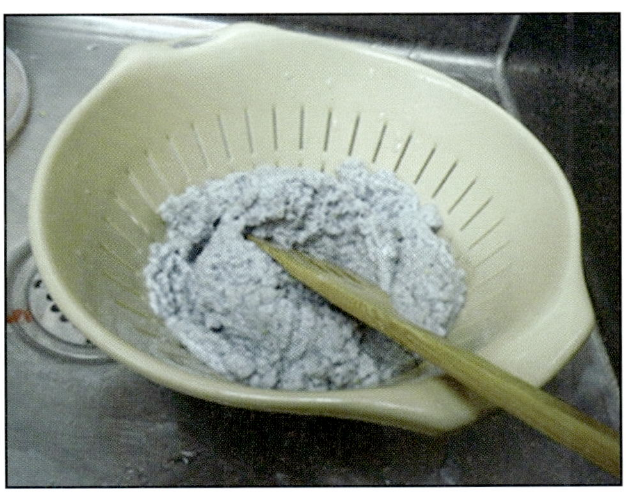

그림 6-8. 종이펄프를 바구니에 넣고 물을 짠다.

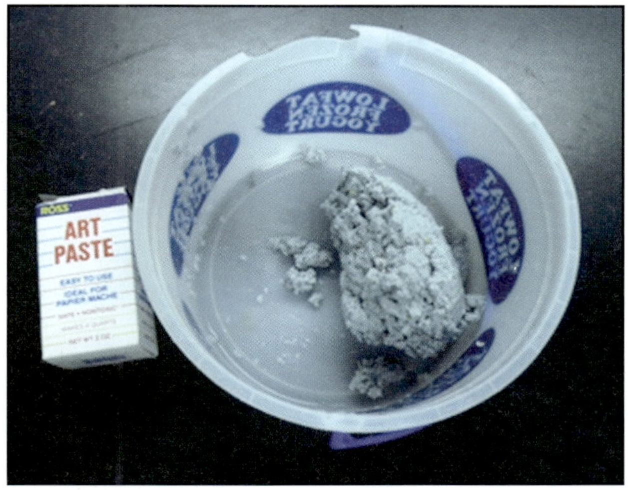

그림 6-9. 혼합된 반죽과 치대기.

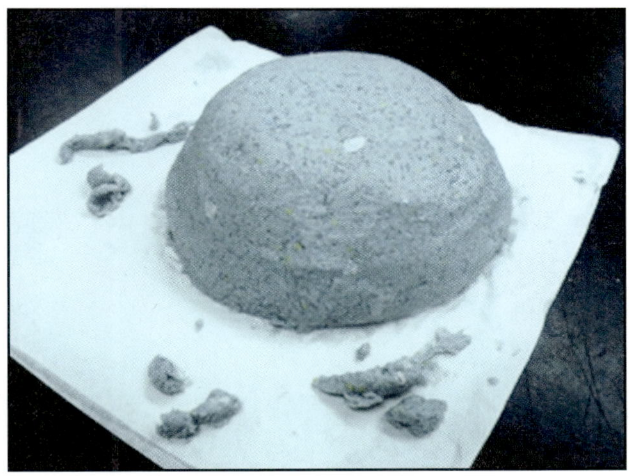

그림 6-10. 그릇 위에 종이 펄프를 성형한다.

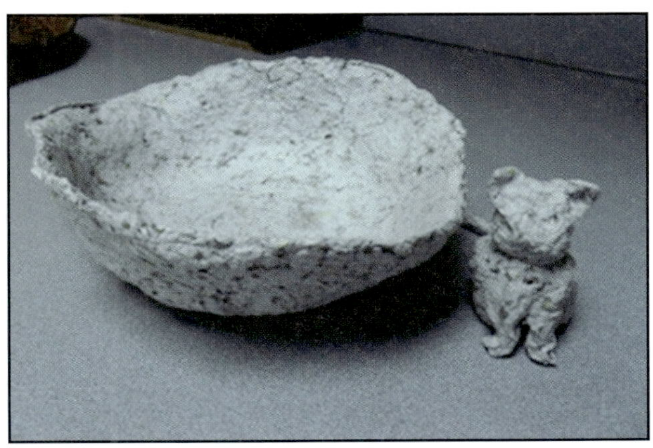

그림 6-11. 완성된 종이 펄프 그릇 및 모형 피규어.

종이 접기 프로젝트 - 작은 상자

활동선택 및 계획

이 활동은 특히 정밀한 운동 기술에 대한 작업뿐만 아니라 특정 순서로 서면 또는 시연된 지침을 따르는 데 좋다. 비전이 도움이 되지만, 단서와 단서만을 사용하여 이 활동을 완료하는 것이 가능할 수도 있다. 아이들은 한 번에 한 단계씩 지시해야 하며 깔끔하게 접을 수 있도록 도움이 필요할 수 있다. 보다 정확한 접기는 보다 성공적이고 매력적인 최종 제품을 산출할 것이다. 이 활동은 고도로 구조화되어 있다. 따라서 창의성이 거의 허용되거나 필요하지 않다. 장점은 재료의 저렴한 비용과 가용성으로 클라이언트는 인내심이 허용하는 만큼이 프로젝트를 시도할 수 있다.

준비물

용품들:

- 정사각형 용지(11.5×11.5 인치 용지는 4×4×2 인치 상자가 된다.)
- 서면 지시사항 (선택 사항)

도구:

- 필요 없음

소요시간 : 15분 이내

비용: 동전

과정

1. 종이의 가장자리에서만 주름을 잡아 양방향으로 종이를 (사각형) 접는다. 편다. 이렇게 하면 사각형의 중심을 식별하는 데 도움이 된다.
2. 네 모서리를 가운데로 접어서 자른다(그림 6-12A).
3. 각면을 가운데로 접어 접은 다음 전개한다 (그림 6-12B 및 6-12C).
4. 90도 회전하고 3 단계(그림 6-12D)를 반복한다.
5. 모든 것을 펼친 다음 상단 및 하단 모서리를 가운데로 접는다(그림 6-12E).
6. 굵게 표시된 실선을 따라 자른다. 전통적인 종이 접기는 종이 자르기를 허용하지 않지만 많은 현대적 변형은 접기와 함께 커트를 포함한다. 점선 쪽이 박스의 바닥이 된다(그림 6-12F).
7. 오른쪽과 왼쪽을 가리키는 플랩을 점선으로 접어서 위로 향하게 한다(그림 6-12G).
8. 이 작은 플랩을 상자 바닥으로 향해 서로 접는다 (그림 6-12H 및 6-12I).
9. 나머지 두 개의 플랩을 이 두 플랩 위로 접어 구석에 넣는다(그림 6-12J).
10. 반대쪽을 반복한다(그림 6-12K).
11. 완성된 상자(그림 6-12L).

등급화 및 적응

이 활동을 평가하는 가장 일반적인 방법은 용지 크기나 두께를 변경하거나 다소 복잡한 패턴을 선택하는 것이다. 클라이언트가 접이식 정밀도(Breines, 2006) 또는 서면 지시 사항을 이해하는 데 도움이 필요할 것으로 예상한다.

등급을 낮추려면:

- 용지를 접는다.
- 큰 용지를 사용한다.
- 몇 단계/주름만으로 간단한 패턴을 선택한다.
- 클라이언트가 프로세스를 완료할 때 프로세스의 각 단계를 하나씩 보여준다.
- 플랩 등을 제자리에 고정시키려면 소량의 접착제나 투명 테이프를 사용한다.

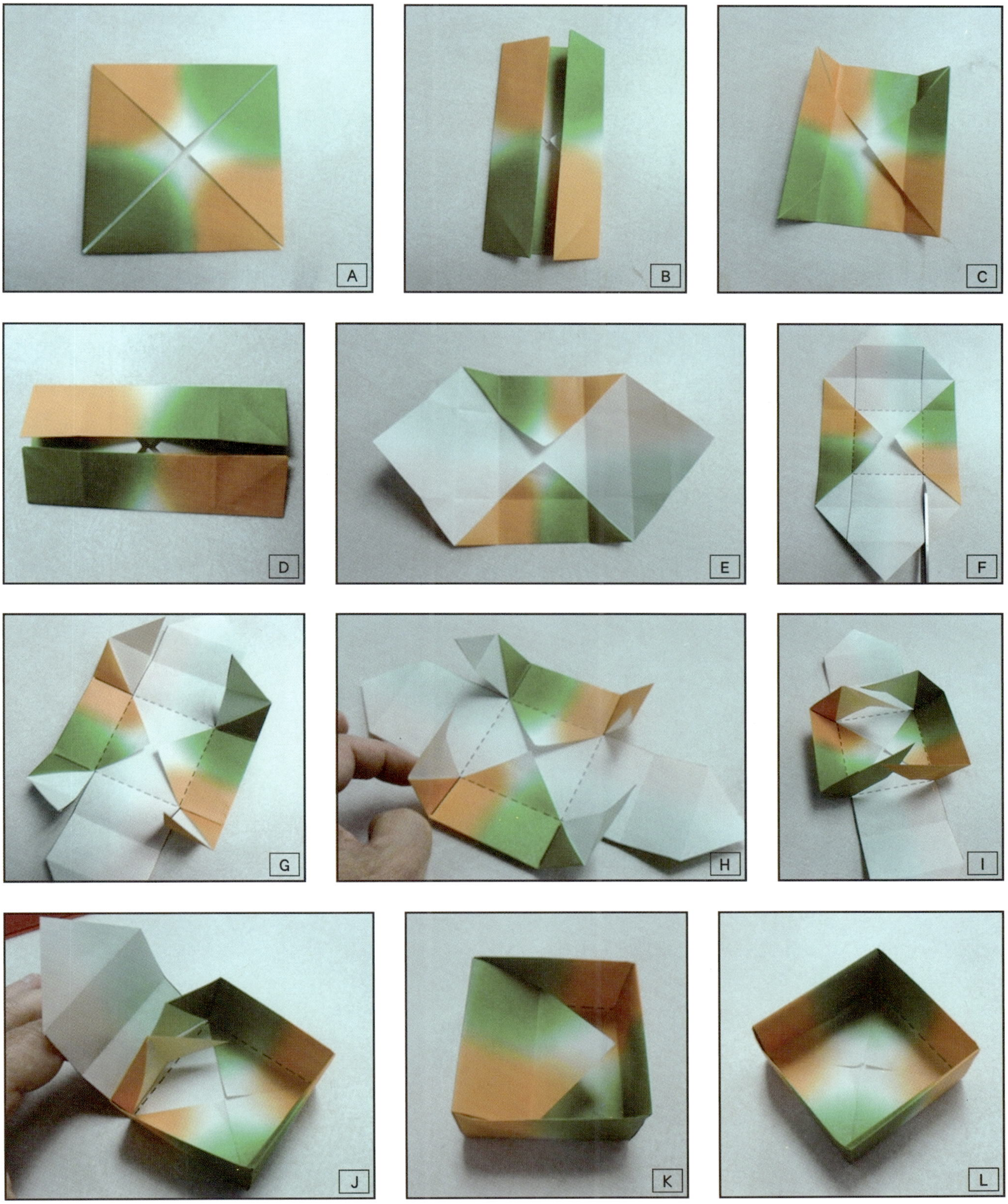

그림 6-12. (A–L) 종이 접기 상자를 접는 단계.

등급을 올리려면:

- 두꺼운 용지를 사용한다. 카드 스톡 또는 기타 두꺼운 용지는 접기 전에 직선 모서리와 날을 사용하여 채점해야 할 수 있다. 이는 운동 요구량과 프로세스의 복잡성을 증가시킨다.
- 작은 용지를 사용한다. 이를 위해서는 더 정밀한 운동 기민성이 필요하다.
- 보다 복잡한 패턴을 선택한다.
- 지면 지시사항만 제공한다. 자신의 선물상자를 만드는 다른 많은 방법이 있다; 자세한 예제는 참고자료를 참조한다.

문서기록

이 활동으로 평가되거나 다루어질 수 있는 기술은 순차적인 지시, 주의 집중, 손의 눈 조정, 미세한 운동 조작 및 시각적 인식을 포함한다. 종이접기는 또한 작업에 좌절을 느낄 수 있으므로 작업 지속성과 대처 기술에 대한 증거를 관찰한다.

다음은 이 기술의 치료적 사용 중에 다양한 수행 기술의 사용을 문서화하는 방법의 예이다.

- "시각 장애로 인해 가장자리를 맞추는 데 어려움이 있었다. 치료사가 신호 주는 것을 사용하여 손가락을 사용하여 가장자리를 느낄 때 (촉각 보상) 클라이언트의 수행이 향상되었다.
- "클라이언트가 작업에 대한 서면 지침으로 재수정되어야 하므로 작업 및 문제 해결에 대한 관심이 줄어 들 수 있다."
- "클라이언트가 종이를 정확하게 접을 수 있어 미세한 운동조작 기술이 향상되었다."

종이 건설 프로젝트 - 종이로 종이 제본 꽃

활동 선택 및 계획

종이 구조는 등급을 매길 수 있으며 대부분의 치료 목적에 맞도록 조정할 수 있다. 날카로운 절삭 공구를 사용하는 경우 이 작업에 대한 기본주의 사항은 안전하다. 운동 조절 및 강도의 필요성은 프로젝트에 따라 매우 다양하다. 측정, 주의 깊은 절단 또는 맞춤을 필요로 하는 설계는 당연히 더 어려워 질 것이다. 더 추상적인 형태의 건축이나 조각은 협동이나 정신 착란이 약한 클라이언트에게 더 적합할 수 있다. 재료가 저렴하고 개선된 미세 운동 기능을 수행하는 데 유용한 공예품일 수 있지만, 매력적인 아웃바운드 가능성은 동기가 될 것이다.

준비물

용품:

- 각종 컬러 복사 용지 또는 시공 용지
- 백색 접착제 또는 스프레이 접착제
- 감자 칩 캔과 같은 판지 실린더 또는 용기
- 꽃 와이어
- 꽃 테이프 (옵션)
- 투명 테이프

도구:

가위

소요 시간:

1 시간; 꽃병에 실러가 사용된 경우 건조 시간 또는 여러 번 코팅을 허용한다.

대략적인 비용:

$ 2 이하

(꽃이 만발한 테이프 및 테이프가 여러 프로젝트에 사용됨)

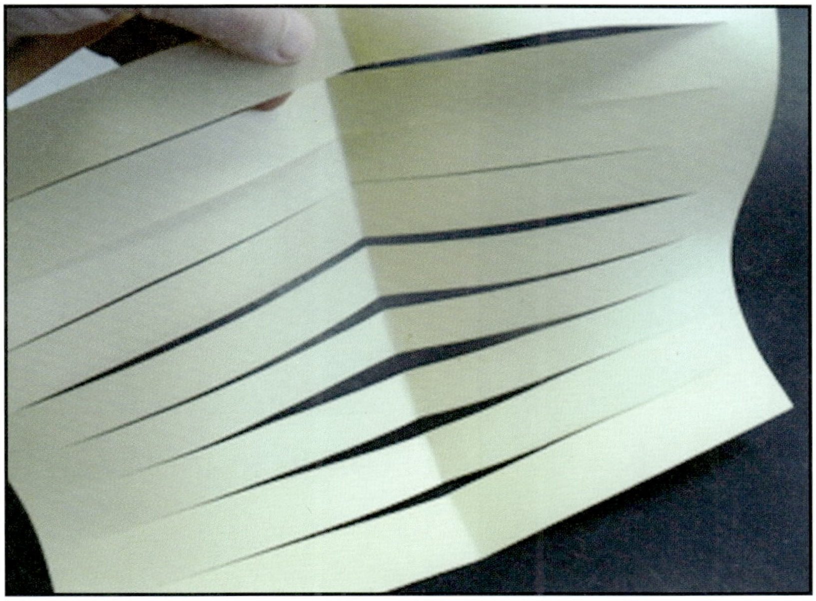

그림 6-13. 직조를 위해 종이를 절단한다.

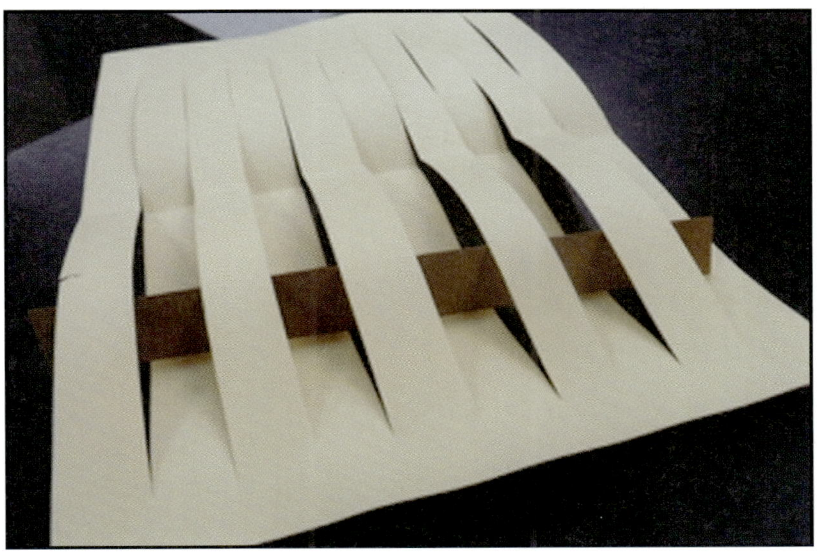

그림 6-14. 각각의 종이 스트렙을 직조한다.

과정

컨테이너:

1. 한 장의 종이를 반으로 접는다. 용지의 거의 모든 길이를 절단하지 않고 1/2 인치에서 1 인치 슬릿을 자른다(그림 6-13). 용지는 실린더 용기 주위를 완전히 감쌀 수 있을 정도로 커야 한다.
2. 다른 용지를 별도의 띠로 자른다. 이것들은 첫 번째 시트에 짜여지므로, 용지가 올바른 길이로 되도록 방향이 잡혀 있는지 확인한다.
3. 첫 번째 용지의 틈에서 스트립을 엮어서 서로 닿게 한다(그림 6-14).
4. 이 직물을 실린더 주위에 감싸서 착용감을 조절한다.

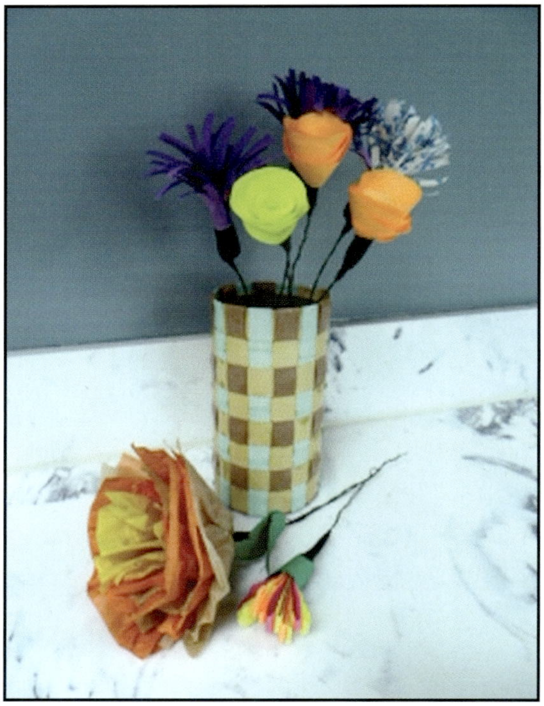

그림 6-15. 종이 꽃과 어울리는 종이로 엮어 만든 꽃병.

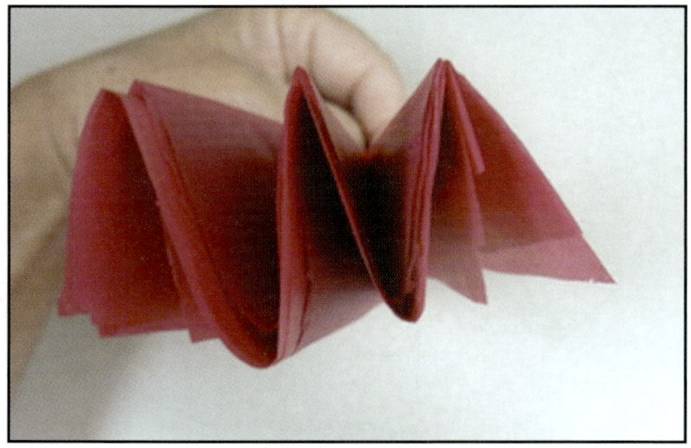

그림 6-16. 습자지 종이로 만든 아코디언식 접기.

5. 실린더 위에 접착제 또는 스프레이 접착제를 뿌리고 주변에 종이를 감싸준다. 필요한 경우 다듬는다. 원하는 경우 외부에 스프레잉 또는 스프레이 실러를 사용한다. 이는 용지가 덜컹 거릴 수도 있지만 "바스켓" 모양을 더 많이 나타낸다(그림 6-15).
6. 다음에 설명된 것과 같은 하나 이상의 유형의 종이꽃을 만들어 컨테이너를 채운다.

꽃 :

1. 6~8칸 (약 4~5인치 크기)의 박엽지를 자르고 서로 쌓아 놓는다.
2. 사각형의 스택을 잡고, 아코디언을 앞뒤로 접고 매번 약 1/2 인치 접는다(그림 6-16).
3. 모든 폴드를 함께 잡고 접힌 스트립의 각 면 가운데에 슬릿 또는 작은 삼각형을 자른다.
4. 이 중간 부분에 꽃 와이어를 감고 비틀어서 조인다.
5. 와이어의 각면에 있는 용지를 펼쳐 꽃 모양을 만들기 위해 각 용지 층을 부드럽게 분리하고 털어낸다 (그림 6-15 참조).

등급화 및 적응

등급을 낮추려면:

- 용기를 장식하거나 종이꽃에 간단한 패턴을 사용하는 간단한 방법을 사용한다. 꽃은 모두 없앨 수 있고 연필은 연필 등으로 사용한다.

등급을 올리려면:

- 더 복잡한 절단 또는 조립이 필요한 다양한 종이꽃 (리소스의 링크 참조)을 만든다 (그림 6-15 참조).

문서기록

지면으로,이 프로젝트는 여러 부분과 단계를 가지고 있으므로 치료사는 둘 이상의 지침, 물질 조직 및 좌절감 관리를 수행할 수 있는지 관찰할 수 있다. 이 프로젝트는 또한 매우 정밀한 운동기술을 포함하기 때문에 조작 기술, 양측 협응 및 운동의 측정이 또한 관찰될 수 있다.

다양한 종류의 제지 공법이 고려될 수 있다. 퀼링은 매우 좁은 종이 조각을 모양으로 감아서 평평한 표면에 접착하여 다양한 복잡성의 그림을 만드는 과정이다(그림 6-17).

종이 구슬(그림 6-18)은 좁은 길쭉한 삼각형을 화려하고 바람직하게는 광택지(예: 잡지의 페이지)에서 잘라낸 다음 이쑤시개와 같은 작은 받침대 주위를 단단히 감아서 만들 수 있다. 가장자리, 뾰족한 끝을 붙이고 말라붙이십시오(비디오 지침에 대한 링크는 참고 자료 참조). 그 다음 구슬을 끈으로 묶거나 다른 물건에 표면 장식으로 사용할 수 있다. 제직(그림 6-19)은 거의 모든 연령대에 적합하도록 수정할 수 있는 또 다른 종이공예품이다. 공간관계, 미세운동, 관념운동 행위상실증 등의 영역에서 평가 또는 개입으로 사용할 수 있다. 제직 프로세스는 이전

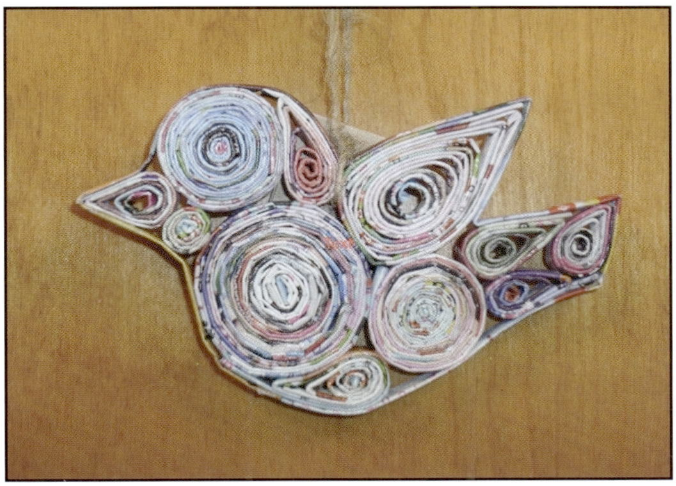

그림 6-17. 종이 새- 다양한 모양의 종이 조각으로 디자인하여 만들었음.

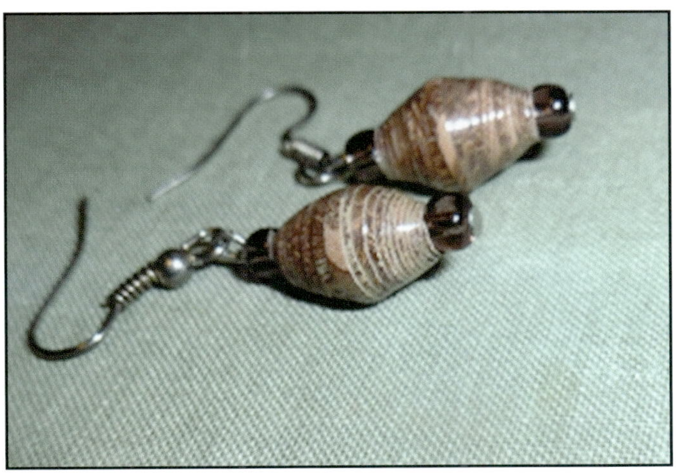

그림 6-18. 종이로 만든 구슬.

프로젝트에서 설명했다(그림 6-14 참조). 밝거나 광택 있는 용지로 완성할 수 있으며 완성된 시트는 다른 프로젝트에서 사용할 수 있다(예: 적재하거나 판재로 사용하거나 용지함이나 상자 상단과 같은 다른 표면에 접착할 수 있음). 흥미로운 다른 변형은 컬러 그림을 복사한 다음 이전에 컬러와 흑백의 두 그림을 사용하여 직조 과정을 완료하는 것이다(그림 6-20). 제지의 또 다른 예는 종이 꽃을 만드는 것이다(그림 6-15 참조). 수많은 방법이 있으며 티슈 종이, 크레페 종이 또는 딱딱하고 반투명 한 종이를 포함할 수 있다. 일반적으로 필요한 기타 소모품은 접착제, 가위 및 파이프 클리너 또는 꽃집 와이어와 같은 줄기 재질이다. 더 많은 종이 꽃 프로젝트 제안 및 지침에 대한 링크는 참고자료를 참조한다.

검은 색 건설 용지와 색깔이 있는 박엽지를 사용하여 "스테인드 글라스" 창 패널을 만든다. 공예 나이프 또는 가위를 사용하여 각 섹션 사이에 약 1/2 인치의 경계선을 남기고 건설 용지에서 모양을 자르기만 하면 된다.

그런 다음 박엽지를 각 섹션에 붙인다. 인접한 섹션으로 연장하지 않는 것이 좋습니다. 좀 더 완성된 표정을 위해 검은 종이 두 장을 똑같이 자르면 앞면과 뒷면을 만든다. 빛이 박엽지를 통해 빛날 수 있도록 창문을 기다린다. 표백되지 않거나 흰색의 커피 필터는 받침대에 묶어서 붙이거나 스티로폼 형태로 삽입하여 화환을 만들 수 있다(참고 자료 참조). 이 장의 끝에 있는 참고 자료의 책 섹션은 다른 종이 건축 아이디어를 찾을 수 있는 장소를 제시한다. 앞서 언급한 프로젝트는 "꽃병"을 장식하는 데있어 다른 종이 건축 아이디어 중 하나를 사용하여 완료할 수 있다. 예를 들어, 골판지 튜브에 티슈페이퍼로 덮은 다음 검은 색 종이를 잘라서(크기에 맞게) 붙여 스테인드 글라스 효과를 만든다(그림 6-21).

그룹 종이 프로젝트 - 주제 게시판 활동

활동선택 및 계획

종이는 값싸고 상상력이 풍부하기 때문에 그룹 프로젝트를 개발하는 데 이상적인 매체이다. 그것은 다양한 기능적 능력에 잘 적응하며 더 큰 창조물을 만들기에 충분할만큼 저렴하다.

준비

공급:

- 다양한 종류의 용지(건설 용지, 티슈페이퍼, 크레이프 지 및 달력, 지도, 인사장 등의 스크랩 용지)
- 접착제 또는 테이프
- 페인트 또는 마커

도구들:

- 가위 (일반 또는 장식용)
- 용지 펀치 (옵션)

과정

1. 그룹을 모아서 계절, 휴일 또는 개념과 같은 특정 주제를 중심으로 게시판을 계획하고 작성하도록 한다.
2. 필요한 경우 작업을 위임한다. 따라야 할 표본이나 특정 패턴을 제공하는 것도 도움이 될 수 있다. 적절한 도움, 단서 또는 레이아웃(디자인 · 광고 · 편집에서 문자 · 그림 · 기호 · 사진 등의 각 구성요소를 제한된 공간 안에 효과적으로 배열하는 일, 또는 그 기술) 제안을 제공한다.

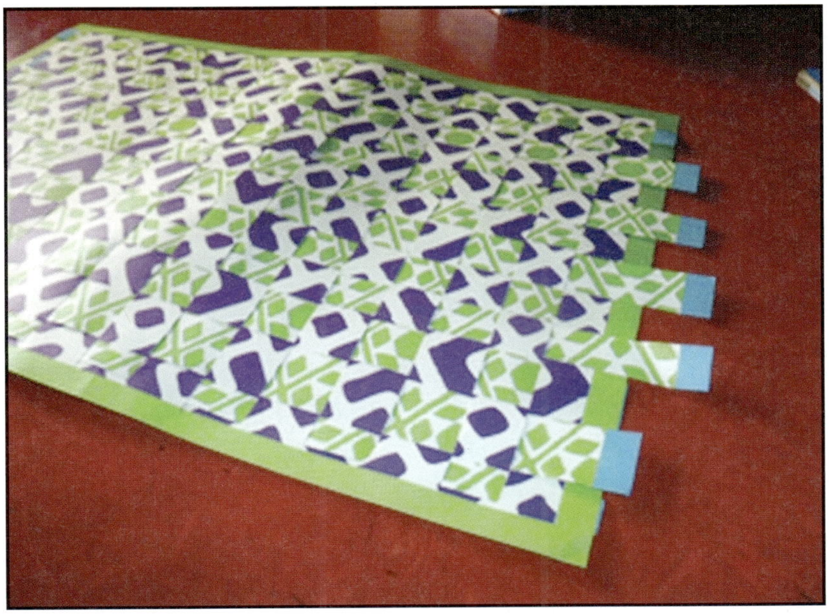

그림 6-19. 종이로 직조하여 만든 바닥매트.

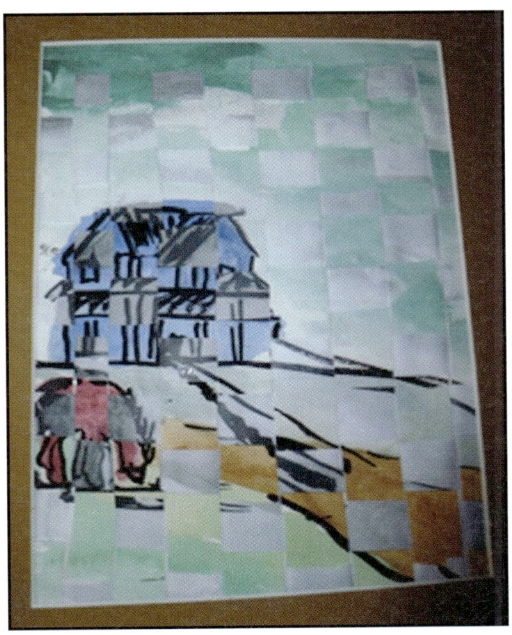

그림 6-20. 직종에 그림으로 그려진 흑백 사본.

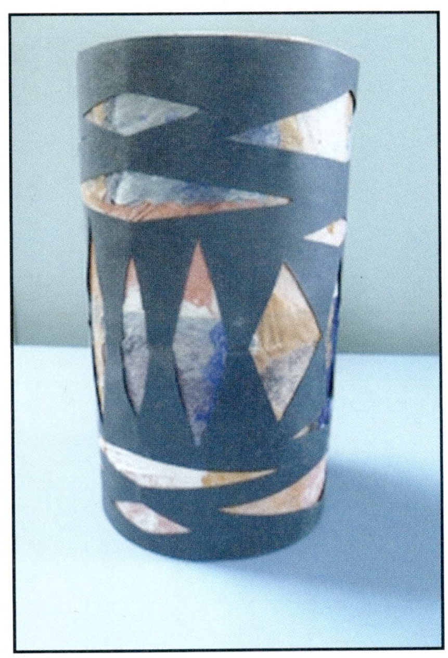

그림 6-21. 건설과 티슈페이퍼 "스테인드 글라스."

주요 치료 응용 분야
MAIN THERAPEUTIC APPLICATIONS

신체 기능 장애(Physical Dysfunction)

종이공예는 거의 모든 설정 및 기능 수준으로 구성될 수 있다. 자료는 일반적으로 사용 가능하고 저렴하기 때문에 특히 가정의 건강 클라이언트들에게 적합하다.

대부분의 형태의 종이공예는 미세한 운동 능력 / 말단 상지 기능을 강조한다. 필요한 운동범위, 손재주 및 힘의 양은 방법에 따라 다르다. 일반적으로 힘은 거의 요구되지 않지만 반복적인 공정이나 접착제를 충분히 건조시킬 때까지 잘 붙을 때까지 유지하기 위해 내구성(인내심)이 필요할 수 있다. 종이공예는 운동이 거의 필요하지 않기 때문에 심장 및 호흡기 질환이 있는 클라이언트들에게 특히 좋다. 한 명의 임상가는 급성 재활 시설에서 휴일 종이공예를 사용하여 설명했다. 클라이언트는 gross motor, fine motor, perceptual skill을 동시에 수행하면서 시설을 사교적으로 만들고 그룹활동을 하며 즐겁게 만들 수 있었다(Schroeder, 2007). 종이가 쉽게 구부러지거나 부서지기 때문에 고혈압증이나 미세한 운동 조절이 부족한 클라이언트에게는 종이공예가 어려울 수 있다. 많은 종이공예품은 일반적으로 양측 손 기능이 필요하지만 안정하게 약한 손을 사용하거나 관절보호 기술을 통합하는 방법을 배우는 것과 같이 적응된 방법을 연습할 때 좋은 선택이다.

종이는 값이 저렴하기 때문에 클라이언트는 프로젝트를 여러 번 시도할 수 있다. 또 다른 장점은 흄(fumes), 먼지 또는 날카로운 모서리와 같은 다른 공예품에 내재된 위험이 거의 없다는 것이다.

정신건강(Mental Health)

이전에 언급했듯이, 종이가 쉽게 찢어지거나 구부러지기 때문에, 치료사는 실패에 대한 지구력이 낮은 클라이언트들에게 주의를 기울여야 한다. 그러나 클라이언트가 작업을 계속하기를 원하면 비용이 저렴하다. 인지장애가 있는 사람이나 비판하는 경향이 있는 사람은 얼마나 많은 양의 접착제를 사용하는지 판단하기 어려울 수 있다. 접착제를 작은 솔로 바르면 이 문제를 해결할 수 있다. 최소한의 주의 또는 의사 결정 또는 문제 해결 기술로 스탬프 찍기, 스텐실, 간단한 자르기 또는 콜라주와 같은 몇 가지 단계만 수행할 수 있다. 지역사회 환경이나 클라이언트들의 체류기간이 긴 곳에서 종이공예는 휴일 장식을 하기에 좋다. 클리닉, 주간 또는 공동 집회 장소의 휴가 분위기는 장식품, 꽃, 화환, 깃발, 휴대 전화와 같은 다채로운 항목을

고려사항	
클라이언트 요소/ 수행기술 초점	제안된 활동들
관절가동운동범위	대형 종이를 사용하여 종이 접기 프로젝트를 만든다. 탑재된 게시판을 꾸민다.
민첩성	색이 칠해진 사각형을 사용하여 모자이크를 만든다. 스크랩북 페이지의 항목 잘라 내기 및 놓기.
상지 근력	종이 펄프를 혼합하여 용기 또는 그림으로 만든다.(그림 6-9 참조) 무거운 종이로 눈송이 또는 기타 장식물을 자르거나, 가위 손잡이 주위에 고무 밴드를 놓아 저항을 증가시킨다.

고려사항	
클라이언트 요소/ 수행기술 초점	제안된 활동들
특정 정신 기능 – 방향, 기억, 조직 기술	친구, 가족, 친숙한 장소 등의 그림이 담긴 스크랩북 페이지를 만든다.
기질 (자부심)	나무 줄기나 꽃 줄기를 그리고 구겨진 티슈 종이의 작은 조각을 나뭇잎이나 꽃처럼 붙인다 (그림 6-22).
감정 내성	종이 또는 조각 펄프 조각을 만든다.

추가하면 크게 향상된다. 방향을 잡는 능력, 지각 능력, 좌절감을 포함한 정서적 규칙과 같은 인지 기능을 평가하기 위해 간단한 종이 접기가 사용될 수 있다. 종이조각은 투명 테스트로 사용되어 클라이언트가 조각품을 설명하고 어떤 의미를 가졌는지 물어볼 수 있다. 그러한 예가 성인과 함께 사용되는 전통적인 작업 치료 정신과 의사 평가인 Magazine Picture Collage이다.

환자는 자신이 선택한 잡지 사진으로 콜라주를 만들 것을 요청받으며 치료사는 그림 선택과 전반적인 업무 수행에 기초한 기분 및 기타 정신 건강 요인을 추론한다. 결과 해석에 있어서 평가자의 신뢰성 증거가 있다(Hemphill, 1999).

아동(Pediatrics)

종이공예는 특별히 아이들에게 좋은데 재료에 익숙하고 그들 자신의 창작품을 상상적 장난감으로 사용할 수 있다. 오래된 작업치료 평가인 Lafayette Clinic Battery에서는 종이공예를 발달 기술 평가에 이용한다(Llorens, 1969). 이들은 가위사용과 글씨쓰기와 같은 학문적 성공과 관련한 활동에 요구되는 미세운동 기술습득에 유용하다

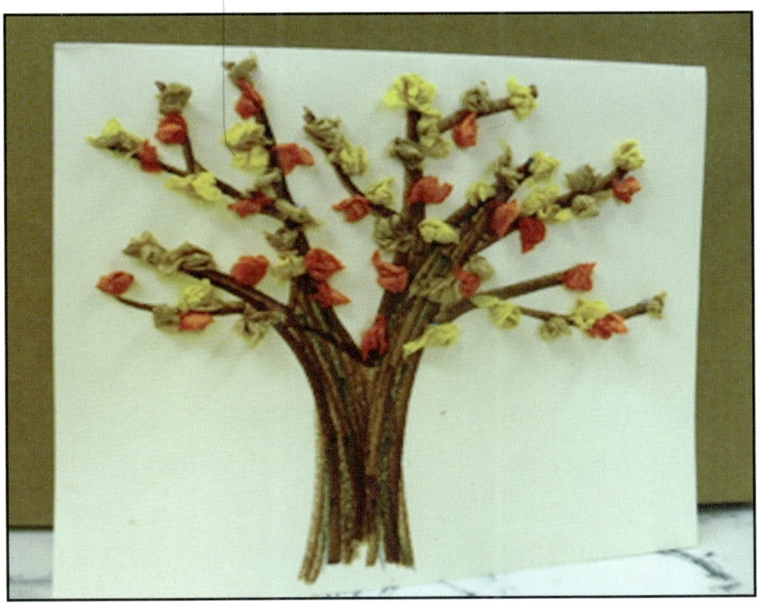

그림 6-22. 구겨진 종이로 만든 디자인.

(Henderson & Pehoski, 2006; Kuhaneck, Spitzer, & Miller, 2010). 아주 어린 아동들은 종이를 찢을 수 있고 오리기를 시도하기 시작하므로 곡선의 가위로 안전염려를 최소화한다(그림 6-23). 아동들에게 페인트나 크레용으로 종이공예를 장식하게 하는 것은 창조성과 재료와 성과물에 대한 탐구심을 고취시킬 것이다. 아동들은 그들의 공상 속에서 하나의 세계를 만들고 부수고 다시 만들 수 있다. 그들은 종이 인형이나 그들을 위해 이야기하는 종이 봉투 인형을 만들 수 있는데 이는 대화에 어려움이 있는 아동들에게 특히 적합하다. 아동은 종이 조각하기, 파피에르 마쉐, 또는 실패의 두려움이 거의 없는 단순한 장식의 종이 프로젝트를 할 수가 있다. 종이공예를 하는 아동들의 가장 보편적인 문제 중의 하나는 너무 많은 접착제를 쓴다는 점이다. 풀이나 스틱 접착제는 어린 아동들에게 잘 붙이지는 못하더라도 더 좋을 수 있다. 아동들은 위쪽이 무거운 조각품을 만들려는 경향이 있으므로 치료사는 적절한 받침을 만들도록 도와주어야 할 것이다. 아동들이 사춘기에 접근할 때 보다 현실적인 조각을 만들고 싶어한다. 소아와 청년의 프로젝트에 대한 아이디어원으로 본 장 끝에 있는 자료를 참조하기 바란다.

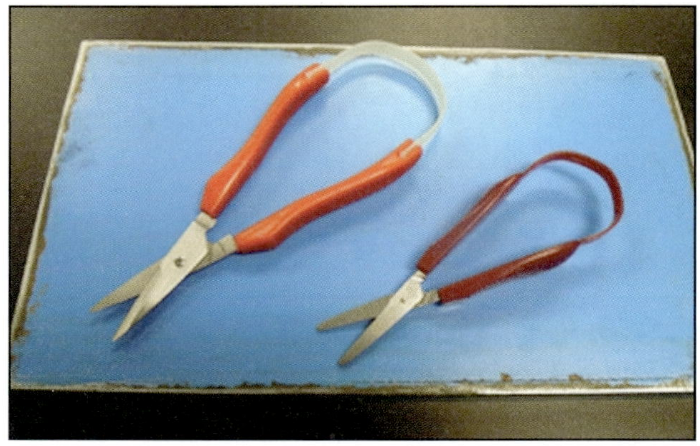

그림 6-23. 루프가위(Loop scissors).

고려사항	
클라이언트 요소/수행기술 초점	제안된 활동들
미세운동조절(가위 사용)	종이 눈송이 컷 아웃을 만든다.
지시사항	모자 나 보트와 같은 간단한 종이 접기 품목을 만든다.
사회 상호작용	한 그룹에 잡지(또는 다른) 콜라주를 만들게 한다.

청소년(Adolescents)

종이 입체구성은 자주 추상적이므로 현실적인 표현을 원하는 십대들은 그리기나 회화를 선호할 수 있다. 한편 그들은 가면이나 오리가미를 만드는 것에 탁월할 수 있고(Gaitskell a Hurwitz, 1975) 오르가미는 이 연령 그룹에게 협동 또는 창조행위를 촉진시키기 위해 사용될 수 있다(Breines, 2006). 청소년들 특히 소녀들은 그들의 카드, 포장지, 그리고 선물표 만들기를 좋아할 것이다. 그들은 수제 종이를 만들어 그들의 방을 장식할 콜라쥬에 이것을 조화시킬 수 있다. 재료가 저렴하고 많은 작업이 빨리 이뤄지므로 청소년들은 원하는 모양이 나올 때까지 자유롭게 경험해 볼 수 있다. 사진 콜라주는 누군가의 정체성이나 감정을 표현하기 위한 탁월한 수단이다. 십대들은 또한 종이 구슬 보석, 종이 꽃이나 가족과 친구들의 스크랩북 만들기를 좋아할 수 있다. 또한 종이공예는 적은 비용이 들기 때문에 장기간 입원할지 모르는 아동들과 청소년에게 더할 나위 없이 좋다; 다른 공예는 매일 사용하기에는 너무 비싸 어려울 수 있다.

노인(Older Adults)

종이는 종종 이전에 섬유로 하던 것과 유사한 과정들 용으로 사용될 수 있다. 과거에 환자가 사용해 왔을지도 모르는 퀼트 모양과 아뻘리끄는 종이 디자인에 쉽게 적용될 수 있다. 하나의 규칙으로 노인 환자들 실험을 좋아하지 않고 인지 장애를 갖고 있는 노인들은 새로운 학습에 고충을 받을 수 있어서 익숙한 구조를 갖고 있는 프로젝트가 가장 적합하다(Bonder & Bello-Haas, 2009).

요양원에 있는 중증장애 환자들 조차도 몇 명은 자른 잎을 카드보드 화관에 붙이는 것과 같은 단순한 종이 활동을 성공적으로 완성할 수 있다. 아동용의 종이완구 만들기는 몇몇 노인 환자에게 만족감을 줄 수 있다. 종이공예의 유형을 고를 때 치료사는 디자인 복사와 같은 시각적 수요와 단계의 수 또는 문서 또는 구두 지시를 따르려는 욕구와 같은 인지적 수요들을 고려해야 한다. 예를 들어, 준비된(set-up) 후에 파피에르 마쉐는 시각과 인지 기술이 거의 요구되지 않는 단순반복적 과정이지만, 상지 운동과 촉각 자극을 제공해 준다. 오르가미는 그 정밀성과 요구순서로 인해 몇몇 환자들에게 어려울 수 있고 잘 정돈된 주름을 만들기는 작은 손 관절에 스트레스를 줄 수 있다. 작은 문제이긴 하지만 종이오리기는 통증과 귀찮음이 따를 수 있고 느리게 치료되는 노인 환자들에게 더 큰 문제들을 만들 수 있는 가능성을 갖고 있다.

그룹(*Groups*)

종이공예는 그룹 활동을 위한 좋은 선택이다. 게시판 같이 큰 작업은 협조적인 노력으로 해낼 수 있다. 또는 개인은 휴일장식 또는 테이블 중앙에 둘 종이 꽃묶음을 만드는 것과 같은 지역사회용의 별도 품목을 만들 수도 있다. 노인환자 그룹은 아픈 아동 또는 노인을 위한 연하장을 만들 수 있다. 다른 사람을 위해 무언가를 만드는 개념은 활동저하에 있는 사람들의 참여를 종종 유도해 낼 것이다(Breines, 2009). 환자들은 그룹 연극에 사용할 파피에르 마쉐 또는 가면을 만들 수 있고, 사회적 상호작용 세션에서의 생각이나 느낌을 공유하는 수단으로서 콜라주와 같은 추상적 종이 입체구성을 만들 수 있다.

사례 연구

로사는 공립학교 2학년에 재학중인 9살 학생이다. 그녀는 해마다 학업을 따라잡기 위해 애쓰고 있으며 일반 지능검사에서 정상범위의 점수를 받았음에도 1학년 시작 이후 두 번이나 진급을 못해 왔다. 그녀는 친구가 거의 없고 대부분의 동년배들처럼 방과 후 나가 놀는 것을 좋아하지 않는다. 로사의 선생님은 발견되지 않은 학습, 운동성, 감각의 통합 문제가 그녀의 어려움의 근원일지도 모른다는 이유에서 작업치료에 의한 평가를 의뢰하였다. 작업치료사는 로사를 아이, 그녀의 부모님과 선생님과 이야기하는 것이나 운동 숙달에 대한 테스트를 Bruininks-Oseretsky로 평가한다.

작업치료사는 로사가 태어나기 전에 부모님 모두 동인도에서 미국으로 이민을 왔고 로사가 그들의 외동딸이라는 것을 알게 되었다. 부모님 모두 의료업에 종사하며 딸의 뚜렷이 보이는 지체에 어찌할 바를 몰랐다. 그녀가 잘 되도록 돕는 모든 가능한 방법을 사용하는 것에 열심이었다. 로사의 선생님은 수업에 집중하는 데 있어 몇 가지 문제를 기록하였지만 대개의 경우 쓰기나 다른 작업에 참여하는 것을 마지 못해 하는 것처럼 보였다. 그녀는 Bruininks-Oseretsky 테스트 상에 전체 운동 부문에 대하여 정상보다 약간 낮은 점수를 기록했지만 섬세한 운동 테스트에서는 결정적으로 정상보다 낮은 점수를 기록했다. 그녀는 또한 작업치료사가 결핍된 수행에 대해 질문할 때 고통을 호소하였다. 보다 가까이 신체 검사를 할 때 작업치료사는 로사의 손목과 그녀의 일부 손가락 마디가 부어 오르는 것을 알아챘다. 그녀는 나중에 발견한 것을 부모님과 상담했으며 소아과 의사의 방문을 권하였다.

로사는 청소년 류마티스성 관절염의 진단을 받고 학교로 되돌아 갔다. 부모님은 이전에 이러한 임상적 사진을 알아보지 못한 죄책감을 표현했다; 그들은 모두 바쁜 전문직에 종사하여서 그 징후를 단순히 알아보지 못한 것이다. 그들과 치료사는 이것이 일생의 싸움이 될 것이라는 것을 이해했기에 숙고한 끝에 로사가 가능한 빨리 관리기술을 배워야 한다고 했다. 작업치료사는 로사가 마디 보호용 방침으로 종이공예를 시작하도록 선택하였다. 그녀는 작업을 다양하게 하였다; 아이가 일할 때 어떻게 오리기를 위해 루프 가위를 사용하는지 도장찍기와 접기를 위해 손꿈치를 어떻게 사용해야 하는지, 접착제 바닥을 짤 때 그녀의 손가락 대신에 손바닥을 어떻게 사용하는 지와 크게 겉면을 쥔 연필과 다른 도구에 어떻게 익숙해지는지를 보여줬다. 치료사는 또한 로사의 부모님에게 이러한 기술을 가르쳤기에 집에서 보충할 수 있었다. 약물 치료, 정기적인 운동 실습과 마디 보호 기술로 로사는 성공적으로 두 번째 등급을 완료하였으며 훨씬 많이 사회적으로 활발해졌다. 치료사는 새로운 징후나 문제를 관리하기 위해 정기적으로 그녀를 조사하였다.

약물 치료, 규칙적인 이동 운동, 통증 관리 전략 및 관절 보호 기술 사용으로 Rosa는 2학년을 성공적으로 마쳤으며 훨씬 더 사회적으로 활발하게 활동했습니다. 치료사는 새로운 증상이나 기능적 문제를 정기적으로 점검한다 (그림 6-24).

사례 연구(계속)

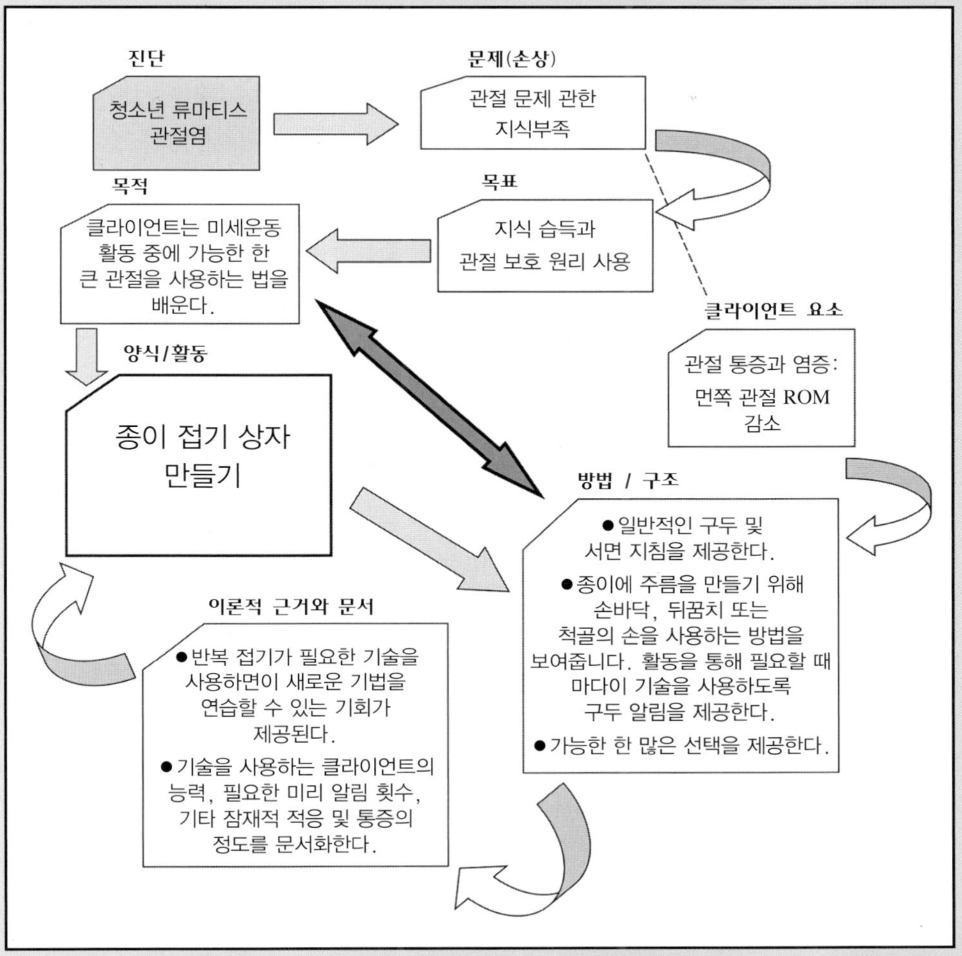

그림 6-24. 사례연구의 흐름도.

논의 질문사항

1. 이 장에서 토론된 종이공예 중에서 로사를 위한 놀이/여가로써 가장 적합한 것은 무엇이라고 생각합니까? 또 그 이유는 무엇입니까?
2. 작업치료사는 다른 평가를 했습니까? 만일 그렇다면 어떤 평가이며 그 이유는 무엇입니까?
3. 왜 종이공예는 학교 조직 실행을 위한 적합한 선택이었는가?

RESOURCES

온라인 프로젝트

- Assorted kids' paper crafts: http://utah.todaysmama.com/2013/07/22/kids-paper-crafts-projects-perfect-for-little-hands/
- Clever do-it-yourself gift wrap ideas: http://www.vitamin-ha.com/diy-gift-wrap-ideas-14-pics/
- Collages for kids: http://artsycraftsymom.com/simple-paper-collage-ideas-for-kids/
- Origami gift boxes: http://www.do-it-yourself-gifts.com/gift-boxes.html
- Paper bead bracelet instructions: http://www.instructables.com/id/Make-a-RECYCLED-PAPER-BEAD-Bracelet/
- Paper coffee filter wreath: http://lilluna.com/easy-coffee-filter-wreath/
- Paper flowers: http://insidecatescastle.blogspot.com/2013/01/paper-flowers-book-pages-what-no.html
- Paper flower idea with pictorial instructions: http://www.beadandcord.com/clipper/martha.lawson.1369114/fabric-flower-9902/37132.html
- Paper gift boxes: http://craftyjournal.com/gift-box-patterns/
- Scrapbook ideas: http://www.scrapbook.com/gallery/
- Scrapbooking ideas: http://www.marthastewart.com/274963/scrapbook-ideas-and-albums/@center/276976/memorykeeping-crafts
- Scrapbooking instructions and ideas: http://www.everything-about-scrapbooking.com/simple-scrapbooking.html

교육용 비디오

- Crepe paper flowers: https://www.youtube.com/watch?v=74Oqkar7Vws
- Easy paper decoration: https://www.youtube.com/watch?v=rakX1nyBIOk
- How to make paper beads: https://www.youtube.com/watch?v=DaJOpfagdAE
- Paper angels: https://www.youtube.com/watch?v=FcjgoEOz9Ng
- Unique paper gift boxes: https://www.youtube.com/watch?v=VA5phGwbIA0

서적들

- *The Contemporary Craft of Papier Mâché: Techniques, Projects, Inspirations*, Helga Muller and Helga Meyer, Lark Books, 1996
- *The Illustrated Project Book of Making Gift Cards and Scrapbooking: 360 Easy-To-Follow Projects and Techniques with 2300 Lavish Photographs*, Cheryl Owen, Lorenz Books, 2009
- *Origami in Action: Paper Toys That Fly, Flap, Gobble, and Inflate*, Robert J. Lang, St. Martins Griffin, 1997
  Sequential drawings of how to make 39 different figures. Each project is designated as easy, intermediate, or hard. A black and white photo shows the completed figure of each origami toy.
- *Start Scrapbooking: Your Essential Guide to Recording Memories*, Wendy Smedley, Memory Makers, 2010
  Good for beginners.
- *Trash Origami: 25 Folding Projects Reusing Everyday Materials* (book and DVD), Michael LaFosse and Richard L. Alexander, Tuttle Publishing, 2015
- *Trash to Treasure Paper Making*, Arnold Grummer, Storey Publishing, LLC, 2011
- *Visual Quick Tips: Paper Crafts*, Rebecca Luden and Jennifer Schmidt, Visual, 2008
  Basic information and lots of different techniques and ideas.

참고문헌

References

Barron, D. (1992). *Paper casting: A beginner's guide*. Norcross, GA: Plaid Enterprises, Inc.

Bodger, L., & Brock, D. (1976). *The crafts engagement calendar 1976*. New York, NY: Universe Books.

Bonder, B. R., & Bello-Haas, V. D. (2009). *Functional performance in older adults* (3rd ed.). Philadelphia, PA: F. A. Davis.

Bottomley, J. (1983). *Paper projects for creative kids of all ages*. Boston, MA: Little, Brown and Company.

Bower, L. (2011). *History of decoupage from life 123*. Retrieved from www.life123.com/hobbies/scrapbooking/decoupage/history-of-decoupage.shtml

Breines, E. B. (2006). Origami: Folding magic. *Advance Healthcare Network for Occupational Therapy Practitioners*. Retrieved from http://occupational-therapy.advanceweb.com/Article/Origami-Folding-Magic-1.aspx

Breines, E. B. (2009). Giving as motivation. *Advance for Occupational Therapy Practitioners, 25*(20), 6.

Brodek, A. (2011). *The new encyclopedia of techniques for crafting with paper*. Tunbridge Wells, UK: Search Press.

Dahlstrom, C. F. (Ed.). (2004). Better Homes and Gardens *fast scrapbooking*. Des Moines, IA: Meredith Books.

Department of the Army. (1971). *Craft techniques in occupational therapy*. Washington DC: U.S. Government Printing Office.

Fabri, R. (1966). *Sculpture in paper*. New York, NY: Watson-Guptill Publications.

Fidler, G., & Velde, B. (1999). *Activities: Reality and symbol*. Thorofare, NJ: SLACK Incorporated.

Gaitskell, C. D., & Hurwitz, A. (1975). *Children and their art* (3rd ed.). New York, NY: Harcourt, Brace, Jovanovitch.

Hall, M. A., Wrobel, J., & Salamony, S. (2001). *Decorative crafts sourcebook*. San Diego, CA: Thunder Bay Press.

Hemphill, B. J. (1999). *The evaluative process in psychiatric occupational therapy*. Thorofare, NJ: SLACK Incorporated.

Henderson, A., & Pehoski, C. (2006). *Hand function in the child: Foundations for remediation* (2nd ed.). St. Louis, MO: Mosby Elsevier.

Kohut, M. (2011). Making art from memories: honoring deceased loved ones through a scrapbooking bereavement group. *Art Therapy: Journal of the American Art Therapy Association, 28*(3), 123-131.

Kuhaneck, H. M., Spitzer, S. L., & Miller, E. (2010). Activity analysis, creativity, and playfulness. In H. M. Kuhaneck, S. L. Spitzer, & E. Miller (Eds.), *Pediatric occupational therapy: Making play just right*. Sudbury, MA: Jones and Barlett Publishers.

Lively, K. (2004). *Making great papercrafts: Origami, stationery, and gift wraps*. London, UK: Hermes House.

Llorens, L. A. (1969). An evaluation procedure for children 6-10 years of age. *American Journal of Occupational Therapy, 21*(2), 64-69.

McCarthy, P. G., & Sebaugh, J. G. (2011). Therapeutic scrapbooking: A technique to promote positive coping and emotional strength in parents of pediatric oncology patients. *Journal of Psychosocial Oncology, 29*(2), 215-230.

Moseley, S., Johnson, P., & Koenig, H. (1962). *Craft designs*. Belmont, CA: Wadsworth.

Mouradian, L. E., DeGrace, B. W., & Thompson, D. M. (2013). Art-based occupation group reduces parent anxiety in the neonatal intensive care unit: A mixed-methods study. *American Journal of Occupational Therapy*, 67(6), 692-700.

1000 Cranes. (2015). *The 1000 cranes legend*. Retrieved from http://1000cranes.com/about-us/the-1000-cranes-legend

Reader's Digest. (1979). *Crafts and hobbies*. Pleasantville, NY: The Reader's Digest Association Inc.

Schjeldahl, P. (2014, Oct. 20). Shapes of things: The radicalism of Matisse's cutouts. *New Yorker*, 102-103.

Schroeder, S. (2007). Deck the halls with OT crafts. *Advance Healthcare Network for Occupational Therapy Practitioners*. Retrieved from http://occupational-therapy.advanceweb.com/Article/Deck-the-Halls-with-OT-Crafts-1.aspx

The Smashing Editorial. (2010). The beauty of paper art. *Smashing Magazine*. Retrieved from www.smashingmagazine.com/2010/05/29/the-beauty-of-paper-art/

Tobias, M., & Goldkopf, I. (2011). Making toys really count: Finding the "just right" toy. *Advance for Occupational Therapy Practitioners, 27*(23), 14-17.

VanZandt, E. (1973). *Crafts for fun and profit*. London, UK: Aldus Books.

Wasinger, S. (2009). *Eco-craft: Recycle, recraft, restyle*. New York, NY: Sterling Publishing Co./Lark Books.

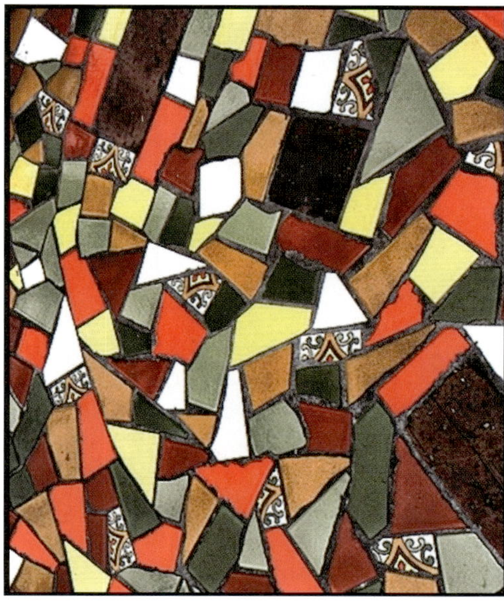

제 7 장

모자이크와 유리공예

Mosaic and Glass Crafts

학습 목표(Objectives)

학생은 다음을 할 수 있어야 한다.

- 모자이크 활동의 역사적/문화적 중요성을 설명한다.
- 모자이크와 간단한 유리공예에 필요한 기본적인 준비물과 재료를 열거하고, 샘플 프로젝트를 단계화하고 완성하는 방법을 안다.
- 치료 시, 모자이크 활동의 장점과 제한점을 설명한다.
- 모자이크와 유리공예 활동의 주의사항을 작성한다.
- 다양한 질환의 클라이언트에게 모자이크와 간단한 유리공예 활동을 치료적으로 사용하는 견본을 설명한다.

개요

Mosaic

모자이크는 ***테세라*** 라고 불리는 작은 조각들로 만든 표면 장식으로 5000여년 전 중동지방에서 유래된 고대 수공예이다. 모자이크가 그리스, 이집트, 이탈리아, 멕시코, 프랑스, 타이, 요르단과 미국을 포함한 여러 문화와 나라에서 중요한 예술 형식이 되었다. 모자이크 활동은 원래는 마루와 벽의 장식용으로 사용되었으나, 결국은 장신구류, 왕좌, 신전 기둥에 장식으로 사용되었다(Lapidus, 1977). 모자이크 예술은 대부분의 사람들이 글을 읽지 못하는 시대에 종교적인 이야기를 그림으로 표현하는 설교벽화를 만드는데 사용되었고, 오래 유지되는 특성 때문에 초기 기독교시대에 매우 인기가 있었다. 창의적인 벽화를 만들기 위해, 예술가들은 색깔 있는 작은 유리조각, 세라믹 조각과 돌을 석고에 눌러 넣거나, 미리 생각한 디자인에 따라

Tubbs, C. C., & Drake, M.
Crafts and Creative Media in Therapy, Fifth Edition (pp. 119-137).

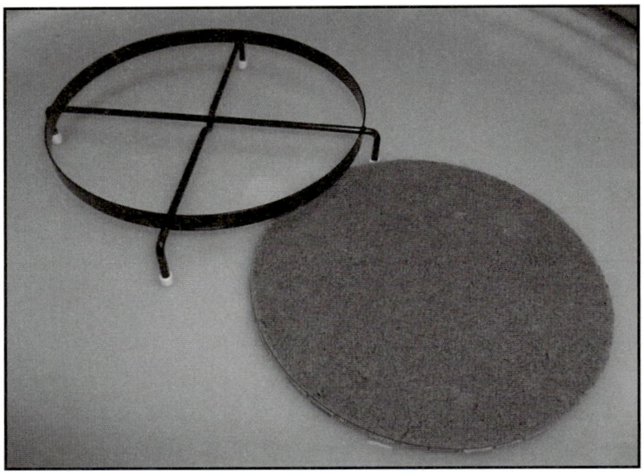

그림 7-1 전형적인 타일 냄비 받침 틀과 메이소나이트 백보드.

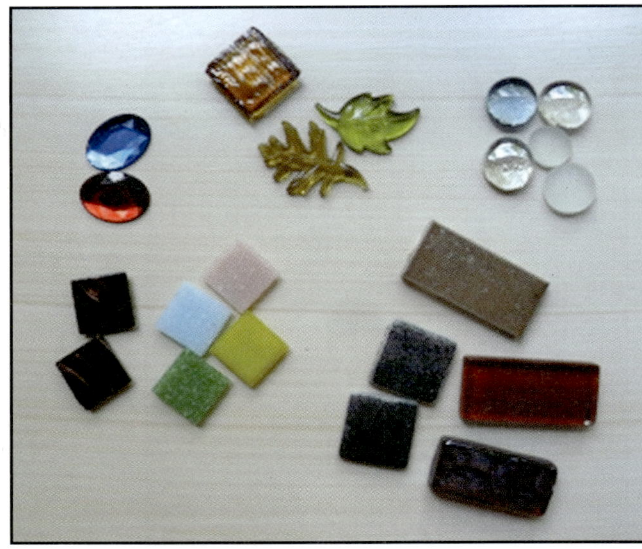

그림 7-2 타일 형태 분류하기.

콘크리트로 만들었다. 그것은 한 번에 특정 부분만을 빠르게 완성하기 위해서 필요했다. 오늘날 현대의 재료들은 이 과정을 훨씬 더 쉽게 하도록 만들어졌으나, 디자인은 복잡하고 테세라 사이즈를 결정하기에는 아직은 어렵다. 치료적인 적용은 일반적으로 다른 조각과 타일에 접착제를 붙이고, 접착제를 말리고, 그리고 나서 회반죽(그라우트) 사이에 공간을 채우는 과정으로 이루어진다. 모자이크는 또한, 회반죽을 생략하고, 타일 사이 공간 없이 만들 수 있다(Department of the Army, 1971; Moseley, Johnson, & Koeing, 1962; Reader's Digest, 1979).

오늘날 치료를 위해 사용하는 모자이크 수공예의 하나의 매력은 간단한 모자이크 프로젝트가 비교적 단기간에 완성할 수 있다는데 있다. 그라우트 프로젝트는 회반죽을 적용하기 전에 접착제가 완벽하게 말라야 하기 때문에 적어도 두 번의 섹션이 꼭 필요하다. 모자이크 작업에 기본적으로 필요한 재료는 타일(세라믹 또는 유리), 테세라, 세공(표면 붙이기), 접착제와 회반죽이다. 회반죽을 넓게 바르고 깨끗하게 하기 위한 도구는 스폰지와 설압자로 간단히 사용할 수 있고, 부낭(float)은 치료대와 같은 커다란 프로젝트에 회반죽을 펴 바를 때 꼭 필요하다. 다양한 모양의 타일 냄비 받침대는 치료세팅에서 전형적인 모자이크 프로젝트이다. 받침대는 안감이 있는 금속 틀로 만든다. 금속 냄비 받침은 타일을 배치한 메이소나이트 판을 가지고 있는 수공예 공급자에게 살 수 있으나(그림 7-1), 백보드(backboards)는 얇은 합판 같은 재료로 만들 수 있다. 클라이언트가 퇴원 전에 타일붙이기를 완성하지 못했을 경우, 백보드는 떼어낼 수 있기 때문에 치료사는 또 다른 프로젝트할 때 금속 틀을 재사용할 수 있다. 타일을 붙인 상자는 수공예 목록 중에서 가장 이용할만한 또 다른 모자이크 공예 옵션이다. 모자이크 꽃 화분, 꽃병, 촛대와 실외 장식을 포함한 많은 다른 덜 구조화된 타일붙이기 프로젝트는 현재 인기이다. 테라코타, 유리와 플라스틱 물건 조차도 타일 붙이기에 적합하고, 염가 판매점, 중고품 할인상점이나 마당 세일에서도 쉽게 구할 수 있다. 모자이크 재료는 세라믹 타일에만 제한을 두지 않고 유리, 돌, 깨진 도기나 접시 또는 씨앗과 콩 같은 천연재료, 소다 캔이나 콤팩트 디스크 같은 재활용된 물건의 깨진 조각을 혼합할 수 있다. 유리와 세라믹 같은 재료(그림 7-2)는 더 오래가고 습기가 있는 환경에도 잘 견디지만, 다른 테세라 재료는 실내 프로젝트에만 우수하다. 장기 시설에서 치료사는 테이블 뚜껑, 장신구 상자, 쟁반, 그림 액자 또는 그림과 같은 도전적인 모자이크 프로젝트를 시도할 수 있다. 회반죽은 수공예 공급업자에게 구할 수 있으나, 주택 개량 공사용 상점이나 철물점에서도 색깔을 선택하고 많은 양을 살 수 있다.

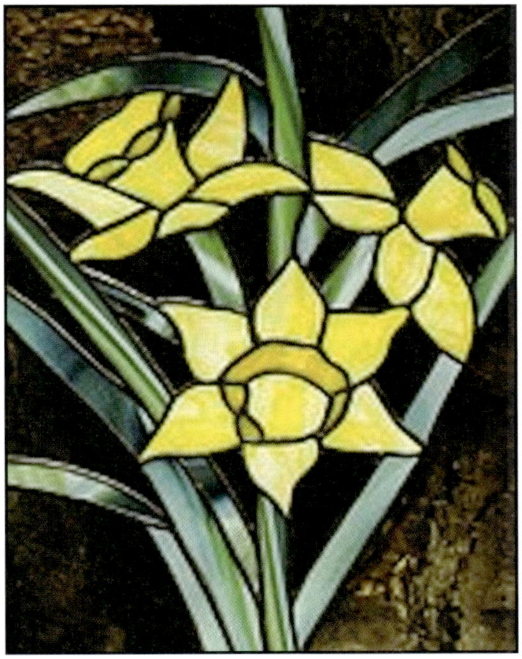

그림 7-3 스테인드 글라스 아트.

모자이크 공예는 치료적으로 유용하게 만들 수 있는 우수한 특성을 가지고 있다. 도구가 적게 필요하며, 다루기 힘들지도 않고, 다양한 단계도 필요하지 않으며, 크기와 색깔 구별, 공간 인식력, 섬세한 조작력, 지시에 따르는 능력, 계획을 실행하고 조직화하는 능력과 결정력 같은 실행기능 등 다양한 기술영역을 다루거나 평가할 때 유용하다.

유리공예
Glass Crafts

스테인드 글라스(착색한 유리, 그림 7-3) 작업은 6000년이 넘게 장식에 사용해왔다(Reader's Digest, 1979). 이것은 약간은 패치워크(각양각색의 헝겊을 잇댄 세공)와 비슷하지만 다른 과정을 사용했고, 스테인드 글라스 작업은 보통 큰 조각으로 만들고 빛이 통과함에 따라 디자인한다. 저자와 신경해부학자 Jill Bolte Taylor는 뇌졸중 환자의 회복력에 대해 언급했다. 그 저자는 환자의 취미인 스테인드 글라스 만들기가 재활 과정에서 돌파구 활동과 관련이 된다고 했다. 그녀는 왼쪽이 제한된 뇌졸중 환자가 이 수공예를 통해 다시 시작할 수 있는 에너지를 갖기를 원한다는 것을 알았다. 신경해부학자로서 그녀의 흥미를 유지하기 위해, 스테인드 글라스를 하면서 뇌 활성화를 유도했고, 그 작업이 인지 처리, 손의 기민성, 균형과 평형, 체력을 증진할 수 있는 구성 과정임을 알았다(Taylor, 2008). 스테인드 글라스 제작은 극히 드물게 치료 양식으로 사용되기도 하나, 작업치료사는 보다 쉬운 대체 가능한 활동을 제안한다. 예를 들어, 유리 페인팅이나 에칭은 착색하거나 반투명한 유리 형태와 비슷하지만, 훨씬 간단한 과정으로 사용할 수 있다.

고려할 사항과 주의사항
Special Considerations and Precautions

모자이크 작업은 일반적으로 안전한 활동이다. 어느 정도의 도구만 필요하며, 상업적인 세라믹 타일은 부드럽고 안전하다. 조립세트나 미리 자른 타일의 사용은 타일 절단기가 필요없다(그림 7-4). 만약 타일 절단기가 필요하다면, 클라이언트는 타일 파편이 튈 수 있으니, 봉지 안에서 타일을 자르거나, 테이블 아래나 방패 공간을 이용하여 타일을 잘라야한다. 만약 유리 타일을 사용한다면, 날카로운 끝을 조심하기위해 장갑을 끼고 수행한다. 장갑은 유리에 잘라지거나 찢겨질 수 있어 언제든지 닳을 수 있다. 수공예 프로젝트에 전형적으로 사용하는 회반죽은 모래를 뿌리지 않고 화학적으로 안전하지만, 모래를 뿌린 회반죽은 연마재이고 어떤 화합물은 화학적으로 알러지를 일으킬 수 있다(Biggs, 1999). 만약 모래를 뿌린 회반죽을 사용해야 한다면(큰 프로젝트를 위해 필요한 경우), 클라이언트의 피부를 보호하기 위해 장갑을 끼고 수행하도록 해야한다. 유리를 장식할 프로젝트에 사용되는 유리 에칭 크림은 피부를 부식할 수 있어서, 이 과정 동안 장갑은 꼭 필요하다. 회반죽으로 인한 먼지는 호흡기에 문제가 있는 클라이언트에겐 위험하다. 에칭 크림과 유리 페인트는 내성이 없는 클라이언트에겐 호흡기를 자극하거나 악취의 원인이 될 수 있다.

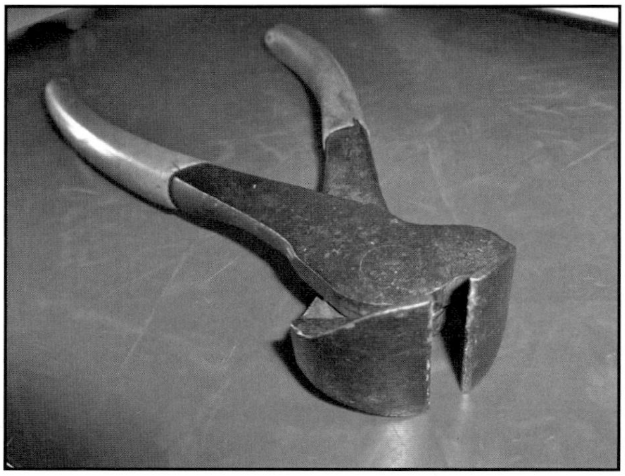

그림 7-4 타일 절단기.

모자이크 조각에 회반죽을 바르기 전에, 조각을 붙어 있게 하기 위해서는 접착제를 마르게 해야 한다. 회반죽을 섞을 때, 정확한 농도가 중요하다: 너무 묽은 회반죽은 마르면서 깨질수 있고, 회반죽이 너무 걸쭉하면 그 공간을 부드럽게 채우기가 어렵다. 회반죽이 아직 마르지 않은 동안, 타일에 과도하게 묻은 회반죽은 부드럽게 닦아내는 것도 중요하다. 타일이나 유리 위에 발라 다 마른 회반죽은 시간외 작업이 요구될 뿐만 아니라, 완성된 작품의 외형을 망치게 할 수 있다. 그 조각을 가능한 깨끗하게 닦아내고 나서, 그것이 마르기까지는 몇 시간이 소요된다. 나중에, 타일에 남아있는 마른 회반죽을 제거하기 위해선, 표면을 긁히게 하지 않기 위해 항상 무딘 도구(예: 설압자)가 사용되고, 회반죽한 부분에 구멍을 뚫게 되는 것을 피해야 한다.

남아있는 혼합된 회반죽과 건조된 회반죽은 쓰레기 통에 버려야하며 결코 배수구에 씻겨내려가지 않도록 해야 한다. 왜냐면 회반죽이 결국은 굳어서 수도시설에 문제를 일으키기 때문이다. 비록 주기적으로 개수대 안을 청소하거나 용기에 남아있는 작은 양을 안전하게 씻었다 할지라도, 만약 모자이크 작업을 자주 하게 된다면 석고 방출장치를 사용하는 것을 추천한다.

만약 모자이크 건축양식을 실외나 젖은 곳에 적용할 의도였다면, 에폭 시 접착제로 붙이는 것이 필요하고 회반죽 제거기를 추천한다. 타일 사이에 1/4인치보다 큰 공간은 내구성이 있는 모래 회반죽이 필요하다; 모래가 없는 회반죽은 작은 공간을 채울 때 사용한다. 걸쭉한 접착제와 미리 준비된 유황수지는 수직 표면 위에 타일을 올려놓기 위해 필요하다. 메이소나이트(방수, 방열용 섬유판)는 작은 프로젝트를 할 때 뒷받침에 적합하지만, 더 큰 프로젝트는 합판 같은 얇은 뒷받침이 필요할 것이다(Lapidus, 1977). 비용은 모자이크 프로젝트 시 하나의 논란이 될 수 있으나, 이 프로젝트는 비싸지 않게 행할 수 있다. 깨진 접시, 다른 조각과 천연 재료를 사용하면 비용을 줄일 수 있다.

프로젝트

PROJECTS

프로젝트-타일 쟁반(*Tiled Tray*)

활동 선택과 계획

이 프로젝트는 작고 비싸지 않은 플라스틱, 나무 또는 금속 인공(faux metal)으로 쟁반을 만들 수 있다. 쟁반을 최종 용도로 사용하기 위해선 내수성이 필요하다. 세라믹과 유리와 같은 오래가는(내구성) 타일 재료를 사용하고, 타일 자르는 것을 최소화하기 위해 아주 단순한 사각형 조각이나 대칭적인 디자인을 선택한다. 목공 풀 또는 유향수지(철물점과 주거 개선 가게에서 구입)는 습기가 있는 환경에 더 내구성이 있으나, 끈적거리는 접착제나 흰색의 접착제를 더 잘 사용한다. 적용 시 어느 정도는 덜 지저분하게 만들 수 있는 유황수지는 더 크게 수직으로 타일 붙이기를 할 때 유용하며, 유향수지가 잘 밀봉되어 있다면 몇 달 동안 사용할 수 있다. 이 프로젝트는 회반죽을 바르기 전에 접착제가 완전히 말라야 하기 때문에 적어도 2회기가 필요하다. 이것은 또한 회반죽도 필요 없고 공간 없이도 만들 수 있다.

프로젝트 결정 체크리스트
● 사용할 수 있는 섹션이 두 개 이상인가? ● 클라이언트가 안전하게 타일을 다룰수 있는가? 타일 절단기? ● 어떤 종류의 기초가 되는 틀(substrates)을 사용할 수 있는가? ● 디자인이 얼마나 중요한가(그림/무작위한, 기하학적인 디자인)? ● 재활용이나 천연재료를 사용할 수 있는가? ● 기술을 증진하기 위한 선택사항이 무엇인가?

준비

재료:

- 디자인을 그리기 위한 종이와 연필(선택)
- 디자인에 맞는 여러 가지의 세라믹이나 유리 타일
- 나무, 금속, 금속 인공 또는 플라스틱 쟁반; 대략 6×8 인치(그림 7-5; 인공 은 쟁반은 염가 판매점에 있다.)
- 유황수지, 목공 풀 또는 끈적끈적한 접착제(하얀색 접착제가 많이 사용되긴 하나 시간이 지나면 유지되지 못한다.)
- 모래 없는 회반죽
- 접착제 첨가물(선택)
- 물
- 회반죽 밀폐장치 또는 액체 왁스(선택)

도구:

- 회반죽을 섞기 위한 작은 그릇(일회용)
- 스폰지를 씻기 위한 물 담는 큰 그릇
- 설압자 또는 섞는 막대기
- 주걱, 작은 회반죽 플로트 또는 설압자
- 타일 절단기(선택)
- 스폰지

시간:

45~60분 2회기

비용:

2~3 달러

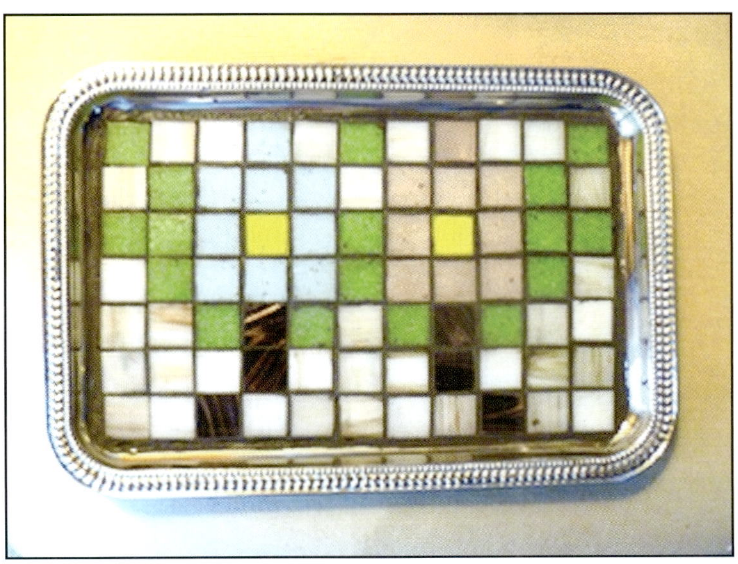

그림 7-5 타일이 박힌 인공 은 쟁반.

과정

1. 클라이언트는 쟁반의 크기와 형태에 따라 타일의 색깔을 선택하고 디자인 한다. 단순한 블록 스타일 디자인이나 디자인이 없는 것이 초보자에겐 더 쉽다. 디자인은 마커로 쟁반 위에 직접적으로 그리거나 종이 위에 그려 복사할 수 있다.

2. 패턴에 따라 타일을 놓는다. 만약 타일을 크기와 모양에 맞게 자르려면 타일 절단기를 사용하기 전에 보호안경을 착용해야 한다(그림 7-4). 타일 파편으로부터 다른 사람과 자신을 보호하기 위해서 타일을 종이나 플라스틱 가방 안에서 자르거나 테이블 아래에서 자른다. 어떤 클라이언트는 미리 잘라둔 타일이 필요하기도 하다.

3. 개별적으로 조각을 접착제로 붙인다; 타일은 틀의 가장자리 위에 펼쳐 놓아선 안된다. 표면의 불규칙성으로 인해 회반죽을 청소하는데 어려울 것이다. 접착제를 너무 많이 바르지 않는다; 만약 접착제를 표면 위에 짠다면, 회반죽이 발라지지 않을 것이다. 접착제를 작은 부분에 펴 바르고 거기에 타일을 놓거나, 타일을 놓기 전에 타일에 각각 접착제를 발라서 표면에 놓을 수도 있다. 만약 필요하다면, 디자인된 부분에 타일을 잘 붙이거나 제거하기 위해 핀셋을 사용할 수 있다. 타일 사이에 1/16 인치에서 1/8 인치 정도의 공간을 준다. 비록 불규칙적인 모양의 조각을 붙이더라도 공간을 넓히면 가장 훌륭한 작품이 나온다(Cheek, 1998). 필요하다면 자를 사용하여 가이드를 줄 수 있으나, 타일 사이는 접착제가 들어갈 수 있게 충분한 공간을 주어야한다. 어떤 이들은 규격화된 공간을 주기 위해, 타일 공간 사이에 5센트 백동화나 10센트 동전을 이용하기도 한다.

4. 디자인이 완성될 때까지 계속 접착제로 붙인다. 접착제가 마를 때까지 조각들이 움직일 수 있다는 것을 명심해야 한다. 그래서 타일을 서로 놓을 때 어느 정도의 조절이 필요하다. 모든 타일을 표면에 놓았다면 접착제가 완전히 마를 때까지 잘 건조시킨다.

5. 회반죽을 바를 준비가 되면, 패키지 지시사항에 따라 회반죽을 섞는다. 혼합물은 덩어리가 없어야 하고, 크림 땅콩버터 같은 점도가 있어야 한다. 전 프로젝트 동안 쓸 수 있게 충분한 양을 섞어야 하고, 혼합물이 비교적 빨리 건조됨에 따라 그것을 즉시 사용하도록 준비한다.

6. 주걱을 이용하여 타일 위에 회반죽을 붓고 긁어낸다. 주걱, 손가락 또는 스폰지를 이용하여 모든 틈을 채운다(그림 7-6). 회반죽은 가장자리까지 바르고, 가능한 테두리의 잔존물은 후에 깨끗이 닦아낸다(그림 7-7). (마른 회반죽은 플라스틱 틀에서 제거하기 쉽지만 나무틀은 제거하기가 쉽진 않다). 모든 공간을 부드럽게 메우고 어떤 공기방울이나 금이 가는 부분이라도 모두 제거한다. 장갑은 약품과 연마제를 담을 때 접착제가 손에 닿을수 있으므로 필요하다(Biggs, 1999).

7. 축축한 스폰지의 편평한 면으로 타일 밖으로 삐져나온 회반죽을 가볍게 문질러 닦는다. 타일이 금가지 않도록 너무 열심히 문지르지 않도록 주의한다.

8. 회반죽이 밤새 천천히 마르도록 한다. 깨지지 않고 빨리 마르지 않도록 젖은 천이나 종이타월로 덮어둔다. 다시 회반죽을 바르거나 붙였던 이음매를 떼어내지 않는 한, 마르면서 생기는 틈(crack)은 수리하기 어렵다.

9. 회반죽이 완전히 건조되면 젖은 스폰지나 마른 스폰지를 이용하여 조금이라도 남아있는 회반죽을 닦아낸다. 타일 가장자리를 깨끗이 잘 정리하고 완성된 작품을 완성시킨다(그림 7-5). 두껍게 마른 회반죽은 필요하다면 나무나 플라스틱 도구로 긁어낼 수 있다.

10. 내구성을 증가하고 방수처리를 하기 위해 액체 마루 왁스나 회반죽 도료를 적용해라(Biggs, 1999; Department of the Army, 1971; Moseley et al., 1962; Reader's Digest, 1979; VanZandt, 1973).

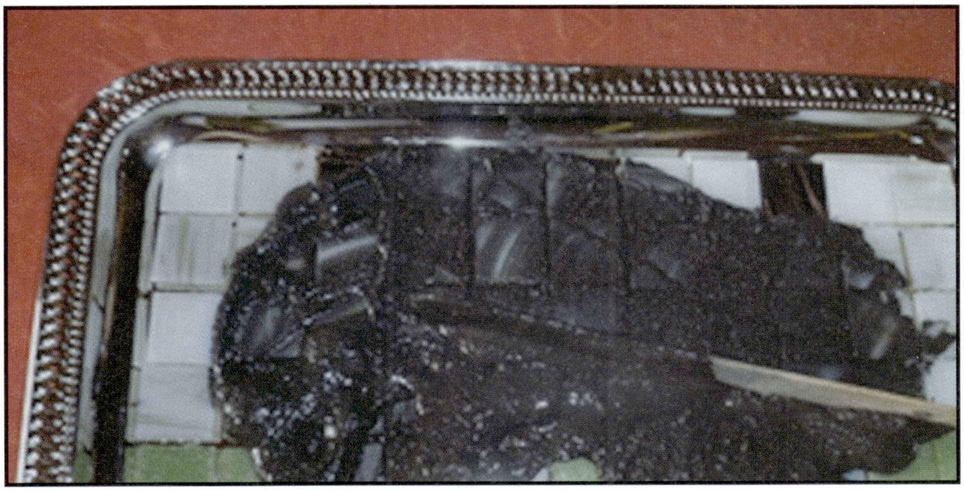

그림 7-6 타일 사이의 공간을 시멘트 풀로 찍어 만들기.

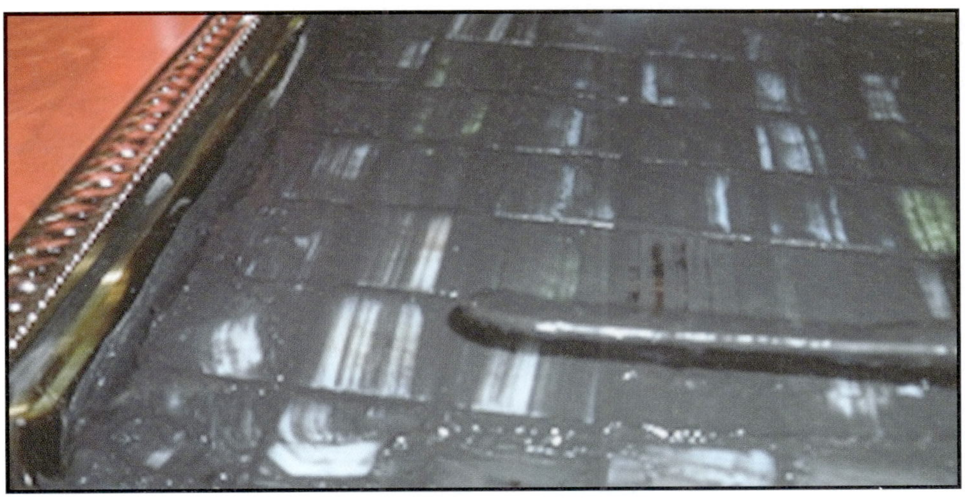

그림 7-7 타일 표면에서 시멘트 풀 꺼내기.

등급화와 적응

다른 크기의 쟁반, 다른 크기의 타일, 디자인을 변화시켜 다양한 활동을 할 수 있다.

또한 화분, 꽃병과 촛대와 같은 모자이크 물건에 적용할 수 있다. 창의적인 것을 원한다면, 접착제를 바르기 전에 모자이크 조각을 모든 면에 디자인대로 놓고 하나의 타일에 한 번에 접착제를 바르고 제거한다. 2~3개의 타일은 전체 디자인을 잃어버리거나 혼란스럽지 않도록 작업하는 공간을 따라 초기에 제거할 필요가 있다. 이 방법은 인내심과 섬세한 운동 조절에 효과적이다.

단계 낮추기:

- 사이에 공간이 없이 타일을 서로 바로 옆에 배치하여 시멘트 풀을 사용하지 않는다.
- 디자인을 무작위로하거나 큰 타일 조각을 사용한다: 이것은 패턴을 정확하게 복제하는 것보다 더 쉽다.

단계 높이기:

- 더 큰 쟁반을 사용한다(더 많은 타일이 필요하면)
- 더 작은 쟁반을 사용한다(더 작은 타일이 필요하면)
- 더 복잡하거나 그림이 포함된 디자인을 창작한다.
- 양초 용기와 같이 표면을 곡면으로 덮거나 수직으로 씌운다(그림 7-8).

문서

다양한 수행 기술은 이 활동으로 평가되거나 향상될 수 있고, 문서화할 때 수행기술에 초점을 두고 기록해야 한다. 클라이언트가 완벽하게 활동을 수행할지, 얼마나 많은 도움이 필요할지는 중요하지만, 특별한 기술로 알려진 능력과 결핍은 작업에 대한 치료적 이익을 보다 잘 일반화하는데 도움이 될 것이다. 치료사는 과제를 구조화할 수 있고, 손끝 집기(tip-to-tip pinch), 협응력, 조직화 능력, 과제 타이밍과 종결, 패턴에 따라하는 능력, 시각적 훑어보기 그리고 일상과제에 필요한 다른 기술과 같은 능력들을 관찰할 수 있다.

다음은 작업의 영역에서 이 모자이크 수공예가 적절한지를 설명해 줄 수 있는 실례이다.

- "시야 결손이 있는 클라이언트에게 보상작용으로 머리를 돌리게 하기 위한 단서(cueing)로, 왼쪽에 용기가 놓여진 쪽으로 색깔 있는 타일을 놓게 했다." (그림 7-9)
- "타일 모자이크 프로젝트를 완성한 후에, 클라이언트는 화장 도구를 손으로 다루거나 버튼을 작동시키는 것과 같은 섬세한 움직임 활동에서 수행이 증진되었다는 것을 보여줬다."

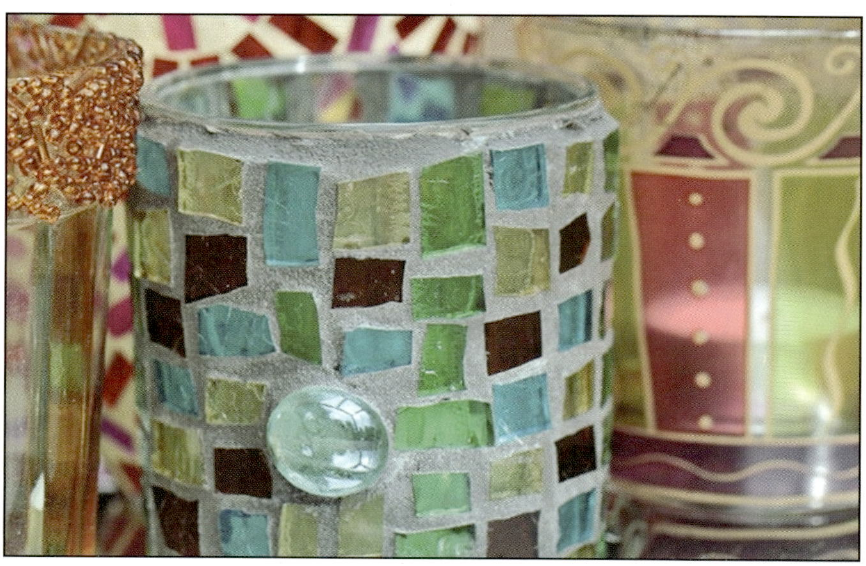

그림 7-8 모자이크 양초 용기.

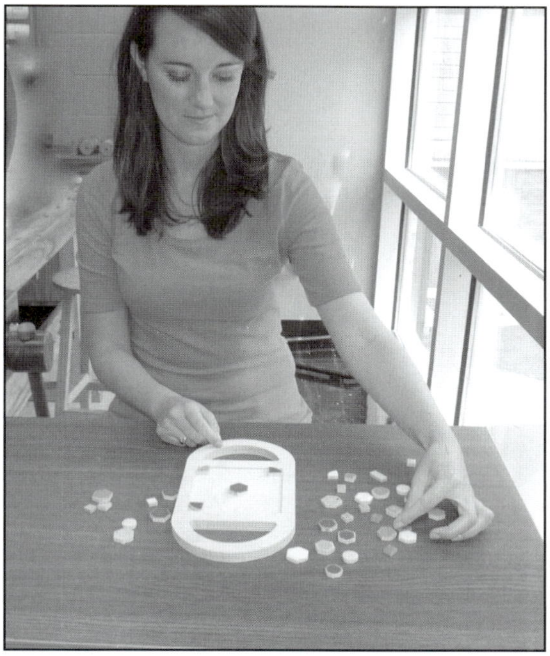

그림 7-9 모자이크 활동은 시각적 훑어보기와 시각적 구별 기술을 촉진할 수 있다.

- "타일 모자이크 활동을 하는 동안, 결정력과 과제 종결이 어려운 클라이언트가 반복적으로 타일을 제거하고 다시 놓을 수 있었다."

프로젝트-단순한 콩 모자이크

준비

재료:

- 모듬 콩
- 하얀 접착제
- 기초가 되는 틀(작은 쟁반, 삼발이, 액자 등등)
- 종이

도구:

- 연필

과정

1. 종이 한 장에 단순한 디자인을 그리고 종이를 뒷면/인쇄물에 붙인다.(선택)
2. 접착제를 바른 작은 영역을 넓게 펴바르고, 디자인에 따라서 색과 크기를 선택하여 콩을 놓는다. 이것은 시멘트 풀을 바르지 않았기 때문에 콩이 각각 바로 옆에 놓이도록 해야 한다(그림 7-10).
3. 완전하게 마르도록 두어라. 이 아이템은 단지 장식용이다; 콩은 습기에 잘 견디지 못한다.

등급화와 적용

이 모자이크 유형은 다른 음식이나 파스타, 씨앗, 색깔 있는 쌀 또는 다른 비슷한 천연재료로도 수행할 수 있다.

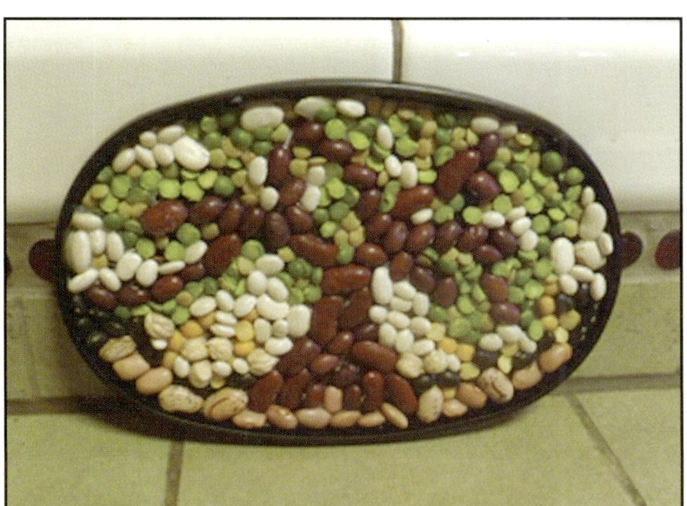

그림 7-10 모자이크는 말린 콩으로 만들었다.

프로젝트-인조 스테인드 글라스 용기

준비

재료:

- 재활용 와인병, 장식한 술병, 큰 유리 용기
- 유리용 페인트
- 튜브 (창유리의 납틀)

도구:

- 표시할 펜
- 페인트 붓

과정

1. 첫 번째로 용기나 틀의 크기와 일치하게 종이 위에 디자인을 그린다.
2. 디자인이 그려진 종이를 유리아래 놓고 마킹 팬으로 따라 그린다.
3. 디자인을 표시하기 위해 튜브로 '납세공'을 유리에 쥐어 짠다; 말린다.
4. 유리 페인트를 공간 사이에 칠하고 말린다(그림 7-11). 튜브 납세공을 사용하는 것은 꽤 안정된 손과 장악력이 요구되기 때문에, 클라이언트는 초기에 잘라진 조각을 사용하기를 원한다. 납세공은 유리 페인팅하기 전에 몇 시간의 마르는 시간이 필요하다.

등급화와 적용

이 방법은 다른 유리 용기(그림 7-12), 유리 접시, 투명한 플라스틱 조각들에도 사용할 수 있다. 유리 페인트는 많은 색깔이 있다; 비록 비싸긴 하지만, 한 용기로도 몇 개의 프로젝트를 만들기에 충분하다. 더 많은 경제적인 선택사항은 적은 아크릴 페인트와 하얀색 접착제를 섞어 유리 페인트와 자신만의 납세공을 창조한다(재료 참조). 페인트 용기 형태는 페인트가 적용되는 방식에 영향을 미칠 것이다(예: 몇몇 종류는 짜내거나 뿌리는 형태이다).

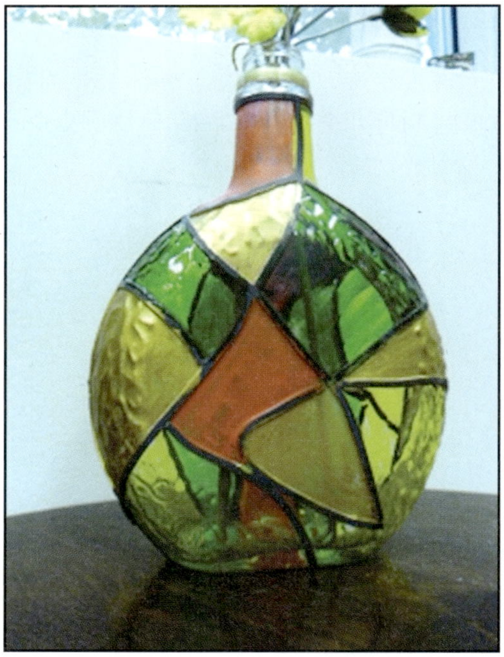

그림 7-11 유리 페인트와 모조 납세공으로 장식한 꽃병.

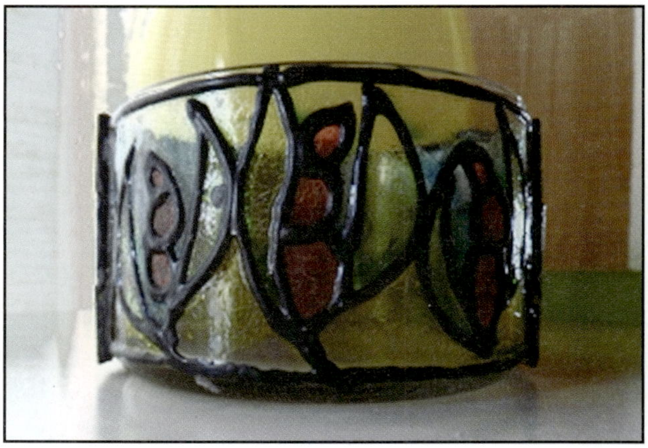

그림 7-12 인조 스테인레스 글라스 봉헌 촛대.

그밖의 아이디어와 등급매기기

OTHER IDEAS AND GRADING

모자이크 프로젝트의 가능성은 풍부하다. 화분, 램프 아래 부분, 테이블 윗면에 색깔있는 접시의 깨진 조각들을 사용할 수 있다. 마른 콩(그림 7-10), 클로브, 호박씨 등을 사용하여 나무판 위에 그림을 만들어낸다. 이 재료의 자연 색깔은 은은한 명암을 만들어내고 흙처럼 보이는 효과를 낼 수 있어 창의적인 그림을 만들어 낼 수 있다. 색종이를 작게 네모지게 자르거나 찢어서 그룹 벽화를 디자인할 때 '타일'처럼 사용할 수 있다. 또한, 달걀 껍질을 사용하여 작고 매력 있으며 비싸지 않은 모자이크 작품을 창조할 수 있다. 첫째로 달걀을 단단하게 삶고 염색한다. 가능한 큰 조각이 되도록 달걀 껍질을 벗긴다. 껍질 뒤쪽을 깨끗하게 한후 껍질을 말리고 접착제를 붙일 곳의 윗쪽으로 놓는다. 천천히 깨지게 누르고 손가락이나 작은 도구를

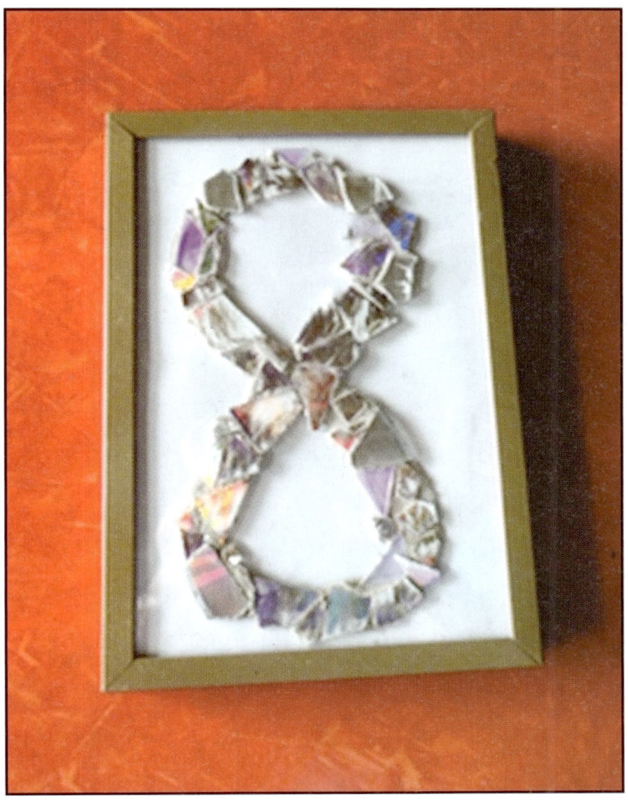

그림 7-13 콤팩트 디스크 조각으로 만든 모자이크.

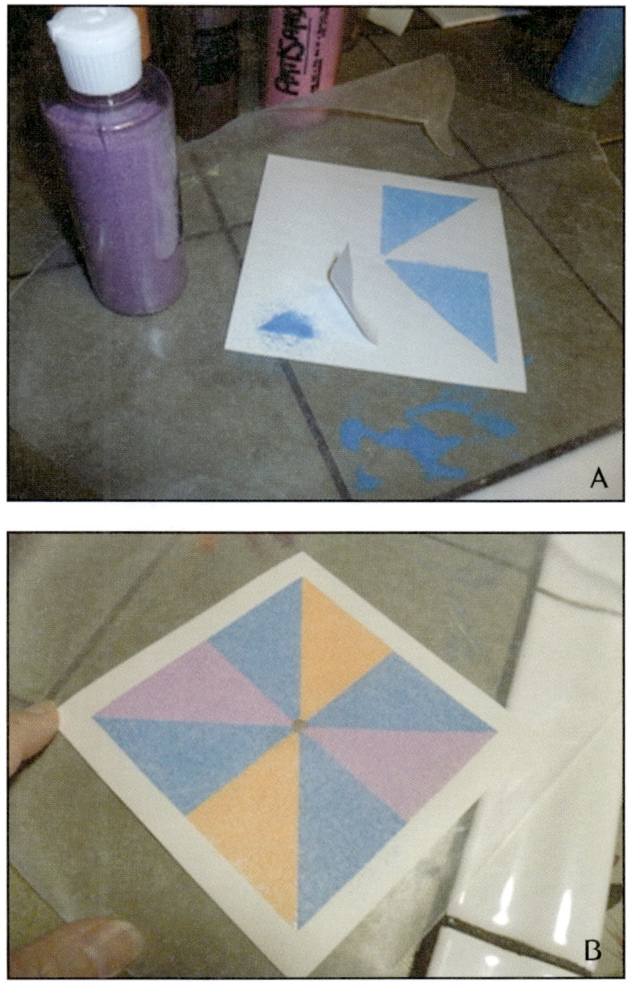

그림 7-14 (A) 개별 섹션을 떼어 모래를 적용하기, (B) 모래 모자이크 완성.

이용하여 조각을 조금만 분리시킨다. 계획된 디자인대로 계속 채워 넣는다.

이 방법의 경우, 맑은 건조 접착제를 사용한다; 시멘트 풀이 필요 없다. 또한, 콤팩트 디스크(그림 7-13)나 얇은 음료수 캔을 납작하게 눌러 잘라서 재활용하여 타일로 사용할 수 있다. 세라믹 조각 또는 유리알은 표면을 완전하게 덮거나 덮지 않아도 물건을 아름답게 장식할 수 있다. 예를 들어, 시멘트 풀을 바를 필요 없이 항아리나 화병 위에 투명한 유리 자갈을 붙인다. 모자이크는 색깔 있는 모래(그림 7-14), 조개껍질, 나무, 코르크 또는 3차원적인 효과를 만들어내기 위해 혼합매체를 사용하여 만들 수 있다. 아동의 단순한 활동을 위해서, 모자이크처럼 그림을 만들

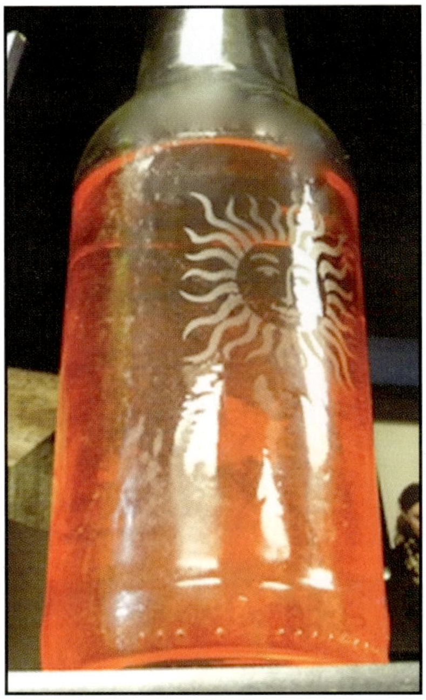

그림 7-15 에칭한 유리병.

기 위해 작은 플라스틱 구슬을 철제기구의 원형 안에 넣는다. 플라스틱 조랑말 구슬은 오븐 안에서 함께 녹일 수 있다. 예를 들어, 컵 또는 냄비에 박혀있는 실리콘이 오븐에 구워지면, 불쾌한 냄새가 날 수 있음을 명심한다.

개요 부분에서 언급했던 것처럼, 에칭과 페인팅은 치료로 사용할 수 있는 유리를 장식하기 위한 두 가지 방법이다. 페인팅은 기본적인 아크릴 페인트나 유리를 위해 특별하게 고안해 제품을 만들 수 있다. 어떤 유리 페인트는 다양한 색깔과 스테인드 글라스처럼 보이는 모조품으로 쓰이기 시작했다; 다른 사람들은 광택을 없애거나 에칭을 하기도 한다. 또 다른 아이디어는 테이프나 스티커로 유리용기(예: 와인병)의 일부분을 붙인 다음에 노출된 유리를 아크릴 또는 실내 라텍스 페인트의 대조 색상으로 코팅하는 방법이다. 페인트가 마른 후, 디자인을 보이기 위해 들러붙어 있는 재료를 제거한다(Wasinger, 2009). 글라스 에칭(그림 7-15)은 간단한 과정이고 미리 자른 디자인 원판에 유황색을 바른다; 제작자는 에칭하지 않은 부분에 테이프를 감아서 자신의 디자인으로 새롭게 만들 수 있다. 페인트나 에칭을 사용하기 전에, 치료사는 예방조치로 사용하는 재료, 청소와 적용에 관한 사용법을 확인하기 위해 라벨을 읽어야 한다. 비용이 안드는 술잔, 유리 촛대나 꽃병, 식품저장용 유리용기, 와인병, 유리접시는 페인트나 에칭 프로젝트의 좋은 출발점이 되었고 대부분의 달러 상점과 중고품 할인상점에서 이용되었다. 사실상, 창문과 거울을 포함한 유리 물건은 이 방법으로 장식한다. 매력적인 반투명한 유리는 하얀 접착제를 바르거나 유리병의 바깥쪽에 직물종이를 착색하여 만들 수 있고, 꽃병, 촛대 또는 다른 장식으로도 사용될 수 있다.

치료사는 전통적인 냄비 받침 프로젝트만을 한정할 필요 없이 여러 가지 방법으로 모자이크를 다양하게 적용할 수 있다. 몇몇 제안과 등급화는 이전의 회기에서 제안했다. 모자이크 프로젝트를 등급매기기 하는 가장 분명한 방법 중에 하나는 크기 조절이다. 클라이언트는 타일붙이기 프로젝트를 하기 위해서, 컵 받침 만큼 작게 또는 테이블 윗면 만큼 큰 한 가지 물품을 사용할 수 있다. 모자이크 작업은 큰 테세라를 이용하기, 대규모로 배치하기와 타일 사이의 공간을 제거하기를 함으로써 단순하게 만들 수 있다. 납작하게 붙이기는 윤곽을 만들거나 수직면 보다는 수평면이 더 쉽다. 간접적으로 접착제를 바르는 방법(타일을 아래로 향하여 배열하고, 접착제를 부착면에 바른 후 접착제를 바른 외장 표면에 타일 붙이고, 마를때까지 누르기)은 시간을 덜 소모하고 정밀도는 떨어지지만, 지각적으로는 더 많은 도전이 된다. 회반죽을 바르지 않는 동안 타일 표면을 완전하게 청소하는 것은 나중에 힘주어 문지르는 것을 감소시킬 것이다. 타일을 자르는 단계를 뺀 단순한 디자인은 과제 요구를 감소시킨다. 어떤 재료는 다른 것보다 다루기가 더 어렵다. 예를 들어, 작은 구슬의 정확한 배치는 3/4 인치 타일을 놓는 것보다 더 도전적이 될 것이다. 치료사는 상황에 맞춰 프로젝트를 조정하고, 집기가 필요한지를 관찰하는 것이 필요하다.

모자이크 작업은 인지의 요구나 과정을 감소하거나 증가하는 등급화가 가능하다. 패턴대로 하는 것은 창조적으로 하는 것보단 더 간단하다. 디자인의 복잡성은 시각/지각 변화와 구조적 변화를 필요로 한다. 똑같은 그림 디자인은 복사할 기하학적인 디자인보다 더 어렵다. 대부분의 클라이언트는 순서적으로 접착제로 붙이고 배치하기를 반복할 수 있지만, 패턴과 색깔을 변화하는 것은 능력에

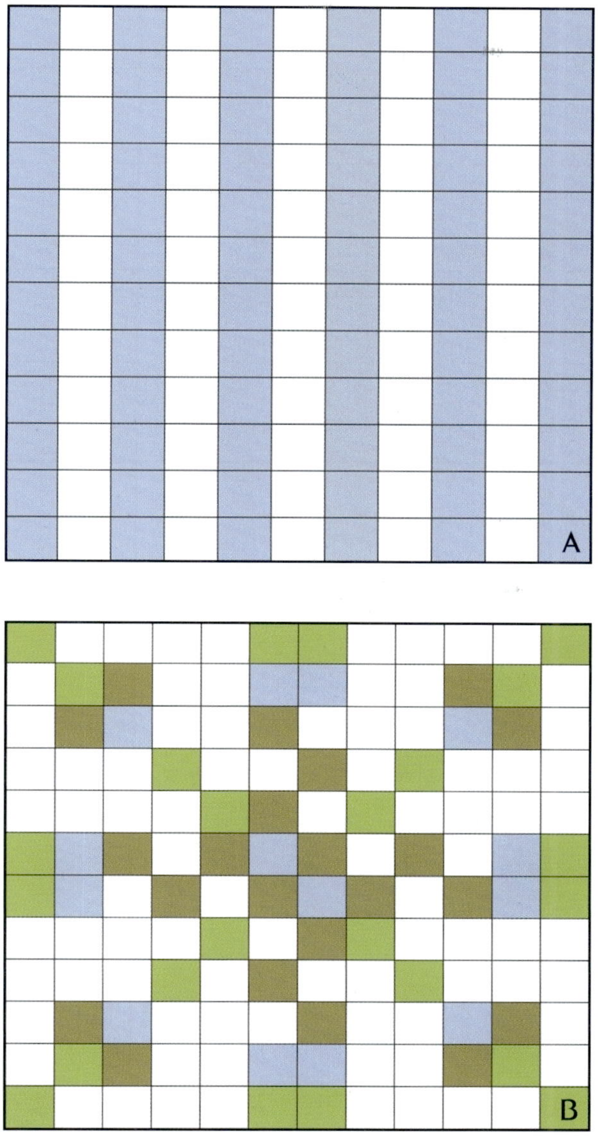

그림 7-16 (A) 단순한 기하학적인 모자이크 패턴, (B) 복잡한 기하학적인 모자이크 패턴.

따라 등급화를 해야 한다(그림 7-16). 프로젝트에 따라서, 치료사는 클라이언트에게 시각적 단서를 더 많이 주기 위해 타일을 붙이기 전에 색깔로 붙일 곳을 암시해 주어야 한다.

유리에 도안을 에칭하고 그림을 그리는 활동은 아주 간단하다. 그림 그리기할 때, 넓은 공간에 상세한 디자인이 적은 부분을 그리는 것은 간단하다. 치료사는 과제 요구를 줄이는 것이 필요하다면, 인위적인 유리의 납틀을 채우고 디자인을 그릴 수 있다. 에칭(etching)은 단지 2단계 과정을 거친다; 제1의 주요사항은 에칭이 부식하는 특성이다.

주요한 치료적 적용

MAIN THERAPEUTIC APPLICATIONS

신체적 기능장애(Physical Dysfunction)

모자이크 작업은 섬세한 운동 기능과 집기의 다양한 형태를 증진하기 위해 선택한 일반적인 수공예이다. 타일을 집어서 놓는 것은 손가락 끝으로 집기가 요구되는 반복적인 활동이고, 타일의 크기는 요구되는 집기에 따라 단계화하여 바꿀 수 있다. 핀셋을 사용하는 것은 저항을 더 줄 때 제공하고, 타일 절단기를 손에 쥐는 것은 원통형 잡기의 힘을 증진시킬 수 있다. 적은 근위부의 움직임은 이 활동시 필요하며, 어깨 관절의 운동범위에 제한이 있는 클라이언트에게는 효과적이다. 모자이크 프로젝트는 저항의 힘을 제거하여 구조화할 수 있다; 특히, 만약 회반죽이 마르지 않는 동안 타일을 끄집어 낸다면, 약하거나 부서지기 쉬운 관절을 가진 클라이언트를 위해 적합하다. 특히, 회반죽을 한 타일에 한번 적용하는 것보다는 뒷부분에 전체적으로 펴바른다면 한손으로도 쉽게 수행할 수 있다. 이 방법을 위해선 미리 그려진 디자인에 재료를 직접적으로 올리면 도움이 된다. 디자인을 계획하고 정리하는 인지적 측면은 신경 손상 환자에게 유용하지만, 치료사는 실패를 최소화하도록 안내와 구조화를 제공할 필요가 있다. 간단한 기하학적인 디자인 또는 두 개, 세 개 색깔만 가진 디자인은 자기-조직화(self-organization) 결손 클라이언트에게 가장 좋다(Department of the Army, 1971; Early, 2009; Overs, O'Conner, & Demarco, 1974). 모자이크는 격리되어 있고, 침상생활을 하는 환자에게 회반죽을 바르고 혼합하는 활동을 적용할 수 있다; 치료사는 클리닉에서 프로젝트를 가져와서 회반죽을 바르는 활동을 실시할 수 있다.

고려사항	
클라이언트 요소/ 수행기술 초점	활동
대운동	벽에 붙이는 모자이크 종이를 크게 만든다. 경사판이나 벽 위에 올리는 종이 모자이크 그림을 더 작게 만든다.
기민성	백보드 위에 디자인을 미리 그리고 1/2인치 타일을 사용하여 모자이크를 만든다.
시각적 스캐닝	박스 안에 있는 다양한 색깔의 타일 중 원하는 타일을 선택하여, 색깔을 줄에 따라 교대로 배치하여 모자이크 삼발이를 만든다.

정신 건강(Mental Health)

모자이크 프로젝트는 계획과 순서화의 문제, 공간 관계의 인식력 부족, 집중력과 집중지속시간이 저하된 정신과 진단을 받은 인지손상 환자에게 적용하거나 평가하기에 좋은 작업이다. 모자이크는 전형적인 정신 작업치료 평가(부록 2)와 치료에 사용된다. 예를 들어, 1986년에 Great Southern Occupational Therapy Conference에서 발표된 퍼킨스 타일 과제는 정신과에서 사용되도록 특별히 발달되었다. 도구사용에 대한 정량적 연구는 사용된 타일의 갯수, 보드판에 사용된 타일의 수와 타일의 배치와 같은 객관적인 결과가 진단그룹과 관련될 수 있음을 보여준다(Perkins, 1986).

치료사의 한 영역인 숙련된 활동분석은 기능 저하가 심한 환자에게 성공적인 결과를 성취할 수 있게 한다. 치료사가 설정해 주고 안내해 주는 것은 결정력이 저하되었거나 집요한 행동을 가진 환자에게 최소한의 단서와 도움을 주기위해서 필요하다. 섬세한 것을 하거나 실패를 인내할 수 없는 환자에게는 모자이크를 적용하지 않는다. 이러한 클라이언트를 위해서, 분명하게 경계선을 만들어 주는 페인트된 유리 프로젝트는 구조화를 증진하기 때문에 더 선호된다. 일반적으로 모자이크 작업은 단계가 쉽고, 전반적인 인지 능력의 클라이언트에게 유용한 프로젝트이다.

아동(Pediatrics)

아동을 위한 치료적인 목표는 섬세한 운동 수행을 증진시키는 것이다. 모자이크는 이 기술을 실행하는데 탁월한 기회를 제공하며, 치료사는 필요에 따라 타일 크기의 등급나누기를 할 수 있다. 모든 타일을 접착제로 붙이는데 소요되는 시간은 많은 아동들이 집중할 수 있는 시간을 초과한다; 접착제로 붙이는 작업은 몇 회기에 걸쳐 행하거나 교대로 사용하는 방법으로 수행할 수 있다. 타일과는 달리, 씨앗과 콩 또는 작은 종이 사각형은 아동이 만족하면서 비싸지 않는 재료이다. 또 다른 잇점은 섬세한 운동과 집중력의 요구를 줄이기 위해, 단일 보다는 다량으로 적용할 수 있다. 접착제를 각각의 판에 바르고 그 부분에 씨앗을 뿌린다. 신문 위에 남아있는 씨앗을 털어내고 씨앗은 용기에 다시 담는다. 이 활동은 집중지속시간이 짧은 아동에겐 과정을 빠르게 할 수 있지만 과제에 변화를 주어야 한다; 그래서 치료사는 치료적인 목표를 성취하기 위해 확실하게 숙고해야 한다. 종이 모자이크는 도화지나 카드보드지에 접착제를 바르고 다양한 형태, 크기, 색깔의 종이를 붙여 완성한다. 큰 틀을 이용하면 다양한 단계의 그룹 활동으로 종이 모자이크를 할 수 있다. 과잉행동 아동의 경우, 이 공작은 클라이언트와 치료사 모두에게 보람이 있는 활동이 될 것이다(Rogers, 2010).

고려사항	
클라이언트 요소/ 수행기술 초점	활동
상호작용 / 사회적 기술	그룹으로 하는 티슈 페이퍼 모자이크 벽화 만들기
조작기술	마분지 또는 판지를 사용하여 한 번에 작은 색으로 구분된 영역에 접착제를 펴고 페인트 브러시를 사용하고, 유색인 모래를 뿌리거나 준비된 벗겨내는(peel-off) 패턴을 사용하기 (그림 7-14)
감각 내성	징검돌을 만들기 위해 알루미늄 케이크 캔과 같은 틀에 펼쳐 놓은 파리의 시멘트나 석고에 눌러 세팅한 유리 구슬 또는 타일

청소년(Adolescents)

어린이와 10대는 꽃병, 그림액자, 촛대와 같은 모자이크 장식을 만드는 것을 좋아한다. 비록, 그들이 전통적인 금속 틀의 구식 타일 받침대와 나무로 된 현대식 쟁반이나 명판을 찾기가 더 쉽지만, 받아들일 것이다. 청소년 클라이언트는 창의적인 개인의 디자인이나 음료수캔, 깨진 콤팩트 디스크와 재활용과 같은 다른 재료를 사용하는 테세라로 그들의 독특함을 표현할 수 있다. 이 공작은 구조적인 것과 비구조적인 것의 치료적인 조화를 제공한다; 예를 들어, 디자인, 간격을 두기, 색깔은 구별이 되는 독특한 것이지만, 회반죽의 농도와 마르는 시간은 모든 프로젝트에서 공통이고 특색이 있다. 이 활동은 일생의 유용한 유사점을 제공할 수 있다; 어떤 요소는 변화를 줄 수 있고 어떤 규칙은 성공적인 결과를 초래할 것이다.

끈기가 있는 청소년은 유리 씨앗 구슬을 가지고, 값싸고 평범한 핀, 팔찌, 펜던트와 같은 아주 작은 모자이크 디자인을 만드는 것을 좋아한다. 이런 과정은 접착제를 구슬에 바른 뒤 즉시 옆에 있는 다른 구슬에 바르고 회반죽 칠은 생략할 수 있다. 느리고 섬세한 이 과정은 감정적으로 혼란된 클라이언트에겐 감정을 달래거나 받아들일 수 있게 한다(Brown & Stoffel, 2011).

노인(Older Adults)

노인을 위해 모자이크를 적용할 때는 큰 타일을 사용해야 한다; 세라믹 타일의 크기는 3/8인치 크기보다는 3/4인치 크기를 사야 한다. 이것은 타일을 눈에 띄게 할 수 있으며 노인이 쉽게 손으로 잡을 수 있게 해준다; 이것은 또한 공간을 채울때 필요한 타일의 수를 감소시켜 주며 프로젝트를 더 쉽게 완성할 수 있다. 치료사는 더 잘 보이게 하기 위해서 강하게 대조되는 색깔을 선택해야 한다. 만약 흰색이거나 밝은 색 타일은 어두운 갈색 섬유판에 붙인다면 잘 보이지 않는 곳을 쉽게 볼 수 있다(Hooper & Bello-Haas, 2009). 작은 크기 때문에, 모자이크 재료는 보통 깨지지 않는다. 특히, 협응력, 균형과 장악력이 저하된 많은 노인 클라이언트에겐 물건을 떨어뜨릴 가능성이 많기 때문에 모자이크를 적용하는 것은 효과적이다.

타일 절단기를 사용하는 것은 너무 어렵거나 금기일 수 있지만, 대부분의 프로젝트는 타일을 자르지 않아도 완성할 수 있다. 모자이크를 만드는 것은 최소한의 근력으로 행할 수 있기 때문에 상지 근력이 약한 클라이언트에게 좋은 수공예가 될 것이다. 전통적인 프로젝트는 2~3회 이하로 수행할 수 있기 때문에 환자의 흥미가 상실되었거나 퇴원하기 전에 완성할 수 있다. 조직화나 기억력에 문제가 있는 클라이언트는 샘플을 복사하는 활동이 가장 좋다. 간단하지만 매력적인 모자이크는 풍부한 역사를 가지고 있고 고급스럽기 때문에 노인에게 흥미를 끌 수 있다.

그룹(Groups)

단순한 타일 프로젝트(특히, 독특한 패턴)는 소그룹 활동의 평행 활동으로 적합하다. 치료사는 타일을 간격을 두고 배치할 때 감독이 필요하지만, 안전에 대한 예방책은 거의 없다. 그룹 구성원은 타일 용기를 공동으로 사용하므로써 상호작용하고 서로 공유하는 기회를 증진할 수 있다. 그룹 구성원은 또한 모자이크 벽화를 만들기 위해 함께 작업할 수 있다; 만약, 씨앗이나 종이와 같은 가벼운 재료와 비싸지 않는 재료를 사용한다면, 이 활동은 클리닉에서 더 적합하다. 모자이크 작품을 벽에 건다면, 배경은 이 모자이크를 지지할 충분한 두께가 필요하다. 대부분의 치료 세팅에서, 세라믹 타일로 만든 큰 모자이크를 무게 때문에 걸지 않는 것은 비실용적이다. 모자이크 디자인은 실외에서 적용하는 것이 인기가 있다; 그룹 구성원은 정원이나 안뜰에서 디딤돌이나 새 욕조를 만들기 위해서 협력한다. 치료 간행물의 어느 기사에서 암 병동에서의 모자이크 프로젝트 사용을 설명했다. 몇몇 환자는 기증된 재료를 가지고 벽화를 디자인하고 완성했다. 불사조를 묘사한 프로젝트는 참가자를 위한 병을 고치는 과정을 나타냈으며 게다가 모든 환자를 위해 회복을 희망하는 상징이였다 (Taussig, 2005).

사례 연구

Michael은 77세된 제 2차 세계대전 초기에 독일, Bonn에서 망명 온 이민자이다. 그는 후에 프랑스에서 건축학을 공부하기 위해 유럽으로 왔다. 그러나 결국 미국에서 그의 가족과 다시 재회하게 되었다. 그의 아버지는 소매 사업으로 성공적인 시작을 하였고, 미국에서 살기로 결정했다. Michael은 건축 회사에 들어갔고 오래된 건물을 복원하는 전문가로서 자신의 이름으로 발전하기 시작했다. 31세, 그는 건축 회사에서 행정보조원으로 근무하는 10살 후배인 한 여자와 결혼했으며, 10년 동안 4명의 아이를 낳았다.

4명의 아이는 교육을 잘 받았고, 청년이 되었을 때 다른 나라로 이주했다. Michael은 역사가 깃든 복원 프로젝트를 계속 작업했으며, 그의 아내는 막내가 집을 떠난 후 일을 다시 시작하였다. 그들은 아이들을 만나기 위해 여행을 즐겨했으나 함께 여가를 보내는 것은 적었다. 그녀가 친구와 함께 시간을 보내고 정원을 가꾸기를 좋아하는 반면, 그가 선호하는 오락은 컴퓨터와 크로스워드 퍼즐을 하는 것이다. Michael은 경증의 뇌졸중이 발생한 후로 72세에 은퇴했다. 5년 후에 그는 뇌졸중이 더 심해졌으며, 입원과 재활이 필요했다.

재활 시설에 입원중인 Michael은 작업치료를 포함한 재활 팀에 의해 전반적으로 평가되었다. 종합 평가에 의하면, 작업치료사는 Michael이 왼쪽 편마비란 사실을 알게 되었고, 왼쪽 상지가 기능이 떨어졌으며 보행도 불안정했다. 그는 왼쪽 시각적 무시가 있었으며, 과제를 시작할 때 충동적이였고 보속성을 보였다. 그의 인지는 정상이였으나 지각 문제는 그를 상당히 좌절시켰으며 편집병의 원인이 되었고, 기능적인 제한으로 통찰력이 부족했다. Michael은 점점 우울해지고 변덕스러워지기 시작했으며, 재활에 참여도가 떨어져 재활병동에서 퇴원당했다. 그는 가정 간호를 부탁했고 치료사는 그가 집에서 치료하는게 더 낫다고 판단했다. 새로운 치료사는 도움이 되진 않았지만, Michael이 전에 즐겼던 활동으로 흥미를 끌려고 노력했다. 그는 2주 후 치료하고 퇴원했고 완벽하게 독립적으로 할 수는 없어서 어떤 일도 시도하려하지 않았다. 그의 아내는 일을 계속했으며, 그가 사실을 왜곡하고 부정적인 태도를 보이고 의존하려는 것에 대처하기가 어려워지기 시작했다. 아이들이 도움을 주기가 어려워서, 그녀는 결국 그를 너싱 홈에 보내기로 결정했다.

Michael은 너싱 홈 환경에서 놀랍게도 잘 적응하였다. 규칙적이고 일정함이 그의 마음을 편온하게 한 듯하다. 그는 스탭과는 즐겁고 협조적으로 지냈으나 사회적 활동에 흥미가 없었다. 그는 신변처리에 의존적이고 활동력이 없으며 보행할 수 없는 상태였다. 그의 제한에도 불구하고, 너싱 홈 작업치료사는 Michael이 잠재력을 가지고 있다는 것을 알았고, 그를 서비스에 참여시키기로 결정했다. 그녀는 신변처리 능력을 평가하기 위해 시도했으나, 그는 과정을 완전히 거절했고 헛수고가 되게 하였다. 그녀는 운동기능을 평가했고 가정 건강 기록지와 비교하여 다른 변화는 발견할 수 없었다. 치료사는 시각과 인지 기술, 과제 행동을 평가하기 위해, 타일 냄비 받침 활동을 Michael에 의해 시작하게 했다. 비록, 그가 왼쪽 시야 스캐닝과 조직화 결손 때문에 단서가 필요했지만, 그는 냄비 받침을 완성했으며 다른 활동을 할것을 요청했다. 그녀는 다음 치료 시간에 이 프로젝트를 하도록 했으나 아직은 다른 활동에는 흥미가 없었다. Michael은 작업치료에서 5번 더 방문했으나 단지 신변처리와 움직임에 증진을 보였다. 그는 결국 신변처리 목표에 충분한 기능적인 진전이 보이지 않아서 치료를 끝내게 되었다. 그러나 그는 클리닉에서 본인이 자발적으로 의자차를 굴리기 시작했으며 수공예를 해달라고 요청하기도 했다. 그는 점차적으로 다른 너싱

계속

사례 연구 (계속)

홈 활동에 참여하기 시작했으며 너싱 홈 스탭과 협조적으로 지내는 등 사회활동에도 흥미를 보였다. 그의 아내가 그를 억지로 집에 남겨두긴 하였으나, 그녀는 치료사에게 그들이 방문했을 때 더 많이 즐거워 했던 것을 표현했다(그림 7-17).

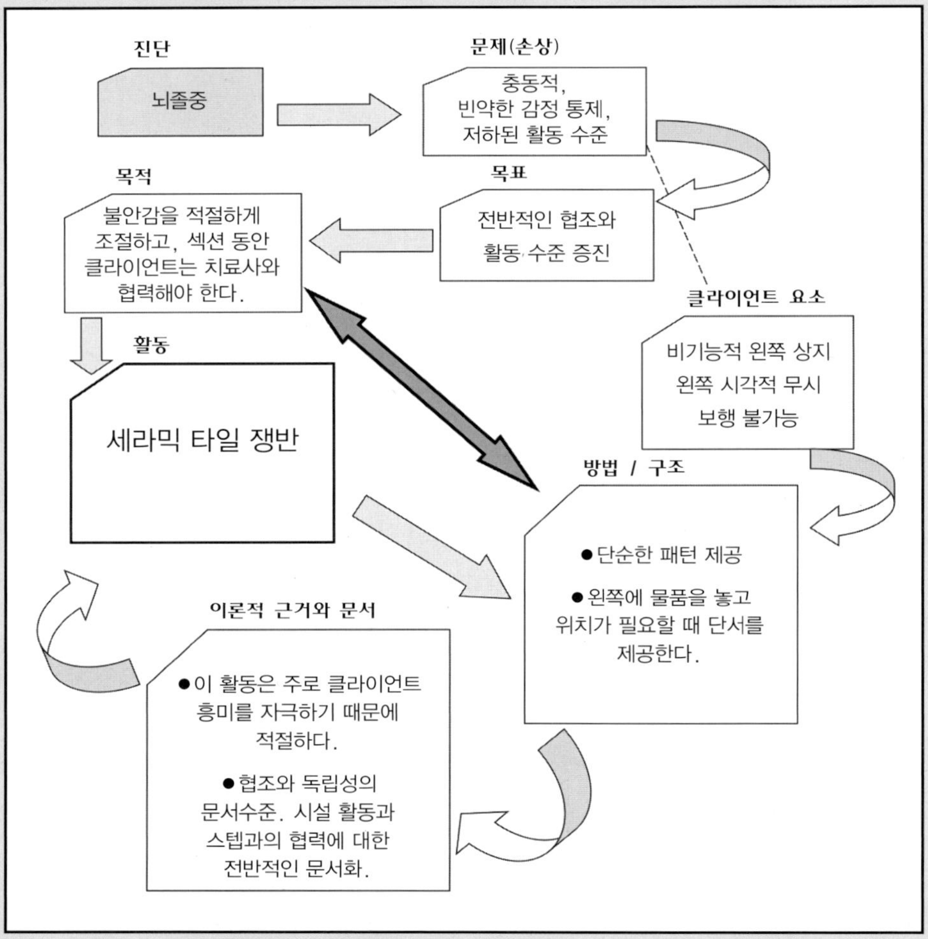

그림 7-17 단계화된 모자이크 활동 흐름도.

논의 질문사항

1. Michael은 모자이크 만들기와 다른 수공예를 계속 하기를 원했으나 치료사는 준비물의 비용 때문에 걱정을 했다. 이런 상황에서 만들 수 있는 프로젝트는 무엇인가?
2. 이 사례연구가 클라이언트 중심 접근의 가치를 어떻게 설명하고 있는가?
3. 이 특별한 공작이 Michael의 작업치료 필요/욕구를 만족하게 했던 이유는 무엇인가?
4. 작업치료사가 Michael를 담당 건수(caseload)에 넣어야 하는가? 그 이유는?

Resources

ONLINE PROJECTS

- Bean mosaic signs: http://www.hometalk.com/5450738/how-to-create-signs-made-out-of-beans
- Faux stained glass luminary: http://craftsbyamanda.com/faux-stained-glass-mosaic-luminary/
- Mosaic stones: http://www.waschbear.com/mosaic-stones-tutorial.php
- Pattern ideas, stepping stones: https://diamondtechcrafts.wordpress.com/tag/how-to-mosaic/
- Photo glued onto glass tiles: http://oneartmama.blogspot.com/2012/05/round-2-mod-podge-entries-and-vote.html (see Entry F)
- Seed mosaic: http://www.firstpalette.com/Craft_themes/Food/Seed_Mosaic/Seed_Mosaic.html
- Stepping stone instructions: http://hubpages.com/art/mosaic-projects-how-to-mosaic

INSTRUCTIONAL VIDEOS

- Craft foam mosaic frames: https://www.youtube.com/watch?v=f19D6FYmB_E
- Faux stained glass with paint and glue: https://www.youtube.com/watch?v=f6HQIlqgtkl
- Glass bead mason jar: https://www.youtube.com/watch?v=Vf657A2uST0
- Mosaic making: http://www.wikihow.com/Do-Mosaics
- Paper mosaic for kids: https://www.youtube.com/watch?v=s3Lxyqn42eU
- Plaster of Paris mosaic stepping stone: https://www.youtube.com/watch?v=LxmkLiU0jxw

BOOKS

- *The Complete Book of Mosaics*, Emma Biggs and Tessa Hunkin, The Reader's Digest Association Inc., 2006
- *Garden Mosaics: 19 Beautiful Mosaic Projects for Your Garden*, Emma Biggs, St. Martin's Griffin, 2009
- *Practical Guide to Crafting With Mosaics, Ceramics & Glassware*, Simona Hill, Anness, 2006
- *Simple Glass Crafts: 36 Beautiful Projects: Painting, Etching, Stained Glass and More*, Marthe Le Van, Lark Books, 2002
- *Simply Mosaics: Over 30 Easy Projects for Your Home and Garden*, Tracy Boomer, David and Charles, 2011

참고문헌
References

Biggs, E. (1999). *The encyclopedia of mosaic techniques: A step-by-step visual directory with an inspirational gallery of finished works.* London, UK: Quarto Publishing.

Brown, C., & Stoffel, V. C. (Eds.). (2011). *Occupational therapy in mental health: A vision for participation.* Philadelphia, PA: F. A. Davis.

Cheek, M. (1998). *Mosaics: Inspirational ideas and practical projects to make in a weekend.* New York, NY: Lark Books, Incorporated.

Department of the Army. (1971). *Craft techniques in occupational therapy.* Washington, DC: U.S. Government Printing Office.

Early, M. B. (2009). *Mental health concepts and techniques for the occupational therapy assistant* (4th ed.). Philadelphia, PA: Lippincott Williams & Wilkins.

Hooper, C. R., & Bello-Haas, V. D. (2009). Sensory function. In B. R. Bonder & V. D. Bello-Haas (Eds.), *Functional performance in older adults* (3rd ed.). Philadelphia, PA: F. A. Davis.

Lapidus, S. (Ed.). (1977). *Ceramics, mosaics, and stained glass: A creative introduction to methods and materials.* New York, NY: David McKay Company, Inc.

Moseley, S., Johnson, P., & Koenig, H. (1962). *Crafts design.* Belmont, CA: Wadsworth.

Overs, R. P., O'Conner, E., & Demarco, B. (1974). *Avocational activities for the handicapped.* Springfield, IL: Charles C. Thomas.

Perkins, V. J. (1986). *Quantitative assessment of a mosaic tile task.* Abstracts of the Fourth Annual Meeting. The Great Southern Occupational Therapy Conference, Charleston, SC.

Reader's Digest. (1979). *Crafts and hobbies.* Pleasantville, NY: The Reader's Digest Association Inc.

Rogers, S. (2010). Common conditions that influence children's participation. In J. Case-Smith & J. C. O'Brien (Eds.), *Occupational therapy for children* (6th ed., pp. 146-192). Maryland Heights, MO: Mosby Elsevier.

Taussig, V. (2005). Healing through creative mosaics. *Advance for Occupational Therapy Practitioners, 21*(21), 17.

Taylor, J. B. (2008). *My stroke of insight.* New York, NY: Viking Penguin.

VanZandt, V. (1973). *Crafts for fun and profit.* London, UK: Aldus Books.

Wasinger, S. (2009). *Eco-craft: Recycle, recraft, restyle.* New York, NY: Sterling Publishing Co./Lark Books.

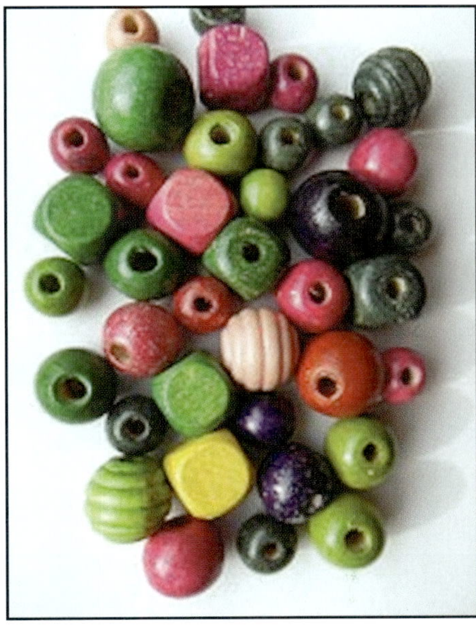

제 8 장

비즈와 매듭공예

Beading and Macramé

학습 목표(Objectives)

학생은 다음을 할 수 있어야 한다.

- 비즈와 매듭공예의 역사적/문화적 중요성에 대해 토론할 수 있다.
- 비즈와 매듭공예에 필요한 기본적인 도구와 재료를 알고, 프로젝트를 완성하는 방법과 등급화하는 방법을 알 수 있다.
- 비즈와 매듭공예 활동을 치료적으로 적용할 때, 이점과 제한점을 이해할 수 있다.
- 비즈와 매듭공예 활동의 주의사항을 열거할 수 있다.
- 다양한 클라이언트에 맞게 치료적으로 비즈와 매듭공예를 적용하는 방법을 설명할 수 있다.

비즈공예

BEADING

비즈공예에는 다른 장식공예와 마찬가지로 수천 년 동안 사용되어왔다. 비즈공예는 대략 기원전 2,500년경 우르(오늘날의 이라크)의 무덤에서 발견되었다; 이집트 유적에서 장식용으로 비즈를 사용했다는 증거가 발견되었다. 그물 세공 기술 또는 조롱박 스티치(바느질)는 기원전 500년 경에 발달되었고, 종교예식과 왕가의 장식에 사용되었다. 기원전 200년경에 개발된 압연유리 비즈는 크기와 모양이 일정하였고, 가용성이 제한되어 통화로 사용되기 시작하였다. 탐험가와 무역업자들은 원주민 부족과 거래하여 비즈를 상품 및 서비스와 교환하였다. 비즈 제조 공정이 능률화되면서 공급이 늘어나고 거래 가치가 떨어졌다(Benson, 2001). 오늘날, 복잡한 비즈 공예는 여전히 미국 인디언 문화의 중요한 부분이다.

Tubbs, C. C., & Drake, M.
Crafts and Creative Media in Therapy, Fifth Edition (pp. 139-156).

비즈는 꿰고, 엮거나 붙여서 옷이나 물건을 장식할 수 있다. 비즈는 유리, 플라스틱, 금속, 목재 또는 진주 또는 조개껍질과 같은 자연재료와 다양한 재료로 만들 수 있다. 비즈 꿰기는 작업치료사가 양측 소근육 협응능력을 향상시키기 위한 반복적인 과제로 익숙하며 흔히 목적있는 작업보다 활동을 더 가능하게 한다. 치료적으로 비즈 활동은 아동과 더 밀접한 관련이 있지만, 지난 몇 년 동안 세공한 보석의 인기가 급증하면서 이제는 성인 공예활동으로 더 많이 적용한다. 이 장에서는 와이어공예와 매듭공예도 소개하고 있다. 보석이나 다른 장신구를 만들 때 비즈와 함께 사용되기 때문이다. 그리고 그것들의 조작을 위해서는 동일한 기술이 필요하다.

이 공예에 필요한 주요 재료는 비즈, 철사 또는 끈, 패스너(주로 옷 등을 잠그는 것), 풀이다. 필수 도구에는 펜치, 커터, 바늘이 포함된다. 끈은 재료와 두께에 따라 나일론에서 삼, 가죽, 섬유에 이르기까지 다양하다. 와이어는 강철, 구리 또는 기타 금속일 수 있으며 두께나 규격이 다양하다(9장 참고). 가장 일반적인 형태의 와이어는 원형이지만 반원형 또는 정사각형도 있다. 바늘은 비즈 세공을 위해 특별히 제공된 것이어야 한다. 종류는 프로젝트에 따라 달라진다. 플라이어(plier)는 끝부분의 모양에 따라 그 기능이 다양하다. 사슬 코(chain nose)는 싸기와 주름잡기를 할 수 있으며, 둥근 코(round nose)는 고리를 만들 수 있고, 바늘 코(needle nose)(그림 8-1)는 작은 공간을 오므릴 수 있다. 와이어 커터는 일반적으로 사이드 커터와 플러시 커터(그림 8-2)이며, 플러시 커터는 가장자리를 매끄럽게 처리한다. 날카로운 커터를 이용하여 끈과 실을 깨끗하게 자르려면 커터에 마모된 부분이 없어야 한다. 몇 가지 유형의 접착제는 비즈공예에 사용할 수 있지만, 깨끗하고 영구적이며 빨리 마르고 번지지 않는 것을 선택하는 것이 좋다. 기본적인 패스너 이외에도 일반 비즈장식에는 죔쇠(그림 8-3)와 부속품인 비즈 고리, 연결고리, 주름비즈, 귀걸이 고리 및 머리핀이 포함된다(Kanan, 2001). 기타 재료로는 핀셋, 비즈 보드, 비즈 직기(bead looms), 바이스(vise), 조임틀(clamp), 확대경 및 소형 무선 회전식 그라인더가 있다. 수예공작 목록에 비즈공예를 넣기로 결정하였다면 구매하기 전에 이런 도구와 재료에 익숙해져야 하며, 클라이언트와 이 공예를 시도하기 전에 사용법을 숙지해야 한다. 대부분의 도구는 비교적 저렴하지만, 비즈나 그 밖의 부속품은 꽤 고가일 수 있다. 물론, 단순한 비즈 장식의 팔찌와 목걸이는 끈이나 비즈로 만들 수 있지만 금속 장식은 더 완성된 모양을 만들 수 있다.

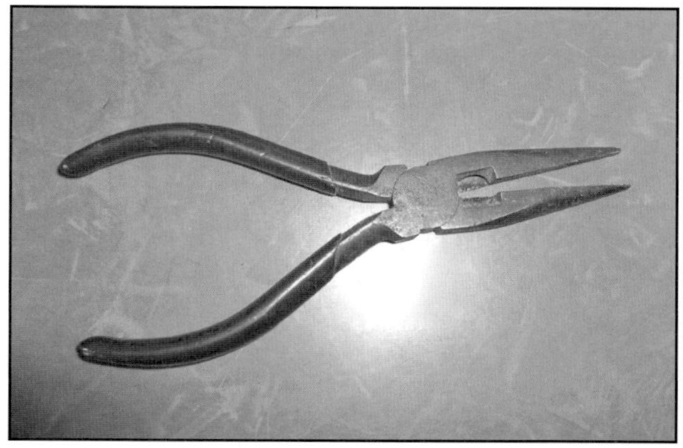

그림 8-1. 바늘 코 플라이어.

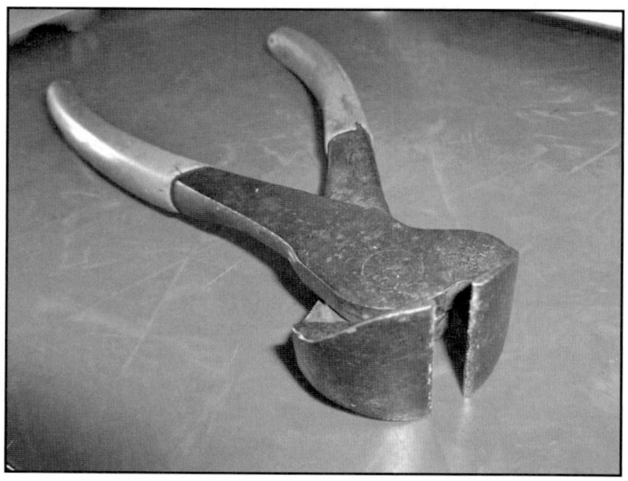

그림 8-2. 와이어용 사이드 커터.

아이들을 위한 활동에 이상적인 플라스틱 비즈는 가장 저렴하지만, 성인에게는 매력적이지 않다. 보다 세련된 비즈 스타일은 시드 비즈, 나팔 비즈, 모든 모양과 크기가 멋진 유리 비즈, 준보석 비즈를 포함하지만, 이에 국한되지는 않는다(Benson, 2001; 그림 8-4). 비즈와 끈은 서로 호환 가능하도록 함께 구입해야 한다. 하나 또는 여러 프로젝트에 필요한 모든 재료를 한 곳에 담아 놓을 수 있는

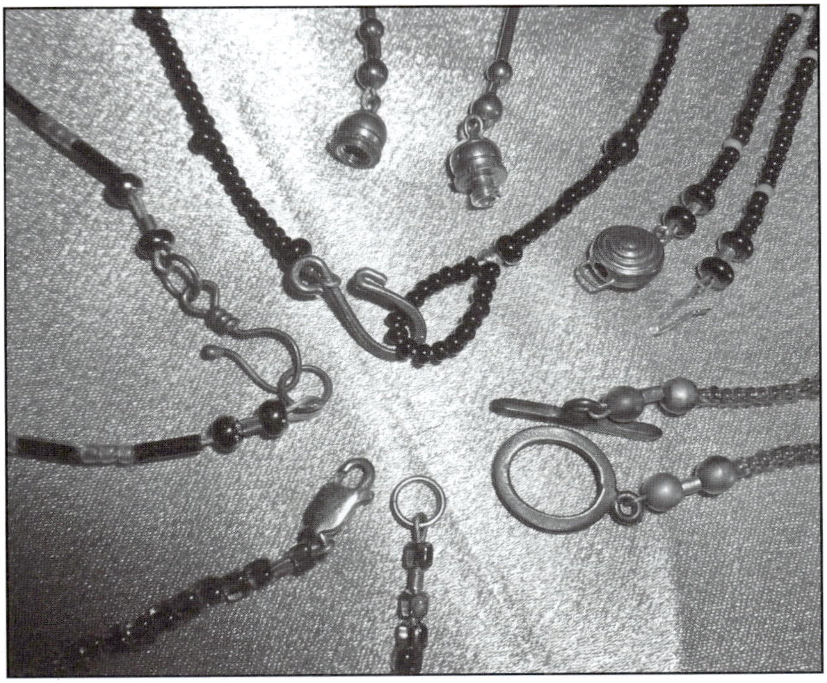

그림 8-3. 여러 가지 죔쇠.

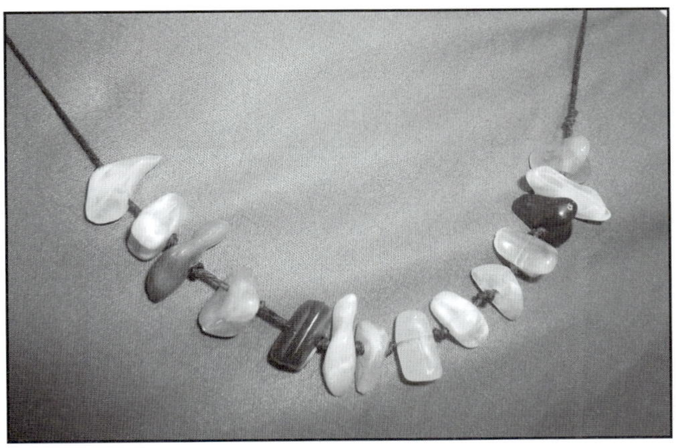

그림 8-4. 준보석 비즈로 만든 초커.

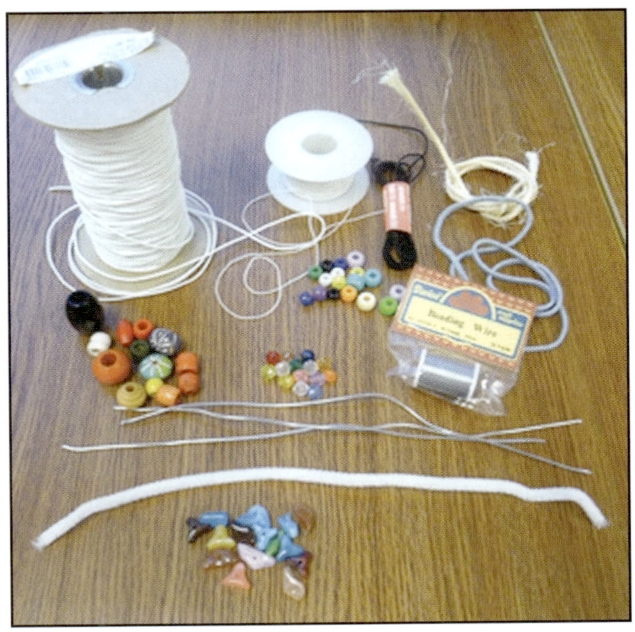

그림 8-5. 여러 종류의 비즈용품.

키트를 사용할 수도 있는데, 대신 이 키트는 비용 면에서 상당히 다양하다. 대중적으로 성인과 아동용 보석으로 사용하는 삼끈은 다양한 색상으로 제공된다. 같은 끈을 꼬아서 두꺼워지면, 매듭걸이와 장식용 벽걸이를 만들 수 있다. 낚시 줄은 가격이 비싸지 않으며, 재료로 적합하다 (그림 8-5). 죔쇠와 기타 부속품은 가격이 다양하기 때문에 치료사는 여러 곳을 비교해보는 것이 좋다.

일반적인 비즈 준비물

- 비즈 – 플라스틱, 유리, 나무, 돌
- 풀
- 끈 – 고무, 가죽, 나일론, 삼
- 커터 또는 가위
- 패스너
- 플라이어 – 바늘 코 또는 둥근 코

매듭공예
MACRAMÉ

고대의 수예공작에서 매듭 짓기는 이집트인, 중국인, 마오리족, 페루인들이 사용하였다. 매듭은 아랍어로 보호용 베일이나 장식용 술을 의미한다. 선원들은 그물망, 해먹 및 기타 물품을 만들기 위해 새로운 사각 매듭을 조합하여 사용하였기 때문에, 매듭공예가 항해를 통해 전 세계로 확산되었다(Moseley, Johnson, & Koenig, 1962; Reader's Digest, 1979). 매듭공예는 1960년대와 1970년대 미국에서 인기가 있었는데, 이는 특정 연령 그룹에 대한 호소에 영향을 미친 것이 사실이다.

매듭공예는 가위나 측정 도구를 제외하고는 다른 도구 없이도 완성할 수 있다; 그러므로, 간단한 프로젝트는 가정이나 치료실에서 이미 가지고 있는 재료로 할 수 있다. 개인이 취미로 하면 특수한 매듭공예 보드와 핀을 사용할 수 있지만 이것들은 꼭 필요한 것은 아니다. 매듭 끈은 천연 마, 아크릴, 면과 같은 재료로 제공되며, 겹과 두께에 따라 다양하다. 매듭 과정은 보통 각각 네 가지 기본 매듭 방법이 있지만(Octopus Books, 1973), 복잡성이 더 필요하다면 30개 이상의 복잡한 매듭 방법이 통합될 수 있다(Abraham, 1964). 이 수예공작은 끈 두께가 다양하기 때문에 쉽게 등급을 올리거나 내릴 수 있으며, 열쇠 고리, 벨트, 지갑, 가방, 보석(그림 8-6), 벽걸이 및 화분걸이를 만들 수 있다(Reader's Digest, 1979). 현재의 수예공작에서, 매듭공예는 흔히 벨트와 보석을 만드는 작은 끈이 가장 일반적으로 사용된다. 큰 매듭 프로젝트는 시간이 오래 걸려서 결과적으로 대부분의 치료 세팅에서는 적합하지 않다.

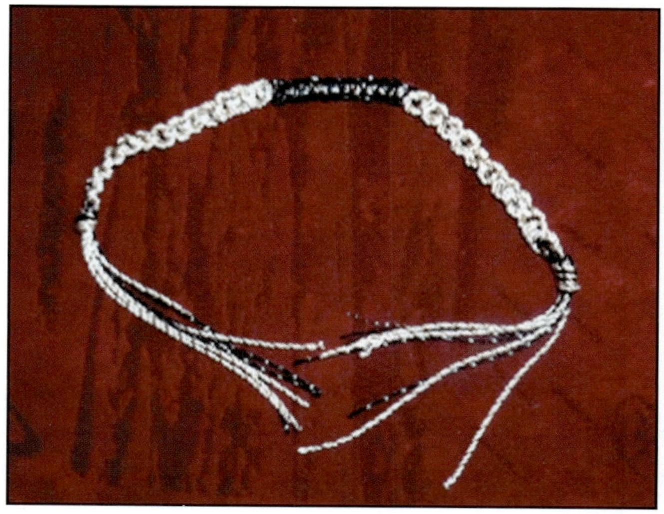

그림 8-6. 매듭공예 팔찌.

특별히 고려할 사항과 주의점
SPECIAL CONSIDERATIONS AND PRECAUTIONS

비즈 공예에서 주된 제한점은 비용이다. 끈, 재료, 비즈 비용은 빠르게 증가하고 있다. 그러나, 어떤 수예공작이든지 클라이언트가 흥미 있어 하고, 그로 인해 중재적 효과를 얻을 수 있다면 치료사는 비용을 최소화할 수 있는 방법을 찾을 수 있다. 예를 들어, 클라이언트는 모든 재료를 제공할 수 있으며, 치료사는 적절하게 과정을 등급화하거나 적용할 수 있다. 플라스틱 비즈는 몇몇 클라이언트, 특히 아동에게 만족스러울 수 있으며 다양한 색상과 스타일로 쉽게 구할 수 있다. 와이어공예 또는 매듭공예를 통합한 소규모 프로젝트는 남은 재료까지 사용할 수 있어 경제적이다.

와이어와 끈 커터는 금속 와이어만큼 뾰족하고 날카롭기 때문에 다룰 때 주의해야 한다. 일부 저자들은 와이어 작업을 할 때 보호용 안경과 장갑을 권장한다(Hall, Wrobel, & Salamony, 2001; Hill, 2008). 매듭공예는 관절을 과도하게 사용하지 않아도 되서 비교적 위험이 적다. 비즈공예의 일부 형태는 정밀한 취급과 반복이 요구되기 때문에 클라이언트는 비즈공예를 수행하는 동안 좌절했을 때 인내심이 필요하다. 성인이 작업을 할 때는 치료사는 유치해 보이지 않고 동시에 성공적인 완성을 위한 잠재력을 가진 프로젝트를 선택해야 한다.

비즈공예를 위한 몇 가지 조언은 다음과 같다: 비즈가 굴러가거나 흩어지지 않도록 표면이 처리된 작업대를 사용한다(예: 보풀이 일어난 천이 붙은 박스 뚜껑을 뒤집어 사용). 끈을 겹쳐서 사용할 때는 모든 비즈 구멍을 통과하기에 충분히 좁은지 확인한다. 값비싼 비즈를 사용하는 경우 끈이 파손되어 잃어버리지 않도록 각각의 비즈마다 매듭을 짓는다(Reader's Digest, 1979). 원하는 모양을 얻을 수 있도록 매듭을 짓기 전에 디자인을 계획하고 배치하는 것이 좋다. 비즈공예는 저렴하게 할 수도 있고, 꽤 많은 비용이 들기도 하는 수공예이다. 치료사는 이러한 요인을 고려하여 일반적으로 클라이언트 범위에서 유용한 기본적인 소모품을 준비해야 한다. 이 수공예의 가장 큰 단점은 남자에게는 흥미롭지 않고, 덜 비싼 재료는 성인에게 어필할 수 없다는 점이다.

프로젝트

PROJECTS

프로젝트-비즈로 만든 *sun catcher*

활동 선택과 계획

이 프로젝트는 소근육 기술을 요구하지만, 자유로운 형태의 스타일(그림 8-7)이기 때문에 시각과 인지적 요구는 미미하다. 와이어 직경과 비즈 구멍 크기가 호환가능한지 확인해야 한다. 다른 아이템은 비즈 보석이나 열쇠고리처럼 유사한 재료로 만들 수도 있다. 프로젝트는 단순하게 구조화될 수 있거나 매우 복잡할 수 있으며 정확한 조작 및 좋은 시력과 인내력이 필요하다.

준비

준비물:

- 3~4 피트 알루미늄, 30~34 게이지 수공예 와이어
- 원하는 색상과 스타일의 비즈, 유리 또는 플라스틱, 지름이 1/4~1/2 인치; 와이어가 비즈 구멍을 통해 끼워지도록 함

프로젝트 결정 체크리스트

- 프로젝트가 합리적인가요? (또는 클라이언트가 필요한 준비물을 구입할 수 있나요?)
- 클라이언트는 날카로운 공구나 와이어를 다루는데 안전한가요?
- 프로젝트가 실제로 착용/사용할 것인가요?
- 소근육 기민성이 얼마나 필요한가요?
- 클라이언트가 현실적인 프로젝트를 선택할 수 있나요?
- 기술을 올리기 위한 옵션은 무엇인가요?

도구:

- 측정 도구(선택)
- 바늘 코 플라이어(plier)
- 튼튼한 가위 또는 tip snips
- 둥근 금속 고리 또는 작은 금속 또는 나무로 된 맞춤못(dowel)

소요 시간:

30분

예상 비용:

1~2달러(선택한 비즈에 따라 다름)

과정

1. 와이어를 약 18인치 길이로 자른다.
2. 손가락 또는 바늘 코 플라이어를 사용하여, 와이어의 한쪽 끝을 금속고리 또는 맞춤못에 2~3번 감고, 1인치 정도의 꼬리를 남긴다(이 작은 와이어는 손가락으로 다루기가 쉽다; 무거운 와이어는 플라이어가 필요하지만 원하는 경우 더 큰 비즈를 함께 사용할 수 있다).
3. 손가락 또는 바늘 코 플라이어를 사용하여, 꼬리와 와이어의 긴 끝을 다른 한쪽 끝 주위에 꼬아서 "고정"한다.
4. 원하는 위치에서 와이어 위에 하나 이상의 비즈를 끼운다(예: 고리에서 몇 인치 아래로). 손가락이나 플라이어를 사용하여 마지막 비즈 주위에 와이어를 감싸서 제자리에 고정한다.
5. 와이어를 곧게 펴고, 다른 비즈에 비즈를 끼우고 위와 같이 반복한다. 와이어의 끝까지 계속해서 원하는 대로 비즈를 놓는다.
6. 위의 모든 단계를 같은 고리 또는 작은 맞춤못(선택)을 따라 간격을 두고 반복한다.
7. 날카로운 부분이 생기지 않도록 각 와이어의 끝이 비틀어지거나 구부러져 있는지 확인한다(Shorties Fun Farm, 2010).

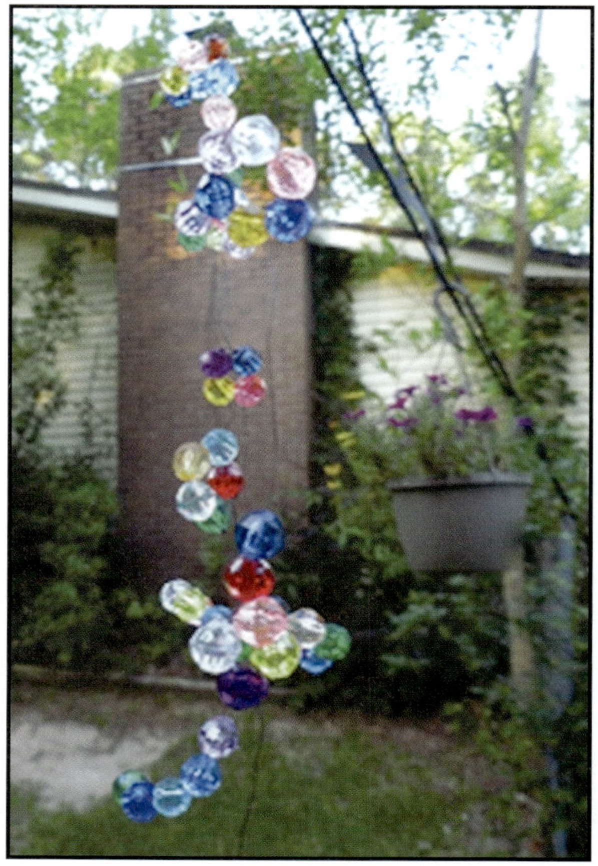

그림 8-7. 비즈로 된 sun catcher.

등급화와 적용

등급 내리기:

- 각 비즈 뒤에 부호화하거나 매듭을 사용한다.
- 끝 부분에 매듭을 묶어, 비즈로 끈을 완전히 채운다.
- 큰 비즈를 사용한다.

등급 올리기:

- 비즈 주위에 더 많은 비즈 또는 와이어를 사용한다.
- 더 무거운 와이어를 사용하여 보다 정교하게 감싼다.
- 패턴으로 비즈의 배열 순서를 정한다.

큰 비즈는 일반적으로 쥐기 쉽지만 큰 구멍이 있으면 와이어 또는 끈에 두기가 어려울 수 있다. 와이어가 얇고 작을수록 소근육 조절과 시력에 대한 요구가 커진다는 것을 기억해야 한다.

문서화

끈 비즈는 작업치료에서 사용되는 전형적인 소근육 활동이므로 핀치의 유형과 질은 문서화될 수 있는 기술이다. 또한 치료사는 클라이언트가 도구를 조작하고 안전규칙을 준수하고 의사결정을 내리거나 규정된 순서를 따르는지 숙지해야 한다. 다음은 이 활동의 치료적 적용에 대한 몇 가지 예이다:

- "클라이언트는 양손을 협응하여 비즈를 와이어에 끼울 수 있었다. 와이어의 뻣뻣함은 클라이언트가 손상측 손으로 그것을 성공적으로 고정할 수 있게 하였다."
- "클라이언트는 독립적으로 활동에 필요한 재료를 선택하였고, 활동이 원하는 대로 되지 않았을 때 학습한 스트레스 관리 기술을 활용하였다."
- "클라이언트는 과제의 전환 없이 15분 동안 보석을 만드는데 집중하였다."
- "클라이언트는 1인치 비즈를 4번 중 3번 떨어뜨리지 않고 왼손으로 집고 쥐어서 다루었다."

프로젝트-매듭 벨트

준비

준비물:

- 100 피트의 나일론, 황마 또는 원하는 색상의 삼 매듭 끈

도구:

- 가위
- 측정 도구

과정

1. 8개의 매듭 끈을 12피트로 자른다. 나머지 부분을 두 조각으로 자르고 다음 단계에서 설명한 대로 끝을 감싼다.
2. 모든 조각을 함께 잡고 끝이 평평한 상태에서 매듭을 감싸거나 다음과 같이 끝에서 매듭을 짓는다: 남은 조각 중 하나를 사용하여 다른 끈과 평행하게 루프를 만들고 한쪽 끝부분에 꼬리가 튀어 나오게 한다. 그리고 루프로 된 끝 가까이에 올 때까지 다발(묶음) 주위에 남은 부분을 감싼다(그림 8-8); 루프를 통해 자유로운 끝을 손 안에 놓고 느슨함을 제거한다; 이제 감싼 부분 아래 루프를 당기기 위해 다른 끝에서 남겨둔 꼬리를 견고하게 당긴다; 필요에 따라 느슨한 끝 부분을 다듬는다(그림 8-9).
3. 감싼 끝 부분을 테이블이나 벽에 고정시키고 매듭짓기 쉽게 끈을 길게 남겨둔다. 이 시점에서 각 끈을 공 안으로 굴리고 느슨하게 묶는데 도움이 될 것이다. 이것은 매번 당겨야할 끈의 길이도 줄어들 것이다.
4. 각 면에 4개의 끈으로 감싼 부분 아래에, 그림과 같이 3개의 정사각형 매듭 짓는다(그림 8-10과 8-11).
5. 다음으로, 양쪽에 두 개의 외부 끈을 떨어뜨리고, 4개의 내부 끈으로 3개의 정사각형 매듭 짓는다.
6. 4, 5단계를 원하는 길이로 반복한다(그림 8-12).
7. 처음에 했던 것처럼 끝을 감싼다. 느슨한 끝부분은 벨트를 묶는데 사용되므로 길이는 필요한 전체 길이/크기에 따라 조정해야 한다.

등급화와 적용

이 활동을 등급화하거나 변경하는 수많은 방법이 있다. 매듭 패턴을 더 복잡하게 만들거나 비즈를 추가하거나(그림 8-11과 8-13) 또는 기성품 금속 고정도구를 사용하거나 또는 고리를 각 끝에 사용할 수 있다. 더 두껍고 부드러운 끈은 일반적으로 조작하기 쉬워서 활동의 등급을 내릴 수 있다. 끈을 공으로 감싸면 관리하기 쉽지만 운동범위 요구도 줄일 수 있다. 더 복잡한 디자인을 추가하거나, 비즈를 추가하거나, 더 많은 끈을 추가하면 활동의 난이도를 높일 수 있다. 수직면에서 프로젝트를 고정하는 것은 더 위쪽으로 손을 뻗어야 할 것이다. 일단 기본 매듭(사각 매듭, 반 사각 매듭)을 할 수 있으면, 활동은 반복적이고 비교적 간단하다.

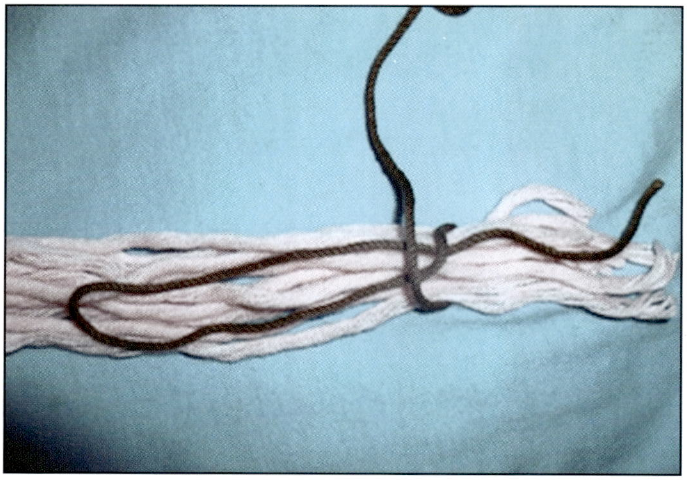

그림 8-8. 매듭을 감싸기 시작하면서, 벨트와 행어 프로젝트에서 묶음 끈을 위한 일반적인 방법.

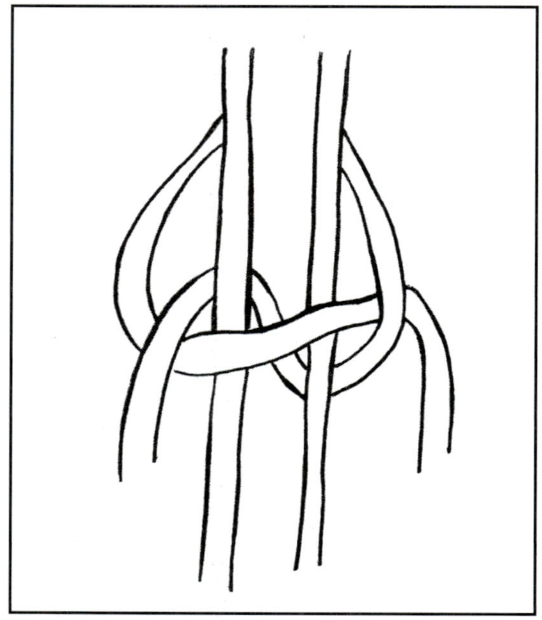

그림 8-10. 반 사각매듭. 전면 가운데에 있는 끈; 가운데 끈 뒤에 있는 끈을 교차하여 만듦.

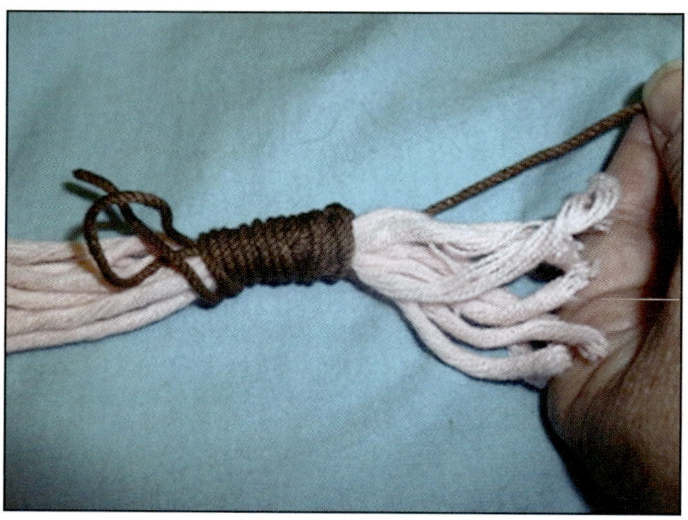

그림 8-9. 매듭 감싸기 완성.

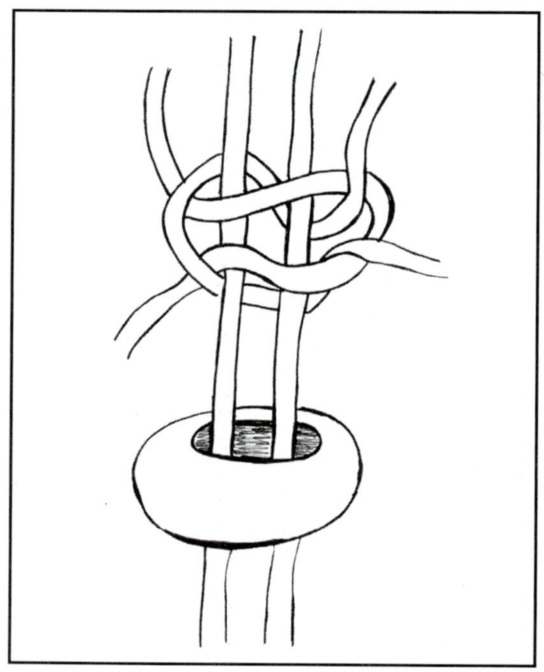

그림 8-11. 가운데 끈에 비즈를 넣은 사각 매듭.

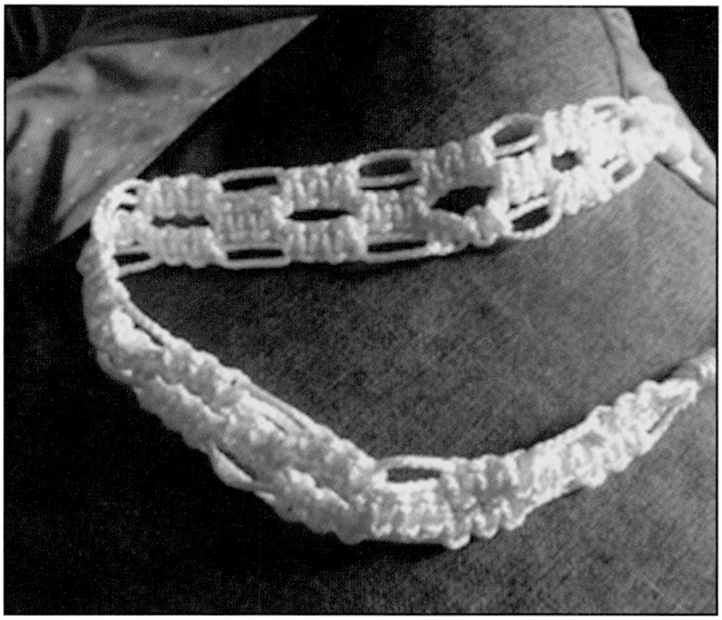

그림 8-12. 완성된 매듭공예 벨트.

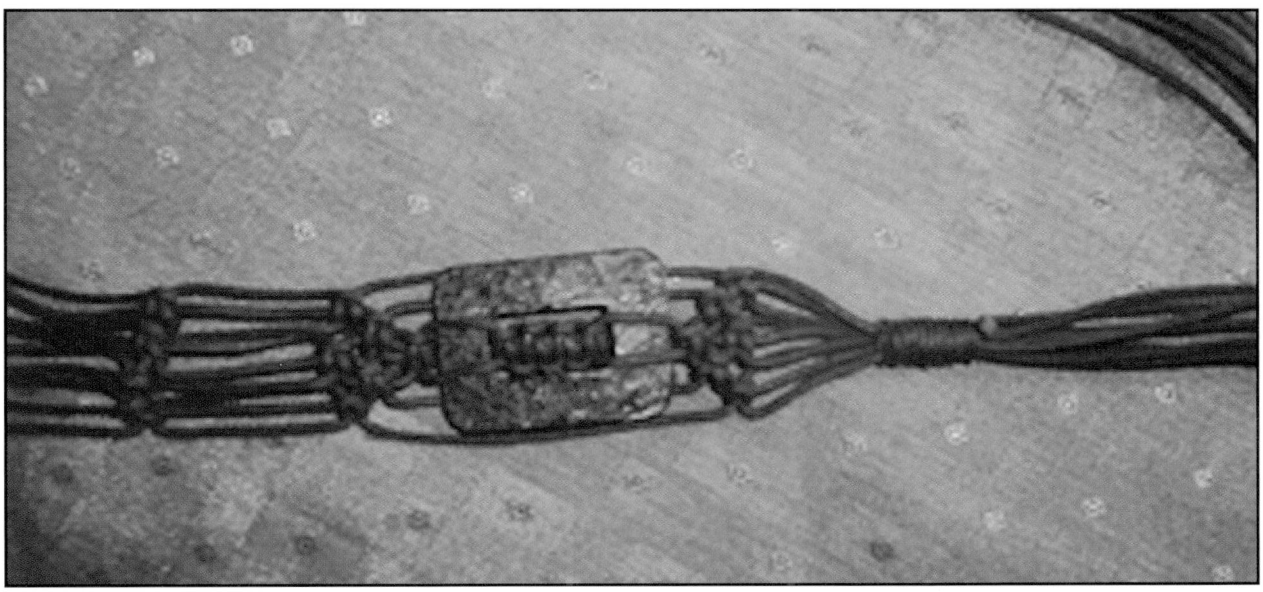

그림 8-13. 비즈로 만든 매듭공예 벨트.

기타 아이디어 및 등급화
OTHER IDEAS AND GRADING

단순한 귀걸이 또는 팔찌(그림 8-14)와 같은 보석 조각은 비즈와 와이어 조각을 통합하는 가장 일반적인 품목일 수 있지만 비즈공예와 와이어공예는 장신구에 한정되지 않는다. 다양한 종류의 비즈와 끈, 와이어 및 기타 재료와의 조합이 가능하며 경사 램프 또는 천장 팬의 손잡이 줄(그림 8-15), 와인잔 표시개, 책갈피, 지퍼 당기개나 커튼 묶는 끈을 만들 수 있다. 비즈는 바느질하여 옷에 붙일 수 있고, 실로 엮어 놓거나, 상자 위에 붙이거나(그림 8-16), 와이어로 엮어 촛대 손잡이나 화병 주위를 감쌀 수도 있다. 더 복잡한 공정으로 비즈를 직조기로 짜서 팔찌, 머리핀, 목걸이(초커), 작은 가방을 만들 수도 있다. 비즈를 와이어로 꿰고 와이어 코일을 교차하고 고리를 만들어 냅킨 고리나 매달린 장식품을 만든다. 시드 비즈는 컵받침이나 접시받침 모서리에 바느질하여 매달 수 있다.

종이로 감싼 비즈를 만들고(6장, 그림 6-15), 다른 비즈와 같이 끈을 만든다. 플라스틱 비즈를 금속 용기에 넣고 녹여 다양한 프로젝트에서 사용할 수 있는 유리 조각(자료 참조)을 만들거나 작은 비즈를 프레임이나 격자 안에 넣고 함께 녹을 수 있게 다림질한다. 와이어는 꼬아서 흥미로운 모양을 만들 수 있다: 바이스에 여러 개의 와이어의 끝을 고정하고, 다른 한쪽 끝을 바이스 그립이나 회전 손 드릴로 잡고 꼰다. 와이어는 접시 바구니 또는 양초 손잡이 형태로 만들 수 있다(Hill, 2008; Wood, 2002). 모양이 만들어진 와이어에 다양한 밑판을 끼워 사진 또는 조리법 홀더를 만들 수 있다(그림 8-17).

구부러진 와이어와 비즈를 조합하여 색다른 모양이나 사람 모양을 만들 수 있다. 더 포괄적인 디자인 아이디어나 지침을 위해 이 장의 끝 부분에 있는 참고문헌과 자원을 참고한다. 공기 건조 또는 오븐 건조 모델링 소재를 사용하여 직접 비즈를 만들 수도 있다. 만든 비즈는 호일 캔디 포장지에서부터 시드 비즈에 이르기까지 페인트로 꾸밀 수 있다. 또한, 종이 펄프, 펠트 또는 와이어로 감싼 천연석으로 만들 수도 있다(Maguire, 2013).

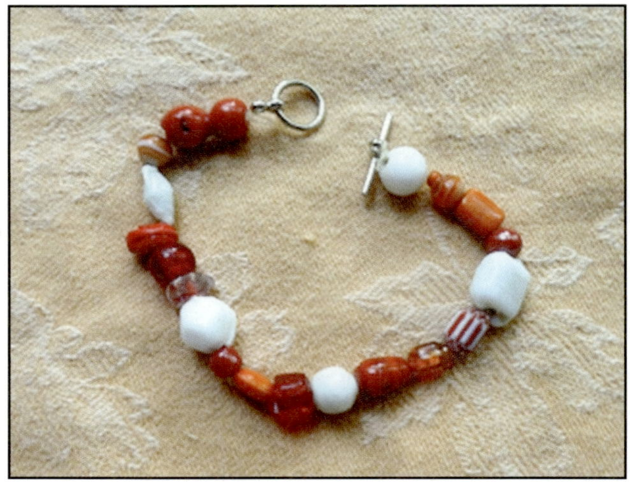

그림 8-14. 비즈 팔찌.

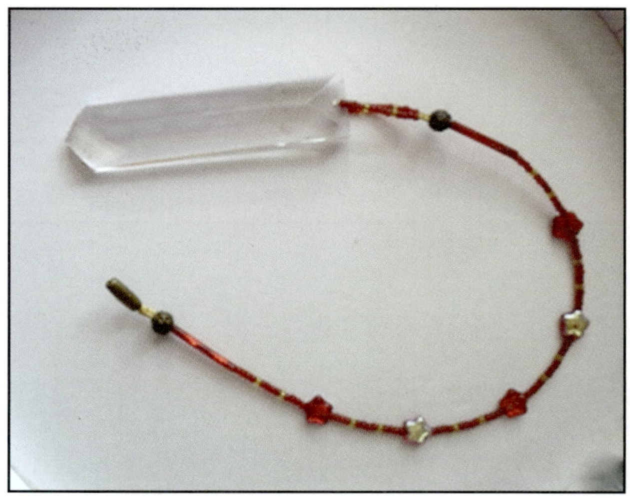

그림 8-15. 비즈로 된 fan pull.

비즈 프로젝트는 비즈와 끈의 크기를 크게 하고, 디자인의 복잡함을 줄이면 단순해질 수 있다. 무작위 패턴은 계획을 덜 해도 되고, 클라이언트가 특정 색이나 순서에 따르지 않아도 되기 때문에 더 쉽다; 그러나 패턴 모방은 치료적인 목표 중 하나가 될 수 있다. 연속적으로 엮는 것은 간격이 있는 매듭 또는 꽉찬 비즈를 사용하여 엮는 것보다 간단하다. 와이어 공예에서, 자유로운 형태로 구부리는 것은 특정 모양을 만드는 것보다 더 쉽다. 두꺼운 와이어는 구부리는데 힘이 더 들지만, 조절하기는 더 쉽다.

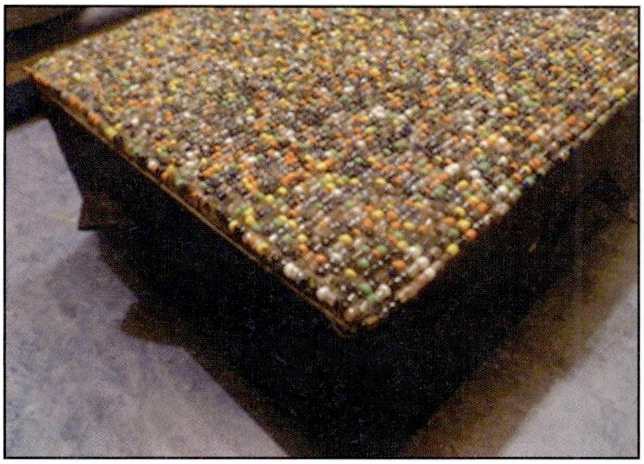

그림 8-16. 시드 비즈로 덮은 상자 상단.

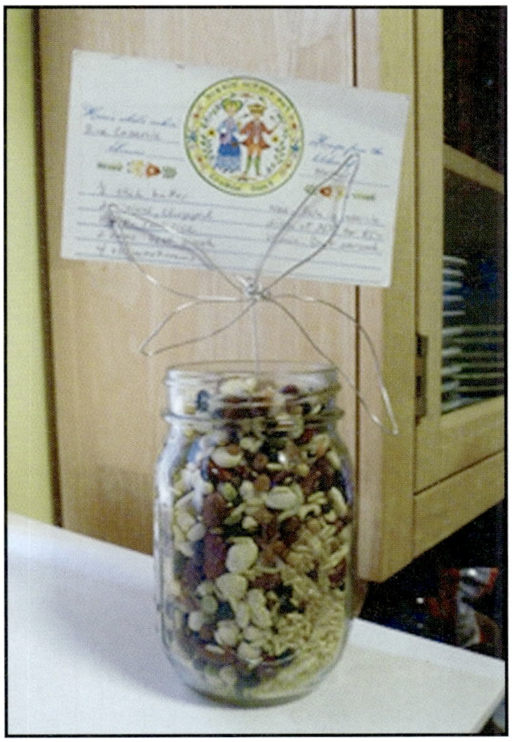

그림 8-17. 와이어 아트 조리법 홀더.

와이어를 반복적으로 구부렸다 폈다 하면 끊어지거나 뒤틀릴 수 있다. 와이어의 끝 부분을 고정하기 위해 도구를 사용하면 두 손을 사용하는 것보다 더 성공적으로 구부릴 수 있다. 또한, 그림, 견본, 시범을 제공하면 활동을 더 단순화할 수 있다.

주된 치료적 적용

MAIN THERAPEUTIC APPLICATIONS

신체적 기능장애(Physical Dysfunction)

비즈공예와 매듭공예는 모두 비교적 높은 소근육 능력을 요구한다. 대부분의 활동은 일반적으로 양손을 사용해야 하지만 경우에 따라 고정 장치가 사용될 수도 있다. 손의 손상을 입었거나 이와 유사한 정형외과적 문제를 가진 클라이언트가 조작기술 활동을 해야 하는 경우에 이상적인 활동이다(그림 8-18). 이러한 수공예의 많은 형태는 저항이 없거나 적기 때문에 류마티스성 관절염(Deshaies, 2006)과 같이 관절이 약하거나 지구력이 부족한 클라이언트에게 적합하다. 일부 프로젝트는 몸쪽 관절에 대한 운동범위 또는 지구력 범위에서 작업할 수 있는 방법을 제공하여 뻗기를 요구할 수 있는 자세가 된다. 일부 비즈 작업에서는 정상적인 시력과 지각이 요구되기 때문에, 시각 손상이나 시야 또는 깊이지각 문제를 일으키는 신경학적 결함을 가진 사람에게는 적합하지 않을 수 있다. 그러나 다른 프로젝트는 시력 손실에 대한 보상으로 촉각 기술을 이용하고 개발할 수 있도록 구성될 수 있다. 실조증이나 실행증을 가지고 있는 클라이언트에게 이러한 활동은 너무 어려울 것이다. 바닥에 비즈가 떨어져 있으면 낙상할 위험이 있기 때문에 치료사는 오목한 접시나 수건 위에 비즈를 올려놓아 쉽게 떨어지거나 흩어지지 않도록 해야 한다.

정신 건강(Mental Health)

비즈활동은 다른 인지 수준을 가진 개인의 참여를 가능하게 하기 위해 등급화할 수 있다. 비즈공예는 Allen Diagnostic Module에 있는 수공예 중에 하나이며, 공예를 완성할 수 있는 4-5의 인지 수준을 가진 클라이언트에게 제안된다(Earhart, Allen, & Blue, 1993). 우울증이나 정신장애로 인지가 손상된 클라이언트는 단순하고 반복적인 패턴을 모방할 수 있다(Early, 2009). 클라이언트는 색상과 스타일을 결정할 수 있으므로 조절과 자기 결정의 감정을

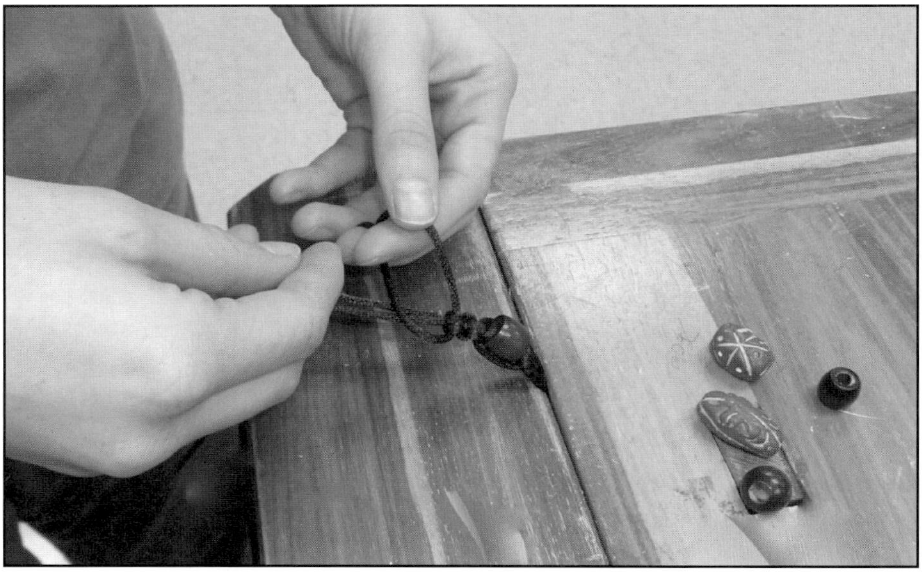

그림 8-18. 소근육 기술과 눈-손 협응이 필요한 사각 매듭 묶기.

고려할 점	
클라이언트 요인/ 수행기술 초점	**제안된 활동들**
상지 관절가동범위	끈과 비즈 매듭공예로 간단한 벽 행어 또는 식물 행어 만들기
기민성	와이어에 비즈를 끼우고, 나선형으로 꼬아서 나무 또는 창문 장식품 만들기
저시력	비즈 바늘을 사용하여 대비되는 색상의 비즈 팔찌 만들기

얻을 수 있다. 착용할 수 있는 개인화된 비즈 작품은 자기 개념, 신체 인식 및 정체성을 향상시킬 수 있다. 또한, 비즈공예는 다른 사람에게 선물할 기회를 제공하여 자기 가치와 사회적 기여에 대한 감정을 높일 수 있다. 성인 하루 프로그램에서 지적장애를 가진 클라이언트 중 한 명은 가족 사업의 일부로 판매가 가능한 보석을 만들어 직업을 갖고 가족의 참여를 통해 좀 더 독립적인 생활로 전환할 수 있었다(Winkle & Cobb, 2010). 정확하거나 지루한 작업에 대한 지구력이 부족한 클라이언트는 이러한 수공예를 어려워할 것이다. 그러나 대부분의 프로젝트는 언제든지 잠시 멈추고 다시 시작할 수 있기 때문에 짧은 주의집중 시간을 가진 대상자도 성공할 수 있다. 공격적인 성향을 가진 클라이언트가 바늘, 집게, 커터와 같은 날카로운 물건을 사용할 때는 감독이 필요하다. 와이어가 무기로 사용될 수 있고, 치료 시작과 후에 재고하기 어렵기 때문에 치료사는 단지 와이어를 재량으로 사용해야 한다. 정신과적 질환이 있는 몇몇 클라이언트는 운동 계획/조작에 결손을 보일 수 있으므로 매체를 선택할 때 고려해야 한다.

소아(Pediatrics)

대부분의 아동은 비즈를 좋아한다. 밝은 색은 시각적으로 흥미롭고, 다양한 모양과 질감은 다양한 촉각 자극뿐만 아니라 조작기술을 연습할 수 있는 기회를 제공한

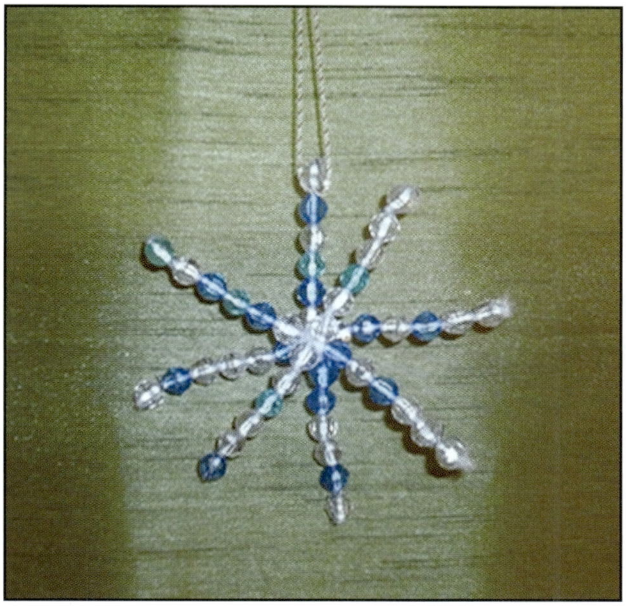

그림 8-19. 비즈로 만든 눈송이.

다(Henderson & Pehoski, 2006). 아주 어린 아동도 비즈를 엮어서 친구들을 위해 탄력 있는 팔찌와 발목장식을 만들 수 있다. 탄력 끈과 여러 종류의 플라스틱 비즈는 대량 구매 시 저렴하며 조립하는 과정에는 공구나 기타 재료가 필요 없다. 비즈공예는 아동에게 간단한 의사결정과 도안 그리기를 경험할 수 있는 성공적인 기회를 제공한다. 소규모 프로젝트는 신속하게 완성할 수 있으므로 아동이 집중력을 유지하는데 유리하다. 좀 더 큰 아동은 매듭 열쇠고리나 초커 또는 장식 있는 옷 만들기 활동을 즐길 수 있다. 바느질 작업과 마찬가지로, 이 기술은 남아보다 여아에게 적합할 수 있다. 치료사는 현재의 경향과 유행에 맞게 적응해야 한다. 와이어 작업은 아동에게는 권장하지 않는다; 와이어는 다루기가 어렵고, 자신 또는 타인에게 위험을 초래할 수 있다. 아동은 완성된 제품을 구상하기가 어려워서 활동에 대한 흥미를 감소시킬 수 있다. 트위스티즈(www.twisteezwire.com) 또는 파이프 클리너와 같은 플라스틱 코팅 와이어는 아동과 함께 사용할 수 있는 안전한 대체 물질이다. 아동이 팔찌나 다른 간단한 보석을 만드는 또 다른 옵션은 Rainbow Loom ([Choon's Design] Waite, 2014)을 사용하는 것이다.

청소년(Adolescents)

비즈공예, 와이어 공예, 매듭공예는 모든 청소년 클라이언트에게 적절한 수예공작이다. 이전에 언급한 운동, 감각, 인지 장애를 충족시킬 수 있는 능력을 가지고 있으면, 많은 청소년들은 자신이나 다른 사람들을 위해 보석을 만드는 것을 즐길 것이다. 이 수예공작은 자기표현의 통로를 제공하여 정체성을 확립하고 개인적인 취향을 나타낸다. 복고풍 패션의 인기는 시간이 지남에 따라 변동하지만, 몇몇의 매듭공예와 같은 유형은 주로 보석이나 기타 액세서리의 형태로 유행한다. 이 수예공작은 주의력, 순서화, 지시 따르기, 소근육 기술을 증진시키고 그것들의 완성은 성취감과 역량을 제공할 수 있다. 비즈장식의 현재 인기와 준비된 재료와 과정의 반복적인 특성을 감안할 때, 이것은 개인이 계속 이익을 얻을 수 있는 생산적인 취미로 발전할 수 있다.

고려할 점	
클라이언트 요인/ 수행기술 초점	제안된 활동들
과제 집중력	반투명 플라스틱 비즈에 끈을 달고, jar 주위에 끈 가닥 붙이기 (참고 자료 참조)
기민성	은 또는 흰색 파이프 클리너를 사용하여 비즈 눈송이 만들기 (그림 8-19; 참고 자료 참조)
순서화	편지 비즈를 사용하여 이름/단어 팔찌 만들기

고려할 점	
클라이언트 요인/ 수행 기술 초점	제안된 활동들
기민성	매듭공예, 가죽 끈 또는 작은 황마를 꼰 팔찌 (그림 8-6 참조)
문제해결력/스트레스 관리	와이어 또는 긴 파이프 클리너 위에 비즈를 끼우고 모바일 또는 sun catcher를 만들기 위해 동그라미 감기
사회적 상호작용	친구나 가족에게 줄 수 있는 비즈 모양의 열쇠 고리 만들기

노인(Older Adults)

신경근 골격계의 변화와 시력 저하 그리고 구별 기술, 2차적인 안구 병변으로 인한 말초감각 또는 조작기술의 감소와 같은 노인에게서 나타나는 전형적인 손상은 비즈 프로젝트에 참여하는 능력이나 욕구에 영향을 미칠 수 있다. 이전에 유사한 활동에 종사하였던(그리고 즐겼던) 클라이언트는 이런 종류의 수예공작에 흥미를 느낄 것이다. 그들은 손자나 친구를 위해 단순한 비즈 장신구를 만들 수 있다는 것에 만족감을 얻을 수 있다. 이전에 언급했듯이, 이 수예공작은 최소한의 신체적 능력을 요구하지만 협응과 조작기술도 필요하다.

치료사는 또한 이것이 전통적으로 여성의 작업과 관련이 있음을 고려해야 한다; 또한 노인에게는 유치한 것으로 인식될 수도 있다.

그룹(Groups)

비즈공예는 전통적으로 그룹 활동에 적용하지는 않지만, 단순한 개별 프로젝트는 그룹 환경에서도 완성될 수 있다. 참가자들은 비즈 수납함을 공용으로 사용할 수 있고 도안을 결정할 때 서로 도울 수 있다. 복잡한 비즈공예나 와이어공예 활동이 어려운 그룹, 특히 아동 그룹에서는 도구나 재료 사용 시 일대일 보조나 감독이 필요할 수 있다.

사례 연구

Arlita는 30세이고, 다발성 경화증 진단을 받았을 때 공인중개사이었다. 그녀는 피로감이 늘고 서투름을 느꼈지만, 과로했기 때문이라고 생각하였다. 어느 날 오후, 클라이언트의 집에서 떨어진 후에 의사와 상담하기로 결정하였다. 의사는 약물치료를 시작하였고, 평가와 교육을 위해 지역의 외래치료 클리닉에 클라이언트를 의뢰하였다. Arlita는 치료를 받으러 가는 시간을 할애하는 것을 꺼려했지만 의사는 과로는 그녀의 상태를 더욱 악화시킬 것이라고 강조하였다.

작업치료사는 관절가동범위 검사와 근력 검사, 감각 검사를 포함한 근골격계 평가와 작업력 인터뷰를 통해 평가를 시행하였다. 치료적 접근방법은 인간작업 모델과 생체역학적 모델을 결합하여 사용하였다. 치료사는 Arlita는 이혼한 지 7년이 되었고 자녀가 없음을 알게 되었다. 그리고 그녀는 이모와 삼촌 밑에서 자랐고 직업적으로 성공하고 경제적으로 만족하게 되면서 일 중독에 빠지게 되었다. 그녀는 이혼한 지 얼마 되지 않아 공인중개사 자격증을 취득하였고, 그 후로 사업이 번창하였다. Arlita는 말초감각이 손상된 사지 특히, 발이 경도에서 중등도의 약화를 보였다. 신체 운동에 대한 지구력은 약 10분이었지만, 오랜 시간동안 앉아서 하는 활동(예: 운전, 컴퓨터 작업)은 좀 더 오래할 수 있었다. 의사의 권고사항과 같이, 작업치료사도 클라이언트 자신을 피로하게 하면 상태를 더 해롭게 할 수 있다고 설명하였다.

치료사와 Arlita는 에너지 보존/작업 단순화 기술에 대한 학습과 전반적인 건강관리 프로그램을 개발하고 바쁜 느낌을 느끼면서도 휴식을 취할 수 있는 여가 활동을 탐구하기로 결정하였다. 그들은 다음과 같은 목표를 세웠다; 일상생활에서 에너지 보존/작업 단순화 기술을 지속적으로 통합하고 가능한 한 성취도와 문제점을 매일 문서화한다; 최소 1일 1회의 관절가동범위 운동 프로그램에 참여한다; 다양한 스트레스 관리 전략을 학습하고 활용한다; 재발의 초기 징후를 알아채는 것을 학습한다; 여가활동/이완 기술/취미에 지속적으로 참여한다.

Arlita는 건강을 유지하거나 향상시키려는 동기가 매우 커서 치료사가 제공한 학습과 기술 연습을 받아들였다. 치료사는 또한 여러 수예공작 활동을 제안하였고 그녀는 단순한 비즈 팔찌 만들기를 선택하였다. 작은 비즈를 다루는 것이 그녀에게는 도전이었지만, 완성품을 보고 매우 만족하였다. 그녀는 목걸이 프로젝트를 시작하였고 집에서 완성하였다. 그녀는 작업치료사에게 활동을 통해 이완되었고, 집에서 하는 즐거운 활동이 직장에서의 줄어든 시간을 보상할 수 있어 위안이 되었다고 이야기하였다. 그녀는 감각 장애를 보상하기 위해 필요할 때 시각을 빨리 사용하는 방법을 배웠고 관절가동범위와 조작기술을 유지하는 데 도움이 되었다고 하였다. 또한, Arlita는 지역에 수공예 상점에 방문하여 설명서와 몇 가지 기본적인 도구를 구입할 계획이라고 말했다(그림 8-20).

사례 연구 (계속)

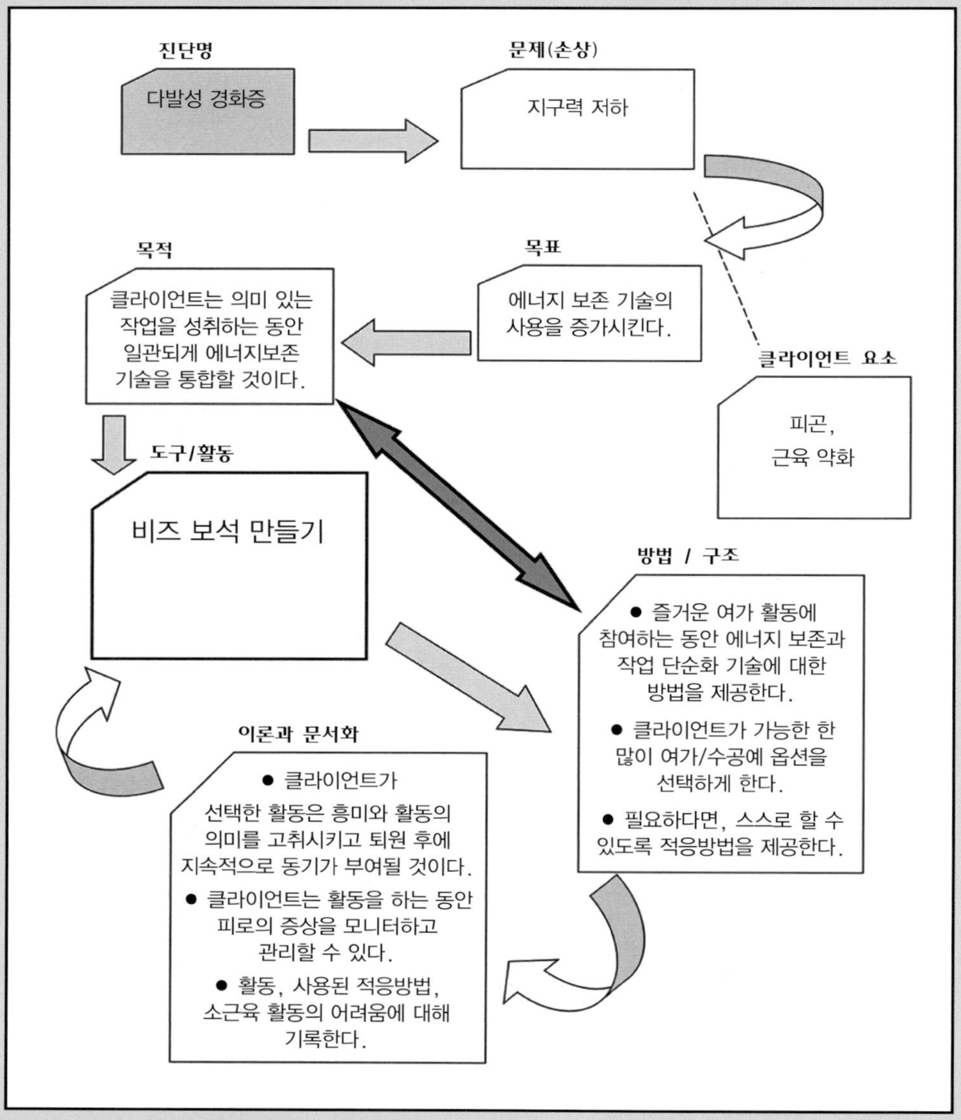

그림 8-20. 등급화된 비즈활동 흐름도.

논의 질문사항

1. 다발성 경화증의 재발하는 특성 때문에 클라이언트는 언젠가 시각적 문제를 일으킬 수 있다. 그녀가 새로 발견한 취미를 어떻게 적응하여 계속할 수 있게 도울 것인가?
2. 와이어 공예 또는 매듭공예를 추천할 것인가? 추천하거나 또는 추천하지 않는다면, 그 이유는 무엇인가?
3. Arlita는 결국 질병 때문에 경제적으로 힘들어질 수 있다. 그녀가 어떻게 새로 배운 보석 만들기 기술을 사용하여 이를 보완할 수 있을까? 어떤 치료 활동이나 자원이 이러한 상황을 계획하는데 유익할 수 있을까?

RESOURCES

ONLINE PROJECTS

- Beaded candy cane: http://www.suburble.com/2014/10/30-kid-friendly-handmade-christmas-ornaments.html (scroll down)
- Beaded jar/vase: http://dollarstorecrafts.com/2009/03/necklace-vase/
- Beaded snowflake ornament: http://www.naturallyeducational.com/2010/12/beaded-snowflake-ornaments/
- Beading supplies (beads, cord, tools, books): http://www.jewelrysupply.com/beading_supplies.html
- Macramé bracelet: http://www-en-rhed-ando.blogspot.com/2014/12/pulsera-macrame-nudo-simple-estrella-diy-tutorial.html (not in English, but pictures are easy to follow)
- Macramé supplies: http://www.macramesuperstore.com
- Melted plastic bead suncatchers: http://www.feelslikehomeblog.com/2013/05/melted-bead-suncatchers-perfect-for-a-homemade-mothers-day-gift/
- Plant hangers: http://www.centsationalgirl.com/2013/07/trending-mod-macram/
- Wrap bracelet: http://www.cutoutandkeep.net/projects/embellished-wrap-bracelets

INSTRUCTIONAL VIDEOS

- Beaded bubble wand: https://www.youtube.com/watch?v=rt599d6TOqA Beaded wrap bracelet: https://www.youtube.com/watch?v=JKLla4wru3w
- Macramé "curtain": https://www.youtube.com/watch?v=Sy0LJc50E04
- Macramé owl: https://www.youtube.com/watch?v=SAqNNIu1s8I
- Making a beaded monogram letter: https://www.youtube.com/watch?v=ZLchV-tJhHI
- Retro hemp macramé bracelet: https://www.youtube.com/watch?v=UEpxv7LdLm4

BOOKS

- *Bead Simple: 150 Designs for Earrings, Necklaces, Bracelets, Embellishments and More*, Susan Beal, Taunton Press, 2008
  Projects designed with improvisation in mind.
- *Creating Wire and Beaded Jewelry: Over 35 Beautiful Projects Using Wire and Beads*, Linda Jones, North Light Books, 2004
- *Easy Beading, Volume 8: The Best Projects From the Eighth Year of* BeadStyle Magazine, *Beadstyle Magazine*, Kalmbach Publishing, 2012
- *The Illustrated Guide to Crafting With Tin, Wire, and Foil*, Simona Hill, Southwater/Anness Publishing, 2008
- *Making Beautiful Beads*, Mary Maguire, Spice Box Books, 2013
- *Teach Yourself Visually: Jewelry Making and Beading*, Chris Franchetti Michaels, Visual, 2007
  Step-by-step instructions with photographs for many techniques.

참고문헌
References

Abraham, R. M. (1964). *Diversions and pastimes with coins, cards, string, paper and matches*. New York, NY: Dover Publications.

Benson, A. (2001). *Beading for the first time*. Ogden, UT: Chapelle Ltd.

Deshaies, L. (2006). Arthritis. In H. M. Pendleton & W. Schultz-Krohn (Eds.), *Pedretti's occupational therapy: Practice skills for physical dysfunction* (6th ed.). St. Louis, MO: Mosby Elsevier.

Earhart, C. A., Allen, C. K., & Blue, T. (1993). *Allen diagnostic module*. Colchester, CT: S & S Worldwide.

Early, M. B. (2009). *Mental health concepts and techniques for the occupational therapy assistant*. Philadelphia, PA: Lippincott Williams & Wilkins.

Hall, M. A., Wrobel, J., & Salamony, S. (2001). *Decorative crafts sourcebook*. San Diego, CA: Thunder Bay Press.

Henderson, A., & Pehoski, C. (2006). *Hand function in the child: Foundations for remediation* (2nd ed.). St. Louis, MO: Mosby/Elsevier.

Hill, S. (2008). *The illustrated guide to crafting with tin, wire, and foil*. London, UK: Anness Publishing/Southwater.

Kanan, D. (2001). *The basics of bead stringing*. Santa Monica, CA: Borjay Press.

Maguire, M. (2013). *Making beautiful beads*. Richmond, British Columbia, Canada: Spice Box Books.

Moseley, S., Johnson, P., & Koenig, H. (1962). *Crafts design*. Belmont, CA: Wadsworth.

Octopus Books. (1973). *The basic book of macramé and tatting*. Hong Kong, China: Mandarin Publishers.

Reader's Digest. (1979). *Crafts and hobbies*. Pleasantville, NY: The Reader's Digest Association Inc.

Shorties Fun Farm. (2010). *Sun catchers*. Retrieved from http://shorties-funnyfarm.blogspot.co.uk/2010/03/sun-catchers.html

Waite, A. (2014). Stretch and weave. *OT Practice, 19*(3), 18-19.

Winkle, M. Y., & Cobb, A. L. (2010). Plotting next steps: Transitions for adults with developmental disabilities, *OT Practice, 15*(21), 13-16.

Wood, D. (2002). *Creative glass*. San Diego, CA: Laurel Glen Publishing.

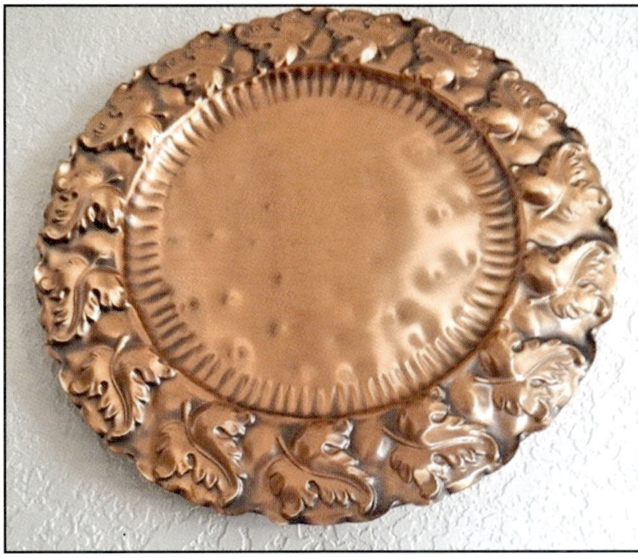

제 9 장

금속 공작

Metal Crafts

학습 목표(Objectives)

학생은 다음을 할 수 있어야 한다.

- 금속 공작의 역사적/문화적 실례를 설명한다.
- 금속 공작에 필요한 기본적인 준비물과 재료를 나열하고, 단순한 프로젝트를 단계화하고 완성법을 안다.
- 치료시 금속 공작 활동의 제한점과 이점을 이해한다.
- 금속 공작 활동의 주의사항을 작성한다.
- 다양한 질환의 클라이언트에게 금속 공작 활동의 적용을 명확하게 설명한다.

'*metal*, **금속**'의 단어는 'metallon' 그리스 단어로부터 발생했으며, 그것은 '어떤 것을 공들여 얻으려고 애쓰는 것'을 의미한다(Griswold, 1969). 철기와 청동시대로 명명된 문명의 발달에서 금속은 중요한 재료였다. 금속작업의 다양한 형태는 적어도 12,000년 이전부터 존재해왔다. 구리와 금은 맨 처음 발견되었을 것이다. 모든 자연 상태의 금속은 선사시대에 사용되어져 왔고, B.C. 2000년 경 금속 작업자는 단단한 합금인 청동을 만드는 과정을 발견했다. 단단한 금속과 합금은 도구와 무기를 만들어 사용했으며, 부드러운 금속은 장식물을 만드는데 사용되었다. 구리는 매우 순응성이 좋은 금속이며, 구리를 망치로 두드려 펴서 실용적인 장식품을 만들곤 했다. 오늘날 우리가 행하는 구리 압형은 긴 역사 동안 사용되었다(Reader's Digest, 1979). 금속인 주석은 장식보다는 오히려 실용적인 목적으로 사용되는 경향이 있다. 알루미늄과 마찬가지로 이 두 금속은 가장 일반적으로 치료에 적용되었으나, 현대의 수

Tubbs, C. C., & Drake, M.
Crafts and Creative Media in Therapy, Fifth Edition (pp. 157-176).

금속 형태와 도구	
금속 종류	**금속 게이지**
• 알루미늄 • 구리 • 주석	• 판; 30-36 게이지는 가위로 자를 수 있고 압형에 사용된다. • 와이어; 20-30 게이지; 적용에 따라 선택한다.
금속 형태	**일반적인 도구**
• 호일 • 판(모양과 롤) • 와이어	• 측면 절단기 • 엠보싱 도구 • 망치 • 펜치 • 주석 자르기 도구

공예자는 쥬얼리, 손으로 만든 기구, 선박과 다른 물품을 만들기 위해 금, 은, 청동, 철, 백랍과 같은 다른 금속을 주로 이용한다.

금속 공작의 형태
TYPES OF METAL CRAFTS

금속은 압형(tooling), 에칭(etching), 에나멜 세공(enamelling)에 의해 장식할 수 있고, 뚫기(piercing), 절단(cutting), 땜질(soldering), 망치질(hammering), 주조(casting) 등 다양한 방법으로 작업할 수 있다. 금속은 판, 디스크나 다른 모양 그리고 와이어 모양으로 구입이 가능하다. 압형은 금속 호일 판을 디자인하여 만드는 방법으로 보통 치료실에서 금속 공작에 적용된다. 압형을 위한 구리, 알루미늄과 놋쇠형 금속 호일 롤은 구리가 가장 비싸고 알루미늄은 덜 비싸다. 금속 호일은 사각형(보통 5×5 인치)을 사용할 수 있다; 알루미늄은 다양한 다른 색깔로 작업할 수 있다. 금속 호일이나 판은 ***게이지***라고 불리우는 숫자 용어로 표현되며, 두꺼운 것일수록 낮은 숫자로 표시된다. 대부분 압형에서는 30 – 40 게이지 금속을 가장 많이 이용한다.

작고 압형된 사각형은 작업치료(그림 9-1)에서 사용되는 금속 공예의 기본형태였지만, 재활용 가능한 금속을 사용하는 현대식 옵션에서 더 많이 이용된다. 구리는 그 푸른 녹에 인기가 있고 꽤 순응성이 있으며, 더 세부적인 디자인이 가능하다. 금속 호일을 구매하기 전에, 작업치료사는 잠재적인 응용력과 비용을 고려해야 한다.

망치질, 구부리기 또는 뚫기를 하기 위한 금속공예는 원판모양과 구부리기 위한 와이어나 더 두꺼운 게이지의 다른 형태로 사용할 수 있다. 와이어의 두껍고 휘기 쉬움은 게이지로 표시하고, 와이어 공예는 8장에 제시했다. 일반적으로, 치료적인 수공예에 사용되는 금속은 구부리고, 자르고, 뚫기 쉬워야 한다.

엠보싱은 금속 호일의 뒷면에서 앞면으로 올라오게 작업하는 방법이다. 체이싱은 엠보싱과 같은 방법으로 하지만 호일의 앞면에서 뒷면으로 올라오게 한다. 이 두 가지 방법을 결합해서 작업하는 것을 르푸세(repousse)라 부르며, 이것은 "양면으로 부터의 작업"이란 의미이다. 이 세 가지 모두 구리 압형에 포함된다(R.D. 1979). 망치질은 금속에 특정한 질감을 만들어 주고(그림 9-8), 주석 펀치(그림 9-2)는 패턴에 따라 송곳이나 못으로 금속 뚫기가 가능하다. 에칭과 에나멜은 금속 표면에 디자인을 만드는 방법이다. 에칭은 산 화합물을 이용하여 금속 표면을 부식시켜 모양

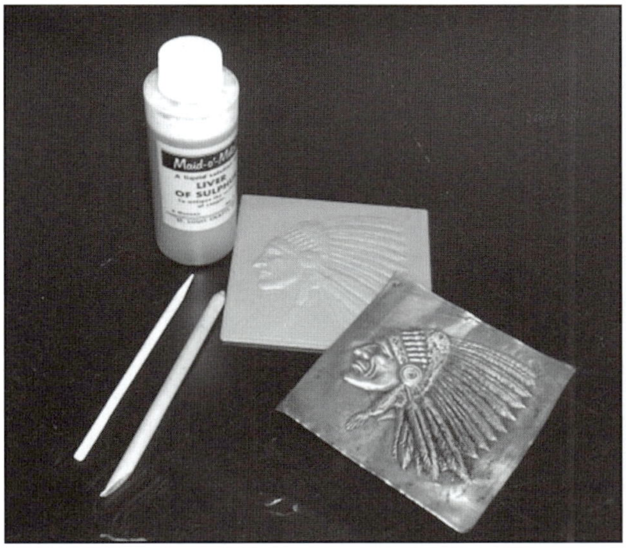

그림 9-1. 구리 압형 조각을 완성하기 위한 재료; 맞춤못, 황화 칼륨, 플라스틱 형판.

을 만들어 내는 방법이고, 에나멜은 금속 표면에 유약을 입히고 칠하는 과정이다. 에나멜 세공은 아름다운 보석이나 장식품을 만들어 내지만, 기술이 요구되고, 정형적인 치료 세팅에 이용하기에는 많은 비용과 시간이 소요된다. 금속 그 자체 외에, 기본적인 도구와 재료는 압형하기 위한 장갑, 강철모, 주석 자르기 도구, 송곳, 뭉퉁한 나무 기구, 다양한 형태의 집게, 볼펜 , 펀칭 망치 (Hill, 2008) 그리고 구리를 부식시키는 유황색 화합물이다(그림 9-1과 9-3).

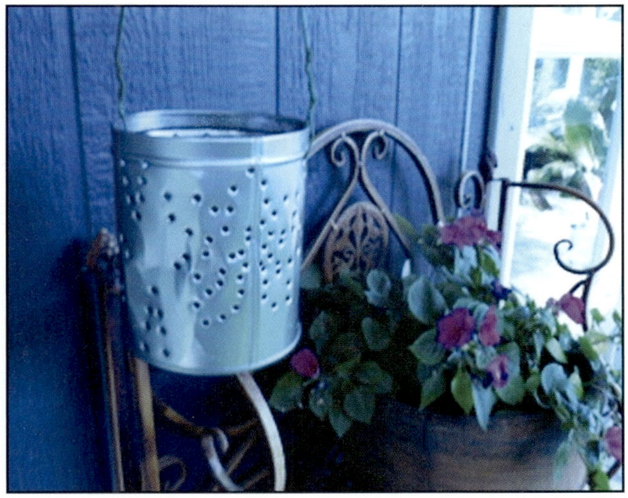

그림 9-2. 주석 펀치 손전등.

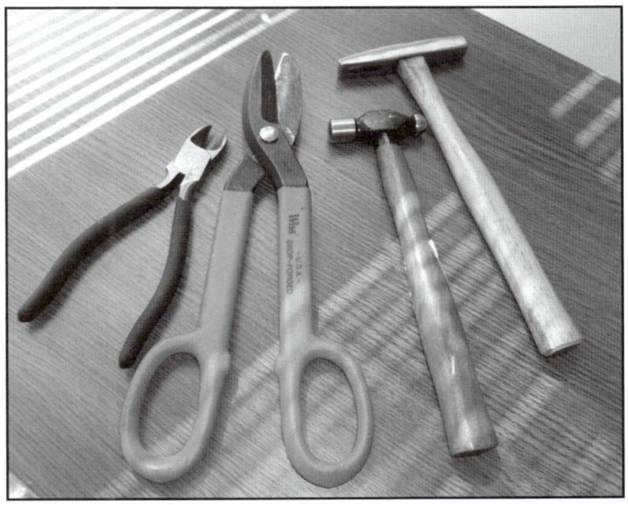

그림 9-3. 금속 공작 도구; 와이어 절단기, 얇은 송곳, 볼펜 망치, 플레이싱 망치.

프로젝트 결정 체크리스트

- 소음이 나도 되는 환경인가?
- 대량 구매가 가능한 금속공구를 사용할 것인가?
- 클라이언트에게 매력적인 주형 디자인은 무엇인가?
- 클라이언트가 날카로운 재료나 도구가 손으로 다루기에 안전한가?
- 재활용 재료를 사용하기에 실용적인것인가?
- 기술습득을 위한 옵션은 무엇인가?

고려해야 할 사항과 주의점
SPECIAL CONSIDERATIONS AND PRECAUTIONS

금속 공작 치료를 함에 있어 각각의 요소를 고려해야 한다. 비용은 항상 문제가 되고 있기 때문에, 금속 재료의 가격(특히, 구리)은 고려사항이다. 초기 비용 후에는, 대부분의 프로젝트를 완성하는데 필요한 몇가지 기본 도구만 필요하다. 가격이 더 싼 대안은 작은 프로젝트를 선택하거나 알루미늄 호일이나 강철 와이어 같은 일반적인 재료를 사용하는 것이다. 선택한 금속의 특성을 알아야 한다; 예를 들어, 많은 금속들은 망치질하거나 과도하게 구부린 후에 잘 부러질 수 있어 프로젝트를 망칠 수 있으므로 미리 알고 있으면 낭비를 최소화할 수 있다. 그들이 시설을 자주 사용하지 않는다면, 비싼 형태의 금속공예에 투자해선 안된다.

금속공작에 경험이 적거나 없는 클라이언트는 다른 수공예를 찾아도 된다. 어떠한 수공예라도 치료사는 각 단계의 시간과 난이도, 그리고 재료나 날카로운 도구가 있는지 없는지에 관한 내용과 단계의 수를 분석할 뿐만 아니라 클라이언트 흥미를 기본으로 하여 프로젝트의 선택 사항을 제안한다. 구리 압형이나 주석 펀치와 같은 금속 공작의 정형적인 형태는 작업치료로 사용되고, 치료사는 현재의 경향에 맞게 스타일과 프로젝트를 선택하려고 노력해야 한다.

금속 작업은 사실상 위험하다; 테두리가 날카롭고 다양한 도구를 사용해야 하고, 강철모는 파편을 튀게 하거나 피부를 자극시키는 원인이 되기도 한다. 금속에 에나멜, 에칭, 색깔 입히기에 사용되는 화합물은 호흡에 문제를 일으키거나 피부에 위험요소가 되므로 장갑을 끼고 통풍이 잘되는 곳에서 작업을 하도록 제안한다. 그래서 폐기종과 당뇨병 같은 특별한 의학 진단을 받은 클라이언트는 금속 공작 할 때 특별한 주의사항을 알려주어야 한다. 소음, 악취는 문제가 있다. 금속 펀치는 매우 소리가 크게 나는 과정이다; 치료사는 클라이언트와 그곳에 있는 다른 사람들에게 이 소리에 대해 참을 수 있도록 알려주어야 한다. 금속 공작에 대한 이런 도전적인 측면에도 불구하고, 전반적인 치료로 효과적이며, 매우 매력적이고 아름답고 작품이 남는다는 점에서 치료 프로젝트로 가능하다.

프로젝트
PROJECTS

프로젝트-전통적인 형판 압형
(traditional template tooling)

활동 선택과 계획

이 과정은 형판을 이용하여 수행하는 프로젝트이다; 플라스틱 그림 형판은 구매하여 이용하거나 제작자가 딱딱한 디자인을 창조할 수 있다(그림 9-4). 압형 디자인은 흔적을 따라 행하고 그런 다음 그림을 체이싱/엠보싱 한다. 이 방법은 더 복잡하지만 단순한 디자인은 성공적으로 행할 수 있다. 알루미늄은 구리보다 더 싸지만, 구리에 비해 더 세밀하게 작업을 수행하진 못할 것이다.

준비

재료:

- 사용했던 형판보다 약간 큰 36 게이지 구리판 (또는 알루미늄)
- 플라스틱 그림 형판
- 모델링(유성) 점토 또는 톱밥 반죽
- 황화칼륨(선택)
- 물(선택)
- 스프레이 락커 또는 락커시너
- 마스킹 테이프
- 신문지

도구:

- 압형을 위한 작고 뭉툭한 나무 못
- 섬세한 부분을 위한 작고 날카로운 나무 못
- 설압자

- 황화칼륨용 브러쉬(선택)
- 황화칼륨용 유리접시(선택)
- 장갑
- 강철모
- 금속 절단용 가위

시간:
30~40분

비용:
1달러나 그 이하

과정

1. 사용했던 형판보다 약간 크게, 정확한 크기로 구리를 자른다.
2. 강철모를 사용하여 꼼꼼하게 구리 한쪽 면을 깨끗하게 한다. 이 뾰족한 끝에 손가락이 닿지 않도록 한다.
3. 형판 위에 깨끗해진 구리의 뒤쪽이 위치하도록 구리를 놓고, 끝을 접어서 단단하게 마스킹 테이프로 감싼다. 날카로운 끝이 없도록 한다.
4. 1인치 두께의 신문지 위에 이것을 놓고, 압형을 시작한다.
5. 섬세한 부분이 점차적으로 나타나도록, 뭉툭한 못으로 디자인을 계속 문지른다(그림 9-5).
6. 작업이 더 필요한 곳은 형판을 참조하여 더 작업한다. 구리가 구멍나지 않게 조심해서 작업한다.
7. 일단 완전한 모양이 드러나면 오일점토나 톱밥풀을 이용하여 공간을 채우고, 뒷면을 완전히 평편하고 부드럽게 만든다. 이 과정은 일단 형판으로부터 제거된 구리의 뒷면이 눌려지는 것을 방지하기 위함이다. 이 과정은 작은 프로젝트에서는 생략될 수도 있다.
8. 형판으로부터 구리판을 제거한다. 이때 손가락이 앞면을 닿지 않게 조심해야 한다. 손의 유분이 황화칼륨을 침식시킬 수 있기 때문이다(10~12단계에 설명).
9. 압형 과정에서 묻은 기름이나 이물질은 고운 강철로된 포를 이용하여 가볍게 닦아낸다. 압형은 현재 시점에서 완성할 수 있다. 만약 고풍스럽게 보이기를 원한다면, 아래 지시사항을 따른다.

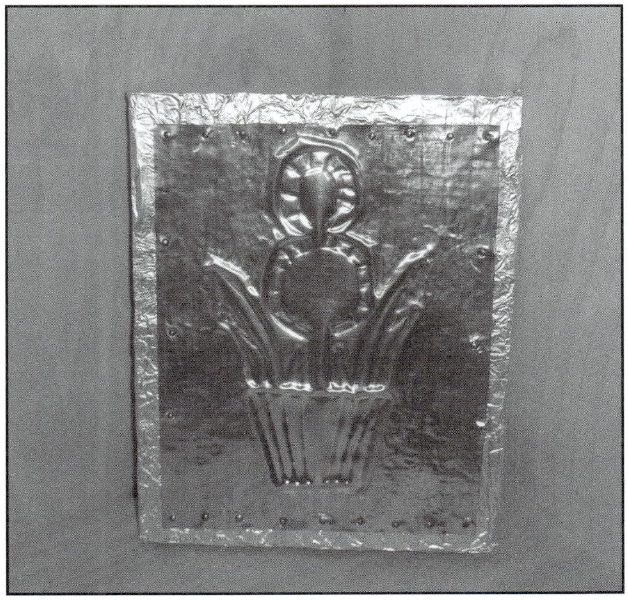

그림 9-4. 클라이언트가 디자인한 압형된 구리.

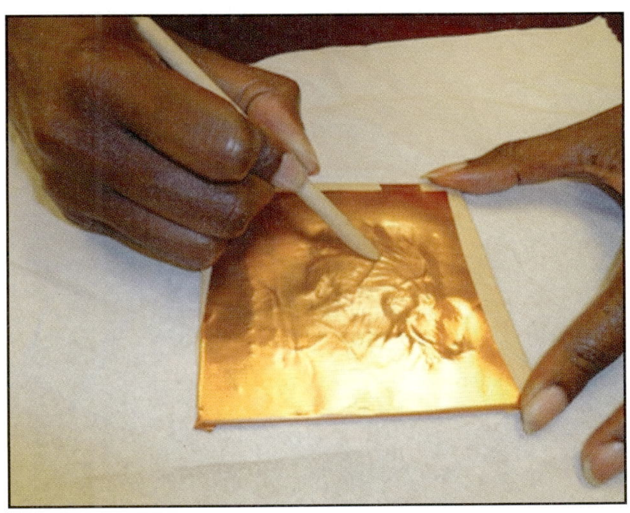

그림 9-5. 연필을 잡고 형판에 압형하기.

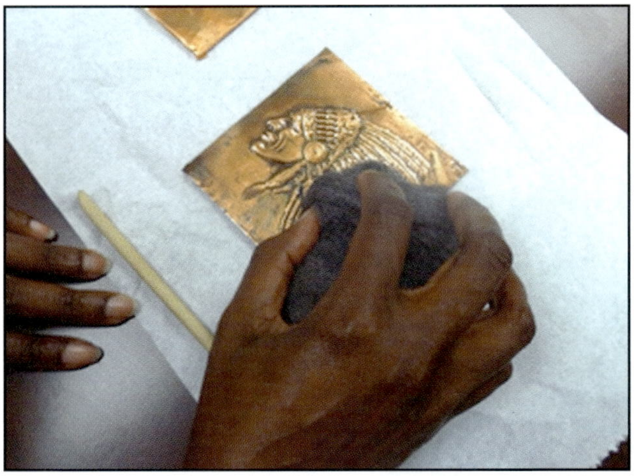

그림 9-6. 고풍스럽게 마감처리 하기 위해 강철모를 사용하기.

10. 라벨 방향을 따라, 얕은 유리 팬에 황화 칼륨을 준비한다.
11. 용액에 구리를 담그는데 만일 용기보다 구리판이 클 경우 브러쉬를 이용할 수 있다. 황화 칼륨은 계란 썩은 불쾌한 냄새가 나므로 알려지나 호흡에 문제가 일어나지 않게 주의해야 한다.
12. 금속이 마른 후 앞면을 고운 강철로 된 포로 닦는다(그림 9-6). 이 과정은 틈새에 남아있는 황화칼륨이 검게 산화하게 하고 이것이 융기된 디자인의 음양을 확실하게 나타내준다.
13. 원하는 광택과 앞면의 대조도가 나타난 후 무색의 락카나 아크릴을 스프레이를 이용하여 얇은 막을 입혀준다(공기가 잘 통하는 장소나 실외에서)

압형이 끝나면 장식용 구리 핀을 이용하여 나무판에 박거나 액자에 넣는다.

***** 만일 형판의 한 면이 평편하면 구리판이 구부러진 모양으로 작업이 될 수 있다. 형판으로부터 금속을 제거한 후 조심해서 뒷면에 충전물을 채워야 한다; 앞면은 위에 기술된 것과 같이 깨끗이 닦아낸다.***

등급화와 적응

일반적인 압형 활동에 대한 것은 다음 단계대로 수행한다.

단계 낮추기:

- 얇은 게이지나 작은 그림을 사용한다.
- 덜 세밀한 그림을 사용한다.
- 클라이언트를 위해 모든 준비 단계를 수행한다.

단계 높이기:

- 더 크거나 더 세밀한 그림을 사용한다.
- 클라이언트에게 작은 구리 못을 사용하여 완성된 조각을 표면에 붙이게 한다.

다음 섹션에서 설명한 것과 같은 금속을 장식하는 방법은 다양한 활동을 요구할 것이며, 클라이언트에겐 매력적인 활동이 될 것이다. 각각의 다른 활동 요구 그리고 치료 목표와 클라이언트가 독립수행 하도록 단계를 높이거나 낮출 수 있는 사항을 고려해야 한다.

문서

구리 압형 활동에서 클라이언트의 수행을 평가하는데, 치료사는 쥐기, 손의 근력과 지구력, 세심한 집중력과 순서대로 지시 따르는 능력과 같은 기능에 특별한 관심을 기울인다. 구리 압형은 또한 모든 세부사항을 이끌어내는 과제 지속성이 필요하니 잘 관찰해야 한다. 작업 기반 목표를 성취함에 따라 금속 공작의 사용에 관한 문서를 작성한다.

- 클라이언트에게 쓰기활동을 할 때 연필을 잡을 수 있는 능력을 촉진하기 위해, 압형하는 동안 나무 못을 잡기 위한 연필 잡기를 사용하도록 안내한다. 활동이 끝날 무렵, 그녀는 도구를 올바르게 잡고 있었다.
- 클라이언트는 압형 디자인을 하기 위해 누르고 적절한 잡기 근력을 유지한다.
- 단기 기억력을 증진하기 위해, 작업치료사는 클라이언트에게 금속 공작 활동의 3 단계를 처음에 하도록 지시한다. 클라이언트는 처음 두 단계는 독립적으로

기억할 수 있었고, 사진을 볼 때는 세 번째 단계를 기억할 수 있었다.

프로젝트 - 알루미늄 호일 압형

이것은 단지 동전만 있으면 할 수 있는 싼 금속 압형이지만, 결과물은 좋다.

준비

재료:

- 나무 또는 판지 형태
- 두꺼운 솜 끈, 콩 또는 다른 잡동사니
  (표면에 디자인을 창의적으로 만들 수 있다.)
- 접착제
- 검정색 아크릴 또는 템페라 페인트
- 아크릴 스프레이
- 무거운 알루미늄 호일
  (일반적인 알루미늄 호일은 부서지기 쉽다.)
- 금속성의 리본 또는 금속 조각 테이프(선택)
- 종이 타월

도구/장비:

- 스푼
- 가위
- 날카로운 강철모
- 장갑(선택)
- 페인트 붓(일회용 거품 붓이 좋다.)

과정

1. 형태 보다 조금 더 크게 호일 조각을 자른다.
2. 용기 안쪽으로 호일을 조심스럽게 구부린다. 구부린 뒷면이 편평한 판 쪽으로 펴지게 하고 스푼의 뒷 면을 이용하여 부드럽게 한다. 호일이 찢어지지 않게 한다. 그러나 찢어져도 접착제 칠 후에 고칠 수 있다.

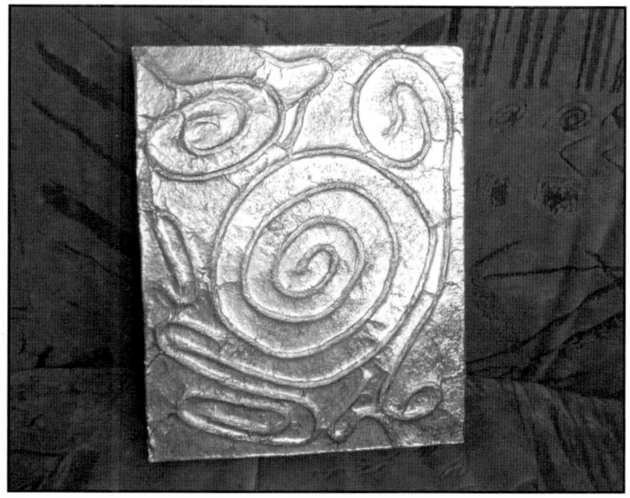

그림 9-7. 알루미늄 호일 압형 액자.

3. 형태 위에 접착제 칠을 하고 돋아진 디자인에 새롭게 만들기 위해 물체를 덧붙인다. 접착제가 마르면 호일 조각을 싼다. 테두리는 형태 밑과 주의를 접거나, 원한다면 금속 테이프로 안전하게 감싸거나 접어진 아래 자연스럽게 테두리를 놓은 상태로 호일을 꼭대기에 간단히 올려놓는다.
4. 스푼의 끝이나 작고 뭉툭한 맞춤 못을 이용하여 돋아진 디자인 주위에 호일을 조심스럽게 놓는다; 호일에 구멍이 나지 않도록 주의한다. 디자인이 만족스럽게 되었다면 프로젝트를 마무리한다(그림 9-7). 만약, 고풍스럽게 보이기를 원한다면 단계 5~6를 계속한다.
5. 원한다면, 호일 위에 검정색 아크릴을 얇은 붓으로 칠한다; 그런 다음 말린다.
6. 강철모를 이용하여(필요시 장갑을 낀다.)
   원하는 모양이 나올때 까지 문질러 닦는다.
7. 완성되면, 형태로부터 호일을 제거하거나 왼쪽에 붙인다. 접착제와 금속 테이프를 이용하여 상자 뚜껑이나 나무로 된 액자에 돋을새김으로 호일을 붙인다. 호일의 윗면위에 접착제칠을 하지 않는다. 만약 호일에 접착제가 묻는다면 가능한 한 닦아 없앤다.

프로젝트-플레이싱/망치질

망치질은 압형에 비해 더 적은 도구와 재료가 필요하며, 디자인 보다는 오히려 촉감을 만들어준다(그림 9-8). 이 과정은 금속을 강하게 만들며, 플레이싱 조각은 모듬 프로젝트를 위한 다른 조각과 조합하여 사용할 수 있다. 예를 들어, 몇 개의 작은 알루미늄이나 구리 조각은 닦아 윤을 내고, 그 다음 줄이나 끈에 매달아 휴대전화나 바람소리를 내게 한다. 이 금속 작업 방법은 섬세함에 대한 집중력과 인내심이 덜 요구되지만, 다른 운동 기능(쓰기 잡기 대신 강한 대근육 잡기)이 필요하며 소음이 있다.

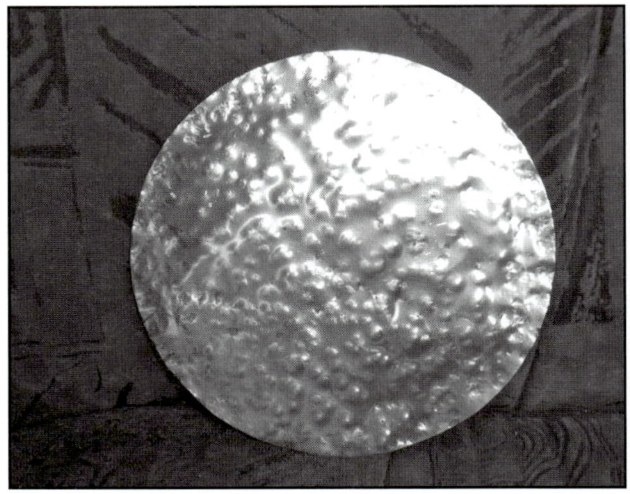

그림 9-8. 망치질한 알루미늄.

준비물

재료:

- 망치질 할 수 있는 형태보다 약간 큰 36게이지의 구리판(미리 절단한 알루미늄 디스크)
- 날카로운 강철모
- 황화칼륨

장비:

- 체이싱 망치 또는 작은 볼펜 망치
- 원하는 크기로 자른 얇은 플라스틱 또는 나무 네모 조각(디스크를 사용하지 않는다면)
- 가위 또는 금속용 큰 가위(디스크를 사용하지 않는다면)

과정

1. 가위나 쇠가위를 이용하여 구리를 자른다. 길이는 모양을 만들 주위 형태보다 약 1인치 길어야 한다.
2. 형태 위에 구리를 놓고 밑과 테두리 주위를 구부린다.
3. 한 손으로 조각을 잡고, 볼펜 망치나 플레이싱을 사용하여 금속을 망치질한다; 고정된 손을 때리지 않도록 주의한다. 필요하다면, 죔쇠 또는 바이스를 사용하여 조각을 잡는다.
4. 원하는 형태가 될 때까지 이 과정을 계속한다.
5. 형태에서 금속을 제거한다. 노출된 면을 부드럽게 하기위해 테두리를 접은 상태로 둔다. 작은 방패꼴의 열쇠 구멍 가리개나 접착제를 사용하여 상자 뚜껑이나 액자 같은 배경에 조각을 붙인다.
6. 원한다면, 구리 조각을 배경에 붙이기 전에, 황화칼륨 방법을 사용하여 구리 조각을 고풍스럽게 만들 수 있다.

딱딱한 구리 조각도 펜던트, 귀걸이나 팔찌(그림 9-9)처럼 매력적이다.

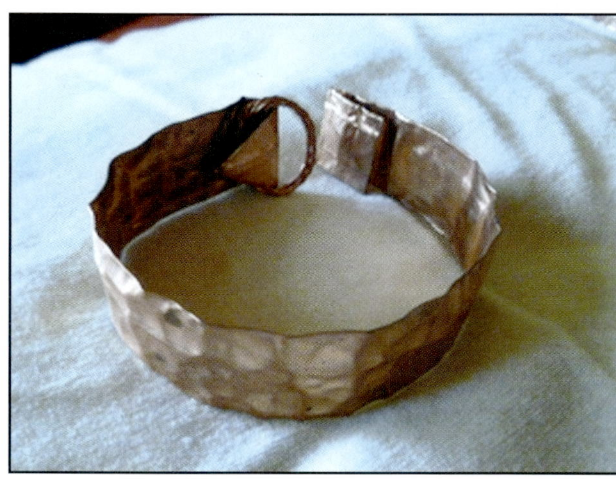

그림 9-9. 망치질한 구리 팔찌.

프로젝트-금속 펀치: 깡통 손전등

금속 조각은 망치를 이용하여 구멍을 뚫고 못으로 디자인을 새길 수 있다. 구리판은 판지나 나무 형태에 못을 관통하기에 안전해야 한다. 금속 실린더 또는 다른 입체 물품의 경우, 망치질 또는 결빙법을 사용하는 동안 변형되지 않도록 목재 지지대 조각이 필요하다. 종이에 그려진 디자인을 금속에 옮기고 그 디자인을 따라 1/4~1/2 인치 떨어진 곳에 못을 대고 망치질한다. 이것은 주석이나 알루미늄에서 수행할 수 있고, 구리는 적어도 많은 힘이 필요하다.

이 방법이나 설명된 다른 방법, 이것은 실제적인 프로젝트를 하기 전에 금속의 자투리 조각에 시범적으로 해보고 수행하기를 권한다. 이것은 클라이언트에게 실패감을 최소화하고 재료의 비용을 아끼게 될 것이다.

준비

재료:

- 빈 깡통(금속 커피 캔이나 버려진 금속용기)
- 금속 코트 옷걸이나 다른 와이어
- 페인트(옵션)

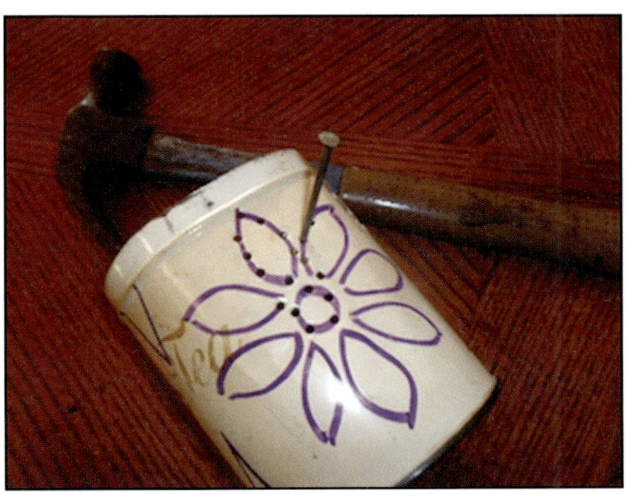

그림 9-10. 디자인을 그린 못 펀치.

도구:

- 망치
- 못
- 주석 자르기 도구
- 철사 플라이어
- 디자인을 그리기 위한 마커 또는 다른 쓰기 도구

과정

1. 원하는 디자인을 캔에 마커한다. 단순한 디자인을 추천하다.
2. 캔에 물을 채우고 얼린다.
3. 꽁꽁 얼어붙은 캔을 수건 위에 옆으로 놓는다. 망치와 못을 사용하여 1/4~1/2 인치 간격으로 디자인 선을 따라 망치 구멍을 만든다(그림 9-10). 구멍을 만들기에 충분할 만큼 망치질을 한다.
4. 디자인이 완성될 때 까지 위와 같이 망치질 한다. 더불어, 옷걸이 삽입을 위해 각 다른 서로의 맞은편에 두개의 구멍을 만든다. 얼음이 녹을 수 있게 한다.
5. 주석 자르기 도구를 사용하여 코트 옷걸이의 바닥 부분을 잘라낸다. 깡통의 바깥쪽에 약 1~2인치 정도의 안쪽에서 깡통 구멍을 통해 한쪽 끝을 삽입한다. 플라이어를 사용하여 와이어를 위쪽으로 주름을 잡는다. 다른 쪽에서도 동일하게 한다.
6. 원한다면, 캔에 페인트를 뿌린다(그림 9-2).

프로젝트-탄산 음료수 캔 홀더

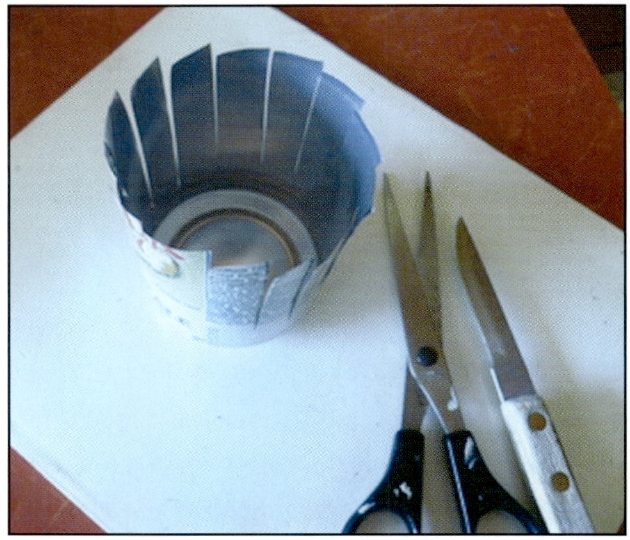

그림 9-12. 캔 옆면을 조각으로 자르기.

준비

재료:

- 빈 깡통 소다 캔
- 스프레이 페인트 또는 다른 아크릴 페인트(옵션)

도구:

- 껍질 벗기기 칼
- 가위
- 장부촉(dowel, 접합용으로 나무 플라스틱 금속을 못같이 만든 것), 연필 또는 다른 작은 실린더

과정

1. 캔 위쪽부분에 구멍을 만든다. 충분하게 구멍이 만들어졌다면, 가위를 삽입하고 캔의 위쪽 둘레를 잘라 제거한다(그림 9-11).
2. 캔의 옆을 잘라서 조각을 만든다(그림 9-12).
3. 한 번에 하나씩 원통형 물체 주위로 각 조각을 굴려 곱슬머리처럼 만든다.
4. 원하는대로 페인트칠 한다.

대안으로, 조각을 아래로 굴리는 대신 꽃 효과를 내기 위해 펼친다. 그 다음 못이나 긴 압정을 쿡 찔러 나무 장부촉의 끝에 넣고 줄기를 만든다(그림 9-13).

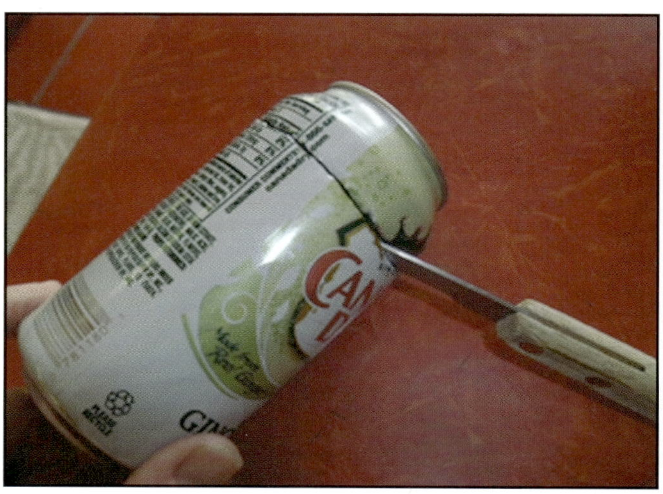

그림 9-11. 얇은 음료수 캔의 윗부분을 자르기.

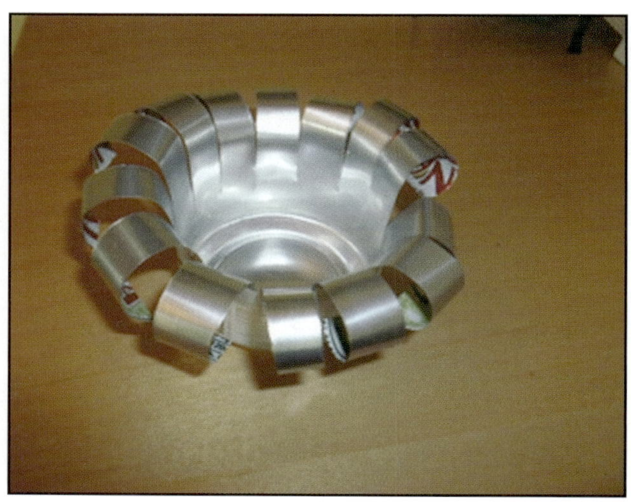

그림 9-13. 얇은 음료수 캔에 봉헌 촛대 만들기.

그 밖의 아이디어와 등급매기기

OTHER IDEAS AND GRADING

다양한 금속의 특성과 형태는 치료사가 클라이언트의 전반적인 목표를 성취하기 위해 금속 공작을 치료에 이용할 수 있게 해준다.

다음 섹션에서는 비용 및 시간 제약과 같은 실질적인 관심사를 고려하면서 추가적인 창조 가능성에 대해 설명한다. 경제적인 프로젝트로 알루미늄 호일, 탄산음료 캔 또는 야채 통조림을 포함시킬 수 있다. 아동의 단순한 활동을 할 때는 작은 직사각형으로 호일을 자르고 그것을 원통모양으로 단단하게 꼰 다음, 하나의 크리스마스 트리처럼 실버체인 형태로 고리모양을 만들게 한다(그림 9-14). 알루미늄 호일은 예를 들어, 튼튼한 잎, 동전 또는 다른 입체 표면 같은 짜임새를 만들 때 주로 사용한다.

음료와 음식 캔은 통 단면을 잘라낼 수 있고, 다양한 모양으로 구부리고 구멍을 뚫고 망치질할 수 있다(Hill, 2008; Wasinger, 2009).

다른 아이디어는 소다나 야채 캔의 상면을 떼어내 잘라낸 다음, 옆면을 벗겨내어 조각으로 자르고, 바늘 코나 둥근 코 펜치를 이용하여 그것을 아래로 한번에 하나씩 접어서 고리모양으로 말아 꽃 형태를 만든다(그림 9-15). 그런 다음, 원하는 대로 스프레이나 브러쉬로 페인트칠을 하고 표시용 '줄기'를 추가한다. 일단 상면과 바닥면을 제거하고, 야채 통조림 통을 열어 자르고 고무망치로 평평하게 편 다음 다른 금속판으로 모양을 만들거나 자른다. 깡통이나 알루미늄을 이용한 다른 수공예 작품 뿐만 아니라, 평편한 캔으로 만든 꽃잎(flg)에 관한 안내는 자료(resource)를 참고한다.

또 다른 아이디어는 장식 통의 뚜껑으로부터 금속을 자른 후, 펜던트나 귀걸이 같은 색깔 있는 쥬얼리 조각을 만드는 것이다(그림 9-16). 또는, 신문이나 사진으로 오려서 붙이는 데쿠파주로 장식한 얇은 금속을 꿰매 붙이기 세공으로 평범하게 만든다. 특별한 자르기는 균일한 원(종이 뚫는 펀치와 같은 방법)을 만들기 위해 이용할 수 있다. 그러나 이 금속은 일반적으로 얇고 주석 자르기 도구로 쉽게 자를 수 있다. 날카로운 테두리는 피할 수 없으므로 튼튼한 장갑을 이용하거나 특별한 주의점을 알려준다. 벼룩시장의 상품은 다양한 종류의 금속 캔으로 만들어진 마당 아트(yard art) 또는 기능적인 품목에 대한 풍부한 영감을 제공한다.

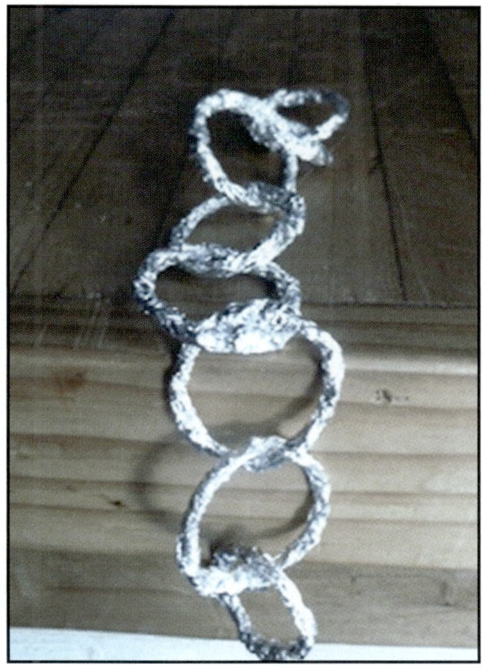

그림 9-14. 알루미늄 호일 화환.

못으로 구멍내기는 파이를 안전하게 놓는 판자나 음식 저장 식기장을 만드는데 사용된 오래된 미국 수공예이다. 이 화판은 공기가 들어가도록 설계되었으나 쥐가 머무르고 벌레가 발생하기도 했다. 오늘날 이 기술은 네일 아트라고 부르며, 향수를 일으키는 창조적인 물건을 만드는데 사용되었다(Johnson, Lobdell, Nesbitt, & Clare, 1996). 다시 말하면, 매달린 장식품 같은 단순한 프로젝트는 재활용된 금속 조각과 일반적인 망치와 못 만으로도 수행할 수 있다.

금속을 장식하는 또 다른 방법은 산화 화합물을 이용하여 에칭하는 것이다. 저항을 주어 에칭하지 않는 부위를 칠한다(금속 표면의 흔적을 제거하는 화합물). 그런 다음 돋을새김한 부분에 광택이 없어질 때까지 에칭그릇 안에 금속조각을 놓는다.

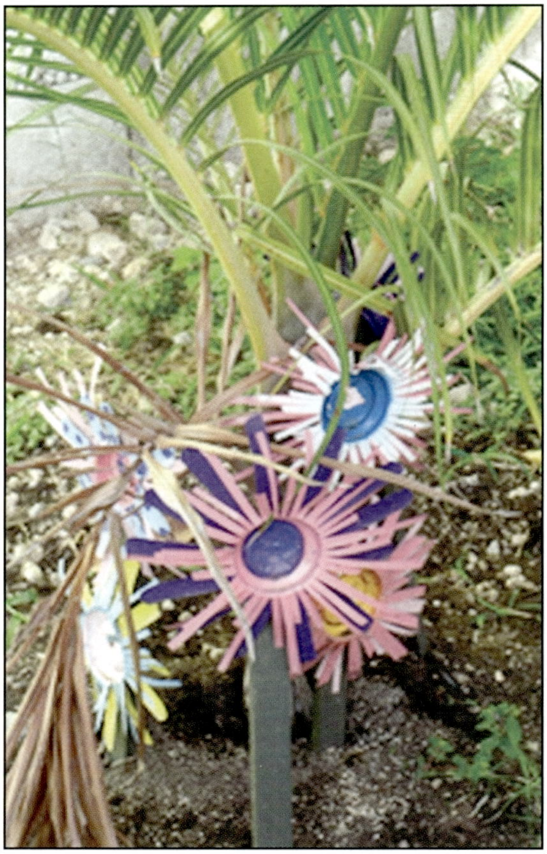

그림 9-15. 깡통 꽃.

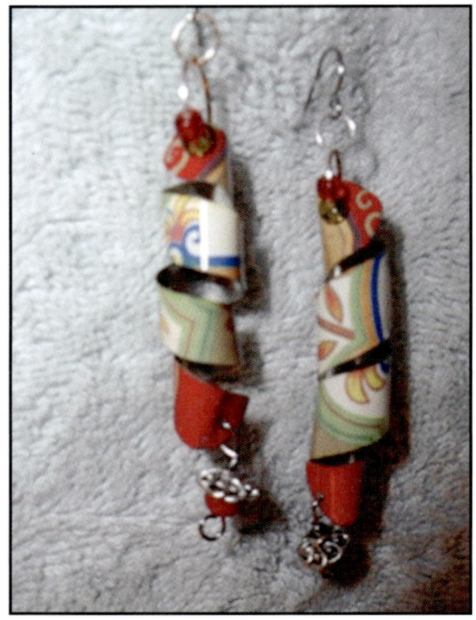

그림 9-16. 매력적인 주석 상단으로 만든 귀걸이.

에칭 프로젝트는 한 섹션으로 쉽게 완성할 수 있다. 다른 녹을 없애기 위해, 다양한 금속에 표백제, 암모니아, 다른 세제와 같은 가정용 화학 약품을 적용할 수 있다(Decorative Crafts Sourcebook, 2001). 프로젝트 섹션에 설명된 대로, 구리는 황화칼륨을 사용하여 고풍스럽게 보이도록 할 수 있고 어둡게 만들 수 있다; 알루미늄 호일에 검정색 템페라 페인트칠을 하면 비슷한 효과를 나타낸다. 강철모로 금속의 윤을 낸 후 조각으로 완성한다.

철사 형태의 금속은 특히, 쥬얼리 같은 다른 종류의 수공예 제작에 도움이 된다(8장 참고). 다양한 규격의 와이어 망사는 용기, 촛대 또는 금속 도구나 그림 설치시 추가한 장식의 응용에 사용되고 모양을 만들어 낼 수 있다. 금속 망사를 원통으로 형태를 만들어 단단하게 고정하고 색종이로 덮은 다음 매력 있는 각등을 만들기 위해 데쿠파주 장식을 한다. 또는 섬유 창문을 낡은 나무틀 뒤로 가리고 소박한 벽걸이를 만들기 위해 앞쪽에 말린 꽃을 붙인다(Decorative Crafts Sourcebook, 2001). 낡은 스크린이나 가벼운 금속 망사는 형태를 만들어 자르거나 페인트칠 할 수 있다. 페인트는 얼룩의 효과를 만들어내기 위해 표면 전체를 모두 칠하지 않는다. 금속 판이나 망사 자르기는 손의 근력이 필요하고 관절에 통증이 있는 불안정한 클라이언트에겐 추천하지 않는다. 더불어, 장갑은 치킨 와이어나 금속 스크린같은 와이어 망사를 다룰때는 항상 끼고 한다.

금속의 일부 유형은 티슈-종이-얇은 판으로 된 꽃잎과 같은 것을 구입할 수 있다. 이런 작업은 데쿠파주 형식의 응용에 좋다; 상자, 사진 액자, 투명한 유리 위에 그것을 사용한다. 금속 꽃잎이 비싸기 때문에 치료사는 그것을 사용하는 능력을 확실하게 터득해야 한다. 에나멜 장식은 특별한 기술을 요하는 또 다른 과정이지만, 그것은 색과 디자인을 넓은 범위로 배치가 가능하다. 전통적인 에나멜 장식은 가마 굽기가 필요한 반면, 열이 필요하지 않는 특별한 금속 페인트는 현재 이용할 수 있다. 이것은 아동과 함께 작업을 하기에 유용하다; 아동은 구리 원판이나 다른 모양의 냉장고 자석, 핀, 독특한 단추를 만들 수 있다. 금속 도제로 불리우는 작품이 또한 있다; 몰딩하고 굽기를 한 후의 이 재료는 교묘하게 잘 만들어낸 은 장신구처럼 보인다(Kay, 2005).

금속 공작이 많은 변화를 만들어 낼 수 있기 때문에, 기술을 혁신하려는 치료사는 클라이언트의 능력 수준에 맞는 프로젝트를 생각해 낼 것이다. 구리 압형은 작업치료 클리닉에서 대부분 잘 알려진 금속 공작이다. 이 구리 압형은 형판을 이용하여 간단히(더 쉬우면서 더 작게) 만들 수 있는 반면에, 클라이언트가 창조한 디자인을 이용하면 더 어렵게 만들 수 있다(그림 9-4). 잡기(grasp)능력이 불충분하거나 상지 근력이 약한 클라이언트를 위해선, 더 두꺼운 호일이나 큰 손잡이가 달린 도구를 사용해야 한다. 망치질 프로젝트는 크거나 작게 할 수 있다; 다시 말하면, 부드럽거나 얇은 금속은 저항을 보다 적게 만들어낼 수 있다. 뚫기나 못 두드리기 프로젝트는 미리 형태를 만든 금속 물체와 미리 새겨놓은 디자인이라면 매우 간단한 활동이다. 하지만 망치와 못을 가지고 전통적인 방법으로 수행했을 때는 양측성 협응력이 요구된다. 압형의 경우, 더 가벼운 무게의 금속을 사용함으로써 근력 요구를 감소시킬 수 있다. 만약 날카로운 물체의 사용을 금지한다면, 뭉툭한 도구를 사용하여 금속에 홈을 파거나 조각으로 장식할 수 있다. 수공예 과정의 어떤 부분에서 열 도구(가마, 횃불, 땜질용 인두 사용을 포함)를 사용하는 것은 위험할 뿐만 아니라 공작 활동 시 요구가 증가하게 된다. 가능성의 범위를 고려하여, 치료사는 수공예를 완성할 수 있는 충분한 시간, 각 단계에서 필요한 활동, 재료 등 프로젝트를 선택할 수 있도록 클라이언트를 도와야 한다.

주요한 치료적 적용

MAIN THERAPEUTIC APPLICATIONS

신체적 기능장애(Physical Dysfunction)

압형 과정은 세손가락 집기(three-jaw chuck) 또는 다른 집기 능력을 촉진, 손목과 손가락 근육의 강화와 같은 운동 목표를 수행하는데 훌륭한 수단이다. 손의 약화, 협응력 저하 또는 한손 만 사용해야하는 클라이언트에게도 이 수공예는 좋은 결과를 얻을 수 있다. 왜냐면, 비교적 강하고 고정된 집기는 도구를 조절하는데 필요하기 때문이다. 클라이언트는 자주 휴식시간이 필요하고 이 활동은 류마토이드 관절염 진단을 받은 클라이언트에겐 저항과 반복적인 움직임은 관절의 손상을 악화시킬 수 있기 때문에 금기이다(Melvin & Jensen, 1998). 편마비 환자가 미리 준비한 단계, 따라 그리기, 모서리 테이핑하기 위해 약간의 도움이 필요하더라도 압형하는 동안 조각을 고정하기 위해 마비된 손을 사용할 수 있게 한다. 황화칼륨, 강철모, 락커 또한 물체를 고정하는 동안 적용할 수 있다. 클라이언트가 강철모를 사용할 때에는 손을 보호하기 위해 장갑 사용이 필요하다.

구리 압형은 다양한 시각적 손상을 동반한 클라이언트에게 사용할 수 있다. 그들은 보상으로 촉각적 감각을 이용하고, 감각 피드백을 제공함으로써 그림의 윤곽을 느낄 수 있다. 같은 방법으로 그들은 브레일레식 점자를 느낄 수 있고, 다른 물건이나 옷 위에 있는 촉각적 표시를 사용할 수 있다. 날카로움은 주의해야 한다. 시각이 저하된 클라이언트는 시각적으로 위험을 관찰할 수 없기 때문에 마스킹 테이프로 모든 날카로운 끝을 감싸는 예방조치가 필요하다. 침대에 누워있는 환자도 구리 압형을 할 수 있으나, 황화칼륨이나 강철모 사용은 멀리 떨어진 침대 옆 테이블이나 다른 방에서 사용하는 것이 바람직하다. 작은 공간과 한 프로젝트를 요구하는 조용한 활동인 압형은 전형적으로 1회기 또는 2회기에 걸쳐 완성될 수 있다.

강한 잡기력이 필요한 플레이싱을 포함한 금속판의 망치질은 주관절 굴곡과 신전, 손목의 척골과 요골측 편위, 어깨의 안정성을 필요로 한다. 이 움직임을 활용하기 위해선, 약한 관절이나 염증성 관절이 반복된 운동이나 충격에 의해 손상받지 않도록 신중하게 선택할 필요가 있다(Department of the Army, 1951, 1971; Dunton, 1945; McCann, 1978; Melvin & Jensen, 1998; Rich,1960). 게다가, 망치질은 약증과 근위부의 불안정성이나 협응장애를 가지고 있는 클라이언트에겐 어려움과 위험함을 제기할 수 있다. 만약 클라이언트가 지구력과 잡기 근력이 있다면 망치질이 도움이 될 수 있다. 금속 뚫기는 또 다른 좋은 근력 강화 활동이지만, 양측과 눈-손 협응력이 필요하다.

뚫기 또는 못 펀치 프로젝트 중에 실행되는 망치질은 금속판 망치질과 같은 치료상 장점과 위험성을 가지고 있

고려사항	
클라이언트 요소/수행 기술 초점	활동
손의 근력	커피 캔을 이용하여 촛대나 손전등을 만들어 구멍 뚫기
기민성	얇은 구리 호일과 누름 핀 또는 송곳을 이용하여 세밀한 구멍 그림 만들기
관절가동범위	질감이 있는 표면 위에 큰 알루미늄 호일를 놓고 문지르기

다. 못으로 망치질할 때는 안전에 유의하라; 이것은 항상 치료적 목적하에 치료사가 활동을 분석해야 하고 구조화해야 한다.

정신 건강(Mental Health)

형판을 사용한 구리 압형은 성공이 보장된 활동이기 때문에, 정신과 세팅에서 전통적으로 작업치료 활동으로 사용된다. 많은 정신질환자들에게 문제가 되는 자아 존중감은 성공적인 결과가 있는 프로젝트를 함으로써 증진될 수 있다(Early, 2009). 이 수예공작은 클라이언트의 능력에 따라서 쉽게 등급매기기가 가능하고 집중지속시간, 순서화, 결정력과 자기 조절력에 초점을 맞추어 적용할 수 있다. 만약 치료사가 다양한 형판 중에서 선택을 해야 한다면, 클라이언트는 독립적인 선택을 할 수 있는 곳과 그렇지 않은 경우에는 병원이라는 환경 안에서 자신의 통제력을 발휘할 수 있는 상황에 놓이게 된다. 파괴적인 행동이 있는 화가 난 클라이언트는 해로운 적대감을 승화시키기고 더 섬세한 활동으로 실망감을 주는 것을 피하기 위해서라도 이 조절되고 반복적인 수공예가 효과적이다(Early, 2009). 에너지 수준이 낮고 자아 존중감이 부족한 우울증이 있는 클라이언트 경우, 구리 압형은 실패하지 않는 활동이 될 것이다; 이 활동은 클라이언트가 피로감을 이겨내면서도 행할 수 있도록 느리고 반복적으로 행해져야 한다. 하지만, 구리의 날카로운 끝은 자해나 자살의 위험이 있는 클라이언트에겐 유혹이 될 수 있다. 기억력이나 인지에 문제가 있는 클라이언트는 이 간단한 수공예를 성공적으로 수행할 수 있다(Ayres, 1949; Early, 2009).

조현병과 같이 현실적인 경계가 필요한 클라이언트에겐 구조적이고 경계 범위를 제공하기 위해 형판을 이용한 압형은 도움이 된다. 이 활동은 집중력과 사고가 많이 요구되지 않지만, 정신 질환자 몇몇 클라이언트에겐 어려움이 있는 과정이다. 클라이언트가 즉각적인 결과를 볼 수 있는 즉결을 요하는 활동은 사고 장애가 있는 클라이언트에겐 자신의 현실감을 검증해 보는 데는 도움이 된다. 조현병 클라이언트에게 도움이 되었듯 같은 이유로, 치매가 있는 클라이언트에게도 구리 압형은 효과적이다; 이 활동은 인지 과정이 적게 요구되고 집중력이 저하되어 환경적인 단서가 필요한 클라이언트에게도 좋은 결과를 얻을 수 있다(Brown & Stoffel, 2011).

형판의 명확한 가이드라인은 경계선, 제한, 자기 조절력이 어려운 조증이나 경조증 클라이언트를 위해서 그들 스스로 통제력을 발휘할 수 있도록 도와준다. 구리의 저항력은 과도한 에너지를 조절하여 배출할 수 있도록 도움을 준다. 클라이언트가 이 활동을 빨리 완성할 수 있으므로, 흥미를 빨리 잃거나 쉽게 주의 산만한 클라이언트에겐 효과적이다.

전통적으로, 금속을 망치질하는 활동은 정신 건강 면에서 적대감과 분노를 외부로 표출하여 건설적인 과정으로 전환시키는데 사용되었다. 하지만 몇몇 경우를 보면, 이런 부정적인 감정은 오히려 감소보다는 증가되는 때도 있으므로 치료사는 이런 가능성을 민감하게 검토해야 한다(Department of the Army, 1971; Filder & Filder, 1954; Wilkinson & Heater, 1979).

아동(Pediatrics)

형판을 이용한 구리 압형 사용은 다른 클라이언트와 마찬가지로 아동에겐 성공적인 결과를 얻을 수 있다. 만약 자기 표현력과 창조성이 목표라면 형판 사용은 덜 선호되며 아동에겐 자신의 패턴대로 디자인하는 것을 더 좋아한다. 압형 못을 사용하는 것은 손쓰기 기술을 강화하는데 유용한 연필잡기가 관련된다(그림 9-5). 망치질 할때 전체적으로 움직이는(gross motor)것 −시끄러운 소리−은 아동에게 흥미를 일으키며 이 활동의 과정은 단순하다. 구리판이 얇다면, 아동은 이쑤시개, 일상 도구와 압핀과 같은 도구를 교대로 사용하여 뚫기, 압형과 체이싱을 할 수 있다. 어떤 경우, 망치와 못을 가지고 하는 뚫기와 같은 양측성 과제는 협응력이 떨어지는 아동에게 필요하며 큰 손잡이가 있는 도구는 아동에게는 더 쉽다. 성인 신체질환과 정신질환 클라이언트에게 적용했던 똑같은 예방조치를 아동과 10대 청소년에게도 적용해야 할 것이다.

청소년(Adolescents)

신체적 또는 정신질환을 가지고 있는 청소년은 자아 존중감과 외부적인 통제력이 저하되었지만 독립적으로 수행하기 위해 크게 노력하는 클라이언트를 포함한 비슷한 진단을 받은 성인과 같은 어려움을 가지고 있다. 정신건강 세팅에 있는 청년기 클라이언트는 권위에 부정적인 반응을 갖고 있거나 또는 덜 구조화된 환경속에서 살아온 것 같다. 연속적인 금속 공작은 구조화를 제공하고, 더 복잡한 프로젝트는 치료사와 동료가 함께 협조하기 위한 기회를 제공한다. 청소년은 결정력과 자기 확신감을 촉진할 수 있는 자신만의 디자인을 고안해낼 수 있다(Early, 2009). 특히 소녀들은 그림, 집안의 장식물보다는 금속 장신구나 상자를 장식하여 만드는 것을 더 선호하고, 신체 이미지의 문제를 해결하기 위해 자아 존중감을 형성할 수 있는 손으로 만든 장신구를 착용하고 만들어낸다. 금속 공작에 대한 소개는 일생의 취미를 계발시킬 수 있는 흥미를 자극할 수 있다. 일반적으로, 금속 공작은 남과 여의 구별 없이 행할 수 있다; 치료사는 프로젝트 선택에 의해 소년과 소녀 모두에게 매력을 증진시킬 수 있다.

노인(Older Adults)

플라스틱 형판을 이용한 압형의 실패 없는 특징 때문에 노인 클라이언트를 치료하는 치료사에겐 매력 있는 수공예이며, 넛싱 홈 환자에게는 기분전환할 수 있는 활동으로 적합하다(Gould & Gould, 1971; Plautz & Camp, 2009)). 이것은 나이에 적절하고 남자와 여자가 모두 좋아하며 인지력이 많이 필요로 하지도 않으며, 한손만 사용해야 하거나 협응력이 저하된 클라이언트도 수행할 수 있다. 노인의 경우, 호일 판을 미리 잘라놓고 활동을 시작해야 한다. 또한 활동단계를 줄이고 자르는 과정을 최소화한다. 노인은 특히 연한 피부 때문에 상처 입기 쉽고, 감각이 떨어지고 회복율이 감소될 수 있다. 황화칼륨은 클라이언트에게 눈의 과민함을 일으키는 원인이 될 수 있고 반짝이는 금속 표면위에 새겨진 디자인을 눈으로 보는 것이 어려울 수도 있다(Hooper & Bello-Haas, 2009). 노인 클라이언트는 옛날의 미국 관련 문헌을 생각나게 하는 주석 펀치 항목 활동을 즐거워할 것이다.

고려사항	
클라이언트 요소/수행 기술 초점	**활동**
자기 이미지(감정 규제)	망치질한 구리 팔찌나 귀걸이(그림 9-9)
문제해결능력	소다 캔을 잘라 모자이크 만들고 디자인을 구상한다.
사회적 상호작용	또래 집단이 구리나 호일 장식품을 만들기

그룹(Groups)

일단 준비해 주면, 구리 압형은 유사한 그룹 안에서 동시에 작업하는 몇몇 클라이언트에겐 쉬울 수 있다. 본래의 디자인대로 작업하는 것은 너무 많은 시간을 소모하게 되지만, 대부분의 클라이언트는 도움 없이 또는 적은 도움으로 형판의 압형을 완성할 수 있다. 못 두드리기와 같은 다른 단순한 프로젝트도 다수의 클라이언트에게 실행할 수 있다. 이 공작의 형태는 하나의 항목으로 함께 작업을 해야 하는 몇몇 클라이언트에겐 도움이 되지 않는다. 만약 그룹이 함께 활동을 한다면, 치료사는 사전에 메모한 예방조치에 대해 주의를 기울어야 할 것이다.

사례 연구

Glen은 78세의 남자 클라이언트로 노인 정신과 치료 프로그램을 운영하는 지역 병원에 입원했다. 그의 내과의사가 우울한 모습을 발견하고 가족의 동의하에 병원에 입원하라고 권유했다. 그가 확실하게 우울증을 보였으나, 정신과 의사는 치매가 아니길 바랬다. 왜냐면 우울과 치매가 종종 같은 증상으로 나타나기 때문이다. 작업치료사는 평가 팀의 중요한 팀원이였다. 왜냐면 작업치료사는 기능적인 장애가 근본적인 인지적 문제인지 또는 정서적인 원인인지를 결정할 수 있기 때문이다. 작업치료사와 보조 작업치료사는 이런 클라이언트를 평가하고 치료하는데 학습/인지 장애 이론을 적용했다.

Glen이 입원한 날, 작업치료사는 Glen과 며느리에게 정보를 얻기 위해 판별 인터뷰를 시행했다. Glen은 자신이 입원한 병원과 같은 도시에서 태어나 자랐고, 고등학교를 졸업한 후 어린 시절 애인과 결혼했다. 그들은 작은 농장을 샀고, 6년 동안에 5명의 아이를 낳았다. 결혼생활 동안, Glen은 집안일과 아이들을 잘 돌보아 주었으며, 농장일도 책임감 있게 잘 하였다.

교회에 관련되는 것은 농촌사회에서는 중요한 부분이였다. 아이들이 모두 집을 떠난 후에, 아이들 중 아무도 농장 일을 맡으려하지 않아 실망하긴 하였지만, 그와 아내는 농장일을 계속했다. 그들은 농장일을 그만 두고 농장을 팔려고는 하지 않았다.

1년 전에, 그의 아내는 울혈성 심장병으로 투병하다가 몇 년 후 사망했다. 그는 몇 년 동안 농장일을 하면서 아내를 돌보았다. 아내가 죽은 후, 그의 활기는 점차적으로 쇠약해지기 시작했다. 농장 운영에 보다 적게 관여했으며, 지역사회와 교회 행사도 피했고, 그의 아들과 며느리에게만 의지하게 되었다. 최근에 그는 개인 위생에도 소홀했고 하루 종일 침대에 머무르거나 의자에 기대고 있었다. Glen의 아들과 아내는 근처에 사는 유일한 가족이였고, 형제자매는 함께 살기 위해 가까운 도시로 이사해야 한다고 함께 결정하였다. 이사도 하고 가족의 관심을 많이 받았음에도 불구하고 그의 몸 상태는 악화되어 입원했고, 먹기, 잠자기와 텔레비전 보는 일이 그가 하는 유일한 활동이였다.

다음날, 작업치료사가 감각과 운동 기능, 자기 관리 기술을 포함한 Glen의 평가를 실시했다. 그는 또한 인지 상태를 평가하기 위해 알렌 인지 수준 판별 검사(ACLS)를 시행했다. 이러한 평가를 하는 동안, 클라이언트는 "난 어떤 것도 기억할 수 없어요"라고 반복하여 말하였다. 그는 대부분의 질문에 "난 모르겠어요"라는 반응을 보였다. 그것은 그가 노력하지도 않거나 노력할 수 없는 것처럼 보였다.

사례 연구 (계속)

검사 결과, 비록 그는 운동 지연이 나타나긴 했지만, 운동 기능은 그의 나이에 맞게 정상 범위 안에 있었었다. 그는 독립적으로 혼자 몸치장하고 옷을 입을 수 있었으나, 용기를 받고 자극해서 하게하는 동기가 필요했다. ACLS에서 수준 5.0의 점수를 받았고 이 점수는 비록 그가 많은 시간이 필요로 하고 활동을 지속하려면 단서가 필요할지라도, 한 실수를 고칠 수 있다는 것을 의미한다. Glen은 청력 손실이 있는 것 같았으나 감각 기술은 정상이였다.

오후에, 작업치료사와 Glen는 함께 다음의 장기 목표를 설정했다; 만족하는 활동을 수행하게 함으로써 자아 존중감/기분 증진, 지구력과 활동/작업 수준 증진, 자조 활동의 개시(initiation)와 종료(completion) 향상.

작업치료사는 Glen이 구리압형을 시작하도록 보조 작업치료사에게 지시했다. 이 공작은 집중력과 에너지가 덜 요구되고, Glen이 부드럽게 움직이면서 반복적으로 문지를 수 있는 능력이 있어서 선택하게 되었다. 또한 그는 아직은 능력이 있고 창의적인 작품을 만들 수 있다.

처음에, Glen는 형판 디자인을 선택하기 위해 작업치료사에게 디자인을 가져다 달라고 부탁했다. 그래서 보조 작업치료사는 기도하는 손, 말 머리와 사슴의 세 개의 디자인에서 선택하도록 하였다. 그는 기도하는 손을 선택한 후, 보조 작업치료사가 형판 뒤쪽에 구리 호일을 테이핑하도록 그를 도왔다. Glen은 압형을 시작했고 한 회기가 끝날 때까지 멈추지 않고 수행했다. 다음날 치료사는 그에게 압형에 황화칼륨을 적용하도록 지시했다. 3번째 시간 동안에, 그는 조각에 윤을 내고, 작은 나무 상자 뚜껑위에 끝마친 압형을 못질하여 붙였다. 그는 "몇 년 전만해도 더 잘 할 수 있었을 텐데요"라고 말하긴 했지만 그의 노력에 기뻐하는 것 같았다. 그는 그 상자를 병실의 옆 테이블에 놓고 그의 시계를 올려놓으라고 말했다. Glen은 손녀에게 줄 또 다른 압형을 할 수 있는지 보조 작업치료사에게 물었다.

치료 팀과 함께 했던 의사는 결국 Glen이 약간의 초기 인지 상실이 있긴 하지만, Glen의 주요 진단을 우울증으로 내렸다. 치료 팀, 클라이언트와 가족이 모두 동의했고 Glen이 아들과 며느리와 함께 생활하는 것이 최선이라고 생각했다. 퇴원 즈음에, 자기 관리을 다시 시작한 Glen는 모든 치료 활동에 참여했고, 퇴원후 아들 집 근처에 노인 센타에 참여하기로 계획했다. 병원에 다시 내원하여, 노인 센타에 가서 수공예 수업에 참석을 했고, 손녀의 화원을 가꾸기 위해 "yard art" 프로젝트를 집에서 만들고 있다는 사실을 보조 작업치료사에게 말하기 위해 치료실에 갔다(그림 9-17).

계속

사례 연구 (계속)

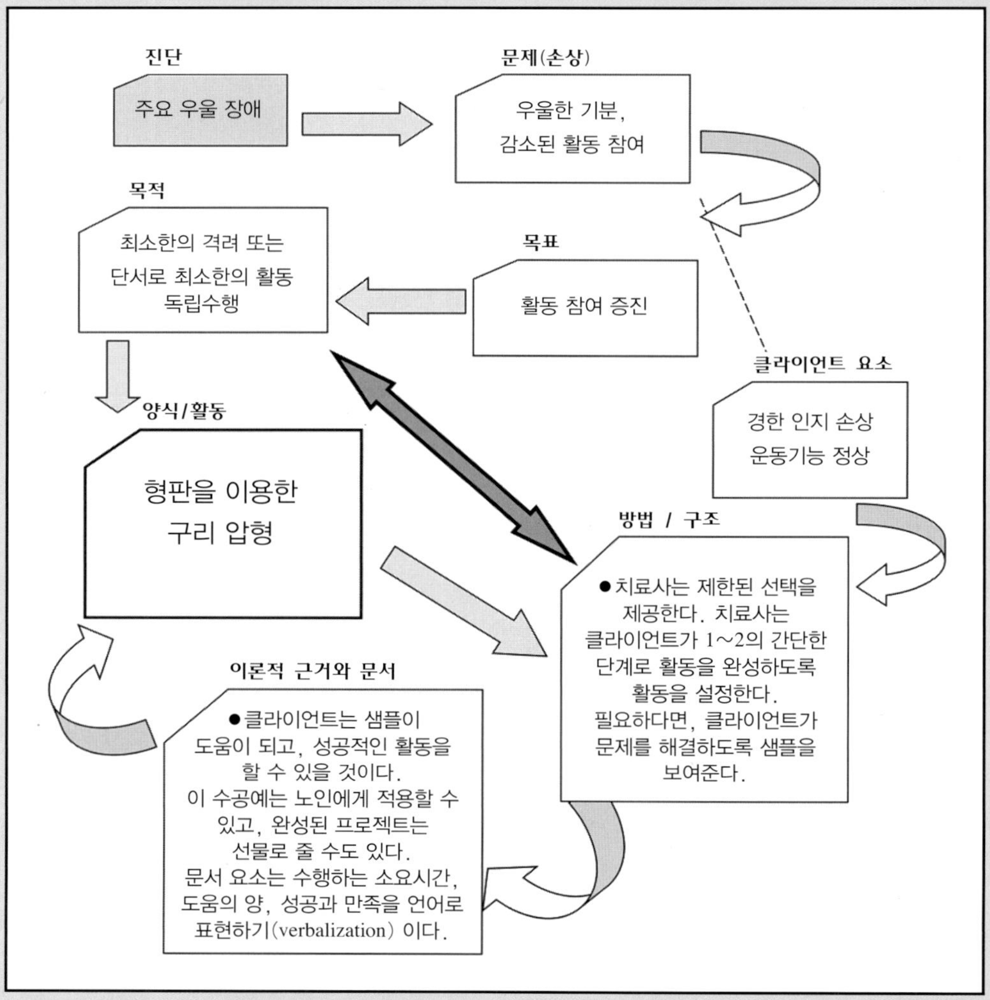

그림 9-17. 단계화된 금속 공작 흐름도.

논의 질문사항

1. 치료사가 Glen에게 남아있는 시간 동안, 다른 활동을 하도록 권유하거나, 두 번째 구리 압형 프로젝트를 하도록 했는가? 설명하시오.
2. Glen의 이전의 작업력을 고려한다면, 그에게 적합한 활동을 선택했는가? 만약 그렇다면, 또 다른 형태의 수공예가 더 적합했을까? 설명하시오.
3. 치료사는 Glen이 개별적 치료 시간 대신 그룹으로 치료했어야 한다고 생각해 보았는가? 왜/ 왜 그렇지 않는가?

Resources

ONLINE PROJECTS

- Basic information and supplies for metal crafts: http://www.whimsie.com/gauge%20wire.html
- Crafts made from knitting needles: http://www.refabdiaries.com/2013/10/upcycle-knitting-needle-bracelets.html
- Crafts made with soda cans: http://jamiebrock.hubpages.com/hub/aluminum-can-crafts-round-up
- Foil tooling with leaves: http://cassiestephens.blogspot.com.au/2012/03/leaf-relief.html
- Hammered spoons: http://www.elizabethannedesigns.com/blog/2011/06/28/diy-hammered-spoon-place-cards/
- Metal flowers: http://www.craftsunleashed.com/decor-home/make-metal-flowers/
- Metal painted jewelry: https://www.pinterest.com/pin/468515167462451749/
- Soda can mosaics: http://recyclenation.com/2012/10/thirst-quenching-color-drenched-recycled-aluminum-mosaics
- Textured foil craft for kids: https://skimac.wordpress.com/2007/07/30/craft-of-the-week-kick-off/
- Tin can flag: http://www.craftsayings.com/projects/holidays/july4th/canflag/index.shtml
- Tooled foil: http://dripdripsplattersplash.blogspot.com/2013/12/metal-embossed-trees.html

INSTRUCTIONAL VIDEOS

- Embossed soda can box: https://www.youtube.com/watch?v=B7vXNLpVafM
- Tin can crafts, including tin punch: https://www.youtube.com/watch?v=sPoneA7e4BA

BOOKS

- *Craft Workshop: Tin,* Marion Elliot, Anness, 2005
- *The Fine Art of the Tin Can: Techniques and Inspirations*, Bobby Hansson, Sterling, 1999
- *The Metal Craft Book*, Janice Eaton Kilby, Sterling Publishing/Lark Books, 2002
  Variety of projects and information for the beginner.
- *Metal Jewelry in Bloom*, Melissa Cable, Kalmbach Books, 2013
- *Metalcraft for the Home*, Lisa Brown, David and Charles, 2001
  Twenty step-by-step projects of varying difficulty.
- *Wire + Metal: 30 Easy Metalsmithing Designs*, Denise Peck and Jane Dickerson, Interweave, 2014

참고문헌
REFERENCES

Allen, C. K. (1985). *Occupational therapy for psychiatric diseases: Measurement and management of cognitive disabilities*. Boston, MA: Little, Brown and Company.

American Psychiatric Association. (2013). *Diagnostic and statistical manual of mental disorders* (5th ed.). Arlington, VA: American Psychiatric Publishing.

Ayres, A. J. (1949). An analysis of crafts in the treatment of electroshock patients. *American Journal of Occupational Therapy, 3*(4), 195-198.

Brown, C., & Stoffel, V. C. (Eds.). (2011). *Occupational therapy in mental health: A vision for participation*. Philadelphia, PA: F. A. Davis.

Department of the Army. (1951). *Occupational therapy*. Washington, DC: U.S. Government Printing Office.

Department of the Army. (1971). *Craft techniques in occupational therapy*. Washington, DC: U.S. Government Printing Office.

Deshaies, L. (2006). Arthritis. In L. W. Pedretti, H. M. Pendleton, & W. Schultz-Krohn (Eds.), *Pedretti's occupational therapy: Practice skills for physical dysfunction*. St. Louis, MO: Mosby.

Dunton, W. R. (1945). *Prescribing occupational therapy* (2nd ed.). Springfield, IL: Charles C. Thomas.

Early, M. B. (2009). *Mental health concepts and techniques for the occupational therapy assistant*. Baltimore, MD: Lippincott Williams & Wilkins.

Fidler, G. S., & Fidler, J. W. (1954). *Introduction to psychiatric occupational therapy*. New York, NY: The MacMillan Co.

Gould, E., & Gould, L. (1971). *Crafts for the elderly*. Springfield, IL: Charles C. Thomas Publisher.

Griswold, L., & Griswold, K. (1969). *The new handicraft processes and projects*. New York, NY: VanNostrand Reinhold Company.

Hall, M. A., Wrobel, J., & Salamony, S. (2001). *Decorative crafts sourcebook*. San Diego, CA: Thunder Bay Press.

Hill, S. (2008). *The illustrated guide to crafting with tin, wire, and foil*. London, UK: Anness Publishing, Ltd.

Hooper, C. R., & Bello-Haas, V. D. (2009). Sensory function. In B. R. Bonder & V. D. Bello-Haas (Eds.), *Functional performance in older adults* (3rd ed.). Philadelphia, PA: F. A. Davis.

Johnson, C., Lobdell, K., Nesbitt, J., & Clare, M. (1996). *Therapeutic crafts: A practical approach*. Thorofare, NJ: SLACK Incorporated.

Kay, A. (Ed.). (2005). *Create your own jewelry*. London, UK: Anness Publishing, Ltd.

McCann, M. (1978). *Health hazards manual for artists*. New York, NY: Foundation for the Community of Artists.

Melvin, J., & Jensen, G. (1998). *Rheumatologic rehabilitation series: Assessment and management*. Bethesda, MD: American Occupational Therapy Association.

Plautz, R. E., & Camp, C. J. (2009). Long-term care. In B. R. Bonder & V. D. Bello-Haas (Eds.), *Functional performance in older adults* (3rd ed., pp. 544-584). Philadelphia, PA: F. A. Davis.

Reader's Digest. (1979). *Crafts and hobbies*. Pleasantville, NY: The Reader's Digest Association Inc.

Rich, M. K. (1960). *Handicrafts for the homebound handicapped*. Springfield, IL: Charles C. Thomas.

Riley, K. P. (2009). Depression. In B. R. Bonder & V. D. Bello-Haas (Eds.), *Functional performance in older adults* (3rd ed., pp. 249-264). Philadelphia, PA: F. A. Davis.

Wasinger, S. (2009). *Eco-craft: Recycle, recraft, restyle*. New York, NY: Sterling Publishing Co./Lark Books.

Wilkinson, V. C., & Heater, S. L. (1979). *Therapeutic media and techniques of application: A guide for activities therapists*. New York, NY: Van Nostrand Reinhold Company.

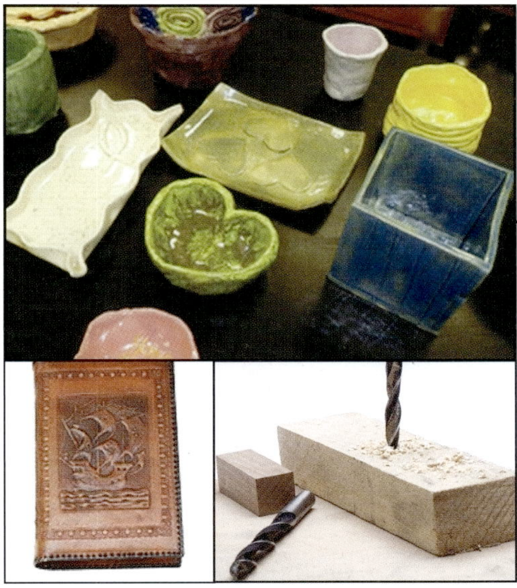

제 10 장

전통적 수공예 작업치료

Traditional Occupational Therapy Crafts

학습 목표(Objectives)

학생은 다음을 할 수 있어야 한다.

- 도기공예, 가죽공예, 목공예가 가지고 있는 역사적/문화적인 부분에 대해 논의할 수 있다.
- 도기공예, 가죽공예, 목공예를 하는데 필요한 재료와 기본적인 물품 목록을 작성할 수 있다.
- 손가락을 사용한 그릇 만들기, 코일그릇 만들기, 액체점토 주입식 그릇 만들기의 주요 단계에 대해 알 수 있다.
- 목공예의 기본적인 프로젝트를 완성하는 방법에 대해 알 수 있다.
- 가죽공예의 간단한 프로젝트를 완성하는 방법에 대해 알 수 있다.
- 도기공예, 가죽공예, 목공예 프로젝트 활동을 등급화할 수 다양한 방법에 대해 설명할 수 있다.
- 도기공예, 가죽공예, 목공예의 치료적인 이점과 제한점 및 주의사항에 대해 설명할 수 있다.
- 도기공예, 가죽공예, 목공예 활동 수행 시 주의사항 목록을 작성할 수 있다.
- 도기공예, 가죽공예, 목공예를 다양한 클라이언트에게 치료적으로 적용할 수 있는 방법에 대해 설명할 수 있다.

수공예 활동이 작업치료에서 치료적 매개체로 사용되는 경우가 이전에 비해 오랫동안 점차 감소해 온 것이 사실이다. 이전에는 수공예를 작업치료에서 매우 흔하게 사용했지만 치료를 위해 보다 더 넓은 공간과 더 많은 장비가 필요하고 특정 활동에서는 시간이 과도하게 소요되어 이러한 문제들로 인해 수공예 활동이 치료에서 지속적으로 활용되지 못하였다. 본 장에서는 과거부터 현재에 이르기까지 작업치료 전문가들이 전통적으로 가장 일반적으로 사용해 오고 있는 도기공예, 가죽공예, 목공예 이 3가지 활동을 치료 시 어떻게 적용할 수 있을 것인가에 대해 알아보고자 한다. 이 3가지 수공예 활동을 하나의 장에서 기술한다는 것이 각 활동들이 담고 있는 치료적인 가치와 의미를 축소시키는 것이라기보다는 현실 상황에 맞게 각 활동들을 실습하고 수공예가 가진 치료적 형태에 대해 이해하는 것이 더욱 중요하다는 점을 인식하는 것이 필요하다. 예를 들어, 목공예와 가죽공예 프로젝트에서 사용하는

Tubbs, C. C., & Drake, M.
Crafts and Creative Media in Therapy, Fifth Edition (pp. 177-223).

도기공예의 치료적 가치

인류문화 역사 상, 가장 원시적인 문화부터 가장 발전한 문화에 이르기까지 점토를 사용하여 유용한 도구를 만들어내지 않았던 시기가 없었다. 도기공예는 인간의 무의식에 잠재되어 있는 인류 문명이 가진 문화의 특징을 나타내는 결정적 요소이며, 손으로 점토를 빚고 도기공예를 하는 과정을 통해 인간이 하나의 공동체가 되는 경험을 하기도 한다.

– Pauline du Plessis, OTR/L
Oral Presentation
2011

도구의 종류와 필요 장비, 소모품을 보관할 수 있는 공간 환경에 대해 이해하고, 손으로 점토코일을 만들어 빚거나 성형한 석고 틀에 액체점토를 주입하는 것과 같은 간단한 형태의 도기공예는 활용 가능성이 높지만 반면에 물레성형을 통해 가마에 굽는 것과 같은 활동 형태는 완제품을 제작하는 데 시간도 많이 필요하고 공간 확보가 어렵기 때문에 지금 현실에서는 적용하기가 어려워졌다.

본 장에서는 작업치료에서 전통적으로 사용하고 있는 3가지 수공예 활동들 중에서 기본적인 도기공예와 목공예 프로젝트 완성 방법뿐만 아니라 간단하게 일반적으로 활용할 수 있는 가죽공예 프로젝트 수행지침과 적용 방법에 대해 논의하고 활동을 등급화할 수 있는 다양한 작업수행 분석방법에 대해 알아보고자 한다. 본 장에서는 전통적 수공예 활동이 가진 치료적 개념과 다양한 수행 방법에 대해 이해하고 다른 활동과 작업에 활용하고 이를 일반화시킬 수 있도록 하는데 목적을 두고 있다.

도기공예 (Ceramics)

고대의 도자기 제조 방식은 단순히 도기의 형태를 빚은 후에 잠시 동안 말린 다음 장시간 고온에서 구워내는 것이었다. 도기공예는 가죽 공예와 목제 공예와 더불어 역사상 가장 오래된 작업 중 하나이다. 도기공예는 가죽공예 및 목공예와 더불어 인간의 가장 오래된 수공예 활동 중 하나이다. 인간은 최소한 10,000년 전부터 도기의 형태를 빚고, 빚은 도기를 고온에서 구워 왔다.

고고학자들은 오랜 시간 사라지지 않고 남아있던 단단한 도기조각을 통해서 선사시대 인류에 대하여 많은 것을 알아낼 수 있었다. 물론, 도기는 쉽게 깨지기 때문에 고대에 빚어진 도기가 완벽한 상태로 남아있는 경우는 거의 드물다. 비록, 현대의 도기 기술은 여러 도자기 부가재료의 강도를 강화시키기는 했지만, 도기 제품이 갖는 고유의 특성과 제조 방식은 과거와 근본적으로 크게 달라지지는 않았다(Budworth, 1970; Marmer 1997).

도기(ceramics)란 도자기, 도기조각품, 주방과 욕실에서 사용되는 타일, 기와, 빌딩 건축물이나 구슬장식, 보석장식이나 보석장식에 사용되는 제품에서부터 우주선의 본체를 보호하기 위해 사용되는 세라믹 타일에 이르기까지 거의 모든 제품을 포함하는 용어이다. 하지만 이 장에서는 작업치료사가 가장 일반적으로 환자와 함께 만들 수 있는 작은 점토그릇이나 작은 도기조각으로 작품을 만드는 기본적인 제작과정에 대해서 설명하고 있다(그림 10-1).

임상 재활기관에서는 손으로 점토를 빚거나 또는 주입성형 방식으로 도기를 빚는 것이 일반적인 도기공예 방법이며, 물레성형 기법을 사용하는 경우는 거의 없다. 이 장에서는 물레성형 기법의 핵심 요소에 대해 설명해 놓았으며, 현재까지도 새로운 도기공예 재료가 꾸준히 개발되고 있다. 가마를 사용하지 않아도 도기를 빚을 수 있는 다양한 유사 제품도 출시되고 있다(Dierks, 1994). 기본적인 성형 과정은 동일하지만 제품에 따라서 굽는 과정이 달라질 수 있다. '기타 아이디어' 부분에서 새로운 제품에 대한 예가 나와 있다.

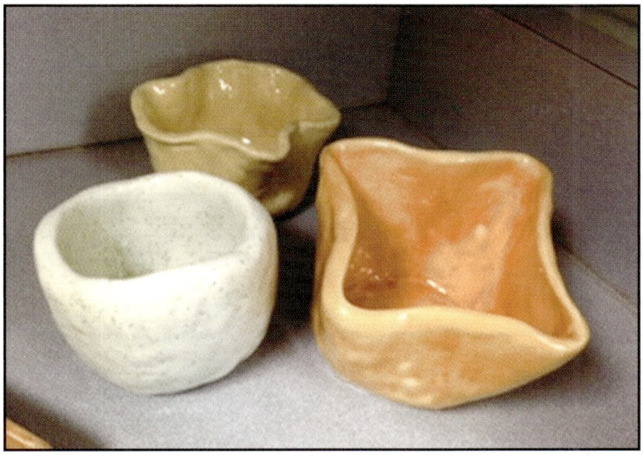

그림 10-1. 손으로 만든 점토 그릇(pinch pots)

특별 고려사항 및 주의사항
SPECIAL CONSIDERATIONS AND PRECAUTIONS

도기 및 점토 작업은 치료적 도구로써 많은 장점을 가지고 있다. 클라이언트로 하여금 창조성을 발휘하고 스스로 자기표현을 할 수 있도록 만들어 주며, 자신만의 작품을 다양하게 만들어낼 수 있도록 해 준다. 클라이언트가 가진 기능적 능력에 따라 작업의 활동 수준을 나누고 가장 익숙한 방법을 제작과정에 먼저 포함시키는 것이 좋다. 도기공예에 사용하는 재료는 안전하며, 필요한 경우에는 작업 도구를 사용하지 않고도 활동을 수행할 수 있다는 장점을 가지고 있다. 또한, 도기작품은 간단한 수행방법부터 복잡한 수행방법에 이르기까지 난이도를 다양하게 조절하거나 도기를 만들기 위한 재료를 알맞게 선택하거나 제작 과정이나 바르는 유약의 종류도 다양하게 선택이 가능하다.

도기공예는 비용이 비싸다거나 장시간의 제작기간, 넓은 공간의 확보가 요구된다는 몇 가지 단점을 가지고 있는 것이 사실이다. 그러나 이러한 단점들도 어느 정도까지는 조정이 가능하다. 전통적으로 도기공예는 준비 과정, 건조 과정, 굽기 과정, 그리고 식히기 과정 순으로 진행된다. 점토 대안으로 판매하는 제품 중에는 공기 중에서 말리거나 오븐에서 구울 수 있는 제품도 있다. 이 재료는 도기공예에 걸리는 시간을 크게 단축시켜 줄 수는 있지만, 오히려 전통적인 재료에 비해 값이 비싸고 완성 작품의 품질 또한 떨어질 수도 있다. 도기공예에 필요한 공간의 크기는 사용하는 재료나 방식에 따라 달라질 수 있지만, 각 과정이 끝날 때마다 반드시 적절한 공간에 저장을 해야 하기 때문에 다른 공예에 비해 넓은 공간이 요구되는 것은 사실이다. 비용 면에서 전통적인 점토의 가격은 50파운드로 점토의 가격이 약 7만원 정도 소요된다. 병원에서 가마를 갖추는 데는 너무 많은 비용이 소요되며, 반드시 통풍과 화재에 대비한 규격에 맞는 안전사양을 갖추고 있어야하기 때문에 설치가 힘들고 해당 공간에 설치되는 싱크대도 점토를 거를 수 있도록 특별한 도기트랩이 마련되어 있어야만 한다.

비록 공간을 갖추었다고 할지라도 피부손상을 예방하기 위한 적절한 조치가 이루어져야 하는데, 점토를 만지게 되면 피부가 건조해지기 때문에 각 세션이 완료될 때마다 수분 크림을 발라주어야 한다. 예민한 피부를 가지고 있거나 말초신경증을 앓고 있는 환자의 경우에는, 아무리 부드러운 점토일지라도 피부에 자극을 줄 수 있기 때문에 점토 사용에 더욱 신중해야 한다. 이들 환자에게는 폴라이머 제품이 적합할 수 있다. 또한, 구워지지 않은 점토를 청소할 때에는 먼지가 발생할 수 있기 때문에 호흡기 질환이 있는 환자의 경우에는 반드시 마스크를 착용하거나 청소 과정에 참여하지 않도록 주의를 시켜야 한다. 먹을 수 있는 재료와 먹을 수 없는 재료를 구분하지 못하는 인지 손상이 심한 환자나 어린 소아도 특별한 주의가 필요하다.

관절염 환자는 점토 성형 과정에서 손의 작은 관절에 많은 힘을 주어 손상을 입을 수 있기 때문에 가급적 도기공예에 참여시키지 않도록 주의한다. 또한, 개방형 상처가 있는 환자는 점토 흙이 피부에 닿을 수 있기 때문에 피부외상 환자도 도기공예가 금기증이다(Department of the Army, 1971; Hamil & Oliver, 1989; Turoff, 1949; Wilknson&Heater, 1979). 마찬가지로, 점토 성형 과정이나 반죽 과정에서 상처에 힘이 가해질 수 있기 때문에 상처가 다 낫지 않은 환자도 도기공예 활동 참여를 금지하도록 한다(Kash & Walsh, 2006).

프로젝트 수행 결정을 위한 체크리스트
● 자신이 가마에 접근할 권한을 가지고 있는가? ● 프로젝트 완수를 위해 클라이언트가 가진 시간이 충분한가? ● 프로젝트 완수를 위해 클라이언트의 신체능력이 얼마나 요구되는가? ● 도기를 건조시키기 위해 충분한 공간을 확보할 수 있는가? ● 기술-숙련을 위해 필요한 조건들은 무엇인가?

준비물

Preparation

준비물(Supplies)

가마의 배선과 통풍 시설에 대한 안전 수칙이 철저히 지켜지는 경우라면, 작업치료실에 위치한 공간에서 도기공예를 수행할 수 있다. 이때, 병원의 안전관리 담당자나 주변의 도기 취급 점에서 안전과 관련된 사항을 문의하도록 한다. 싱크대에 설치되어 있는 점토 침전물 망을 사용하면 쉽게 점토 찌꺼기를 제거할 수 있어 많은 비용이 발생할 수 있는 배수구 막힘 문제를 예방할 수 있다. 클리닉에서 보통 전통방식으로 도기공예 작업을 수행할 때에는, 아래에 나온 재료와 장비가 필요하다. 이 장에 나와 있는 재료와 장비를 사용해서 여러 가지 다양한 도기공예 방법을 시행해 보거나 다른 종류의 재료와 도구를 사용할 수 있다.

- 미리 섞어 놓은 점토 (손으로 성형하는 경우)
- 미리 섞어 놓은 슬립(도자기 제조에 쓰이는 현탁액) (몰드 사용 시)
- 미리 섞어 놓은 유약
- 초벌구이용 염료와 스프레이
- 구멍이 미세한 스폰지(그림 10-2)
- 폴리메트릭 원뿔(그림 10-3)
- 가마 세정제

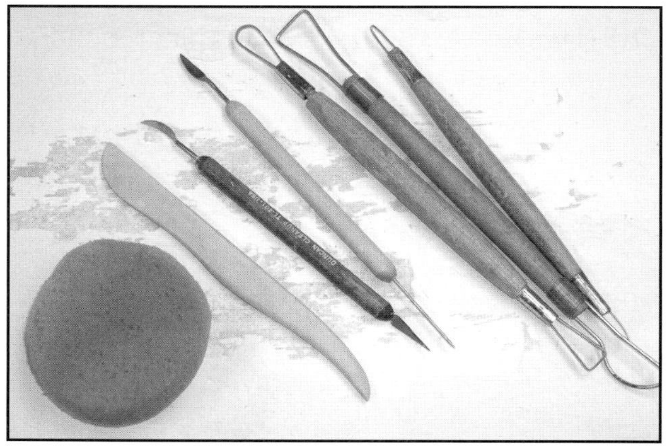

그림 10-2. 도기공예 도구: 스폰지, 다듬질 칼, 바늘도구가 포함된 세척 도구, 철사 원형 도구.

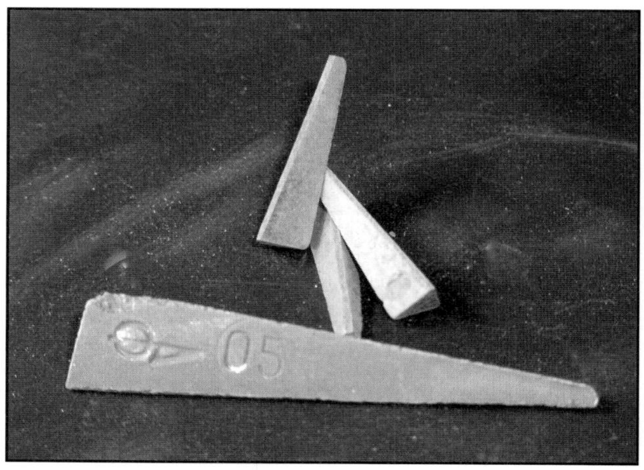

그림 10-3. 가마 내 온도를 제어하기 위해 사용하는 폴리메트릭 원뿔.

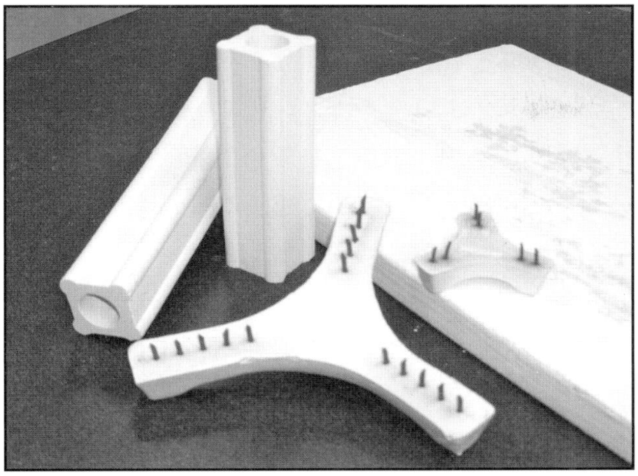

그림 10-4. 가마 기기: 대말 및 선반.

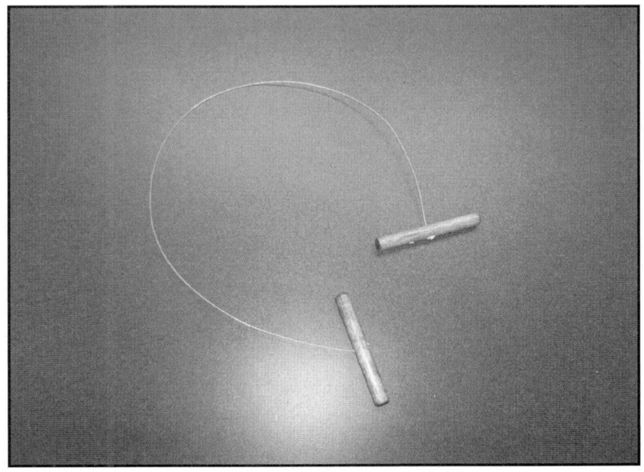

그림 10-6. 클레이 풀(절단용 와이어)은 점토 덩어리를 매끈하게 절단하기 위해서 사용한다.

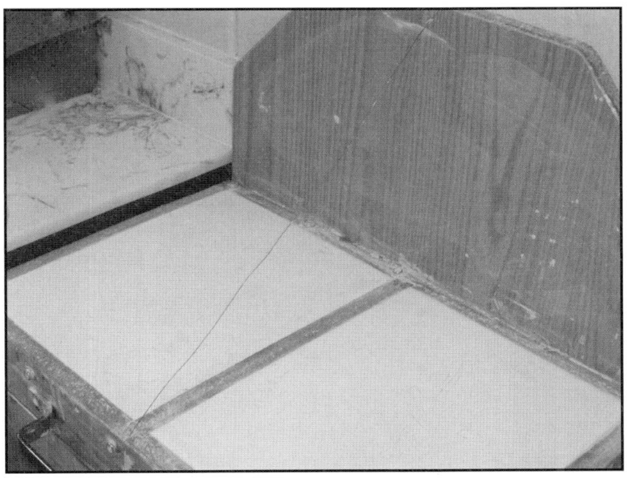

그림 10-5. 점토 반죽판.

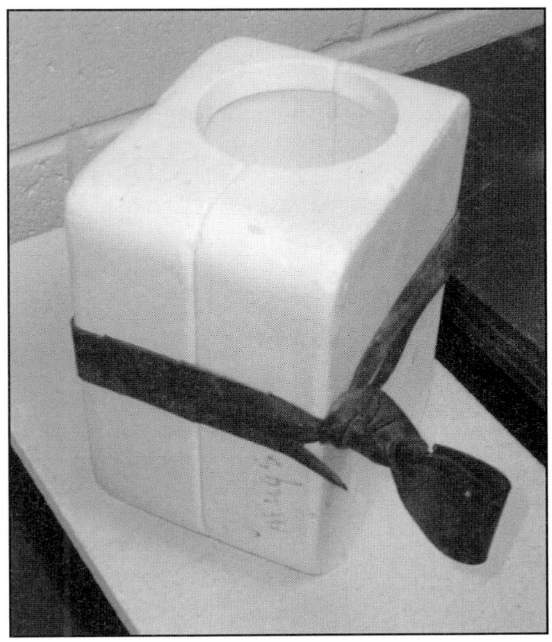

그림 10-7. 석고제 주형 묶는 스트랩.

도구(Tools)

- 뚜껑이 달린 조형점토 저장용기
- 완성 작품을 보관할 수 있는 보관 선반
- 가마
- 가마 기기: 대말(竹馬; stilts) 및 선반(그림 10-4)
- 캔버스로 덮인 보드
- 점토 반죽판(wedging board) (그림 10-5)
- 클레이 풀(절단용 와이어) (그림 10-6)
- 다듬질 칼(그림 10-2)
- 스그라피토/청소도구(그림 10-2)
- 바늘 도구(그림 10-2)
- 철사 원형 도구(그림 10-2)
- 밀대
- 석고 및 섬유 배트
- 액체점토 주조 형틀
- 액체점토 여과기
- 주조 형틀 묶는 끈(그림 10-7)
- 개수대
- 플라스틱 물통
- 유약용 붓(glaze brushes)

일반적 절차(General Process)

대부분 치료사들은 미리 반죽되어 있는 점토를 구매하여 사용한다. 왜냐하면 가루로 된 원재료를 반죽하는 것이 쉽지 않으며, 높은 가격대의 기계를 사용하여 혼합해야만 하는 경우가 많기 때문이다. 점토는 회색, 갈색, 적색 등의 다양한 색상이 나와 있고 이미 한 번 정도 구운 점토 덩어리를 섞은 제품을 판매하기도 한다. 한 번 구워진 점토 덩어리가 더해지면 점토의 강도가 높아지기 때문에 상처의 위험이 있는 특정 환자의 경우에는 높은 강도의 점토를 사용해서는 안 된다. 점토는 종류마다 구워지는 데 적합한 온도가 있기는 하지만, 일반적인 치료과정에서는 1,800~2,000℉ 또는 980~1,100℃ 사이에서 구워질 수 있도록 도기공예의 수행 과정을 간소화하고 있다.

미리 혼합되어 있는 점토를 사용하기 위해서는 우선 점토를 자른 다음 3~4inch 직경의 덩어리로 만들어야 한다. 이 작업은 클레이 풀(clay pull)을 이용하면 쉽게 할 수 있다. 클레이 풀은 시중에서 구매하거나 20inch 길이의 얇은 철사 또는 나일론 재질의 낚싯줄을 잘라서 각각의 끝을 큰 버튼이나 구슬을 묶는 방식으로 쉽게 만들 수 있다. 클레이 풀(그림 10-6)의 사용방법은 각각의 끝을 잡아서 팽팽해질 때까지 손가락에 감는다. 블록을 가로 질러 줄을 배치하고 점토를 원하는 깊이와 크기만큼 직선으로 누른다. 점토 조각을 떼어 낸 것을 섞거나 반복적으로 반죽 판(그림 10-5)에 던지는 방법으로 점토를 반죽해 나간다.

반죽하는 과정은 점토 전체에 습기를 균등하게 분배해 주고, 가마에서 구워지는 동안 열기로 팽창하여 도기를 폭발시킬 수 있는 공기구멍들이 제거된다. 이 과정은 점토를 더욱 부드럽게 하며 다루기 쉽도록 만들어 준다. 그 다음에는 점토 덩어리의 중앙 부분을 철사나 클레이 풀로 잘라 보고 공기 주머니의 존재 여부를 확인하도록 한다(그림 10-8). 곧바로 점토를 사용하지 않는 경우에는 사용하기 직전에 다시 한 번 더 점토를 반죽하도록 한다.

작업치료에서는 기본적으로 6가지 도기공예 방식을 사용하고 있다. 가장 쉬운 기술인 작은 점토 그릇 만들기 부터 가장 어렵기는 하지만 정확한 방법인 물레성형 방식에 이르기까지 단계적으로 적용할 수 있다. 본 장에서는 한 가지 방식을 처음부터 끝까지 상세하게 설명하기 보다는, 가장 일반적으로 사용하고 있는 제작과정에 대해 설명하고 선택되는 방식에 따라 준비할 사항, 소요되는 비용, 단계화의 가능성, 강조해야 할 내용이 매우 다양하다는 것을 기술하고자 한다.

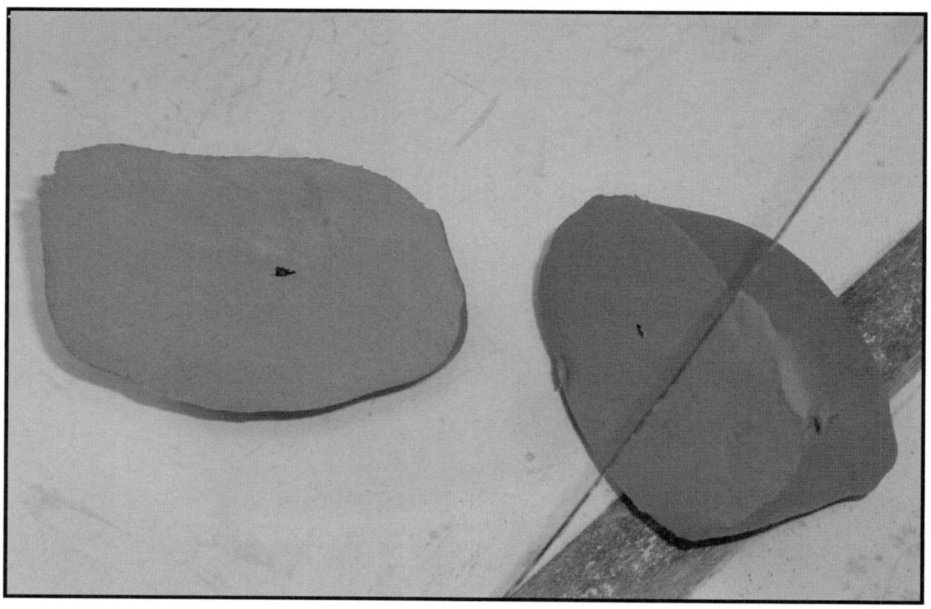

그림 10-8. 점토 중앙부분을 철사의 모서리로 잘라 공기 주머니의 여부를 확인한다.

프로젝트

PROJECTS

프로젝트-점토그릇(Pinch Pot)

과정

1. 점토를 공 모양으로 만든다.
2. 공 모양의 점토 위를 엄지로 누른다. 첫 번째 구멍이 생긴다.
3. 주로 사용하는 손의 엄지를 점토 안쪽에 위치시키고 나머지 손가락은 점토 바깥을 감싸도록 한다. 그런 다음, 엄지손가락으로 반죽을 부드럽게 누르면서 시계 반대 방향이나 시계 방향으로 점토 반죽을 움직인다. 이 때, 나머지 한 손은 점토 덩어리를 받치고 있도록 한다(그림 10-9). 덩어리가 항아리의 형태를 갖추고 벽면과 바닥 면의 두께가 균일하게 1/2 inch 이하가 될 때까지 위의 과정을 반복해서 진행한다. 그릇의 구멍 근처 가장자리에 균열이 발생하면 손으로 잡어 밀어 넣는다.
4. 위의 과정이 완료되면, 캔버스에 덮인 보드에 점토 덩어리를 올려놓은 다음에 두 손 이나 촉촉한 스펀지를 사용하여 벽 옆면을 고르게 만든다. 점토 형태가 유지될 수 있을 정도로 살짝 수분을 주도록 한다. 이 단계에서 물을 너무 많이 뿌리면 점토의 강도가 약해질 수 있기 때문에 물 사용 시 주의를 기울이도록 한다.
5. 점토 덩어리가 건조될 수 있도록 철망으로 이뤄진 선반 위에 놓아둔다. 모든 표면이 골고루 공기에 접촉할 수 있도록 가급적 널찍하게 놓고 철망으로 이뤄진 선반에 보관하도록 한다.
6. 점토 덩어리가 좋은 신발 가죽 정도의 가죽 강도만큼 단단해지면 미세한 구멍을 가진 스펀지를 적셔서 표면을 매끄럽게 만들어 준다. 원하는 경우에는 이 단계에서 표면에 조각을 하거나 음각으로 장식을 할 수 있다.

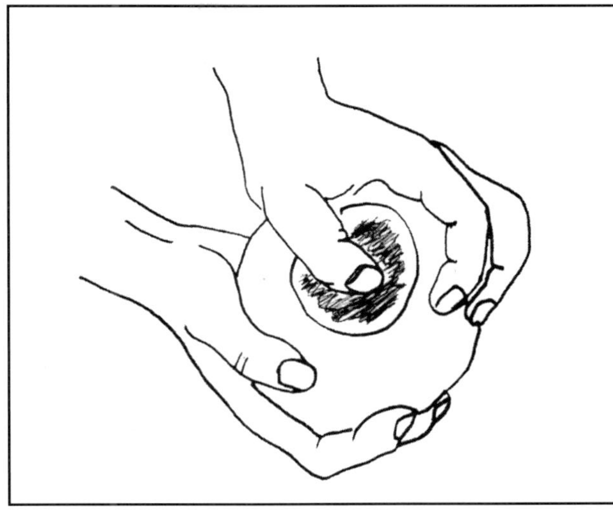

그림 10-9. 손으로 점토그릇 형태 만들기.

7. 건조 과정에서 소요되는 시간은 온도, 습기, 그리고 환기 상태에 따라 달라진다. 치료사는 뼈처럼 (더 이상 점토가 차갑게 느껴지지 않는 시점) 점토 덩어리가 단단해지는 시간을 확인하기 위해서 여러 번 연습 과정을 진행해야 한다. 온도가 제어되는 환경에서는 건조 시간을 상대적으로 예측하기가 쉽다. 이처럼 단단해진 점토를 초벌구이 하게 된다. 초벌구이 과정은 이후에 다시 설명할 것이다.

프로젝트- 석판 제작(Slab building)

과정

1. 캔버스로 덮인 보드 위에서 밀대를 사용하여 반죽된 점토를 0.25~0.5 inch의 두께로 만든다.
2. 전에 만들어 놓은 종이패턴 조각들을 점토 위에 올려놓는다. 특수 점토 절단 도구인 다듬질 칼(그림 10-10)을 사용하여 패턴 모양대로 점토를 자른다.
3. 점토 조각이 약간 굳어질 때까지 놓아 둔 다음 아래 4번째 단계에 나온 것처럼 조각을 서로 맞춘다.
4. 캔버스에서 점토 조각을 떼어낸 다음에 플라스터 배트 또는 다른 판(카드 보드 등) 위에 놓는다.

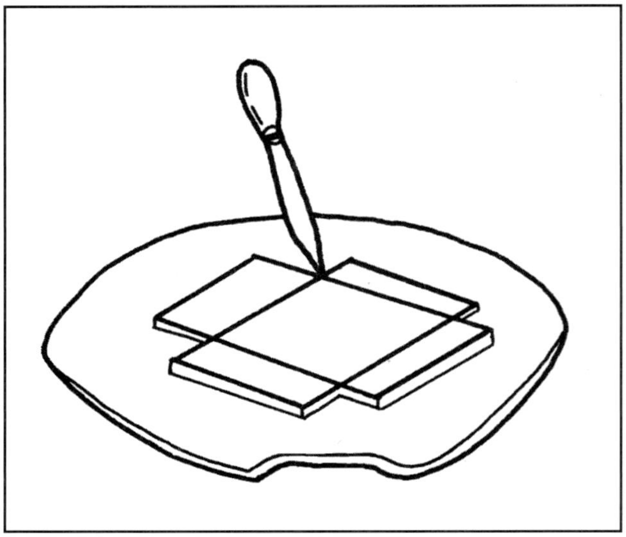

그림 10-10. 종이패턴 모양에 맞게 다듬질 칼로 석판 조각을 자른다.

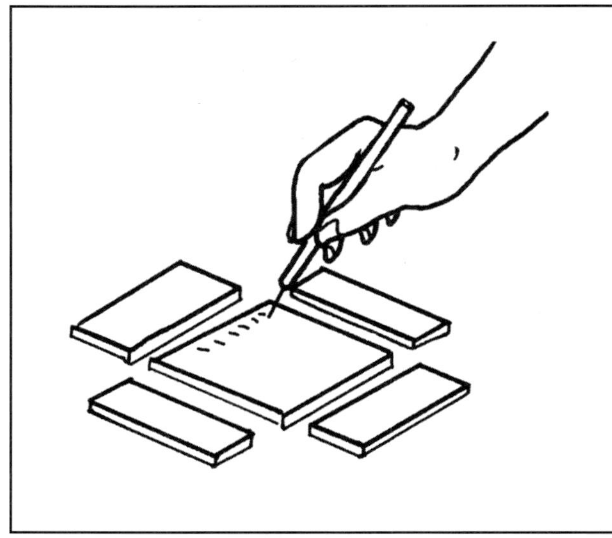

그림 10-11. 점토용 바늘 도구를 이용하여 십자그물 모양 선 그려 넣기.

5. 결합해야 할 조각들의 모서리를 바늘 도구를 이용하여 그물모양으로 절개하거나 새김 눈을 새겨 넣도록 한다(그림 10-11). 이음새의 양 모서리가 이와 같은 방법으로 모두 준비될 수 있도록 한다.
6. 양 끝을 눌러서 붙이기 전에 손가락 또는 스펀지로 끝 부분을 살짝 축축하게 만들어 놓는다. 이렇게 만들어진 습기가 새김 눈 절개 부위로 들어가서 접합체 역할을 하는 슬립(slip)을 만들게 된다.
7. 내부 표면의 모서리에 따라서 얇은 점토 코일을 눌러 붙임으로써 결합 부위의 강도를 더욱 높일 수 있다.
8. 조각이 가죽 강도만큼 굳은 상태로 마를 때까지 한쪽에 놓아둔다. 이 과정에서 스그라피토(sgraffito)로 장식하거나 조각용 빗으로 무늬 내기, 버튼이나 다른 작은 물체를 사용하여 원하는 모양을 찍을 수 있다(그림 10-12).

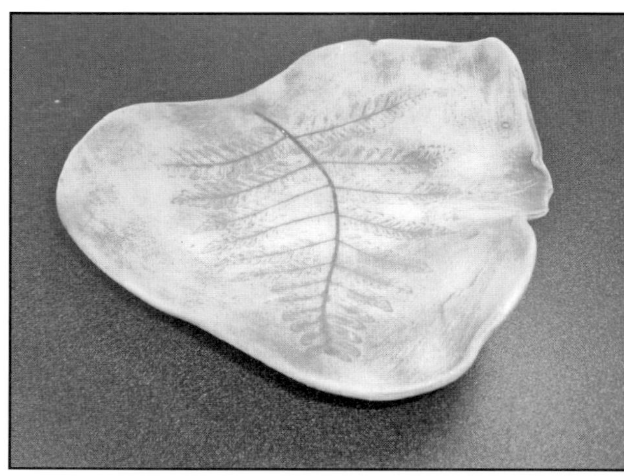

그림 10-12. 나뭇잎 모양의 형상이 찍힌 점토 조각.

석판 제작은 도기공예 기법 중 가장 다양한 디자인 기법을 제공할 수 있다. 단 하나의 결합 부위 만으로도 냅킨 고리 및 원형 물체를 만들어낼 수 있다. 휘어지는 것을 방지하기 위해서 바닥에 새김 눈을 그려 넣을 수도 있으며, 표면을 장식하여 근사한 접시받침 또는 쟁반을 만들 수도 있다. 모서리가 다듬어진 점토판을 원하는 물체 위에 걸쳐 넣음으로써 근사한 주름 석판이 장식된 화병이나 물병을 만들 수도 있다. 또한, 점토판에서 버튼, 버클, 그 외의 매다는 장식품을 잘라내어 원하는 대로 장식 용도로 사용할 수 있다.

프로젝트-코일 만들기(Coil Building)

코일 만들기는 석판 제작 기술을 한층 정교화시킨 작업이다.

과정

1. 타원형의 기본 점토판을 만든다.
2. 그림 10-13과 같이 캔버스로 덮인 보드 위에 점토를 올려둔 뒤에 양손을 굴려서 점토를 길다란 형태로 만든다.
3. 선처럼 기다랗게 성형된 점토를 위치할 점토판의 가장자리 전체를 절개하거나 음각을 새긴다.
4. 절개되거나 음각이 새겨진 가장자리를 적신 뒤에 선처럼 기다랗게 성형된 점토를 위치시킨다. 그리고 가볍게 눌러서 두 조각을 붙인다.
5. 선처럼 기다랗게 성형된 점토 윗부분을 살짝 적신 뒤에, 또 다른 점토 코일을 올려놓고 다시 가볍게 눌러서 접착시킨다.
6. 원하는 높이에 도달할 때까지 위 과정을 반복한다. 만약 항아리가 바깥쪽으로 휘어지는 것을 원한다면 점점 더 긴 점토 코일을 올려놓고, 항아리가 안쪽으로 휘어지는 것을 원한다면 점점 더 짧은 점토 코일을 올려놓는다. 점토 코일이 단단히 붙었는지 확인한다.
7. 원하는 높이에 도달하고 원하는 형태를 만들었다면, 표면을 부드럽게 만들어 주어야 한다. 만약, 표면상에 어떤 면이라도 코일 줄이 있는 그릇의 모양을 원한다면 표면을 다듬을 필요는 없다(그림 10-14). 바닥으로 사용 할 점토판을 점토 코일로 만들 수는 있지만, 약해지거나 슬립에 의하여 결합된 부분의 강도가 약하고 갈라지는 경우가 있다.

또 다른 방법으로 쉽게 코일 만들기를 하는 방법이 있다. 이 방법은 마르기 전에 점토의 무게 때문에 부서질 염려가 있는 대형 접시를 만들 때 사용하기에 적합하다. 시중에서 판매되고 있는 그릇을 준비한 다음에 플라스틱 랩으로 최대한 감싼다. 그 다음, 그릇의 바닥 부분에다가 바닥 부분이 될 점토판을 깔고 그 주변을 점토 코일로 쌓아 올리는 방법이다. 이 방식을 사용하면, 점토 코일이 연결된 모양을 디자인의 일부로써 사용할 수도 있다. 모든 점토 코일

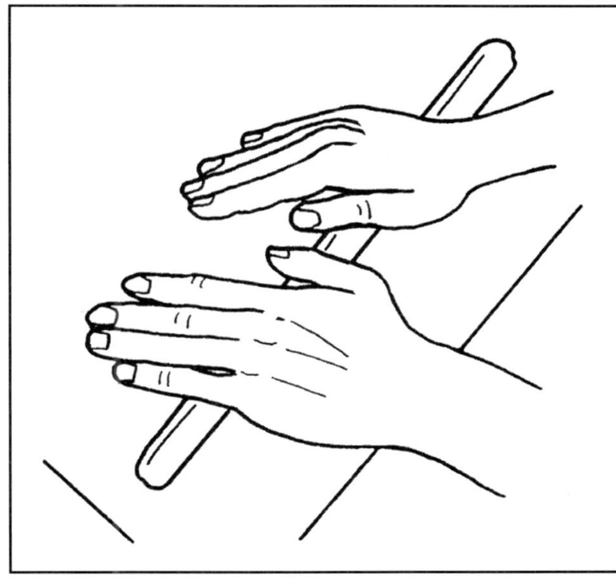

그림 10-13. 점토 코일 만들기.

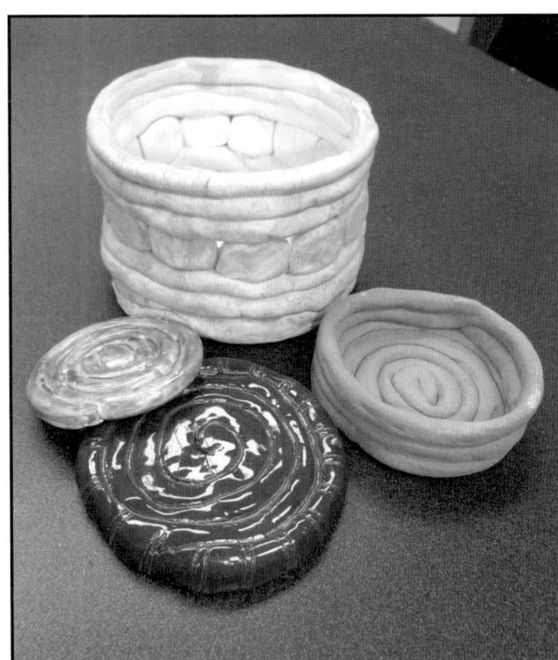

그림 10-14. 점토 코일을 감아서 만든 코일 그릇.

을 연결한 후에는 그릇 내부를 부드럽게 다듬는다. 강도를 높인 후 쉽게 세척할 수 있도록 만들기 위한 과정이다. 그 뒤, 점토가 가죽의 강도만큼 단단하게 굳게 되면 그릇에서 떼어낸다. 플라스틱 랩에 의하여 생긴 자국은 이 시점에서 제거할 수 있다.

기타 다른 방법들
OTHER METHODS

조각(Sculpture)

작업치료에서 조각(그림 10-15)을 만드는 경우 치료사는 환자에게 거의 지시나 명령을 내리지 않는다. 조각을 만드는 경우 손으로 빚는 방법이나, 점토 그릇 및 코일 만들기 방법 등이 혼합 되어 사용되는 경우가 많다. 점토 덩어리 중앙 부분을 철사 원형 도구를 사용하여 파내는 방법이 사용되기도 한다.

가마에서 두꺼운 벽면을 가진 조형물들이 터지는 경우가 많기 때문에 부피가 큰 조형물의 경우에는 내부 중앙 부분부터 체계적으로 잘라내는 것이다. 또 다른 방법으로는 종이 심이나 하부 구조물을 만든 후에 점토를 붙이는 방법도 있다. 이러한 경우, 가마에서 구워지는 동안 종이 심이 태워지게 됨으로써 내부가 비어있는 조형물을 만들어낼 수 있다. 또 다른 기법도 있지만, 작업치료 중재방법으로 사용하기에는 복잡한 부분이 많다. 작은 조각을 붙여서 조형물을 만드는 기법은 점토를 다루는 과정이나 가마에서 구워지는 과정에서 깨지는 문제가 있다. 이와 같은 문제를 최소화하기 위해서는 가장자리를 절개하고 물을 살짝 묻히는 방법을 사용할 수 있다.

액체 점토 주조하기(Slip Casting)

액체 점토 주조하기는 이미 성형된 석고 틀(그림 10-7을 본다.)에 주입하여 석고 틀에 석고 층을 형성시킨 후에 나머지 액체 점토를 버리는 기법이다. 이 기법은 많은 치료사가 사용하고 있다. 완성 작품의 수준이 높기 때문에

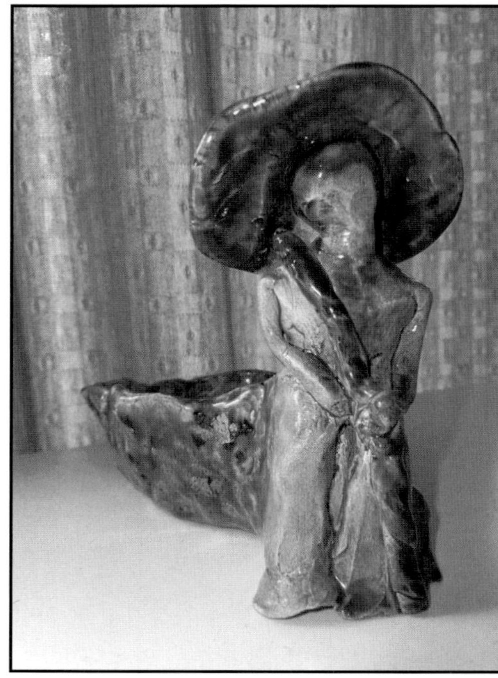

그림 10-15. 조각한 도기 작품.

환자의 만족도도 높고 자긍심을 증진시켜 줄 수 있다. 일반적으로 클라이언트가 틀을 만들기보다는 이미 만들어진 틀을 사용하는 경우가 많다. 틀의 가격은 적정한 수준이며, 지역 도예점에서 구매할 수 있다. 치료사는 클라이언트가 아래의 과정을 모두 진행하도록 하거나 굳어진 도기를 마감 처리하는 과정에만 참여할 수 있도록 하거나 가마에서 첫 번째 구운 초벌구이용 비스크 도자기에 유약을 바르게 할 수도 있다(그림 10-16). YouTube 동영상을 비롯한 많은 인터넷 사이트에 액체 점토 주조하기에 대한 절차 지침이 자세하게 소개되어 있다.

물레 성형(Throwing on a Pottery Wheel)

물레를 이용한 성형 기법은 가장 정교한 도기공예 기법 중 하나이다. 적정한 수준의 작품을 만들어내기 위해서는 일정 수준의 기술과 연습이 필요하다.

그렇기 때문에 물레를 갖춘 병원은 거의 드물어 본 장에서도 기본적인 물레 성형 절차 정도로만 기술하고자 한다. 이와 관련된 상세한 정보는 책이나 비디오, 인터넷, 지역

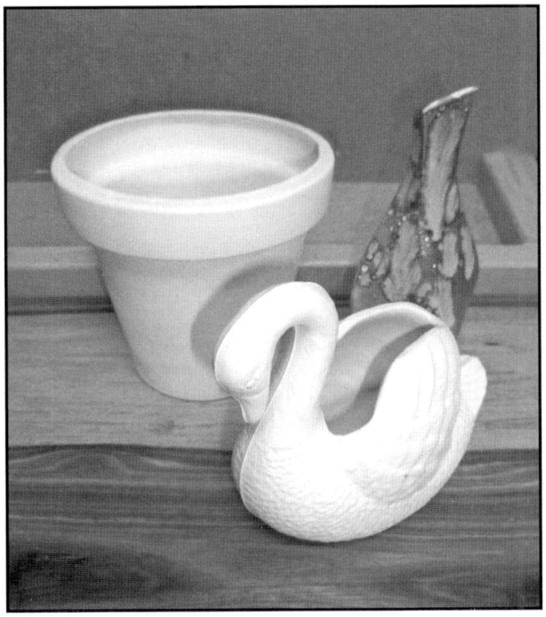

그림 10-16. 주입식 성형도기, 비스크도기, 유약 도기.

단체를 포함한 대학 도서관에서도 확인할 수 있다. 물레 성형 기법은 점점 더 간편해 지고 있어서 절차를 기억하는 것이 많이 어렵지는 않을 것이다.

유약 바르기와 가마 가열
GLAZING AND FIRING

도기들 중에서 건조는 되었으나 아직 가마에서 굽기 전 상태의 도기를 *greenware*라고 부른다. 그리고 초벌구이를 끝낸 도기를 *비스크 도자기*(bisqueware)라고 부른다. 초벌구이가 끝나거나 이차 구이가 끝날 때 도기에 유약을 바를 수도 있으며, 두 번 모두 바를 수도 있다. 유약을 바르는 과정은 작품의 사용 목적에 따라서 달라진다. 병원 또는 치료 공간에서 사용되는 도기에 바르는 유약은 가루 상태에서는 독성을 가진 몇 가지 성분들 때문에 사전에 미리 섞어 놓은 상태의 제품으로 판매되고 있다. 상업적으로 판매하는 유약은 제품 라벨에 사용방법 및 적정 가열 온도가 표시되어있다. 가마에서 굽기 전 유약을 바른 도기는 최소 6시간 동안 건조시켜야만 한다.

언더글레이즈(Underglazes)

언더글레이즈는 표면 장식을 위한 밑유약의 일종이다. 비스크도자기 표면에 붓 또는 스펀지를 사용해서 바를 수 있으며, 스프레이로 뿌리기도 한다. 제품 라벨에 사용방법과 적정 가열 온도가 명시되어 있다. 언더글레이즈를 표면에 새겨진 음각 부분에 발라 무늬를 강조하거나 질감을 강조할 수 있다. 투명하거나 반투명하게 글레이즈를 덧칠하여 화병이나 식품 용기에 적용함으로써 물품을 안전하게 사용할 수 있도록 한다. 이때 적어도 3번 정도는 가마에서 구울 필요성이 있다. 최근 시중에 출시된 대부분의 유약 제품들은 간단한 방법으로도 흥미롭고 드라마틱한 효과를 가져 올 수 있다. 유약을 판매하는 소매점에 대한 구체적인 정보는 **부록 I** 에서 확인하도록 한다.

초벌구이용 염료(Bisque Stains)

작은 상(像)이나 보석과 같은 종류처럼 단순히 장식을 목적으로 제작하는 작품의 경우에는 초벌 염료(stain)를 표면에 칠할 수 있다. 소성되지 않은 이러한 염료(stain)는 습기를 막지 못하고 액체를 담는 용기에는 사용될 수 없다. 하지만 병원에서 유용하게 사용될 수 있는 몇 가지 장점을 갖추고 있다.

초벌구이용 염료는 일반적으로 사용하는 유약처럼 많은 시간과 절차가 필요치 않다. 염료는 회색 점토에 바르는 것이 적합하다. 회색 점토는 구워진 뒤에 하얗게 변색되기 때문에 갈색 점토나 붉은색 점토에 비하여 투명한 염료 색상이 나타나게 된다. 액체 템프라 안료(liquid tempra paints)를 바르는 것과 동일한 과정으로 염료를 바르면 된다. 또한, 템프라 안료와 마찬가지로 염료의 색 보호를 위해 그 위에 보호 마감재를 발라야 한다. 기본 라커 실러를 보호 마감재로 사용할 수는 있지만, 기본 라커 실러 사용 시에는 환기가 잘 이뤄지는 곳에서 적용해야 한다. 외부에서 사용하는 것을 권장한다. 치료사는 이 과정 진행 여부를 반드시 선택해야 한다. 또한 스프레이 된 작품들과 이미 구워진 작품을 구분해야 한다. 단순히 보는 것만으로는 차이점을 구분하기 힘들기 때문이다.

가마 가열(Firing the Kiln)

도기는 가마에서 구워지기 전에 최소한 1주일 동안 건조시켜야 한다. 만졌을 때 더 이상 차가운 느낌이 나지 않으면 건조된 것으로 간주하면 된다. 점토 작품을 처음으로 굽는 것을 초벌구이라고 부르는데, 이 과정은 도기가 젖은 후에도 녹아내리지 않도록 도기를 충분한 수준으로 굳히는 데 목적을 두고 있다. 유약 구이(glaze firing)는 가마에서 2차적으로 굽는 과정이다. 초벌구이에 비하여 높은 온도에서 진행된다. 가마에 도자기를 집어넣을 때, 기둥과 선반으로 구성된 가마 기기인 대말 및 선반에 도기들을 올려놓는다(그림 10-4 참조). 필요한 경우에는 여러 수준으로 구워진 도기조각들을 올려놓을 수도 있다. 또한, 유약을 바른 도기들이 바닥에 붙는 것을 예방하기 위해서 가마와 선반 바닥을 가마 세정제로 여러 번 닦은 후에 점토 작품들을 올려놓도록 한다;에서 바닥에 유약을 바른 도기들은 안전하게 옮기는 것이 가능해 질 때까지 도기를 잡아당기는 것은 피하는 것이 좋다. 가마는 바닥이 편평해야 하며, 가열 지점에서 적어도 1 inch 떨어진 지점에 각 도기 작품들을 넣어 두도록 한다. 건조된 도기들은 서로 닿아도 되지만, 유약을 바른 후에 굽는 경우에는 공기가 순환되어야하기 때문에 도기작품들 마다 최소 1/2 inch씩 떨어져 있게 한다. 가능한 경우, 점토 작품 바닥에는 유약을 칠하지 않는 것이 가장 안전한 방법이다.

초벌구이에 비하여 높은 온도에서 진행된다(Reader's Digest, 1979). 초벌구이는 일반적으로 4~10시간 정도 소요되며, 각 가마들에는 가열 안내서가 제공된다. 가열 안내서에는 해당 가마의 적정한 가열 시기 및 도기를 위치시키는 방향들이 설명되어 있다. 가마의 온도를 천천히 높이는 과정은 두 과정 모두에서 중요하다. 너무 빠른 온도로 가열되면 점토 내 습기가 너무 빠르게 증발하기 때문에 도자기가 폭발하는 원인이 된다. 폴리메트릭 원뿔(그림 10-3 참조)은 가마 안의 온도를 나타낸다. 폴리메트릭 원뿔은 가마 내에서 특정 온도에 이르면 구부러지기 때문에 오히려 온도계보다 정확하게 온도를 나타낸다. 최근에 나온 가마들은 자동으로 작동되며, 일반적으로 이루어지는 모니터링 시간을 감소시켜 준다. 또한, 점토의 종류가 다르거나 표면 코팅을 하는데 각기 다른 온도를 맞춰야 하는 경우라도 가마 가열 온도를 폴리메트릭 원뿔 04 ~ 07의 범위에서 수행할 수 있도록 되어 있다.

가마가 적정하게 냉각되는데 필요한 시간까지 기다리는 것은 어렵지만 필수적인 일이다. 가마가 최대 온도까지 가열되는 동안 적어도 2번 정도는 가마를 식히는 것이 좋다. 그러나 너무 빨리 식히면 유약을 바른 부분이 딱딱 소리를 내며 튕기거나 도기에 균열이 생길 수 있다. 가스로 굽는 가마는 치료 세팅 시 다소 생소하게 느껴질 지지는 모르겠지만 가열되는 동안 뇌에 손상을 일으킬 수 있는 일산화탄소 배출 가능성이 있기 때문에 사용 시 이를 감지해야 하며, 배기와 환기에 특별한 주의를 기울여야 한다(Anonymous, 1986).

기타 아이디어 및 단계화

OTHER IDEAS AND GRADING

환자가 점토를 만들어보고, 몸을 움직여 보고, 액체점토를 주조하는 기본적인 절차를 한 번 배우고 나면 부가적인 장식 기법을 진행할 수 있다. 이미 설명한 것처럼, 가죽처럼 굳어진 점토를 뾰족한 도구를 사용하여 절개하거나 표면을 긁어서 장식을 더할 수 있다. 각인 등과 같은 기법(그림 10-12 참조)을 사용하여 표면에 양각이나 음각을 새기는 방법도 있다. 또한, 점토를 말거나 틀에 찍어서 도기 표면에 붙이거나 도기 표면의 일부를 잘라내어 구멍을 내는 방법도 있다. 이와 같은 표면 장식을 위해서는 밀대, 쿠키 틀, 점토 틀 등과 같은 도구를 사용할 수 있다. 아동이 사용하는 점토 틀도 유용하게 사용할 수 있다. 점토의 색상은 산화제나 염료를 더해서 변경할 수 있다. 사용되는 색소의 양은 점토가 가열되거나 건조된 뒤 나타나는 최종 색상에 영향을 미친다(Ros, 2002).

가마로 가열해야만 하는 점토를 대체할 수 있는 다양한 제품에는 폴리머재료 부터 종이-기반 혼합물에 이르기까지 다양한 재료가 시중에 출시되어 있는데, 불에 굽지 않아도 되거나 오븐에서도 구워지는 재료들이 그 예이다. 최근 출시된 제품으로는 형태가 만들어지는 것이 있는데, 브랜드로는 Crayola Air-Dry Clay(Crayola), Craft Porcelain과 Sculptamold(AMACO), Claystone과 Boneware(Sculpture House, Inc), Fimo(Staedtler Fimo), Sculpey(Polyform Products Company)가 여기에 해당하는 제품들이다. AMACO Magic Mud는 오븐에서 굽거나 건조시켜도 된다. 건조시킨 제품은 원상태로 복원되므로 다시 재사용을 할 수 있다. 이들 제품들은 비용에 제한이 있는 환경에서 작은 공예품을 만드는 데 일반적으로 사용된다. 집에서 만들 수 있는 소금 반죽은 아동과 함께 도기공예 활동을 할 때 매우 유용하다. 소금 반죽으로 모양을 만들어 구운 다음에 일반 아크릴 물감을 사용하여 반죽을 색칠하기 위해 라커 스프레이로 물감을 뿌리거나 라커를 붓에 묻혀서 발라주면 된다.

손으로 빚는 기법, 코일 성형 기법, 그리고 조각 제작 방법은 주입 성형 기법이나 물레 성형 기법보다 절차가 간단하지만, 도자기에 장식을 하거나 유약을 바르는 과정은 절차가 좀 더 복잡하다. 점토를 대체할 만한 재료를 사용하는 것이 가장 간단한 방법이기는 하지만, 창조적인 작품을 제작하는데 제한이 있거나 비용이 더욱 증가할 가능성도 있다. 절차의 등급화와 관련된 더 많은 제안사항에 대해서는 클라이언트가 가진 집단의 정보에 대해 살펴보도록 한다.

주요 치료적 적용

MAIN THERAPEUTIC APPLICATIONS

신체적 장애(Physical Dysfunction)

그동안 치료에서 클라이언트의 운동기능 향상을 위해 점토를 이용해 형태를 몰딩하는 공예방법을 많이 사용해 왔다. 최근에는 치료용 고무찰흙인 퍼티(putty)를 점토 대체품으로 치료실에서 더 많이 사용하는 추세이다. 손목 및 손가락기능 향상이라는 목표를 가지고 점토를 누르고, 밀고, 집고, 두드리고, 굴리고, 다듬고 하면서 팔의 근력 강화를 위해 효과적으로 활용할 수 있다. 이때, 모양을 조각할 때 요구되는 섬세한 소근육 다루기 동작부터 어깨와 팔로 반죽을 자르거나 끼워 넣을 때 저항을 이기는 대근육 동작에 이르기까지 클라이언트가 가진 신체적 기능수준에 맞게 활동을 단계화하여 적용하도록 한다. 구조화된 점토 작업을 통해 몸 전체 자세를 바르게 교정할 수도 있다(Fidler & Velde, 1999). 점토를 자르고, 굴리고, 누르고 하는 동작들은 몸통과 상지 근육들을 활성화시킬 수 있으며, 팔꿈관절 및 손목, 손가락 관절의 폄 동작을 증진시킬 수 있는 방법을 제공해 주어야 한다(그림 10-17).

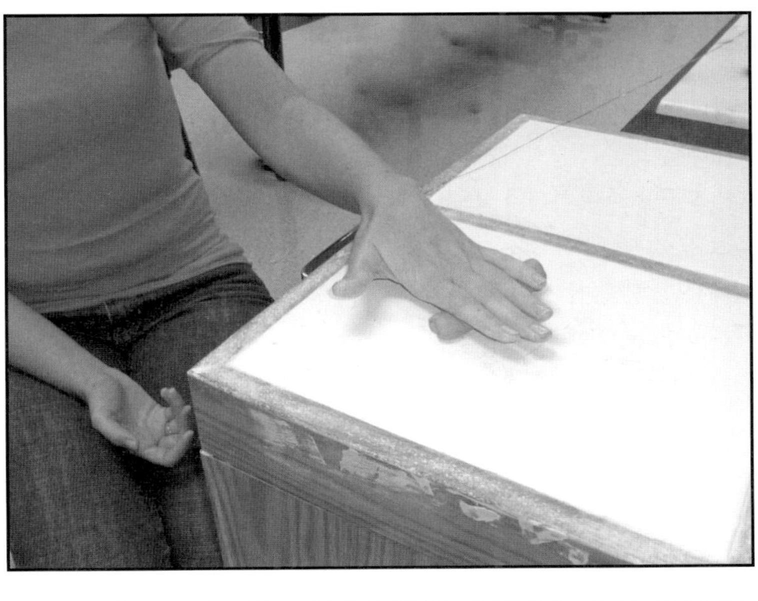

그림 10-17. 점토 굴리기 활동을 통해 손가락 폄 근육의 강화와 체중지지 능력을 촉진시킬 수 있다.

치료사가 목표로 하는 움직임을 달성시키기 위해서는, 클라이언트가 생체역학적으로 자세를 바로잡고, 상지의 움직임 패턴을 촉진시키기 위해서 테이블과 의자를 알맞게 조절하는 것이 매우 중요하다. 클라이언트가 균형을 잡기 위해 서서 균형을 잡게 하거나 체중지지를 하면서 작업을 할 수도 있다; 치료사의 숙련된 활동분석 기술은 클라이언트가 작업을 시행할 가장 좋은 위치를 결정하거나 사용하게 될 작업도구를 선택하는 데에도 도움을 줄 수 있을 것이다. 점토 그릇 형태 만들기 과정을 통해서 손가락과 같은 원위부 근육의 근력을 강화시키거나 점토 코일 만들기 동작을 통해서 손의 쥐는 힘을 향상시킬 수 있다. 점토판 위에서 양쪽 팔을 사용하여 점토를 잡아 굴리고 미는 동작은 몸의 근위부 움직임과 양측 손 협응 능력을 촉진시키는 효과가 있다; 점토를 굴려서 균일하게 롤링핀을 만드는 동작은 반복적으로 하는 자동적 과제로, 팔의 근력이 약하거나 우세한 움직임 패턴으로 인해 양측 손을 잘 사용하지 않는 사람에게 양측 통합을 촉진시킬 수 있다(Zoltan, 2007). 운동실조(ataxia) 또는 손의 떨림(tremor)장애가 있는 클라이언트에게 손을 판에 놓고 점토로 덮어 감싼 다음 눌러주는 방법은 매우 좋은 결과를 가져올 수 있다.

치료사는 선택한 세밀한 도구를 사용하여 석판 안의 점토에 새김눈을 넣거나 코일 만들기 또는 표면에 장식을 넣는 기술을 사용하거나 밑유약을 바르는 작업을 통해서 손의 소근육 운동 조절 및 협응 능력을 증진시킬 수 있다. 점토는 병실에 누워 있어야만 하는 환자에게도 사용할 수 있다. 점토가 이미 반죽되었다면 소음을 낼 필요가 없기 때문에 병실에서도 가능한 작업이다. 젖은 점토는 인체에 무해하고 쉽게 씻어낼 수 있다. 도구를 이용하거나 도구 없이도 쉽게 다룰 수 있다. 점토가 가지는 이러한 특성으로 감염의 위험이 있어서 병실에서만 생활하는 환자를 대상으로 하여 병실에서 사용하기 좋은 치료 매체가 될 수 있다. 치료용 퍼티(putty)보다 저렴하며, 클라이언트의 방에 놔 둘 수도 있다. 감염 환자가 성형 과정을 끝낸 뒤에는, 작업된 작품을 플라스틱 봉지에 담아 가마로 가져가서 구울 수도 있다. 클라이언트가 만든 작품의 모든 감염 인자들은 가마에서 모두 살균된다. 종이는 다른 감염위험 물질과 함께 모두 봉지에 넣어져서 처리해야만 한다. 섬유판은 항 박테리아 비누로 씻어내어 멸균처리 시키도록 한다.

점토는 손으로 느끼고 만질 수 있는 특성을 가지고 있기 때문에 완전 시력 상실 또는 부분시력 상실 클라이언트에게 특히 적합하다. 완전히 시력을 잃은 사람은 재료의 성질을 손으로 느끼거나 만들어지는 과정에서 점토의 형태를 인식할 수 있기 때문에 최종적으로 자신이 완성할 작품에 대한 확신을 가질 수 있게 해준다.

정신건강(Mental Health)

정신건강 서비스를 제공해야 할 컨슈머(consumers)가 점토를 이용한 작업 활동에 참여함으로써 얻을 수 있는 가장 큰 장점은 자신의 생각과 감정을 스스로 표현해 보는 기회를 갖게 된다는 점이다. 점토를 이용한 많은 전통적 도기공예 기법들(부록 II 참조)은 정신사회 작업치료분야에서 그 효과가 입증된 것처럼, 정신건강에 문제가 있는 사람들에게 점토활동을 통해 자신이 처한 현실 속에서 감정이 현재 어떤지 자신의 관점에서 정신 상태를 투영해 볼 수 있는 작업치료의 유용한 치료매체로 사용할 수 있다(Bruce & Borg, 2002). 점토를 자르거나 내려치는 활동은 클라이언트가 가진 공격적인 감정을 줄여줄 수 있다; 하지만 어떤 클라이언트들에게는 이러한 동작으로 인해 오히려 공격적인 감정이 더 고조될 가능성이 있으므로 주의를 기울여야 한다. 또한, 어떤 사람들은 점토 도구를 공격무기로 사용할 수 있기 때문에 반드시 주의해야만 한다(Early, 2009). 조각을 한 점토 작품을 보면, 적어도 프로젝트로 점토활동을 어떻게 구성했는지에 대해 알 수 있다. 왜냐하면, 조각을 하는 동안 자신의 감정을 표현하는 일이 많이 요구되기 때문이다(Hemphill, 1982). 구조화된 과제의 제공을 통해 지시를 따르는 것과 관련된 인지장애의 수준에 대해 명확히 파악할 수 있으며; 비구조화된 과제의 제공을 통해서는 클라이언트가 가진 우울감이나 기괴한 생각들에 대해 알아볼 수 있는 기회가 된다. 추상적 사고에 장애가 있는 인지가 결손된 클라이언트를 위해서, 다양한 활동 과정을 잘 이해할 수 있도록 다양한 예시를 많이 들어주는 것이 작업의 개념을 이해하는데 도움을 줄 수 있다. 성인 클라이언트를 위해서는, 구조화된 석판제작방법이나 점토코일 만들기를 통해 감각 통합에 도움을 줄 수 있는데, 반죽을 자르고 굴리는 작업을 통해 상지의 고유수용성 감각 입력과 관절운동범위를 향상시킬 수 있기 때문이다(King, 1974).

점토가 가진 재료의 특성은 만들면서 실수를 하더라도 원래대로 다시 복구시킬 수 있는 성질이 있기 때문에 클라이언트의 감정을 회복하는데 도움을 줄 수 있다(Hemphill, 1982). 심리적 그리고 사회적인 문제를 가진 사람들 대상 점토공예를 이용한 중재방법에 대한 최신 경향과 의미 있는 치료방법에 대해 제시한 모범사례로, 펜실베이니아 주 필라델피아 시에서 운영하는 클레이모바일 프로그램(Clay mobile program)이 있다. 이 프로그램은 1994년부터 지속되어 왔으며, 어린이, 형사 사법 시스템의 청소년, 노숙자 및 지적 장애인을 포함한 사람들을 대상으로 진행되어 왔다(Clay Studio, 2016). 참가한 사람들은 점토 활동이 표현의 수단이 되었으며, 집중시간이 향상되고 다른 사람들과 관계를 쌓아가는 능력이 향상되었다(Stahl, 1996).

소아(*Pediatrics*)

점토는 아동에게 있어 매우 친숙한 재료이다. 아동은 점토를 다루는 것과 같은 방식으로 음식을 꽉 주무르기도 하고 무언가를 만드는 것을 즐기며, 진흙으로 파이를 만들기도 한다. 점토를 통해서 이와 같은 비구조화 된 탐색(unstructured exploration)활동이 가능하다. 치료사는 한 손으로 물건을 다루기 위해 필요조건인 손의 내재근육(intrinsic hand strength)의 힘을 촉진시킬 수 있도록 점토 활동을 제공할 수 있다(Henderson & Pehoski, 2006). 하지만 아동들 중에 미술 재료나 도구를 사용한 경험이 적은 아동의 경우에는 긴 시간 동안 점토를 가지고 놀거나 혼자서 점토를 다루면서 놀지 못할 수도 있다. 형태를 식별하기는 힘들지만 아동에게 좀 더 익숙한 활동을 수행할 수 있도록 안내해 주는 것이 필요하다. 반대로 재료를 계속 새로운 것으로 바꾸어 주면 아동의 놀이와 실험적인 도전을 좀 더 촉진시켜 주는 결과를 가져 올 수도 있다(Kuhaneck, Spitzer, &Miller, 2010). 좀 더 성숙한 단계에 있는 아동의 경우에는, 아직까지 형태를 정확히 식별하기 어려운 점토를 만들 지라도 자신의 점토작품에 이름을 붙이려고 할 것이다. 정신연령이 점점 발달할수록 좀 더 기술이 발달되어 머리에서 몸을 분리하고 얼굴 형태를 만들기 시작한다. 보통 그림 그리기 발달 과정과 비슷하게 점토 만들기 기술도 발달하는 경향이 있다. 청년 전기 아동들의 경우에는, 실제처럼 보이는 점토의 모습을 만들려고 한다. 어린 아동들의 경우에는 영구적인 모양의 형상을 만들려는 의도는 별로 없는 경우가 많고 호기심이 충족된 다음에는 다시 그것을 용기에 집어넣으려고 하는 의도가 더 강하다. 어떤 경우에는 때때로 나이가 어린 아동들도 자신이 만든 점토 작품을 가마에 굽고 싶어하기는 하지만 유약을 바르는 등 작품을 돌보는 데에는 별로 관심이 없다(Gaitskell & Hurwitz, 1975). 점토는 보통 실험적이고 자기-주도적으로 할 수 있는 특성이 있기 때문에 놀이치료 접근방법에 많이 이용되어져 왔다. 또한, 파괴적인 성향이 있거나 주변을 어지럽히는 성향을 가진 아동에게도 적합하게 사용할 수 있다(Axline, 1947). 자신의 옷이나 몸이 더러워지는 것을 절대 용납하지 않는 아동이나 오물이나 흙 등을 묻혀오면 심하게 야단을 맞는 아동들의 경우에는, 처음에는 점토를 가지고 노는 것에 적응하기 어려울 수도 있다. 하지만 시간이 흐르면서 점차 불안감을 극복하고 결국에는 점토를 가지고 노는 것을 즐거워하게 될 것이다.

점토 활동에서 가장 주의해야 할 점은 아동이 재료를 삼키지 않도록 하는 것이다. 일반적으로 점토는 인체에 무해하지만 유약 성분은 매우 위험하기 때문에 감독자가 없는 경우에는 이 활동을 피하는 것이 좋다. 대다수의 치료사들은 아동이 유약 대신 템프라 안료(tempra paitns)로 초벌구이를 한 후 점토작품에 칠을 할 수 있도록 한다. 아동은 많은 부속품이 달린 조그만 점토 조각을 만드는 경향이 있다. 예를 들어, 곤충의 다리 같은 것을 부착하는 것을 즐겨한다. 하지만 이러한 부착물들은 굽기 전이나 후에 부서질 가능성이 높고 구운 뒤에는 접착제를 사용해서 붙이는 경우가 많기 때문에 깨질 염려가 있어서 조심하도록 해야 한다. 점토는 잘 닦이기 때문에 침대에 누워 있는 아동들 대상으로 침상치료를 하기 위해 손으로 빚는 작은 점토작품을 만드는 것도 좋은 선택이 될 것이다.

청소년(Adolescents)

청소년은 도기공예를 기능적인 수공예 활동으로 인지하거나 최종 작품이 보여주는 전문적인 형태에 매력을 느낄 수도 있다. 10대들은 형태를 만들어 내는 점토작업 활동 과정을 통해서 자아-정체성(self-identity)을 찾을 수 있으며, 점토가 자신을 나타내는 자기표현의 수단으로 사용하기도 한다. 나이가 좀 더 있는 아동이나 청소년들은 작업 절차 상 모든 단계에 참여할 수 있을 정도로 발달이 성숙한 상태이기 때문에 가마에서 굽기를 하거나 유약을 바르는 활동에도 참여하고 싶어 할 것이다. 결과물이 나올 때까지 기다리는 과정이나 유약을 바르고 가마에 굽기 위한 정해진 절차/규칙을 지키는 구조화된 제작 과정들은 직업 전 훈련을 받아야 하는 청소년들에게도 유용하다.

노인(Older Adults)

도기공예를 신체적 기능 장애를 가진 클라이언트에게 치료적 활동으로 사용하는 점토사용 가능 치료 적용지표(indicators)를 보면 점토 활동이 노인에게도 매우 적합하다는 사실을 알 수 있다. 노인의 인지능력과 신체능력 수준에 따라 도기공예 활동의 수준을 결정해야 한다. 예를 들어, 주조형 틀은 창조성을 많이 발휘해야 할 활동이 많지 않지만, 퇴행성 질환을 가진 노인들에게는 효과가 높기 때문에 참여를 유도하는 것이 좋다. 반면에, 도기공예는 손을 많이 사용하기 때문에 다양한 활동 선택을 통해 손의 힘 강화, 주의집중력 향상, 자신에 대한 표현을 향상시키는 데 매우 효과적이다. 클라이언트들에게 최종적으로 자신이 만든 점토작품을 잘 만들었다고 생각하고 이것을 만들어 내는 과정 자체가 중요하다는 사실을 일깨워 주는 것도 매우 중요하다(Weisberg & Wilder, 1985).

노인은 관절이 불편하거나 몸이 아픈 경우가 많기 때문에 치료사는 반드시 클라이언트의 운동 기능 및 손 기능 수준, 근력의 등급 등을 고려하여 작업 활동 범위의 수준을 결정하도록 한다. 시각, 청각, 촉각을 포함한 감각 기능이 노인이 되면 저하되는 경우가 많은데(Hooper & Bello-Haas, 2009) 그렇다하더라도 이러한 감각 기능의 감소가 도기공예에 참여하지 못하는 이유가 될 수는 없다. 사실, 도기공예는 다른 공예에 비하여 감각 기능이 감소한 노인에게 오히려 더 적합하다. 예를 들어, 시각이 손상된 환자에게 도기공예는 창조성을 발휘할 수 있는 경험을 제공하기도 한다. 감각 기능의 저하는 미리 예상하기 어려운 손상을 일으킬 수 있는 위험성이 높아지지만, 도기공예를 통해 감각재교육이나 탈감각화에 대한 치료를 제공할 수도 있다. 기억력 및 다른 인지기능의 향상을 위해 각자 만든 도기작품을 가지고 회상치료 그룹(reminiscence group)에 참여하여 서로 이야기를 나누면서 토론을 위한 시작점으로 활용하는 방법을 사용할 수 있다.

그룹(Groups)

점토활동은 그룹치료에서 매우 유용하게 활용할 수 있는 재료이다. 손으로 점토를 쌓아 올리거나 코일 형태로 굴리는 동작들은 절차를 지켜야 하는 구조화된 작업이 아니기 때문에 치료사가 지켜보면서 한 번에 몇 몇의 클라이언트와 함께 작업을 진행하기에 충분하다. 비록 하나의 그룹으로 점토과제를 수행하도록 할 것 같지는 않지만, 점토활동은 클라이언트마다 각자 자신의 작품의 형태를 만드는 동안에 서로 토론을 하면서 자기 자신에 대한 표현의 질을 높일 수 있는 좋은 방법이 될 수 있다. 점토작품에 유약을 바르는 그룹 활동에서도 마찬가지 방법으로 적용할 수 있다. 일부 보호 작업장 워크숍 프로그램에는 도자기 대량 생산에 대한 기본 과정 내용이 소개되기도 한다.

사례 연구

26세의 백인 기혼 여성인 Jean은 20개의 정신과 병실이 있는 작은 사립 병원에 입원한 적이 있다. 그녀는 우울증 진단을 받았으며, 최근에 Jean과 그녀의 남편은 예전에 살던 도시를 떠나 좀 더 큰 도시로 이사를 왔다. 그녀의 남편은 엔지니어로, 회사로부터 근처에 소재한 공장으로 전출 명령을 받았고, Jean은 남편을 따라 함께 이사를 왔다. 이때 직업인 초등학교 교사를 그만두게 되면서 식욕 상실과 체중 감소 증상이 나타났고 불면증으로 아침에 일찍 깨는 등 만성피로에 시달렸다. 이로 인해 점점 기억력이 감퇴되는 증상을 느끼게 되었다. 또한, 이들 증상 외에 캔에 들어있는 식품이나 냉동식품들은 모두 오염된 것이라는 잘못된 생각을 하거나 광장 공포증(agoraphobia) 증세를 보이기도 했다. 목표를 갖거나 이를 이루고자 하는 계획도 없었으며, 심지어 자살 충동까지 갖게 되었다. 기관에 근무하는 작업치료사는 정신분석적인 접근방법으로 현재 Jean에게 가장 적합한 중재방법을 결정하기 위하여 포괄적 작업치료 평가(Comprehensive Occupational Therapy Evaluation)를 실시하였다. 작업치료사는 환자를 종이 공예를 하는 수공예 그룹에 참석을 시켰고 치료사는 이 시간에 Jean의 수행 장면을 관찰하였다. Jean은 출석을 하고 현실을 인식하는 지남력(appearance and reality orientation)이 정상인 것을 제외하고는 모든 영역에서 경도에서 중등도의 정신 기능장애가 있는 것으로 나타났다. 담당 치료사는 Jean을 계속해서 종이 수공예 활동 모임에 참석시킴으로써 자존감(self-esteem)을 회복하고 작업 활동의 수준을 향상시킨다는 치료목표를 세웠다. Jean이 아직까지는 미래 계획을 심도 있게 세우는 통찰력(insight)은 부족했지만, 제시된 목표를 지킬 수 있는 수준이었다.

다음 날, Jean과 함께 클라이언트 1명이 수공예 작업치료 그룹에 추가로 참여하게 되었다. 치료사는 다양한 수공예 프로그램을 제안하고 자신에게 맞는 것을 선택할 수 있게 도와주었지만 Jean이 스스로 선택을 하지 못하자 치료사는 Jean이 학교에 교사로 재직하고 있을 때 학생들과 함께 점토를 자주 사용했었다고 말했던 것을 떠올리고 Jean에게 포도알 크기 만한 둥근 점토를 제공해 주었다. 하지만 Jean은 처음에 점토를 어떤 형태로 만들어야 할지 모르겠다고 하면서 자신은 멋진 작품을 만들 수 없다는 변명만 했다. 시간이 지나서 Jean은 점토를 만지기 시작했으며, 1시간 30분 동안 작업치료 수공예 활동이 끝났을 때 Jean은 점토로 바위 위에 앉아있는 물개(seal on a rock)모양의 형태를 만들었다. 치료사는 그 작품이 마르지 않도록 비닐 랩으로 씌우는 것을 도와주었고 그 다음날에도 다시 작업할 수 있도록 했다. Jean은 바위 형태의 점토 모양을 만들기 위해 철사 원형 도구를 사용하였으며, 바위 주변의 테두리를 깎아내었다. 이틀 후, Jean의 바위 위의 물개 작품은 다른 클라이언트들이 만든 작품들과 함께 가마에 구울 수 있을 정도로 건조되어 있었다.

가마는 금요일에 가열되었고 작품은 구워졌다. 주말에 가마는 식었고 Jean은 기대하는 모습으로 치료사가 월요일에 가마 입구를 열기만을 기다리는 것처럼 보였다. 간호사들은 주말 사이에 Jean이 더욱 활기차졌다고 보고하였다. 그리고 그녀의 상태가 좋아진 것을 약물치료와 작업치료에 의한 것으로 여기게 되었다.

계속

사례 연구 (계속)

가마를 여는 시간이 되자 치료사는 Jean에게 작품의 두께 때문에 만든 것이 혹시 열기가 높은 가마에서 갈라졌을 수도 있다고 미리 말해 두었다. 다행히 Jean의 작품은 잘 구워져 있었다. Jean은 자신의 작품이 알맞게 초벌구이 된 것을 보고 흥분하며 기쁨을 감추지 못했다. Jean은 곤장 유약을 선택해서 물개에 윤이 나는 검은색과 바위에는 흐린 녹색을 선택하여 글레이즈를 발랐다. 그날 의사는 치료 팀과 함께 Jean이 충분히 회복되었으며, 퇴원할 정도로 안정을 찾았다고 판단하였다. Jean은 퇴원을 위해 짐을 꾸린 다음, 치료사에게 와서 자신의 작품인 물개(seal)를 어떻게 하면 가져갈 수 있는지 물어보았다. 치료사는 수요일에 다시 그 작품을 가마에 구워야 되기 때문에 목요일에 방문해서 다시 가져가라고 말해 주었다.

Jean이 작품을 가져가기 위해 병원에 다시 돌아왔을 때 Jean은 교사 면접을 보기로 예정이 되 있어서 정장차림으로 왔다고 말했다. 그리고 담당치료사에게 자신이 물개를 왜 만들게 되었는지에 대한 자신의 생각을 현재 명확하게 이야기 하였다. Jean은 가족과 친한 친구들로부터 멀리 떨어져 사는 자신의 모습이 마치 바위 위에 홀로 앉아있는 고립된 물개처럼 외로운 존재로 여겨졌다고 했다. 하지만 이제는 바위에서 내려와 다시 헤엄쳐 나갈 것이라고 말했다. Jean이 교사 면접을 보기로 했다는 사실은 Jean이 자신의 삶에 다시 재참여하겠다는 의지를 보여주는 것이라고 치료사는 판단하였다. Jean은 담당 작업치료사에게 감사함을 표했고 다시 방문할 수도 있을 것이라고 말했다. 하지만 그 날이 Jean의 마지막 방문일이었다. 나중에 시간이 지나 치료사는 Jean이 교외에 있는 학교에서 자리를 잡고 교사 일을 하며 매우 잘 지내고 있다는 말을 담당 주치의로부터 전해들을 수 있었다.

논의 질문사항

1. 이 클라이언트를 평가할 때 사용할 평가도구에는 무엇이 있는가? 당신이 선택한 평가도구에 대해서 설명해 보시오.
2. 도기공예가 남성이나 여성 중 어떤 성과 더 연관되어 있다고 생각하는가? 그렇게 생각한 이유에 대해서 설명해 보시오.
3. 도기공예 작업이 클라이언트의 자존감에 어떻게 긍정적 또는 부정적으로 영향을 미쳤다고 생각하는가?
4. 클라이언트가 도기에 조각을 하거나 그릇을 만드는 동안에 당신이 할 수 있는 질문들에는 무엇이 있는가?
5. 사례연구에서 당신이 생각하기에 이 세팅에서 적용할 수 있는 가장 적합한 작업수행 모델에는 어떤 것이 있는가?

가죽공예 (Leatherwork)

가죽 또는 유사 가죽제품을 사용하지 않거나, 몸에 걸치지 않은 사람을 발견하기는 어려울 것이다. 사람들은 신발, 벨트, 옷, 지갑, 가방, 덮개, 안장 그리고 동물의 목줄처럼 셀 수 없이 많은 가죽제품을 사용하고 있다. 가죽은 가장 오래된 천이다(Reader's Digest, 1979). 고고학자들은 선사시대에 인간이 가죽을 사용했음을 확인하였으며(Stohlman, Patten, & Wilson, 1969), 고대 중국, 고대 히브리, 로마, 미국 인디언, 에스키모, 그리고 초기 유럽문화에서 가죽의 사용에 대해 언급되었다(Reader's Digest, 1979; Stohlman et al., 1969). 이집트왕조 시대의 가죽제품은 왕족과 신을 위한 선물로 생각되어졌다. 고대 아랍인들은 가죽을 손질하는 가죽공예 기술을 스페인과 신대륙에 전해준 무어인들과 교역을 하였다. 미국 원주민들은 유럽인들로부터 영향을 받기 이전에 자신만의 가죽 손질법을 발명하였고, 가죽을 옷, 천막, 카누를 만드는데 사용하였다. 중세시대에 유럽 가죽공예가들은 수공예조합을 결성하였다. 러시아와 폴란드에서 가죽의 가치는 화폐로 통용될 정도였다. 시간이 지남에 따라 직접 손으로 손질하는 가죽의 수요는 현대적인 합성재료와 처리방법으로 인해 수요가 감소되었지만, 고대와 현대의 영향을 모두 받은 대중적인 예술 매체로서의 가죽은 여전히 남아있다(Maguire, 2004).

비록 치료에서 가죽의 사용은 감소되고 있으나, 몇몇 작업치료사들은 여전히 클라이언트에게 가죽공예를 시행하고 있다. 초창기에 가죽은 클라이언트를 위한 슬링과 부목과 같은 도구들을 만드는데 사용되었지만 대부분 상업적 제품들로 대체되었다. 그러나 치료사가 가죽공예에 익숙하다면, 상용제품들을 필요에 따라 바꾸거나 적응하는 노하우를 제공할 수 있을 것이다.

특별한 고려 및 주의사항

SPECIAL CONSIDERATIONS AND PRECAUTIONS

가죽은 동물의 종류(포유동물, 파충류 또는 새) 및 손질과정에 따라 분류된다(Griswold & Griswold, 1969). 소가죽은 다른 가죽보다 저렴하고, 다양한 용도로 가장 일반적으로 사용된다. 가죽의 두께는 무게인 온스로 표현된다. 예를 들어, 2~3온스 무게의 가죽은 대략 1/16인치 두께이며, 7~8온스의 가죽은 대략 1/8인치 두께가 된다. 동일한 조각으로 다양한 작품을 기대할 수 있다. 중고 스웨이드 의류와 자동차 청소에 사용되었던 섀미가죽은 저렴한 가죽재료가 될 수 있다(Maguire, 2004). 현대의 치료실에서는 미리 재단되어지고, 미리 구멍이 뚫린 만들기 키트를 구비함으로써 치료에 사용할 수 있다.

만들기 키트는 창작적인 한계의 결점을 보완할 수 있는 이점이 있다. 이 키트들은 치료사가 준비할 시간을 절약해 주고, 치료실에 친숙하지 않은 클라이언트들이 흥미를 가질 수 있도록 도와준다. 키트에는 미리 조각이 들어 있으며, 일부는 미리 엠보싱된 디자인으로 되어 있고, 필요한 바늘과 가죽끈이 포함되어 있다. 만들기 키트의 다양성은 치료사로 하여금 모든 가공되지 않은 재료를 구비해야 할 필요 없이 환자의 기능적 수준에 따라 가죽공예를 쉽게 등급화할 수 있게 한다.

가죽공예는 비교적 안전한 기술이다. 일부 과제에는 예리한 도구가 필요할 수도 있지만, 대부분의 과정은 그러한 도구 없이 완성된다. 무늬새기기(tooling)와 무늬찍기(stamping)를 위한 망치질은 클라이언트의 근력, 협응력, 시력이 감소되어 있다면 위험할 수 있다. 끈끼우기용 바늘은 뭉툭하여 찔릴 위험은 거의 없다. 가죽공예 작업은 소량의 도구가 사용되기 때문에 쉽게 운반되며, 소음이나 연기 없이 작업할 수 있기 때문에 거의 모든 환경에 적합하다. 비용은 항상 고려해야 할 사항이지만 작은 만들기 키트는 약 1달러에 구입할 수 있다. 클라이언트가 작고 단순한 과제에 만족한다면 가죽공예는 다른 공예품들보다 비용이 적게 들 수 있다.

대부분의 사람들에게 다른 여러 공예보다 가죽공예가 생소하다는 점은 환자의 욕구를 감소시킬 수 있다. 몇몇 가죽공예 과제는 클라이언트에게 시대에 뒤떨어졌다거나 너무 서양적인 것으로 인식될 수 있다. 작업치료사는 특히 젊은 클라이언트에게 가죽공예를 적용하고자 할 때 만들기 키트나 패턴을 고르는데 있어서 유행과 스타일을 고려해야 한다.

준비

PREPARATION

도구(Tools)

가죽공예 도구들은 매우 다양하기 때문에 어떤 것을 사용해야 할지 결정 내리기 어려울 수 있다. 다음 도구들을 사용하면 거의 모든 치료적 과제들을 완료할 수 있다.

- 회전펀치(rotatory punch)(그림 10-18) 또는 끈끼우기 구멍을 만들기 위한 가죽용 끌(thonging chisel)(그림 10-19)
- 생가죽 망치(rawhide mallet)(그림 10-18)
- 3/4인치의 타원형 구멍 펀치
- 가죽끈 절단기(strap cutter)
- 똑딱단추 부착기(snap setter)
- 가죽용 송곳(awl)(그림 10-18)
- 가죽가위 또는 다용도 칼
- 박피용 칼(skiving knife)(그림 10-18)
- 가장자리 주름잡는 기구
- 회전고리 칼(swivel knife)(그림 10-18)
- 투사된 도안
- 가장자리 정리기구
- 끈끼우기용 바늘

그 외 눈금자, 연필, 스펀지, 물그릇과 같은 기본 소모품이 필요하다. 무늬찍기를 위한 6가지 기본도구에는 veiner, seeder, camouflage tool, beveler, pear shader background tool이 있다(그림 10-19).

이러한 6가지 무늬찍기 도구를 조합하여 사용하면 많은 흥미롭고 장식적인 효과를 얻을 수 있다. 다른 기술은 플라스틱 복제판을 사용하는 방법이 있는데, 이는 빠르고, 쉽고, 재사용이 가능한 흥미를 끄는 디자인을 저렴한 가격으로 제공한다. 알파벳 도장은 과제물에 이름을 새기는데 편리하며, 다른 그림도장은 단순화된 디자인을 만드는데 사용될 수 있다. 무늬찍기 도구와 그림도장은 가죽의 매끄러운 면에 사용한다(그림 10-20).

가죽공예절차(Tooling Process)

1. 디자인을 고른다. 만약 디자인이 형판이 아닌 책에서 가져온 것이라면 연필을 이용하여 모양을 따라 그려본다.
2. 크기에 맞도록 가죽을 자른다.
3. 가죽의 거친면을 먼저 적신 다음, 젖은 스펀지로 부드러운 면을 적신다. 가죽의 부드러운 면이 원래 색으로 돌아갈 때까지 기다린다. 이 작업은 1분 이내에 완료된다.
4. 연필심이 가죽을 더럽히지 않도록 연필로 디자인을 그린 부분이 위로 가게 하여 올려놓는다.
5. 가죽본 뜨는 도구의 뾰족한 끝을 가지고 가죽에 분명한 자국이 남도록 디자인을 따라 가죽 위를 가볍게 누른다.
6. 그 다음은 회전고리 칼을 이용하여 고안된 모양대로 무늬를 새긴다. 가죽을 약간 말린 후에 작업을 해야 하는데, 가죽이 젖어 너무 부드러울 때 회전고리 칼을 사용하면 선이 매끄럽지 못하거나 작은 찢김이 생길 수 있다. 회전고리 칼을 사용하려면 연습이 필요하므로 가죽을 말리는 동안 클라이언트가 여분의 가죽조각에 회전고리 칼로 무늬새김 연습을 하도록 한다. 가죽은 약간 습기가 있어야 칼이 부드럽게 미끄러질 수 있다.
7. 모든 선이 다 새겨진 후에 축축한 스폰지로 가죽을 다시 적시고 디자인을 새길 준비를 한다.
8. 각인 도구들을 똑바로 세우고, 생가죽 망치로 평평한 상단을 두드린다(그림 10-18). 일반적으로 beveler (그림 10-19)가 먼저 사용된다. 경사진 표면 위의 표시된 부분은 디자인의 중앙을 향하여 회전고리 칼에 의해 잘려진 구멍에 놓아야 한다. 잘라진 선을 따라서 망치로 beveler를 치기 위해서는 손가락보다 손목과 팔의 움직임이 사용된다.
9. 반달모양을 가진 camouflage tool(그림 10-19)은 그 다음 디자인을 만들기 위해 요구된다.
10. 다음으로, pear shader(그림 10-19)는 등고선과 음영을 만들기 위해 사용된다.

프로젝트 결정 체크리스트

- 클라이언트가 무늬새기기(tooling)를 할 수 있을 정도의 근력/협응력을 가지고 있는가?
- 작업실 환경이 망치질/무늬찍기(stamping)와 같은 큰 소리가 나는 활동에 적절한가?
- 나는 무늬찍기와 가죽 바느질 기술을 완벽하게 할 수 있는가?
- 클라이언트가 만들기 키트의 사용을 즐거워 할 것인가?
- 가죽공예를 위한 기술을 훈련하기 위해 필요한 사항은 무엇인가?

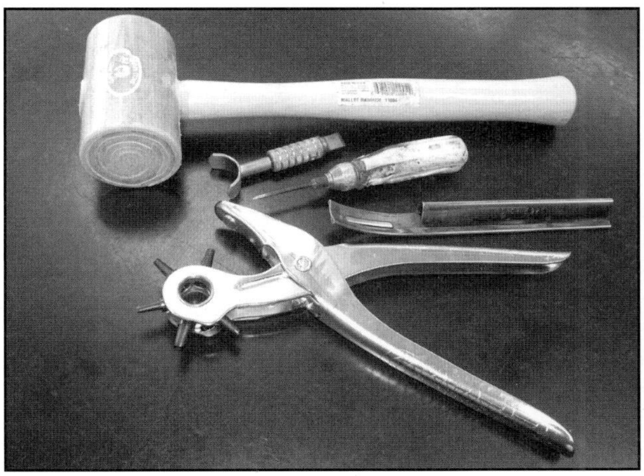

그림 10-18. 일반적인 가죽공예 도구: 회전펀치, 박피용 칼, 가죽용 송곳, 회전고리 칼, 생가죽 망치.

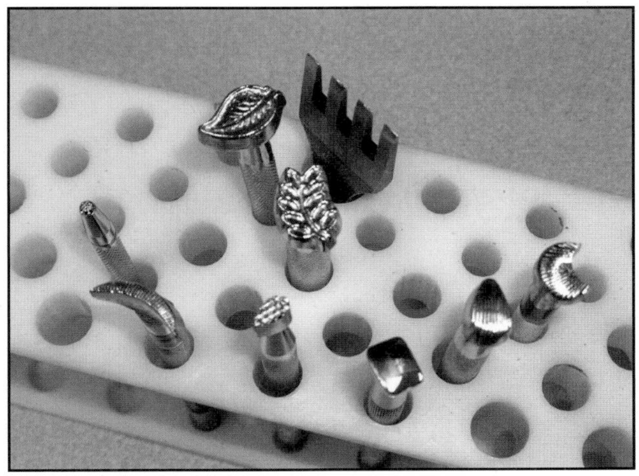

그림 10-19. 왼쪽: seeder, veiner, background tool. 가운데: 가죽용 끌(thonging chisel), 잎사귀 무늬도장(leaf stamps) 오른쪽: pear shader, camouflage tool, beveler.

11. Veiner란 도구의 어원이 잎맥(vein)에서 왔듯이 이 도구는 보통 자연의 모습을 디자인할 때 사용되고(그림 10-19), seeder는 꽃과 같은 대상의 중심부를 만들 때 사용하는 작고 둥근 모양의 도구이다(그림 10-19).

12. Background tool은 다자인의 주변을 누름으로, 디자인을 극적으로 드러나게 만들어준다. 이러한 각각의 도구들은 수직으로 잡고 생가죽 망치로 가볍게 두드려야 한다. 머리부분이 쇠로된 망치는 가죽공예 도구들의 윗면을 상하게 하고, 또한 도구들이 가죽에 구멍을 뚫게 하는 원인이 된다.

작업자는 무늬찍기 도구들을 사용하여 디자인을 복사하거나, 독특한 디자인을 창조해 낼 수 있다(그림 10-20을 본다). 두 경우 모두 과제를 시작하기 전에 가죽에 도구를 사용하는 연습을 해야 한다. 여기에 언급된 것 이외의 다양한 도구들을 사용할 수 있다. 단순한 모양 또는 사물이나 동물의 실제 그림을 새길 수 있으며, 대부분 가죽공예 도구를 사용하는 데는 특별한 기술이나 집중력이 필요하지 않다. 이러한 기회를 통해 기능이 저하된 클라이언트가 디자인을 성공적으로 선택하고 창작할 수 있는 기쁨을 느낄 수 있다.

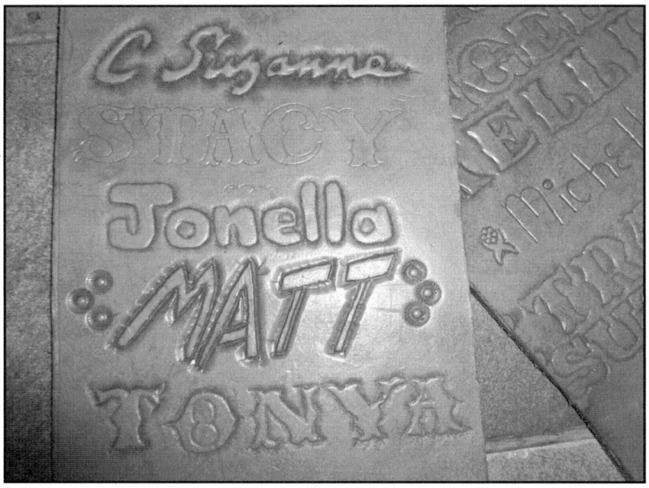

그림 10-20. 무늬새기기(tooling)와 무늬찍기(stamping) 샘플.

가죽 염색하기(Coloring Leather)

가죽의 자연스러운 색상은 그 매력 중 하나이다. 그럼에도 불구하고 클라이언트는 자주 작품에 색을 입히기 원하며, 여러 가지 착색제, 염료 및 아크릴 물감 등을 사용하기도 한다. 무늬새기기 또는 무늬찍기와 마찬가지로 클라이언트는 과제에 염색을 시도하기 전에 여분의 가죽조각에 먼저 연습하도록 해야 한다. 이것은 돌이킬 수 없는 결심을 하기 전에 선택을 확실히 해야 하는 삶의 교훈으로 이어질 수 있다. 각각의 착색제는 고유한 특성을 가지고 있으므로 치료사와 클라이언트가 사용하기 전에 설명서를 읽는 것이 중요하다. 붓, 양모, 모직 솔 또는 아주 고운 입자의 스펀지가 색을 입히는 도구로 사용된다. 가공처리하지 않은 생가죽은 골동품과 같은 모습이 될 것이다. 락커와 왁스는 방수처리의 효과가 있다. 밍크오일은 방수처리를 해 주지만 색상이 약간 어두워진다. 조각들이 조합되기 전에 모든 작업들이 이루어져야 한다.

가죽끈 끼우기(Lacing)

평가에 있어서 알렌인지수준검사(Allen Cognitive Levels Screening Test) (Earhart, Allen, & Blue, 1993)의 대중성으로 인해 가죽끈 끼우기는 작업치료사에 특히 중요한 기술이 되었다. 가죽끈 끼우기를 통해 개개인의 촉각인식, 근력, 운동계획, 민첩성, 시지각, 순서화, 좌절에 대한 인내, 학습능력, 문제해결, 오류인식 등과 같은 정보를 알 수 있다. 홈질(그림 10-21), 감침질(그림 10-22), 단순 코도반 바느질(그림 10-23), 그리고 다양하고 복잡한 종류의 바느질들은 보다 어렵게 또는 쉽게 등급화할 수 있다. 일부 가죽작업의 경우 끈끼우기가 주요 작업이며 무늬새기기 또는 무늬찍기도구가 거의 또는 전혀 필요하지 않다.

가죽끈 끼우기 과정

다음은 키트를 사용하는 대신 가죽 조각을 처음부터 준비하고 결합하는 방법이다. 대부분의 키트에는 끈끼우는 구멍이 이미 뚫려 있다. 가죽끈 끼우기에 가장 일반적으로 사용되는 두 가지 유형의 바늘은 두 구멍 바늘(그림 10-24)과 원통형 레이싱 바늘(그림 10-25)이다. 원통형 레이싱 바늘을 사용하려면 가죽끈 끝부분을 뾰족하게 자르고, 바늘의 끝부분에 뾰족해진 가죽끈을 비틀어 넣는다. 두 구멍 바늘도 사용할 수 있으나, 이 바늘은 일반적으로 왁스칠한 린넨 또는 나일론실과 가장 잘 사용된다.

1. 결합할 표면의 가장자리에 고무풀을 얇게 펴서 바른 후 두 조각을 붙인다. 이때 고무풀이 붙여지는 부분 이외에 다른 곳에 풀이 묻지 않도록 주의한다. 풀은 빨리 마르기 때문에 가죽의 부드러운 면을 더럽힐 수 있다.
2. 자를 이용해서 가장자리로부터 1/8~1/4인치 떨어진 곳에 선을 표시하여 가죽끈이 들어갈 구멍의 위치를 표시한다.
3. 가죽 밑에는 나무 조각을 놓고 모서리에서 1/8~1/4인치 떨어진 곳의 선에 가죽용 끌(thonging chisel) (그림 10-19)을 놓는다. 끌을 가죽 표면에 수직이 되도록 잡고 끌의 날이 나무에 닿아 가죽의 반대편에서 보일 때까지 생가죽 망치로 끌의 머리부분을 친다. 구멍들 사이 가죽에 구멍을 내지 않도록 조심하면서, 가죽끈이 들어갈 구멍이 충분히 만들어질 수 있도록 끌의 머리부분을 친다.

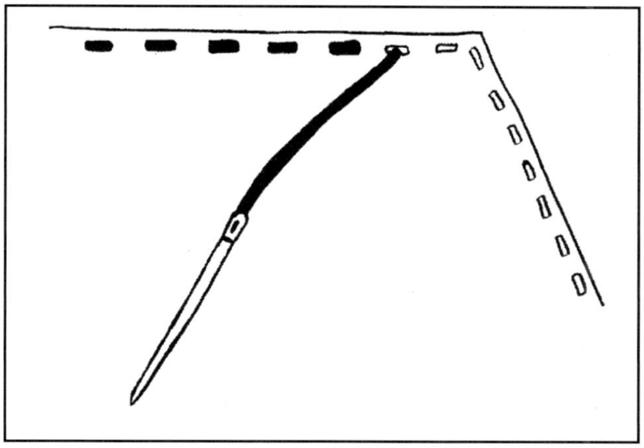

그림 10-21. 홈질.

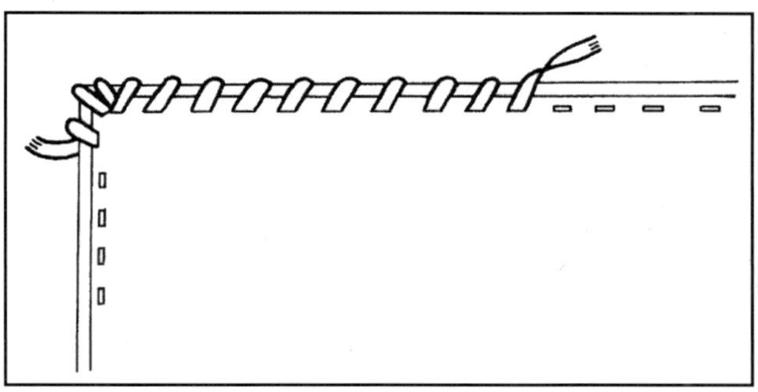

그림 10-22. 감침질.

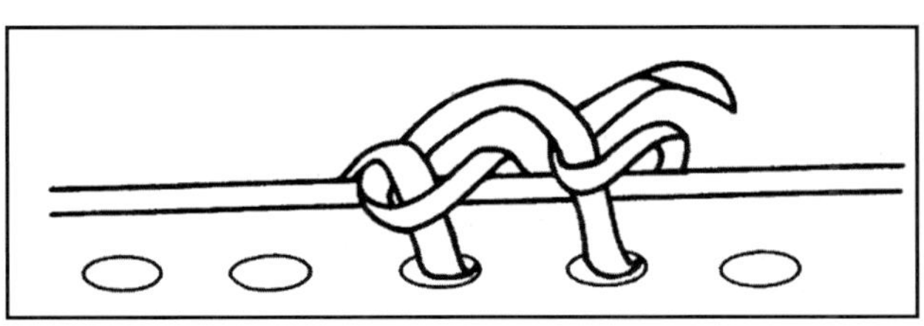

그림 10-23. 단순 코도반 바느질.

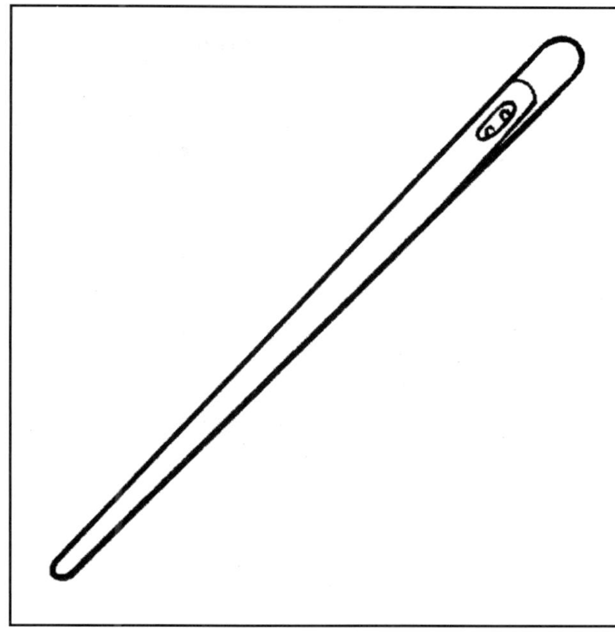

그림 10-24. 두 구멍 바늘.

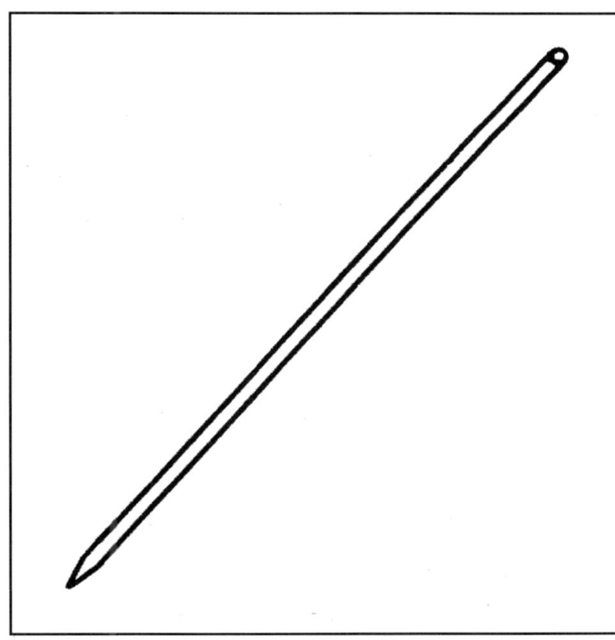

그림 10-25. 원통형 레이싱 바늘.

4. 가죽끈이 들어갈 구멍을 계속 만든다. 회전펀치(rotatory punch)(그림 10-18) 역시 가죽끈이 들어갈 구멍을 만드는데 사용할 수 있다.

바느질의 종류는 실제 끈끼우기의 난이도를 결정하게 된다(스티치 종류는 그림 10-21에서 10-23 참조). 홈질과 감침질을 그림과 같이 할 수 있다. 단순 코도반 스티치는 감침질과 비슷하지만 위에 땀이 당겨지기 전에 앞에서

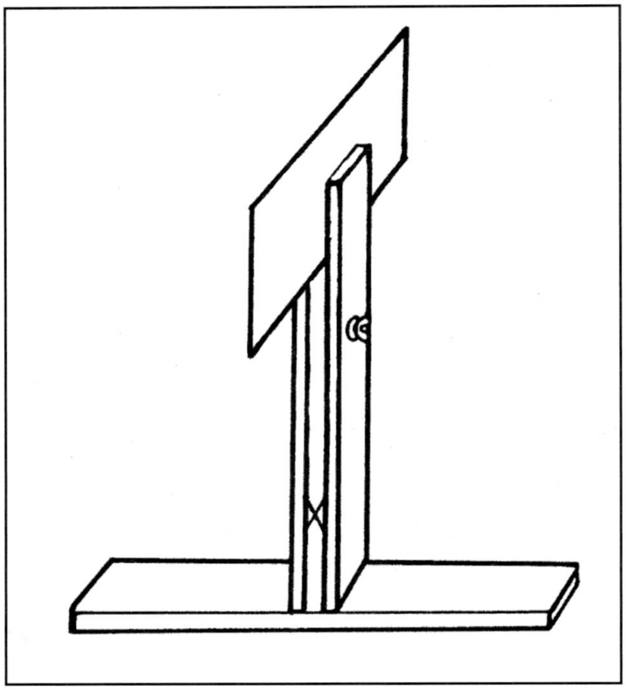

그림 10-26. 레이싱 포니.

뒤로, 고리 아래로 가죽끈을 다시 한번 넣어야 한다. 끈끼우기에 대한 구체적인 방법들은 많은 참고문헌에서 찾을 수 있다. 끈끼우기를 위한 몇 가지 바느질 방법이 높은 완성도를 가진 작품을 만들어낼 수 있을 것이다. 가죽끈이 꼬이지 않도록 해야 하며, 끈을 너무 단단히 당기지 말아야 한다. 끝맺음을 할 때 끈을 사선이 되게 자르고 가죽 안쪽으로 바느질이 통과되도록 한다. 작업하는 가죽이 길수록 편평하게 유지하는 것이 어려워진다(Griswold & Griswold, 1969). 레이싱 포니(그림 10-26)는 한 손으로 가죽끈을 끼우기 위해 가죽을 고정시켜주는 도구이다. 레이싱 포니는 클라이언트의 다리 사이에 끼우고 작업하기 편안한 높이로 가죽을 죔틀에 걸어 사용한다.

프로젝트

PROJECT

프로젝트-열쇠고리(Project-Key Fob)

활동선택과 계획

이 프로젝트는 소량의 가죽이 필요하고, 가죽끈 끼우기 유무에 관계없이 할 수 있다. 무늬새기기는 선택할 수 있는 몇 가지 도구로 수행할 수 있으며, 쉬운 대안으로 알파벳 도장을 사용할 수도 있다. 끈끼우기 작업은 가죽끈이나 플라스틱 끈으로도 할 수 있다. 플라스틱 끈은 다양한 색상이 있으며, 원하는 경우 염색한 가죽으로 색상을 맞춰서 사용할 수도 있다. 간단한 가죽열쇠고리는 좋은 선물이 될 것이다.

준비

준비물:

- 4~5온스 무게의 가죽조각, 대략 3×4인치
- 2~3피트의 가죽끈 또는 다른 끈
- 똑딱이단추 1세트
- 금속 열쇠링 또는 체인
- 종이

도구:

- 가죽끈 끼우기 바늘
- 가위
- 회전고리칼
- 가죽표면 다듬기 도구
- 자
- 마킹펜
- 가죽펀치
- 가죽용 끌(thonging chisel)
- 생가죽 망치와 각종 무늬찍기 도구
- 똑딱단추 부착기

소요시간:

20분~1시간(무늬새기기와 가죽끈 끼우기 방법에 따라 다양해질 수 있음)

예상비용:

약 1달러

과정

1. 원하는 패턴을 종이에 그린다. 크기가 열쇠고리로 사용하기에 적당한 정도로 모양을 그린다. 열쇠고리 상단에는 탭(금속열쇠 링 또는 체인을 연결하는 부분)을 부착시키도록 디자인한다.
2. 그림을 잘라낸 다음 가죽조각의 뒷면(거친면)에 복사한다. 재료를 낭비하지 않기 위해 되도록 가죽 가장자리에 바짝 붙여 그린다.
3. 날카로운 가위 또는 회전고리칼로 모양대로 잘라낸다. 열쇠고리 상단 부분 탭에 금속열쇠 링 또는 체인을 연결할 수 있도록 구멍을 뚫는다.
4. 가죽표면 다듬기 도구를 사용하여 가죽의 가장자리를 문질러 거친 부분을 부드럽게 만든다. 조각이 연결되어 있는 경우에는 필요하지 않다.
5. 가죽끈을 끼울 가장자리가 필요한 경우, 스티치 마커를 사용하여 표시한다. 가죽끈을 끼울 구멍은 모서리에서 약 1/4인치 떨어진 곳에 위치하도록 한다.
6. 가죽용 끌(thonging chisel) 또는 회전펀치를 사용하여 바깥쪽 모서리에 균등하게 구멍을 만든다.
7. 원하는 경우 가죽의 부드러운 면에 무늬 새기기를 한다.
8. 그림 10-21~10-23에서 설명한 대로 홈질, 감침질 또는 단순 코도반 바느질을 사용하여 가죽끈을 끼운다.
9. 탭을 고리 위로 접은 다음 똑딱단추 부착기와 생가죽 망치를 사용하여 단추를 고정시킨다(그림 10-27)

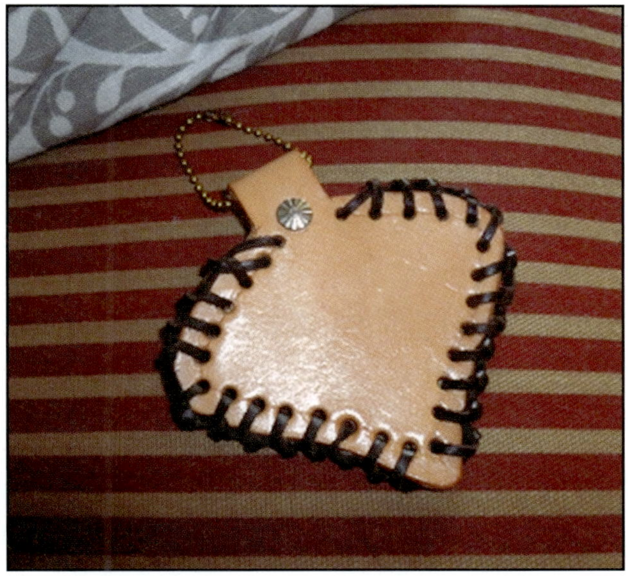

그림 10-27. 단순 코도반 바느질을 사용하여 만든 가죽 열쇠고리.

단계화와 적응

이 프로젝트는 다양한 무늬 새기기, 가죽염색하기 또는 여러 색의 플라스틱 실을 사용함으로써 다양하게 변경시킬 수 있다. 또한, 2개의 가죽조각을 사용할 수 있으며, 이런 경우 양쪽이 매끄러운 가죽으로 만들어질 수 있다.

등급 낮추기:

- 모양을 단순한 사각형으로 한다.
- 가죽끈 끼울 구멍을 미리 뚫어 놓는다.
- 클라이언트로 하여금 가죽끈 끼우기와 같은 한 단계를 선택해서 하도록 한다.
- 가죽끈 끼우기 단계를 생략한다.

등급 높이기:

- 클라이언트가 스스로 선택한 모양에 문양을 새기도록 한다.
- 섬세한 손의 움직임과 지각적인 도전을 위해 더블 코도반 스티티를 사용하여 가죽끈 끼우기를 한다.

기록

가죽의 부드럽고 거친면을 구별하고, 무늬새김 도구 사용 시 주의를 기울이고, 끈을 끼울 때 꼬임을 인식하는 것과 같은 단계를 통해 지각 및 인지기능을 알아볼 수 있다.

가죽 공예에 사용되는 기술 중 일부는 특정 직종(예: 공구사용)에 필요한 기술과 유사하므로, 활동은 이 직종의 평가를 위한 하나의 방법이 될 수 있다. 다음은 가죽공예에 활용된 기술을 묘사하기 위해 활동의 사용을 문서화 한 몇 가지 예시이다.

- "클라이언트는 꼬인 실을 바로 잡기 위한 이따금의 지시만을 가지고도 가죽끈을 끼우기 위한 지침을 따라 수행할 수 있었다."
- "클라이언트는 생가죽 망치를 잡을 수 있었지만, 도구를 사용하는 동안 쥐기를 유지하기에 충분한 힘을 가지고 있지 않았다. 이는 현재로서는 이전 직업으로 돌아갈 가능성이 부족함을 나타낸다."
- "클라이언트는 통증을 호소하지 않고 최대 10분 동안 가죽끈 끼우기 활동을 하면서 팔꿉관절을 지속적으로 굽히고 펼 수 있었다."

기타 아이디어 및 단계화

OTHER IDEAS AND GRADING

가죽을 자르고, 가죽끈을 끼우고 최소 도구만을 사용하여 간단하면서도 매력적인 가죽공예를 만들 수 있다(예: 동전지갑, 냅킨링, 액자 또는 장남감). 어떤 과제에 있어서 변경 가능한 대체 재료는 자동차 세척용 가죽인데, 이것은 자동차 부품 가게라든지, 큰 할인매장의 자동차 용품 코너에서 쉽게 구입할 수 있다. 이 가죽은 매우 부드럽고 얇아서 장식용 작품이나 아동의 인형을 만드는데 적합하다(Maguire, 2004). 다른 과제에서 남은 가족조각이나 자투리로 구입한 가죽은 열쇠고리, 수하물 태그, 테슬, 냅킨링 또는 머리핀과 같은 작은 물건을 만드는데 사용할 수 있다. 가죽끈은 여러 가지 방법으로 가죽조각을 결합하는데 사용할 수 있다(예: 가죽끈을 땋아서 팔찌나 발찌 만들기, 컵받침 만들기). 무늬가 새겨진 가죽조각은 액자, 상자커버, 책커버 등을 위한 장식으로 사용될 수 있다. 가죽책자는 단순한 도안과 최소한의 바느질로 만들 수 있다. 가죽은 염료로 색칠할 수 있지만 또한 늘 쓰는 사인펜으로도 염색할 수 있다. 모카신, 슬리퍼 또는 아기 옷 등은 다소 만드는데 복잡하고 비용이 많이 들지만 일부 클라이언트에게는 인기 있는 선택이 될 수 있다. 만들기 도구 키트나 패턴 모두 앞서 말한 신발이나 다른 아이템에 사용될 수 있다. 고리벨트 만들기는 한때 대중적인 치료로 사용되었으며, 여전히 많이 사용된다. 이 키트는 보통 미리 잘려진 가죽, 버클, 버클연결부, 버클고정부 등이 포함되어 있으며, 조립은 간단하고 반복적이다. 작은 동전지갑, 수하물 태그, 지갑 같은 물건들도 키트로 잘 나와 있다.

가죽공예는 다양한 변화를 줄 수 있으며 등급화를 많이 할 수 있는 공예이다. 키트를 사용하는 경우 원자재를 사용하는 것보다 간단하다. 그러나 치료사는 모든 키트가 쉽다고 생각해서는 안된다. 등급을 높이기 위해 클라이언트가 처음부터 만들기를 시작하고(측정 및 절단, 필요한 곳에 가죽끈 끼우는 구멍을 만들기), 더블코도반 스티치와 같이 더 어려운 바느질 기법을 사용하여 키트를 조립하게 한다. 가죽을 그냥 두는 것보다 디자인을 새기는 것이 더 어렵다. 등급을 낮추려면 간단한 과제를 선택, 키트를 사용하거나 홈질 또는 감침질과 같이 간단한 바느질을 사용한다.

매우 간단한 "스크래치" 과제는 복잡한 키트보다 기술이 더 적게 요구될 수 있음을 기억해야 한다. 무늬새기기나 무늬찍기가 필요한 과제는 더 많은 도구, 시간 및 기술이 필요하며 치료사는 클라이언트의 선호도 뿐만 아니라 클라이언트의 능력에 따라 활동을 구성해야 한다. 대부분의 가죽공예는 클라이언트의 창의성과 개성을 허용하면서, 치료사가 등급화 하기에 적합하다.

주된 치료적 적용

MAIN THERAPEUTIC APPLICATIONS

신체적 장애(Physical Dysfunction)

가죽공예는 신체적 제한을 가진 클라이언트를 위해 쉽게 등급화 할 수 있다. 가죽끈 끼우기 과제는 침상에 있는 클라이언트나 이동이 제한적인 클라이언트에게 이상적이다. 이 활동은 조용하고 물이나 다른 액체를 사용할 필요가 없으며, 먼지나 냄새도 나지 않는다. 과제를 하는 도중 재료를 손상시키지 않으면서 쉽게 중단하고 다시 시작할 수 있다. 가죽공예 도구는 소독할 수 있으며, 쇠로 만든 공구들은 녹슬지 않도록 철저히 건조시킨다. 가죽자체는 살균이 어렵기 때문에 재료들을 다른 클라이언트와 공유하지 않도록 한다. 링크벨트 만들기 또는 가죽끈 끼우기 작업을 위해 미리 구멍이 뚫린 만들기 키트와 같은 최소한의 도구가 요구되는 단순한 과제는 짧은 입원기간을 가진 클라이언트에게 좋은 활동이 될 수 있다.

가죽공예는 다양한 범위의 상지 기능을 향상시키는데 좋은 활동이지만, 치료환경에 따라 제한이 있을 수 있다. 많은 치료환경에서는 간단한 끈끼우기 과정만을 요구 하기 때문에 무늬를 새길 수 있는 가죽공예 도구들이 갖추어져 있지 않는 곳이 많다. 그러나 일반적으로, 가죽에 구멍을 내는 작업 및 무늬새기기 활동은 상지의 근력강화, 양측협응, 눈-손협응, 그리고 지구력을 향상시킨다. 무늬새기기 및 무늬찍기(그림 10-28)를 할 때 도구 잡기 및 생가죽 망치를 사용해야 하므로, 양손 협응 뿐 아니라 쥐기 힘과 근위부 안정성이 필요하다. 가죽끈 끼우기 작업은 원위부 근육들의 활성화 및 pad-to-pad 잡기와 기민성과 같은 소근육 향상에 도움이 된다. 이 작업은 근위부의 안정성이 저하되어 있거나 한손을 사용할 수 없는 경우, 이러한 상황을 보상하기 위한 방법을 사용할 수도 있다. 관절이 약하거나 염증이 있는 클라이언트의 경우 치료사는 가죽 자르기나 망치질과 같은 저항이 있는 활동을 하는 것에 대해 주의를 기울여야 한다(Melvin & Jensen, 1998).

시각손상이 있는 클라이언트는 가죽공예를 사용하여 중요한 보상기술인 촉각인식능력을 높일 수 있다. 클라이언트는 본인의 디자인을 만들고 가죽끈을 끼울 때 촉감을 느낄 수 있을 것이다. 가죽공예를 하면서 배운 기술은 동전을 조작하거나 옷을 입을 때 질감을 구별하는 것과 같은 다른 활동에 도움이 될 수 있다.

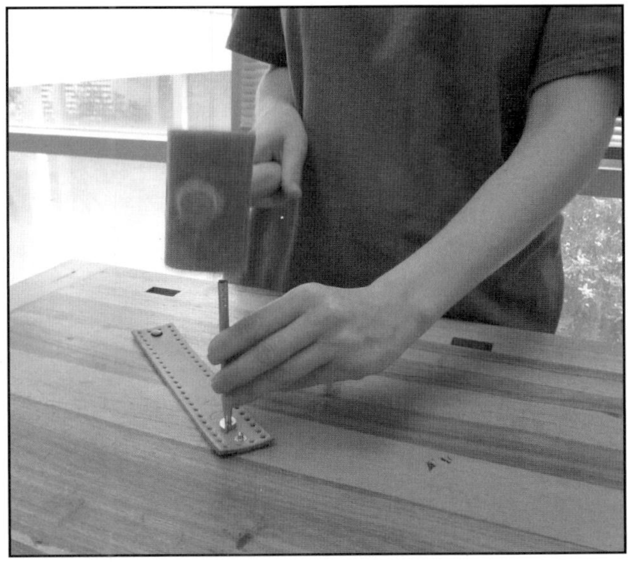

그림 10-28. 무늬찍기 도구를 내려치는 것은 강한 잡기와 눈-손 협응이 요구된다.

정신건강(Mental Health)

가죽공예는 한 때 정신건강에 문제가 있는 클라이언트의 치료에서 종종 사용되었지만, 오늘날에는 인지기능을 평가하는 알렌인지수준검사(Allen Cognitive Level Screening)의 대중성으로 인해 정신건강에 문제를 가진 클라이언트와 가장 밀접하게 관련되어 있다(부록 II 참조).

가죽공예는 작업의 지속성, 문제해결, 시각적 주의 및 처리, 지시를 따르는 능력과 같은 기술을 향상시키는데 사용될 수 있다. 낮은 기능의 클라이언트는 고리벨트 키트 또는 단순한 끈기우기 작업만 필요로 하는 쉬운 프로젝트를 적용하여 성공할 수 있으며, 좀 더 난이도가 높은 과제를 하는 능력은 클라이언트가 확실하게 기능적인 향상을 가지게 되었음을 구체적으로 보여준다. 천연가죽제품은 영속성으로 인해 가치감을 높여준다. 가죽공예는 매우 구조화될 수 있고, 재료는 조절가능하며, 자주 멈추었다가 다시 시작할 수 있기 때문에 조증 환자에게 유용하다(Early, 2009). 지적장애로 진단받은 클라이언트는 무늬찍기와 끈끼우기와 같은 반복적인 작업으로 인해 운동협응과 기민성 기술을 향상시킬 수 있다. 끈끼우기의 정확성과 소요시간을 체크하는 것은 향상된 기능을 측정하고 문서화할 수 있는 객관적인 방법이다.

아동과 청소년(Children and Adolescents)

가죽공예는 암병동, 정신과병동, 외래환자 또는 학교환경과 같은 장기간의 환경에 있는 아동 또는 청소년에게 적합하다. 급성기의 아동들이 가죽공예를 할 수 있을 만큼 건강하면 그들은 퇴원을 했기 때문에 가죽공예는 급성기 병동에서는 자주 사용되지 못했다. 아이들은 어떤 물건을 만드는 것을 좋아하는데, 특히 남자아이들은 카우보이처럼 보이는데 사용되는 물건 만드는 것을 좋아할 것이다. 가죽공예는 작업치료사가 가위의 사용, 글쓰기와 같은 교육적인 목적으로 사용할 때 학교시스템에서 사용할 수 있다. 나이가 많은 아동과 청소년은 초커, 완장, 지갑 또는 동전지갑과 같은 가죽제품을 사용하고 만드는 것을 좋아한다. 만들기 키트는 아동을 위해서는 가장 만족할 만한 결과를 제공하고, 어떤 것은 특히 아동이 좋아할 만한 것으로 디자인 되어 있다. 나이 많은 아동의 경우 망치질과 무늬새기기 활동은 에너지를 표출하기 위한 좋은 활동이 될 수 있으며(Early, 2009), 청소년에게는 정체성과 창의성을 표현할 수 있는 기회를 제공한다. 이러한 활동은 강한 고유수용감각 입력에 좋은 활동이 될 수 있지만, 소음에 민감한 아동에게는 피해야 한다. 복잡한 단계의 가죽공예 제품을 완성하면 성취감과 자신감을 가지게 될 것이다.

노인(Older Adult)

가죽공예는 노인들에게는 치료중재로 덜 사용된다. 아마도 가죽공예가 일반적으로 남성적인 활동으로 분류되는데 대부분의 노인들이 여성이기 때문일 것이다. 가죽끈끼우기 바늘은 끝이 뭉툭하여 부상위험이 적기 때문에 노인들의 소근육을 향상시키기에 좋은 활동이다. 가죽공예는 또한 바느질을 즐겼으나 시각이나 민첩성의 저하로 인해 더 이상 바느질을 할 수 없는 클라이언트를 위한 훌륭한 대체 활동이 될 수 있다. 가죽에 무늬를 새기거나 무늬를 찍는 작업은 근력이 요구되기 때문에 노인이 작업을 할 때에는 주의가 필요하다. 몇몇 도구들은 상처를 입힐 수 있으며, 노인들은 협응력, 촉각, 시각능력의 저하로 인하여 상해의 위험이 더 클 수 있다(Bonder & Bello-Haas, 2009). 골관절염은 노인에게서 흔히 볼 수 있는 증상이며, 도구의 저항적 잡기는 통증이나 변형을 더욱 악화시킬 수 있다(Melvin & Jensen, 1998).

그룹(Group)

가죽공예는 일반적으로 그룹활동으로 사용되지 않는다. 클라이언트는 평행그룹 안에서 간단한 과제를 수행할 수 있으며, 기능이 좋은 클라이언트는 무늬새김 디자인을 계획하고 실행하는데 도움을 줄 수 있지만 일반적으로 가죽공예는 협업작업을 하거나, 의미 있는 결과물을 만들어낼 만큼 크지 않다.

사례 연구

Evans는 23세의 남성으로 술집에서 체포되어 교도소의 교화 프로그램의 일환으로 카운티의 알코올 및 마약 치료시설에 입원했다. 그는 알코올 의존으로 진단받아 28일간의 입원 치료 프로그램에 참여하게 되었다. 초기 면담에서 작업치료사는 그의 배경에 대해 알게 되었다. Evans는 8명의 형제들 중 막내였다. 그의 부모님은 너무 바빴기 때문에 그가 성장하는 동안 많은 관심을 주지 못했다. 그는 "너무 지겨워서" 10학년 때 고등학교를 그만두고 그 이후로 다양한 노동직에 종사하였다. 그는 나쁜 결과에도 불구하고 한번도 자신이 비정상적으로 술을 마시고 있다고 생각하지 않았다. 그의 약혼녀는 술취한 그에게 얼굴을 맞은 후 결혼식을 취소하였다. 그 사건 이후 부모님은 그에게 집을 나가라고 했다. 그는 이전에도 음주문제로 인해 체포된 적이 있지만 치료를 받게 된 것은 이번이 처음이다.

작업치료실에는 다양한 평가가 있었으며, Evans의 치료사는 면담 결과를 토대로 부적절한 여가 선택 및 시간관리기술, 문제해결장애 등을 알아볼 수 있는 흥미체크리스트, 일상활동지도 및 알렌인지수준검사를 선택하였다.

흥미체크리스트에서, 그는 가죽작업과 스포츠에 강한 흥미를 나타낸 것으로 나타났다. 그는 치료실에서 가죽 공구들을 한번 본 후, 가죽공예를 하기 원했다. 일주일 동안 그에게 가치 있는 활동, 자율적인 활동, 생산적인 추구를 하는 활동들은 거의 보이지 않았다. 치료사와 논의를 하면서, 그는 항상 그룹에서 수동적이었으며, 다른 사람들이 그를 위해서 결정을 내려줬다고 말하였다. Evans는 알렌 인지수준검사에서 5.4점을 받았으며, 치료사는 그가 바늘과 가죽끈을 조작하기에 다소 감소된 기민성을 가지고 있음을 발견하였다.

Evans와 작업치료사는 함께 치료 계획을 세워 나갔으며, 그는 작업치료사에게 본인이 기술을 배워 보다 안정적인 직업을 얻을 수 있을 것이라고 말했다. 그의 치료를 위해 좀 더 구체적인 치료 프로그램을 만들었으며, 다음과 같은 목표를 정하였다; 28일의 치료 프로그램을 수행하는 동안 생산적인 일의 활동계획/스케줄을 개발하고 수행하며, 최소한 3가지의 현실적인 고용 옵션을 생각하고, 지속적으로 자제력을 발휘하며, 그룹 및 개인의 문제해결 및 긍정적인 대처 전략을 개발하도록 하며, 활동을 통하여 소근육의 기민성을 향상시키도록 한다.

치료 첫 주 동안 Evans는 압형된 가죽 벨트를 완성하여 보관하고, 착용할 계획을 세웠다. 그는 결과에 만족했으며, 더 복잡한 것을 하기 원했다. 두 번째 프로젝트에서 그는 다가오는 가족들의 방문을 준비하기 위해 어머니를 위하여 어깨에 매는 가방을 만들기로 결정했다. 이 기간 동안 그는 레크레이션 치료사와 함께 무거운 것을 들어올리는 프로그램을 시작하였으며, 심리학자와 상담 그룹에 참여하였다. 마지막 주에 그는 건축작업을 하는 아버지를 위해 공구 벨트를 완성하였다. 이 과정에서 그는 문제를 해결하고, 좌절을 긍정적으로 해결하는 능력을 보여주었다. 마지막 그룹 세션에서, 그는 완성된 프로젝트를 자랑스럽게 보여주었고, 현재의 성취와 미래의 계획과 음주에 대한 대처 전략에 관한 토론에 참여하였다.

논의 질문사항

1. Evans가 자신의 목표를 달성했는지의 여부를 결정하고 분별하는 것을 돕기 위해 어떤 질문을 할 수 있습니까?
2. 이 작업은 Evans의 직업적 필요와 관련이 있습니까? 설명해 주세요.
3. Evans는 가죽작업을 즐기는 것처럼 보입니다. 어떻게 하면 퇴원 후에 그가 지속적으로 가죽작업을 할 수 있을까요?
4. 어떤 문화 / 연령 / 성별 그룹에게 가죽 작업이 특히 의미가 있을까요? 설명해 주세요.
5. 작업치료 클리닉에 어떤 가죽 프로젝트 재료 또는 키트(있는 경우)가 가장 적합하다고 생각하십니까? 왜 그런지 설명해 주세요.

목공예 (Woodwork)

사람은 수년 동안 나무를 사용하여 기능적인 물건들을 만들어왔다. 그리고 목각(woodcaving)은 초기의 예술적 노력 중의 하나였을 것이다(Griswold & Griswold, 1969). 목재는 인간의 가장 기본적인 욕구를 충족시키는데 도움을 주었다: 연료로써 태울 수 있고; 종교적인 조각품; 악기의 재료; 가구, 다리, 집을 건축하는데 사용되었다(Douglass, 1960; Scharff, 1952). 치료적 목공예는 건축을 넘어서 작은 조각내기(chip carving), 목판 인쇄, 나무 세공(whittling), 장난감 만들기, 목재 조각 등의 수많은 공예들을 포함한다(Reader's Digest, 1979). 용기나 가구 제작 및 기타 대형 목공예는 보통 직업 기술을 다루는 장기 치료 프로그램의 일부이다(Cottrell, 1996). 나무 프로젝트는 급성기 정신 건강 환경에서 더 많이 활용되며, 신체 기능 장애 재활에서는 그보다 적게 사용된다(Blundon & Smits, 2000; Specht, King, Brown, & Foris, 2002). 자전거 톱(연장), 페달선반, 페달사포와 같은 적응 장비는 초기 작업치료실에서는 표준 장비로 사용되었지만, 요즘에는 크게 알려지지 않았다. 현대의 많은 작업치료실과 교육 프로그램은 여전히 드릴 프레스, 테이블 톱, 지그 톱(jig saw), 밴드 톱(band saw)과 같은 대형 전동 장비를 보유한 목공예실을 선택한다. 치료실에서 보통은 수작업 공구나 손에 들고 쓰는 휴대용 전동 공구를 가지고 있거나 몇 가지 간단한 목공 조립키트를 보유하고 있다. 이번 장의 프로젝트는 간단히 자르는 몇 가지 작업을 필요로 하지만, 목공예 도구는 지역사회 내 철물점 또는 대형 주택개조 장비 상점을 이용하면 된다. 대부분의 목공예 도구와 용품은 소매점에서도 쉽게 구할 수 있다. 대규모 목공예가 중재의 수단으로 흔치 않음에도 불구하고, 작업치료사는 목공 도구로 최소한의 기초 기술을 습득하기 위해 노력해야 한다. 전문가로서 상용화된 도구를 구매할 수 없는 경우에는 특정 클라이언트를 위해 맞춤 제작을 할 수 있다. 또한, 목공은 특히 남자들 사이에서 인기 있는 취미활동이고 치료사들은 이러한 여가 작업으로의 복귀가 목표인 클라이언트를 위해 문제해결에 수반되는 절차와 도구에 대한 기본적인 지식이 필요하다. 일부 치료사들은 이동성 및 기타 보조도구의 대부분들을 가공하는 개발도상국으로부터 치료 서비스를 제공받는 것을 알게 될 것이다(Werner, 2009).

특별히 고려할 사항 및 주의사항

Special Considerations and Precautions

목공예는 우리의 환경에 편재되어 있기 때문에 폭넓은 매력을 가진다. 예술적 관심이 거의 없거나 전혀 없는 사람들도 그것의 기능적인 응용 때문에 목공예품을 가치 있게 생각한다. 목공 프로젝트, 특히 목공 조립키트는 기능이 부족한 클라이언트도 성공적으로 완성할 수 있을 만큼

프로젝트에서 결정해야 할 체크리스트 (Project decision checklist)

- 나무 조각에 접근하거나 톱질을 할 수 있는가?
- 조립키트를 기꺼이 구매할 수 있는가?
- 클라이언트가 호흡 문제를 가지고 있는가?
- 프로젝트를 완성하는데 얼마나 많은 세션이 필요한가?
- 클라이언트가 날카롭고 무거운 도구에 안전한가?
- 주어진 환경에서 향(마감재나 청소액)이 있는 물품을 사용하는데 가능한가?
- 주어진 환경에서 망치질과 같은 소음이 발생하는 과정을 진행하는데 가능한가?
- 기술을 올릴 수 있는 옵션은 무엇인가?

충분히 쉽고; 또한 더 높은 난이도를 필요로 하는 클라이언트를 위해 단계를 높이는 것(등급화)도 용이하다. 몇 가지 요인들이 목공예가 치료 환경에 어떻게 통합될 수 있는지에 영향을 줄 것이다. 전동 공구는 비싸고 위험하여 많은 공간을 차지하기 때문에 많은 치료실에서는 조립키트를 사용할 것이다. 일부 치료사들은 간단한 작업을 위해 수제 조립키트를 제공할 능력을 가지고 있는데; 취미 상점이나 공예 카탈로그에서 구입할 수 있는 조립키트는 비용이 많이 들 수 있기 때문에 목공예와 관련된 친구 또는 가족 구성원과 도구를 준비하는 것이 이상적이다.

목공예에 사용되는 수공구는 날카로운 모서리나 뾰족한 끝과 같은 위험을 초래할 수 있다. 이것은 모든 클라이언트, 특히 근력, 협응 또는 감각이 감소되거나 면역력이 저하된 클라이언트에게 고려되어야 할 사항이다. 클라이언트가 목공예 도구를 사용하는 경우 감독은 필수적이다. 나무 조각 자체도 파편을 일으킬 수 있으며 예를 들어, 감각이 저하되었거나 충동적인 사람들은 나무를 조작하고 사포질하는 동안 추가로 주의해야 한다. 목공 작업에서 흔히 사용되는 페인트와 염색용 염료와 같은 마감재는 지저분하고 청소를 위한 특수 용제가 필요하며 일부는 유독 가스가 있을 수 있다. 치료사는 적절하게 신문, 장갑, 커튼 등을 사용하여 옷이나 작업 공간에 묻는 것을 방지해야 한다. 일부 물질에는 유독가스가 포함되어 있어서 외부 또는 환기가 잘 되는 곳에서만 사용해야 한다. 자르거나 사포질로 인한 톱밥은 페인트나 염색용 염료뿐만 아니라 호흡기 질환이 있는 클라이언트에게 해로울 수 있으며 마스크 사용과 같은 주의사항을 준수해야 한다. 또한 시끄러운 망치질은 어떤 시설이나 클라이언트에게 지장을 줄 수 있다.

완제품이 만들어질 때까지 주의를 기울여야 좋다. 마무리 손질을 할 때 사포질이 제대로 안된 표면이 부각되어 보일 수 있다. 조립할 때 사용되는 접착제는 마감처리를 어렵게 만들 수 있으므로 흘러나온 접착제는 즉시 깨끗이 닦아야 한다. 곡물로 사포질하고 페인트 또는 염색용 염료를 한 방향으로 가하면 가장 전문적인 모양이 될 수 있다. 나무는 때때로 적합성, 형태 또는 모양을 개선하기 위해 다듬거나 재사포질할 수 있지만 제한된 범위에서만 가능하다. 붓(및 모든 도구들)은 사용 후에 철저하게 세척해야 오랫동안 사용할 수 있다. 좋은 품질의 도구들은 교체 비용이 비쌀 수 있다.

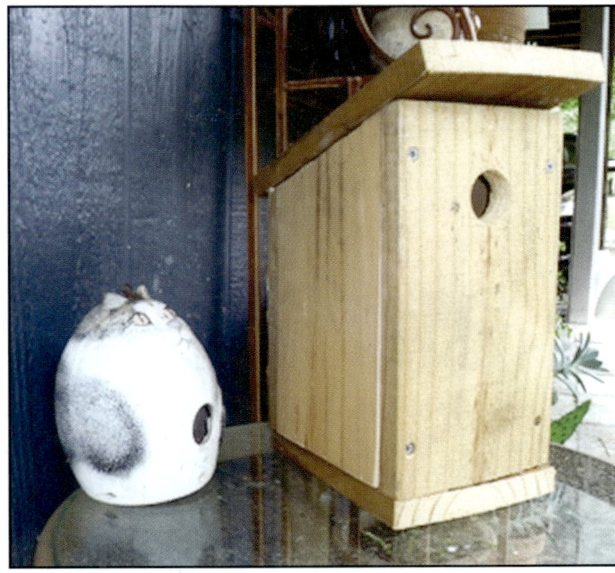

그림 10-29. 둥근 구멍이 있는 나무판자로 만든 새 집(birdhouse).

프로젝트

PROJECTS

프로젝트 — 나무판자로 만든 새 집 (One-Board Birdhouse)

활동 선택 및 계획

기본적인 새 집(그림 10-29)에는 6개의 조각이 있으며, 하나 당 1 × 6인치 보드에서 잘라낸다. 대부분의 경우 조각을 미리 잘라놓아야 하며 사포질, 조립 및 마무리 작업까지 완성해야 한다. 추천하는 나무는 소나무, 삼나무, 포플러 또는 오크(모두 쉽게 구할 수 있음)가 포함되지만 장기간 사용하려면 실외 환경에서도 견딜 수 있는 노송나무가 가장 좋다. 또한 조각 나무는 충분한 크기라면 훌륭한 가능성이 있다. 나무의 파편을 조심해야 한다. 새 집은 아연 도금된 나사와 목재 접착제로 조립되지만 조각도

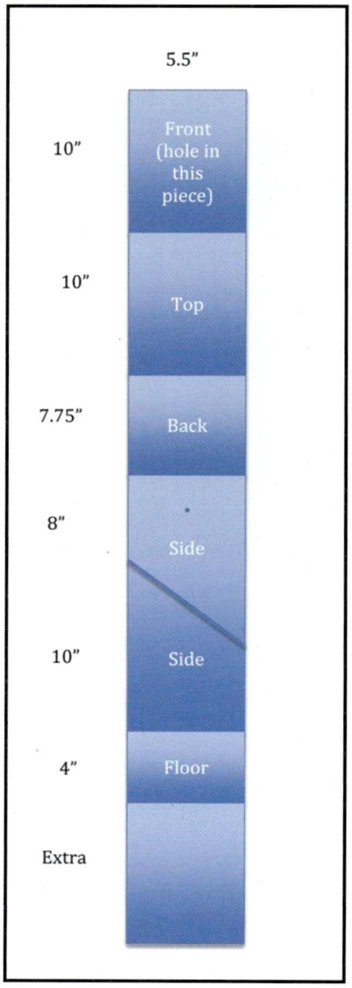

그림 10-30. 새 집 패턴.

함께 박을 수 있다. 눈에 보이는 접착제는 접합 부분에 도포한 후에 닦아 내야한다는 것을 기억해야 한다. 나사 또는 못은 접착제가 건조되기 전에 사용하여 완제품의 강도를 증가시켜야 한다. 장식 목적으로만 사용한다면 페인트, 염료 또는 광택과 같은 마감재가 적합하다. 이것이 새의 실제 거주지로 사용되는 경우, 잠재적인 마감재의 독성을 확인해야 한다. 사포질 또는 유해 가스를 함유한 제품의 사용은 호흡기 문제가 있는 클라이언트에게 금기일 수 있음을 기억해야 한다.

준비

준비물:

- 1/2 ~ 3/4인치 두께의 나무, 1 × 6인치, 패턴을 따라 60인치 길이로 잘라냄(그림 10-30).
- 사포
- 목재 접착제
- 아연 도금된 1인치의 작은 나사(보통 실내용 나무 나사는 작음) 또는 작은 못
- 필요하다면 염료 또는 페인트

도구:

- 연필
- 드릴(수동 또는 전동)
- 필립스 스크루 드라이버
- 선택한 마감재의 도포 및 청소를 위해 필요에 따라 솔, 천 조각 등을 칠함. 적용 및 청소 지침을 위해 마감재 라벨을 꼭 읽어야 함.

소요 시간:

마감재에 따라 1 ~ 2시간

대략적인 비용:

$4~$5 (더 저렴하게 수행할 수도 있음)

과정

1. 지침을 이해하고 조각을 자르고 조립한다. 필요에 따라 조정할 수 있다.
2. 각 조각을 사포질한다. 나사 구멍을 표시하기 위해 다시 마른 상태로 만든다(다음 단계 참고).
3. 각 나사에 작은 시작 구멍을 표시하고 뚫는다. 접합 부분/측면 당 최소 2개의 나사가 있어야 한다.
4. 눈에 보이는 접착제를 철저히 닦아내면서 조각들을 함께 붙인다.
5. 표시된 각 위치에 나사를 놓는다.
6. 가능한 마감재를 적용하기 전에 접착제가 마를 때까지 약간의 시간을 둔다.

7. 끝내기 위해 원한다면 염료나 페인트를 사용한다. 우선 라벨의 지침을 읽고 기억한다.
8. 새의 집으로 사용할 경우 밑바닥 조각의 각 구석을 조금만 잘라내어 배수구를 만들고 상단 부분을 열어서 청소할 수 있도록 경첩을 단다. (Adapted from Birds & Blooms, 2014.)

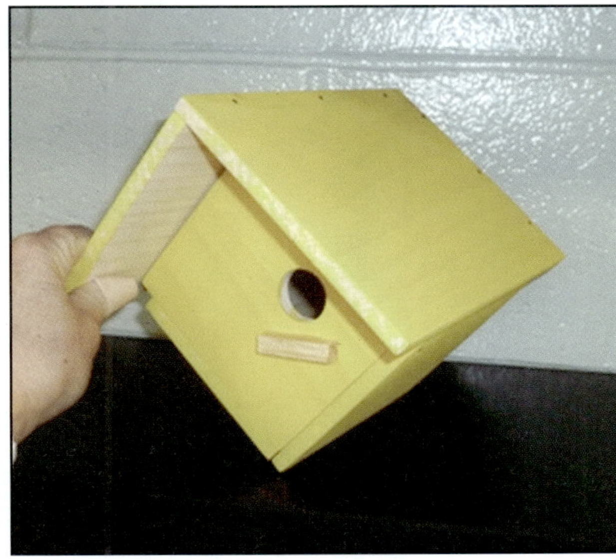

그림 10-32. 조립키트로 만든 새 집.

등급화 및 적용

새 집은 더 좁은 보드를 사용하여 수정할 수 있고 이렇게 하면 전체 크기가 변경된다. 또한 구멍을 뚫는 드릴 비트를 사용할 수 없는 경우 둥근 구멍이 아닌 직선 구멍(그림 10-31)이 생기게 된다. 마감은 활동 목적 및 궁극적으로 의도된 용도에 따라 달라질 수 있다.

등급 내리기:

- 쥐기에 적합하도록 적응된 사포를 제공한다.
- 사포질을 하는 동안 클램프를 사용하여 조각을 고정한다.
- 클라이언트는 사포질만 하거나 또는 조립만 한다.
- 전동 스크루 드라이버를 사용한다.

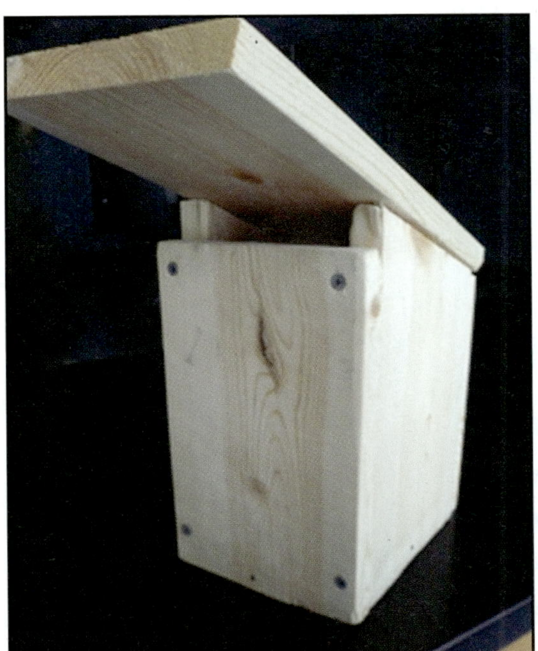

그림 10-31. 대체(직선) 구멍을 가진 새 집.

- 미완성 상태로 둔다.
- 새 집 조립키트를 사용한다(그림 10-32).

등급 올리기:

- 환자가 전체 판자에서 조각을 자르도록 한다(밀접한 감독 하에)
- 양철 지붕과 같은 장식적인 손질을 추가한다.
- 조립할 때 수동 드릴과 스크루 드라이버를 사용한다.
- 더 복잡한 마무리를 계획하고 실행한다.
- 쥐기 패턴, 운동 범위, 근력의 요구 사항을 변경하기 위해 나사를 사용하는 대신 못을 사용한다.
- 목재 굽기 도구(wood-burning tool)를 사용하여 장식한다(그림 10-33).

모든 부분이 미리 잘라져 있고 최소한의 사포질이 필요한 간단한 새 집 조립키트를 사용할 수 있다. 조립키트에는 일반적으로 조립 시 필요한 사포, 모든 작업의 부품 및 못이 포함된다. 손에 여분의 못과 사포를 가지고 있는 것이 좋다. 조립키트의 나무 조각은 일반적으로 단단한 베니어가 있는 압축된 나무로 만들어지며 매우 얇다. 조각은 강도 면에서 더 가볍고 다루기 쉽지만 조립하기에는 더 어려울 수 있다. 정교함이 더 높아지고 쪼개지기 쉽기 때문이다.

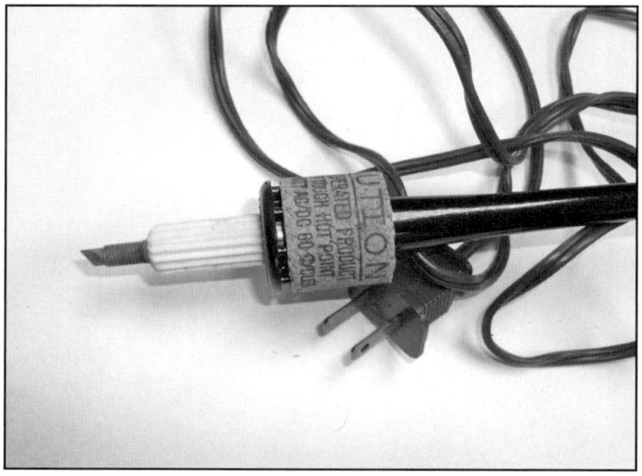

그림 10-33. 목재 굽기 도구(wood-burning tool).

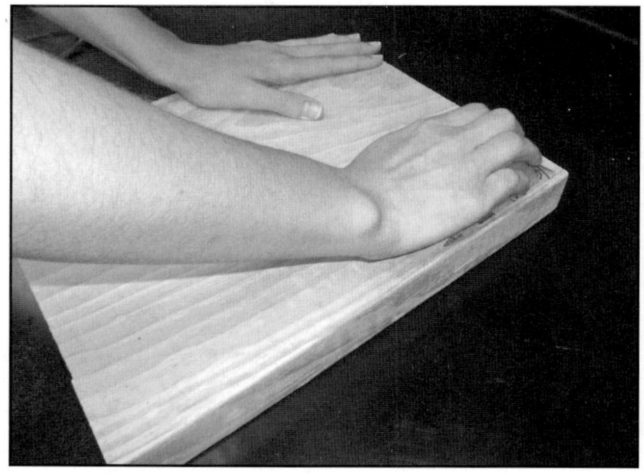

그림 10-34. 플라스틱 사포 블록을 사용하여 사포질하면 감소된 쥐기 능력을 보완하고 체중 지지를 촉진함.

기록(문서화)

목공예는 근력, 지구력 및 체중 지지에 탁월하며 문서화될 수 있다. 언제나 그렇듯이, 활동의 치료적 목적을 아는 것이 클라이언트의 수행을 기록하는데 핵심이다. 활동이 치료 목표를 달성하기 위해 등급을 매기고 적응하는 방법에 대한 숙련된 중재가 포함되어야 하는 것을 기억해야 한다. 안정화, 양쪽 상지의 협응 능력, 부드러워질 때까지 사포질 하는 능력(힘과 지구력), 지시를 따르는 것과 같은 요인을 고려해야 한다.

- 클라이언트는 휴식시간 없이 15분 동안 나무 조각을 사포질하였고 상지의 지구력이 향상되었다.
- 치료사는 클라이언트에게 적응된 사포 블록을 제공하여 손상된 상지를 사용하였고 감소된 악력을 보완하였다(그림 10-34).
- 경사면에서 조각을 사포질할 때 클라이언트는 통증에 대한 불만 없이 어깨를 90° 이상 굽힐 수 있었다.
- 클라이언트는 조립 시 촉각적인 힌트를 생각하고 활용할 수 있었고, 시각 손실이 있는 경우 이를 보완하여 독립성을 높일 수 있었다.

프로젝트 — 단어나 그림 블록

이 간단한 프로젝트는 원하는 정도의 많은 조각이 있다(그림 10-35). 블록은 조각 나무로 만들 수 있으며 모두 같은 크기일 필요는 없다. 블록의 수는 장식에 사용되는 단어나 그림에 따라 달라진다. 파편에 주의해야 하는데, 특히 조각 나무를 사용하는 경우 더 주의해야 한다. 블록은 나무 나사와 금속으로 된 끈에 달아서 조립된다. 이렇게 하면 조각에 더 입체적인 효과를 낼 수 있다. 블록에 대한 묘사는 데쿠파주, 발사(balsa) 나무 글자, 목재 굽기(wood burning), 스텐실 또는 원하는 다른 방법으로 수행할 수 있다. 소박한 외관은 기술이 부족한 클라이언트에게 성공을 가져다 줄 수 있다.

준비

준비물:

- 나무 블록, 약 2 × 3인치; 치수가 정확할 필요는 없음
- 사포
- 나무 나사
- 금속 끈의 길이는 블록 길이를 합친 길이보다 몇 인치 더 김
- 마무리에 필요한 염료, 페인트, 나무 문자 등

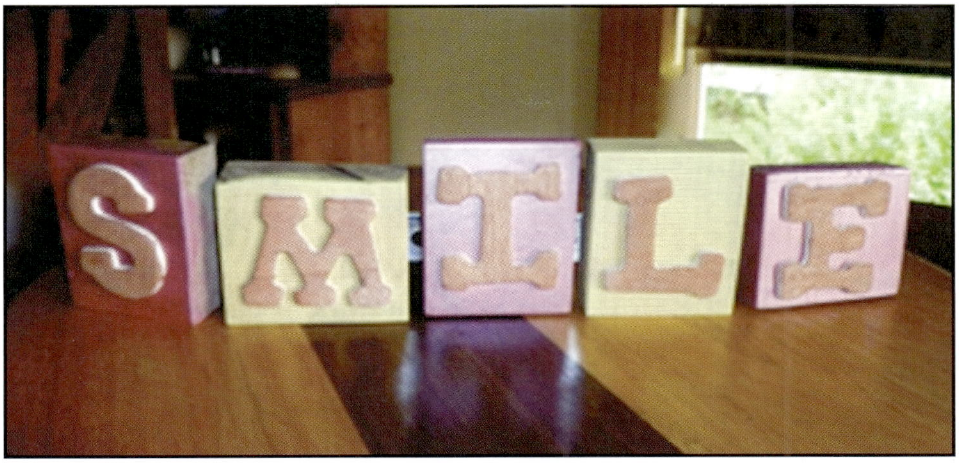

그림 10-35. 조각 나무 블록으로 만든 나무 예술품.

도구:

- 연필
- 드릴(수동 또는 전동)
- 필립스 스크루 드라이버
- 선택한 마감재의 도포 및 청소를 위해 필요에 따라 페인트 붓이나 천을 사용함. 적용 및 청소 지침을 위해 마감재 라벨을 꼭 읽어야 함.

소요 시간:

마감재에 따라 1~2시간

대략적인 비용:

$1 ~ $2 (비용은 마감 및 조각 나무 사용 여부에 따라 달라질 수 있음)

과정

1. 각각의 나무 조각을 사포질한다.
2. 각 조각에 마감재를 적용한다. 그림에서 알 수 있듯이, 각 블록은 도장된 나무 문자(미리 잘라 있는 것으로 구매)를 붙이기 전에 아크릴 페인트로 문지른다.
3. 바닥면이 아래로 향하도록 하여 약 1/4~1/2 인치 간격으로 조각을 놓고 바닥의 가장자리가 고르게 되도록 한다.
4. 구멍이 정렬되고 자른 날카로운 모서리가 아래에 놓이도록 금속 테이프 끝을 접는다. 각 블록에 하나 또는 두 개의 나사를 사용하여 금속 테이프를 나무 조각에 고정한다(그림 10-36).
5. 똑바로 세우고 원하는 배열로 구부린다(그림 10-35 참조). (Adapted from Adams, 2012)

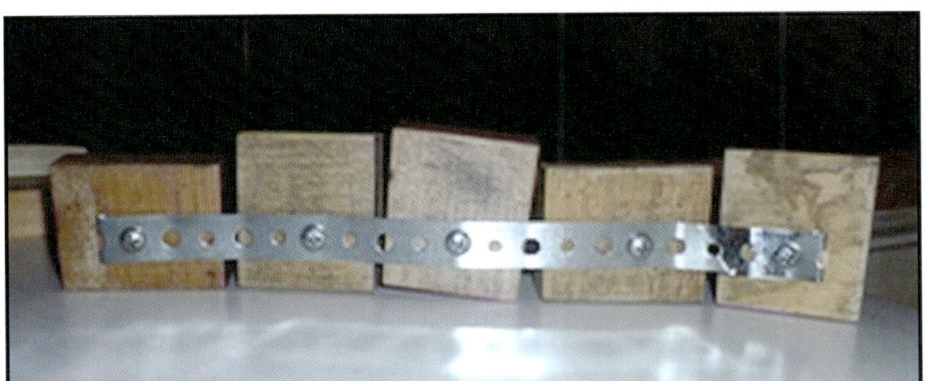

그림 10-36. 유연한 금속 끝으로 결합된 문자 블록.

등급화 및 적용

이 프로젝트는 블록의 개수, 크기, 조립 방법, 장식 방법을 변경할 수 있다. 가능성은 많으며 치료사와 클라이언트의 재량에 따라 맞춤 설정할 수 있다.

등급 내리기:

- 쥐기에 적합하도록 적응된 사포를 제공한다.
- 사포질을 하는 동안 클램프를 사용하여 조각을 고정한다.
- 나무 표면을 사포질 하지 않은 상태로 둔다.
- 클라이언트는 사포질만 한다(조립은 치료사가 함).
- 미완성 상태로 둔다.
- 금속 테이프로 붙이는 대신에 블록을 함께 붙인다.
- 전동 스크루 드라이버를 사용하여 금속 테이프를 부착한다.

등급 올리기:

- 조립을 할 때 수동 드릴과 스크루 드라이버를 사용한다.
- 더 복잡한 마무리를 계획하고 실행한다.
- 목재 굽기 도구(wood-burning tool)를 사용하여 장식한다.
- 사포질이 더 많이 필요한 조각 나무 블록부터 시작한다.

더 소박한 외관을 위해 몇 가지 방법을 사용할 수 있다. 예를 들어, 페인트를 칠하기 전에 왁스 블록이나 밝은 크레용을 사용하여 나무의 작은 영역을 무작위로 표시한다. 이것은 페인트에 저항하고 마모된 모양을 만든다. 수제 초크 페인트(아크릴 페인트에 사포질이 되지 않은 소량의 시멘트 풀 또는 회반죽을 섞음)를 사용한다. 데크파주 기술을 사용하는 경우 문자 또는 그림을 잘라내기 보다는 찢어서 사용한다.

기타 아이디어 및 등급화

Other Ideas and Grading

목공예의 일부 단계만 사용하여 많은 작업들이 가능하다. 예를 들어, 다양한 크기와 모양의 나무판은 사포질만 하면 되고; 추후에 원하는 대로 장식할 수 있다. 작은 나무 형태는(예: 공예 스틱 또는 옷핀 반쪽) 공예 카탈로그나 상점에 서 찾을 수 있다; 이것들은 다양한 방법으로 조립되고 완성될 수 있으며 사포질이 필요하지 않다. 나무 상자는 공예 업체에서 널리 구입할 수 있으며 사포질 후 다양한 기술을 사용하여 장식할 수 있다. 일부는 나무가 완성된 후에 모자이크 디자인으로 채워질 수 있는 움푹 파인 꼭대기가 있다. 갖가지의 나무 조각은 간단한 그림과 몇 가지 도구를 사용하여 그림 액자 틀이나 그림을 걸기 위한 소박한 표구 또는 다양한 장식물(그림 10-37, 그림 10-38)로 바뀔 수 있다.

조각을 만들기 위해 나무 표면에 디자인을 대고 자르는 목각(woodcarving)은 일반적으로 기술과 실습이 필요하지만 발사(balsa) 목재와 같은 부드러운 나무를 사용하는 경우 옵션이 될 수 있다. 그것은 다양한 크기의 조각으로 구입할 수 있다; 좀 더 눈에 띄는 부조가 필요하다면 조각하기 전에 나무에 염료를 문지를 수 있다(Hall, Wrobel, & Salamony, 2001). 조각은 약간의 물리적인 힘이 필요하다. 그러므로 그것은 근력 강화와 감정적인 분출구로 유용할 수 있지만 적절한 감독이 필수적이다. 이러한 나무 공예는 도구가 거의 필요하지 않으며 재료는 경제적이다.

많은 주택개조 장비 상점에서 구할 수 있는 스틱 또는 압력 감지 합판은 아플리케(천이나 레이스를 덧대거나 꿰맨 장식) 방식으로 장식용 추가 작업을 하는데 사용할 수 있다. 이 재료는 가위로 자를 정도로 얇으며 마감처리가 안 된 판에는 염료나 페인트와 같은 많은 착색 재료들을 수용한다(Hall et al., 2001). 목재 굽기(wood burning)는 다소 잊혀진 공예지만 몇몇 클라이언트는 그것을 즐긴다. 목재 굽기 도구(그림 10-33 참조)의 능숙한 사용으로 인해 적은 강도로 복잡한 디자인을 만들어 낼 수 있다(그림 10-39). 공구 끝이 매우 뜨겁기 때문에 사용하기 전에 사용 설명서를 읽고 주의사항을 지켜야 한다.

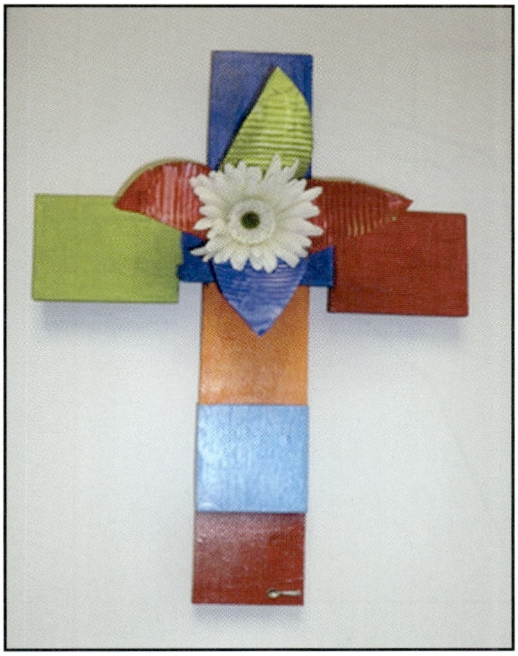

그림 10-37. 조각 나무로 만든 벽걸이.

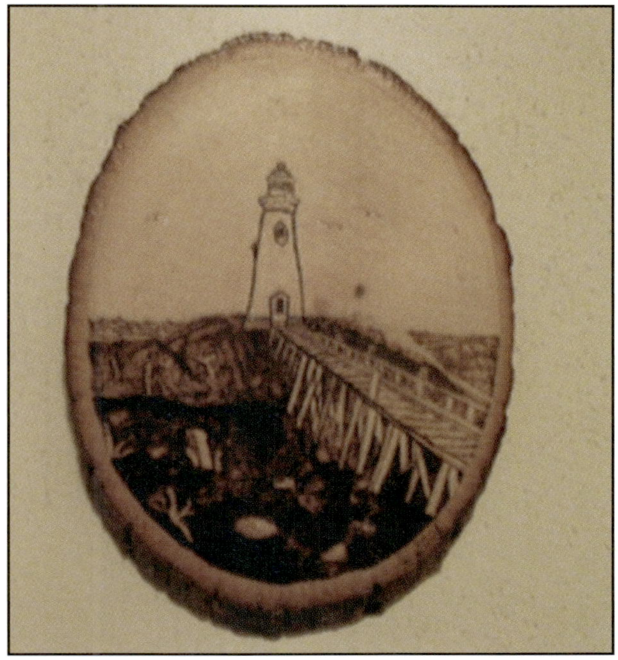

그림 10-39. 장식용 나무 굽기.

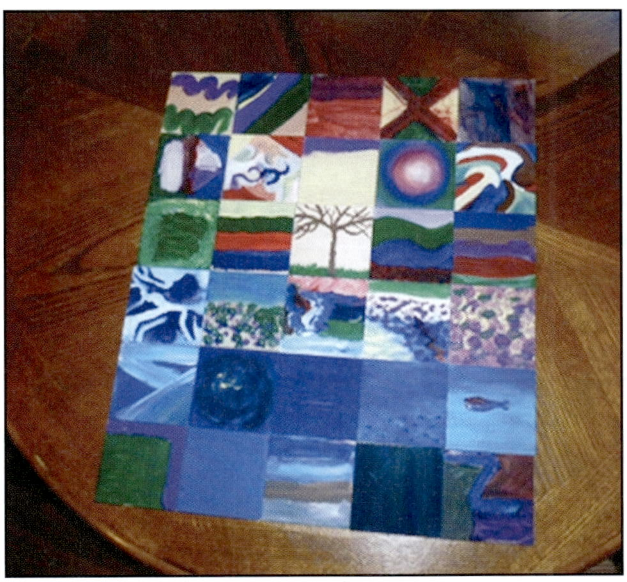

그림 10-38. 색칠하고 나무블록을 접합에서 만든 예술품.

사포질은 한 때 작업치료실에서 익숙한 작업이었다. 치료사들은 다양한 디자인의 사포 블록(sanding blocks)을 개발하였는데, 이는 간단하게 사포에 압정이나 스테이플러를 부착한 나무 또는 플라스틱 블록이었다. 몇몇은 위에 손잡이가 있거나 엄지 또는 손가락을 넣는 구멍이 있고, 클라이언트가 원하는 위치에 손을 놓도록 계획되었다. 원통형 사포 블록은 모든 손가락 관절에서 손목의 폄과 손가락의 굽힘을 촉진하기 위해 맞춤 못(doweling)에 부착된 사포로 구성된다. 또 다른 보조는 사포 테이블인데 경사 테이블(incline table)과 유사하게 목표한 상지 관절가동범위에 따라 높이거나 내릴 수 있다. 아래에 나열된 다른 것들과 함께 이러한 수정은 구체적인 목표를 달성하기 위해 목공예를 구조화하는데 유용하다.

목공예의 등급을 낮추기 위해서는 몇 개의 직사각형 조각으로 할 수 있는 간단한 작업을 선택하는데 이것들은 보통 한 번 또는 두 번의 세션 안에 완성될 수 있다(그림 10-41). 수많은 조립키트가 상점에 있으며, 이상적으로 클라이언트가 선택할 수 있는 몇 가지 조립키트가 있다. 활동 요건은 조각의 수뿐만 아니라 조립방법(예: 접착제만 필요함, 접착제와 못만 필요함)에 따라 변경될 수 있다.

목공예의 등급을 높이기 위해서는 클라이언트가 서서 작업하거나 사포질하는 동안 손목에 무게를 착용하거나 경사대에 고정된 조각으로 사포질을 할 수 있다.

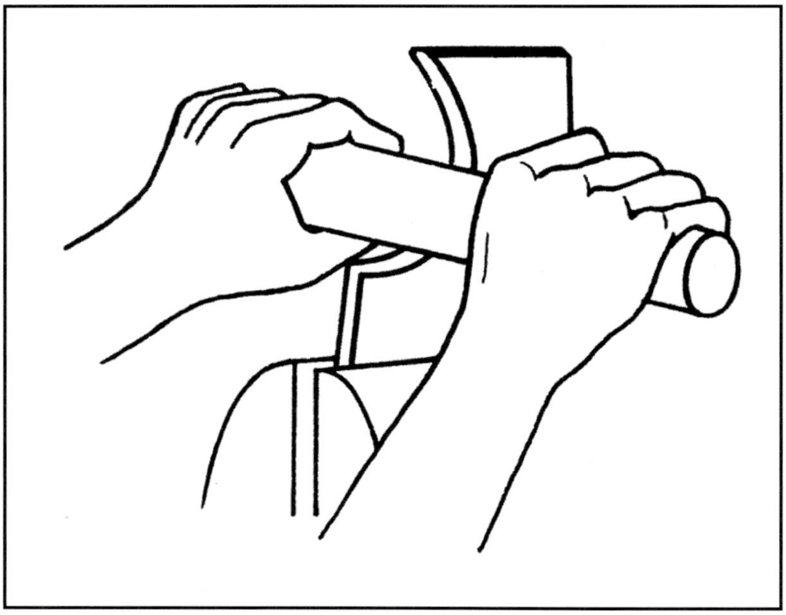

그림 10-40. 나무 조각으로 가공된 적응형 사포질 도구.

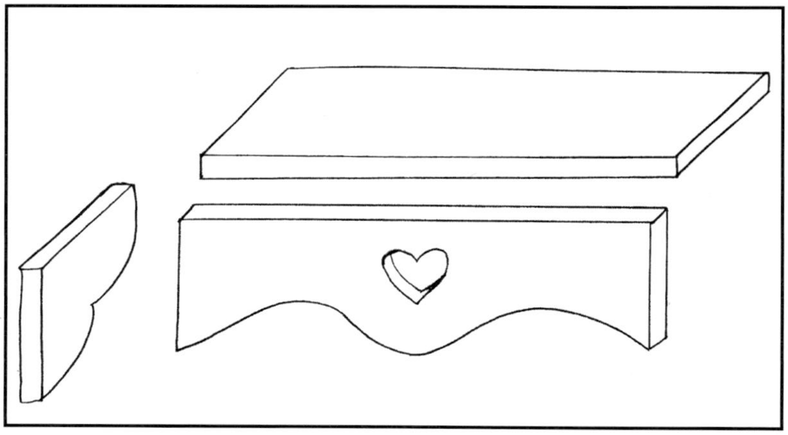

그림 10-41. 대표적인 목공 조립키트.

나무 조각은 특정한 동작을 위해 고정시킬 수 있어서 중력에 대응해 더 큰 힘이 필요하거나 덜 필요할 수 있다. 치료사는 가장 정확한 활동 분석(Department of the Army, 1971)을 하기 위해 개별적으로 각 움직임을 시도해보고 기대가 현실적인지 확인하는 것이 좋다. 쥐는 힘이나 세밀하게 잡기가 부족한 클라이언트의 경우 손잡이에 고무 패드를 추가로 부착하여 수공구들을 사용할 수 있다. 나무 블록도 마찬가지로 쥐기의 차이를 수용할 수 있다. 소규모 작업이 반드시 덜 복잡해야 하는 것은 아니고; 치료사는 조각의 수와 모양, 조립 방법, 마무리 작업을 고려해야 한다.

작은 부품들은 조작하기 어려우므로 협응이나 정교함이 손상된 클라이언트는 크기가 크고 덜 정교한 작업을 더 잘 수행할 수 있다.

주된 치료적 적용

MAIN THERAPEUTIC APPLICATIONS

신체적 기능장애(Physical Dysfunction)

목공예는 전통적으로 남성적 관심사로 여겨지기 때문에 신체적 능력의 일부를 잃은 남자에게는 가치 있는 활동/작업이 될 수 있다. 소형 전동 공구를 사용하면 모든 위험요소들을 고려한다는 전제하에 손실된 근력을 보완하는데 도움이 될 수 있다. 목공예는 일부 여성들에게도 취미 또는 가벼운 집수리나 기타 가정 돌봄 활동에 필요한 도구를 사용하는 방법을 배우는데 매력적이다. 목공예는 정규 고용을 재개할 수 없을 지도 모르는 만성 클라이언트에게 이상적인 취미활동이다. 지역 수공예 센터, 직업학교 또는 개인 목공업소는 공용 워크샵 공간 및 퇴원 후 이 취미를 계속 갖길 원하는 클라이언트를 위한 잠재적 공간이 될 수 있다. 치료사는 시력, 통찰력, 신체적 제한과 같은 다른 요인들을 고려해야 하며 클라이언트가 이 취미를 갖고자 하거나 또는 직업으로 생각할 때 전문적인 판단으로 조언해줘야 할 것이다. The Jacobs Prevocational Skills Assessment는 수공구 사용과 같은 목공 작업의 구성 요소가 포함되어 있으며(Jacobs, 1991) 이러한 활동의 안정성 및 기타 실용적인 측면을 평가하는데 도움이 될 수 있다.

목공을 통해 상지의 관절가동범위, 근력, 정교함이 향상될 수 있다. 망치질, 조각, 드릴, 톱질, 사포질 및 페인팅은 모두 상지 움직임의 조합을 필요로 하며 일반적으로 작업이 클수록 더 큰 움직임이 요구된다. 나무 높이나 위치, 사용된 도구의 종류를 변경함으로써 치료사는 상지 관절 움직임과 근육 활성화에 대한 과제를 구조화할 수 있다. 많은 목공 작업은 정밀 작업이 필요하지 않으므로 시각이 손상된 클라이언트도 수행할 수 있다. 한쪽 손만 사용하는 클라이언트는 클램프 또는 기타 고정 장치를 사용할 수 있으며 사포질은 훌륭한 체중지지 활동이다. 표준 프로토콜과의 차이는 있지만 사포질은 복합부위통증증후군(complex regional pain syndrome)과 같은 일부 만성 통증을 치료하는데 사용되는 압박 활동(문지르기)의 변형된 형태로 사용될 수도 있다(Cooper, 2002).

정신 건강(Mental Health)

목공예는 시대를 초월하는 익숙한 활동이며 상징적인 의미를 가진다. 예를 들어, 가구가 집이나 가족의 기억을 상기시키거나 조각된 지팡이에 존경과 권위가 내포될 수도 있다(Fidler & Velde, 1999). 이러한 연관성으로 인해, 목공 작업의 완성은 성취감과 함께 정상적인 감각을 확립하는데 도움이 될 수 있다. 목공예는 정신 건강 클라이언트에게 발견되는 광범위한 기능 수준에 따라 쉽게 등급화가 된다. 적절하게 등급화가 되면, 중등도 인지 장애가 있는 클라이언트 뿐만 아니라 인지 손상이 없는 물질 사용장애 클라이언트에게도 사용될 수 있다.

목공예는 감각 처리, 운동 조절, 실행, 집중시간, 순서화, 공간 조작 및 문제해결에 대한 손실을 명확히 하거나 회복하는데 도움이 될 수 있다. 목공예는 알렌 진단 모듈(Allen Diagnostic Module)의 여러 공예의 구성요소이다(Earhart et al., 1993). 대부분의 단계는 복잡하지 않고 어느 시점에서든 중단하고 다시 시작할 수 있으므로 주의력이나 기억력이 감소된 클라이언트에게 유용하다(Brown, 2011).

소아 및 청소년(Pediatrics and Adolescents)

어린 유아의 경우, 목공예의 요소가 놀이의 일부가 될 수 있다(예: 인기 있는 망치와 페그 장난감). 이것들은 눈-손 협응, 운동 조절, 사물 조작 능력의 발달을 촉진시킨다. 3세가 되면 많은 아이들은 나무 블록을 세우거나 쌓기 활동을 즐기는데 이런 활동들은 남성성과 관련이 있어서 아버지가 자녀와 함께 참여하도록 장려하는 활동이 될 수 있다. 아이들은 성숙함에 따라 작업에 관심을 가질 수 있다(그림 10-42).

아이가 수를 세고 크기와 모양을 구별하기 시작함에 따라 목공예는 모양을 배우고 측정을 할 때 수를 사용하는 자연스러운 방법이 된다(Kaluger & Kaluger, 1984). 작고 특이한 모양과 크기의 목재는 대부분의 적재장 또는 장식

나이 제한이 없는 목공예

5세인 아이는 최소 한 시간 동안 집 짓는 활동에 완전히 몰두하였다. 행복한 부모는 보고하였다: 도구를 사용하여 디자인을 창조하는 기회와 아이의 상상력은 나의 딸과 남편 모두에게 훌륭한 기억을 남겼다. 그들은 손을 사용하여 함께 작은 물건을 만들어냄으로써 특별한 유대감을 공유하였다. 이러한 작업을 멈출 수밖에 없는 이유는 센터가 문을 닫기 때문이다.

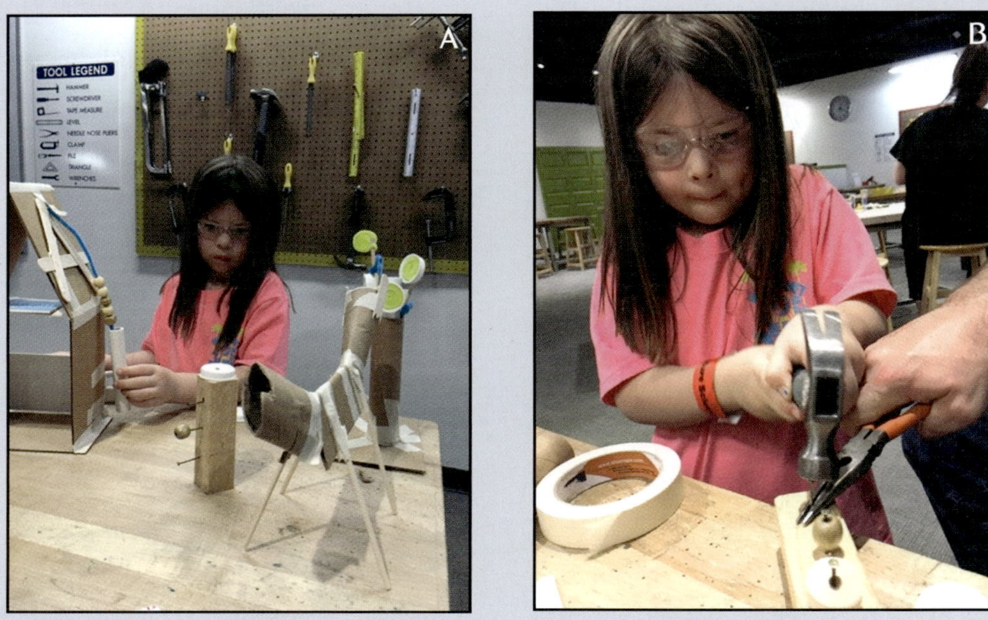

그림 10-42. (A, B) 목공예에 몰두한 어린 아이.

장 제작 상점에서 수집할 수 있다. 모든 클라이언트와 마찬가지로, 특히 아이들의 경우에는 나무를 사용하기 전에 나무 가시들이 있는지 확인해야 한다. 아이들은 이러한 특이한 조각들을 붙여서 조각품을 만드는 것을 즐긴다; 사포질, 페인팅, 콜라주 또는 데카파주를 할 수 있다. 아이들은 공예 막대나 빨래집게처럼 준비된 나무 조각으로 상상적이며 상징적인 물건을 만들 수 있다. 아이들은 간단한 조립키트를 완성할 수 있지만, 도면이나 원자재로 하는 목공예는 대부분 어렵다. 아이들은 상대적으로 집중력이 짧기 때문에 여러 번의 세션에 걸쳐 흥미를 재활성화 하는 작업이 가장 좋다.

십대 청소년들은 어린 아이들보다 계획을 세우고 따를 가능성이 크다. 이러한 점은 목공예 작업에 대한 선택의 폭을 넓히고 창조성을 허용해주는데 이는 청소년에게 참여에 있어서 중요하다. 그들은 나무 조각을 사용하여 디자인을 복제할 수 있으며(그림 10-43), 기술의 역량에 따라 재능과 책무의 개념을 강화할 수 있다. 나무 조각품이 청소년에게 흥미를 끌 수 있는 것도 이와 같은 이유이다(Gaitskell & Hurwitz, 1975). 목공예는 성인의 직업과 책임감을 향해 나아가는 것으로 인식될 수도 있다. 전통적으로 작업치료사는 부정적인 감정을 승화시키기 위해 사포질, 톱질, 망치질과 같은 활동을 사용하였다. 그러나 몇몇 클라이언트의 감정을 악화시킬 수도 있다고 생각하는 사람들도 있다(Early, 2009). 어쨌든 십대들은 개인적으로 자기 방에서 사용하거나 친구들에게 선물하기 위해 어떤 물건을 만듦으로써 자기 효능감을 느낄 수 있다. 목공예는 청소년이 갖고 있지 않거나 고려해봤을 직업적인 관심사를 촉발시킬 수도 있다.

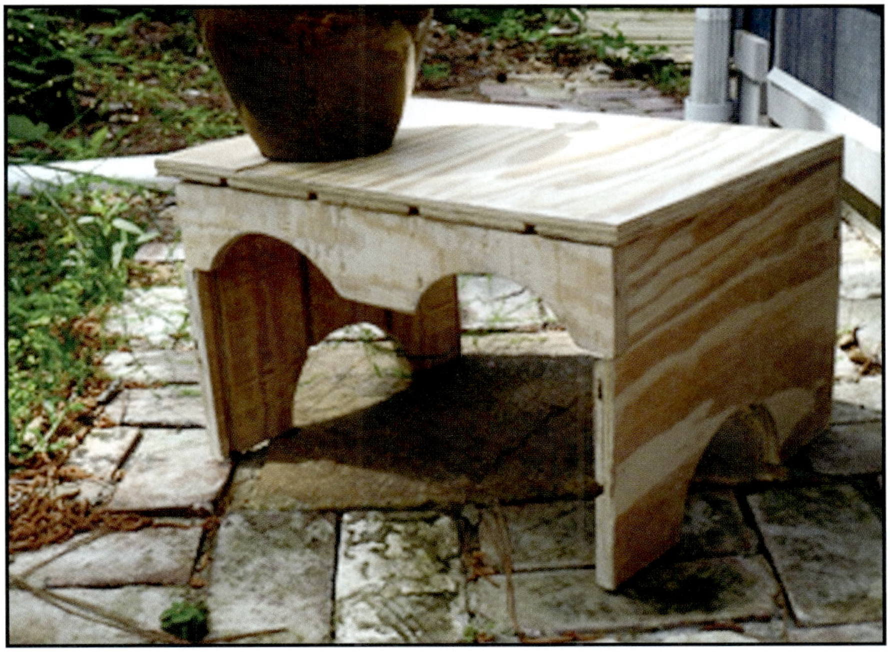

그림 10-43. 조각 나무로 만든 의자(stool).

노인(Older Adults)

기억력, 시력, 청력의 감소는 이동성 감소나 통증의 증가만큼이나 노인에게 흔한 문제이다(Bonder & Bello-Haas, 2009). 이러한 영역에서의 결함은 복잡한 목공예를 하는데 영향을 미칠 수 있지만 단순한 작업은 유익할 수 있다. 미리 잘라놓은 조립키트는 구조화되어 있고, 몇 단계만 거치면 된다. 클라이언트는 얼룩진 것을 사포질하거나 문지르는 것처럼 계속해서 반복하는 단계에서 필요한 만큼의 시간을 할애할 수 있으며 각 단계를 나눠서 가르쳐 단기 기억의 필요를 줄일 수 있다. 마감처리를 선택할 때, 저시력 클라이언트가 작업을 쉽게 할 수 있도록 어두운 페인트나 염료를 사용하여 명암 대비를 높이는 것이 좋다(Bonder & Bello-Haas, 2009).

노인 환자는 감각이 저하되고 피부가 약하며 젊은 사람에 비해 치유가 천천히 진행되기 때문에 치료사는 상처가 발생하는 것을 피하기 위해 추가적으로 더 주의할 필요가 있다. 관절 통증이 있거나 감각이 저하된 몇몇 클라이언트에게는 공예가 금기사항이 될 수 있다. 요양원에서 일부 클라이언트는 진행 중인 여가 또는 활동 프로그램의 일환으로 목공예를 즐길 수 있으며 노인 여성은 목공과 같은 전통적으로 남성적인 작업을 더 하고 싶어 하고 남자들은 바느질과 같은 여성용 공예를 더 하고 싶어 하는 경향이 있다. 목재 굽기(wood burning)는 또 다른 단순한 형태의 목재 공예이지만 치료사는 안전상의 위험이 잠재적인 유익함보다 더 크지는 않은지 결정해야 한다.

그룹(Groups)

가구 제작과 같은 대규모 작업을 제외하고는 목공예는 그룹 활동에 도움이 되지 않는다. 그러나 평행 그룹(parallel group) 활동으로는 유익하다. 간단한 조립키트로 나란히 서서 작업하는 것은 대개 최소한의 감독만 필요로 하며 클라이언트가 서로 돕고 재료를 공유할 수 있는 기회를 제공한다. 동기를 촉진시키고 우호적인 경쟁을 촉진하는 분위기를 조성할 수 있다. 성인 그룹은 입원한 아이들을 위해 간단한 나무 장난감을 만드는 것처럼 자선 목적을 위해 참여할 수 있다.

사례 연구

30세의 간판장이(sign painter)인 Paul은 전선이 접촉되어 있었던 봉(boom)을 만지면서 사고를 당했다. Paul은 20 피트 높이의 비계(scaffolding; 높은 곳에서 공사를 할 수 있도록 임시로 설치한 가건물)에서 아래로 떨어졌는데 떨어지는 중간에 나무가 있었다. Paul은 가까이에 일하던 남자들이 그를 발견할 때까지 얼마 동안 의식을 잃은 채로 홀로 있었다. Paul을 발견한 남자가 응급실로 데리고 갔다. Paul은 극심한 경부통과 요통을 호소하며 3일을 보냈고 또한 약간의 혼란과 기분의 변화(조울증)가 있었다. 의료진들은 그의 고통에 대해 어떤 구조적 또는 생리적인 이유를 찾아낼 수 없었고, Paul은 퇴원 후 1주일 후에 다시 직장으로 돌아갔다. 그의 고통은 지속되었고, Paul은 결국 만성 통증치료 프로그램에 의뢰되었다. Paul은 2년 동안 통증치료 프로그램에 참여하다 말다 하였다. 그 시간 동안 직장과 가정에서의 관계가 악화되었다. 그에게 일은 즐거움이기도 하며 또한 필요이기도 했기 때문에 쉬게 되면 직장을 잃게 될까 봐 두려웠다. 그는 진통제 양을 늘리면, 매우 적게나마 통증이 완화되었다. 그의 성질은 문제가 되기 시작했고, 종종 동료들과 말다툼을 하거나 싸웠다.

집에서 Paul은 어린 자녀들과 직장으로 돌아가길 바라는 부인의 바람에 대해 부인과 논쟁했다. 3세가 된 자녀는 뇌성마비 진단을 받았고, 완전히 의존적이었다. Paul의 부인은 아이가 태어난 후부터 직장을 다니지 않았지만, Paul의 부상 이후부터는 집에서 아이들과 함께 있는 것에 대해 더 스트레스를 받았고, 간호사로 복직하기를 희망했다. 적절한 양육이 이루어지지 않았기 때문에 Paul은 그녀의 동기를 계속 의심하며 그녀가 바람을 피운다고 비난하였다. 그 갈등들이 Paul의 불안을 증가시켰고, 그는 직장에서 일을 할 수 없게 되었다. 통증센터의 정신과 의사는 더 집중적인 치료를 제안하며, 그를 지역 재활병원의 외래환자로 의뢰했다. 작업치료사, 물리치료사, 심리학자, 그리고 직업 전문가가 포함된 한 팀이 그를 평가했다. 작업치료사는 Paul에게 흥미검사(interest inventory)를 시행했고, 직업과 관련된 여러 검사들을 실시했다. Paul은 흥미검사에서 목공, 사진촬영, 페인팅을 선택했다. 그는 상지의 대운동 및 소운동 검사에서 정상범위 안에 들었지만 검사가 진행되는 시간 내내 앉아있는 것을 견디지 못하였고 활동의 완료를 위해 재지시를 해야 했다. 팀 회의에서 물리치료사는 Paul의 보행 인내력이 1/8 마일이라고 보고하였고 전체 팀이 그의 우울 증상들을 지적했다. Person-Environment-Occuapation(PEO) 모델에 따르면, 작업치료사와 Paul은 다음의 목표에 동의하였다: 부인과의 갈등을 줄이기 위해 의사소통과 스트레스 관리 기술 개선시키기; 전반적인 근력 및 지구력과 앉기 및 서기 인내력 증가시키기; 그리고 그의 활동 수준을 높이기 위해 여가적 흥미를 탐색하고 활용하기였다. 작업치료사는 Paul의 기능적 어려움이 심리적, 신체적, 그리고 환경적 요인들의 복합적인 것 때문이라고 추론해 냈고, 각각의 영역은 중재하기에 적합했다. 치료의 일환으로 작업치료사는 Paul에게 목공에 프로그램에 참여하도록 했고, 수공구만을 이용하여 작은 나무 의자(stool)를 만드는 것을 시작했다. 비록 그는 많은 시간이 걸렸지만 도안 그리기, 나무 자르기, 조각 조립하기를 포함한 각 단계를 독립적으로 완성할 수 있었다. 그가 작업하는 동안, 작업치료사는 Paul과 그의 가정에서의 상황에 대해 이야기 나눴고, 그의 불안을 더 잘 관리할 수 있는 방안들에 대해 토론하였다.

그가 프로그램에 참여한지 3주 후인 어느 토요일에 Paul과 그의 부인은 공예품 전시회에 참석하였다. 그가 본 목공예들은 그가 치료로써 하는 목공에에 더 많은 포부를 갖도록 고무시켰다. 그래서 그 다음 주에 그는 작은 책장을 디자인하여 만들었다. 여러 다른 클라이언트들은 그의 디자인을 좋아했고, 그런 기술을

사례 연구 (계속)

가진 그를 칭찬하였다. 그 프로젝트를 시작하고 완성하면서 Paul은 만족감을 얻었고, 그의 동료로부터 받은 긍정적인 피드백은 기여했다는 느낌과 자신감을 증가시켰다. 작업치료사는 Paul의 매주 기록하는 진전 노트에 그의 개선된 자아-개념과 증가된 활동수준에 대해서 객관적으로 기록하였다. Paul은 더 어려운 프로젝트를 하기 원했기에 그가 목공실에서 시간을 더 보낼 수 있도록 하였다. 치료 팀은 곧 그가 재활프로그램으로부터 완전히 퇴원할 수 있겠다고 결정했다. Paul은 직장에 복귀하였고 장인의 작업장에서 목공예를 계속하였다. 그와 그의 아내는 매주 정신과 의사를 만났고 몇 달이 지난 후에 그는 진통제 없이 일을 할 수 있게 되었고 가정에서의 문제를 더 효율적으로 처리할 수 있게 되었다. 그는 가족을 부담스러운 짐이 아닌 생산적인 구성원으로 느끼기 시작하였다. 그는 최종적으로 퇴원을 하면서 자신을 거의 정상으로 느낀다고 보고하였다(그림 10-44).

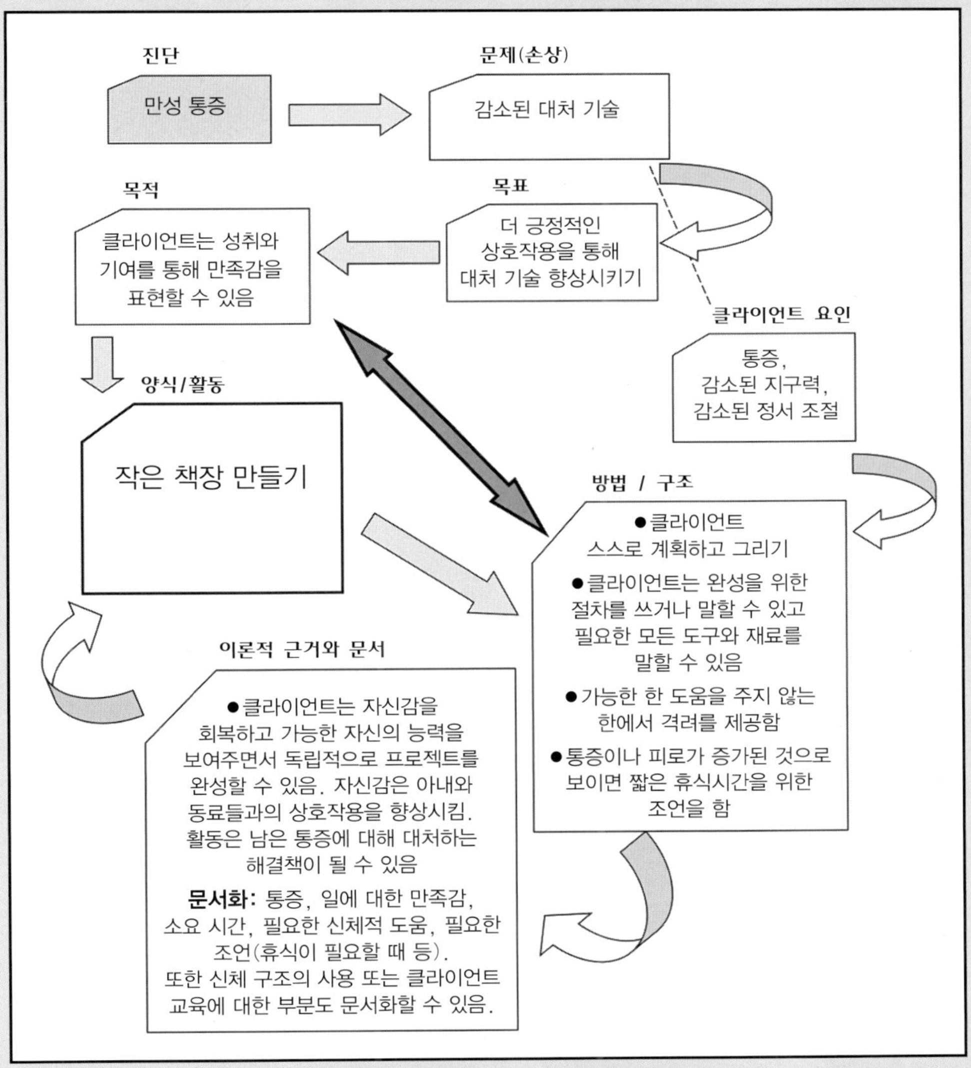

그림 10-44. 등급화된 목공예 활동 흐름도.

계속

사례 연구 (계속)

논의 질문사항

1. Paul이 치료 초기에 목공예를 하는 동안, 어떤 주의사항들이 필요했는가?
2. 치료사가 Paul의 진전에 초점을 맞춰서 문서기록을 하였을 때, 목공예에 필요한 클라이언트 요인과 수행기술들을 나열하라.
3. 만약 이 클라이언트가 동일한 진단을 가진 (남자가 아닌) 여자였다면, 이러한 공예의 선택이 클라이언트에게 적절한 것이었을까? 왜 그렇게 생각하는가? 또는 왜 그렇게 생각하지 않는가?
4. 당신이 만약 당신의 클리닉에서 목공예를 사용하고 싶다면, 당신이 직면할지도 모르는 장애물/문제점들은 어떤 것이 있을까? 당신은 그것에 어떻게 대응하겠는가?

RESOURCES FOR CERAMICS

ONLINE PROJECTS

- Hand-shaped dishes: http://craftgawker.com/post/2015/05/08/81048/
- Homemade sculpting clay: http://www.ehow.com/how_7162349_make-sculpey-clay.html
- Imprinted soap dishes: http://arteascuola.com/2011/04/i-portasapone-in-ceramica/
- Inspirational hand-building ideas: http://www.lakesidepottery.com/Pages/Pictures/Handbuilding-projects-ideas-pictures.html
- Small clay medallions: http://www.ehow.com/how_12054131_make-own-flower-impressions-clay.html
- Stamped clay bowls (air-dry clay): http://www.gatheringbeauty.com/2014/06/diy-stamped-clay-bowls_18.html#.U_4TFEj9l7-

INSTRUCTIONAL VIDEOS

- www.amaco.com (click on the Resources tab)

BOOKS

- *The Art of Metal Clay, Revised and Expanded Edition* (with DVD), Sherri Haab, Watson-Guptill Publications, 2010
  Techniques and projects for jewelry and small decorative objects with fired metal clay.
- *Ceramics for Beginners: Surfaces, Glazes and Firing*, Angelica Pozo, Lark Books, 2010
- *Ceramics for Kids*, Mary Ellis, Lark Kids Crafts, 2004
- *Decorating Techniques (Ceramics Class)*, Joaquim Chavarria, Watson-Guptill, 2000
- *Handbuilt Pottery Techniques Revealed: The Secrets of Handbuilding Shown in Unique Cutaway Photography, Second Edition*, Jacqui Atkin, Barron's Educational Series, 2013
  Handbuilding techniques explained, including coil, slab, and pinch pots.
- *Polymer Clay Kids' Crafts: 30 Terrific Projects to Roll, Mold and Squish*, Irene Semanchuk Dean, Lark Books, 2003
- *Step-By-Step Crafts: Painting Ceramics*, Caroline Green, New Holland Publishers, Ltd., 2003
  Includes patterns for a range of skill levels and projects with helpful photos.

Resources for Leatherwork

ONLINE PROJECTS

- Do-it-yourself glasses cases (scroll down for leather case; picture only): http://www.topinspired.com/top-10-interesting-diy-eyeglasses-cases/
- Leather folder: http://www.designsponge.com/2014/10/diy-project-leather-folders.html
- Leather leaf necklace: http://www.ehow.com/ehow-style/blog/fall-for-diy-leather-leaf-charm-necklace/?utm_source=pinterest&utm_medium=fanpage&utm_content=blog&crlt.pid=camp.cdofNfdpySAL
- Leatherwork guide for beginners: http://www.instructables.com/id/beginners-guide-to-leatherworking/

INSTRUCTIONAL VIDEOS

- Baseball keychain (made from an actual baseball): https://www.youtube.com/watch?v=87YLjercz8E
- Leather tablet case: https://www.youtube.com/watch?v=vGp0gVKXwMk&list=PLgbBEP0V5AmlKGHqmXz7POOp6fuPAAnr2
- Small wooden box: https://www.youtube.com/watch?v=LnuNu1cpjC4
- Tandy leather (multiple tutorials): https://www.youtube.com/watch?v=qi3BRWO7kuo&list=PLQXTM0fL5xKZDHdu9Q5lHtdp8UjvOq3k4

BOOKS

- *Basic Leathercrafting: All the Skills and Tools You Need to Get Started (How to Basics)*, Elizabeth Letcavage and Alan Wycheck, Stackpole Books, 2011
- *Gorgeous Leather Crafts: 30 Projects to Stamp, Stencil, Weave, and Tool*, Kari Lee, Sterling Publishing/Lark Books, 2002
- *The Leatherworking Handbook: A Practical Illustrated Sourcebook of Techniques and Projects*, Valerie Michael, Cassell, 2006
  Describes techniques, tools, and equipment needed for all the basic processes involved in leatherwork. Projects are diverse in level of difficulty.

Resources for Woodwork

ONLINE PROJECTS

- Homemade clipboard picture holders: http://lovegrowswild.com/2013/08/diy-photo-clipboards/
- Wine bottle bird feeder: http://blog.homespothq.com/2014/04/wine-bottle-crafts/10/
- Wooden crayon holder: http://www.homedit.com/diy-pencil-holder/

BOOKS

- *The All-New Woodworking for Kids*, Kevin McGuire, Lark Crafts, 2008
- *The Big Book of Weekend Woodworking: 150 Easy Projects*, John and Joyce Nelson, Sterling Publishing/Lark Books, 2005
- *The Complete Guide to Chip Carving*, Wayne Barton, Sterling Publishing 2007
  Patterns, useful techniques, and information on tools.
- *The Complete Manual of Woodworking*, Albert Jackson, David Day and Simon Jennings, Alfred A. Knopf, 2003
- *I Can Do That! Woodworking Projects, Updated and Expanded*, Editors of *Popular Woodworking*, Popular Woodworking Books, 2012
- *Learn to Burn: A Step-by-Step Guide to Getting Started in Pyrography*, Simon Easton, Fox Chapel Publishing, 2013

참고문헌

REFERENCES

Adams, E. (2012). Wood block tutorial. *Arty McGoo*. Retrieved from http://artymcgoo.blogspot.com/2012/02/wood-block-tutorial.html

American Psychiatric Association. (2013). *Diagnostic and statistical manual of mental disorders* (5th ed.). Arlington, VA: American Psychiatric Publishing.

Anonymous. (1986). Hazards in arts and crafts. *Emergency Medicine, 18*(18), 60-81.

Axline, V. (1947). *Play therapy*. New York, NY: Ballantine Books.

Birds & Blooms. (2014). *Build a one-board DIY birdhouse*. Retrieved from http://www.birdsandblooms.com/backyard-projects/diy-bird-house/build-one-board-diy-birdhouse/

Blundon, G., & Smits, E. (2000). Cognitive rehabilitation: A pilot survey of therapeutic modalities used by Canadian occupational therapists with survivors of traumatic brain injury. *Canadian Journal of Occupational Therapy, 67*(3), 184-196.

Bonder, B. R., & Bello-Haas, V. D. (2009). *Functional performance in older adults* (3rd ed.). Philadelphia, PA: F. A. Davis.

Brown, C. (2011). Schizophrenia. In C. Brown & V. C. Stoffel (Eds.), *Occupational therapy in mental health: A vision for participation* (pp. 179-191). Philadelphia, PA: F. A. Davis.

Bruce, M. A. G., & Borg, B. (2002). *Psychosocial frames of reference: Core for occupation-based practice*. Thorofare, NJ: SLACK Incorporated.

Budworth, D. W. (1970). *An introduction to ceramic science*. New York, NY: Pergamon Press.

Clay Studio. (2016). *The Claymobile community engagement program mission*. Retrieved from https://www.theclaystudio.org/claymobile/history.php

Cooper, C. (2002). Hand impairments. In C. A. Trombly & M. V. Radomski (Eds.), *Occupational therapy for physical dysfunction* (5th ed.). Philadelphia, PA: Lippincott Williams & Wilkins.

Cottrell, R. P. F. (1996). *Perspectives on purposeful activity: Foundation and future of occupational therapy*. Bethesda, MD: American Occupational Therapy Association.

Department of the Army. (1971). *Craft techniques in occupational therapy*. Washington, DC: U.S. Government Printing Office.

Dierks, L. (1994). *Creative clay jewelry: Designs to make from polymer clay*. Asheville, NC: Lark Books.

Douglass, J. H. (1960). *Woodworking with machines*. Bloomington, IL: McKnight & McKnight Publishing Company.

Earhart, C. A., Allen, C. K., & Blue, T. (1993). *Allen diagnostic module: Instruction manual*. Colchester, CT: S & S Worldwide.

Early, M. B. (2009). *Mental health concepts and techniques for the occupational therapy assistant* (4th ed.). Philadelphia, PA: Lippincott Williams & Wilkins.

Fidler, G., & Velde, B. (1999). *Activities: Reality and symbol*. Thorofare, NJ: SLACK Incorporated.

Gaitskell, C. D., & Hurwitz, A. (1975). *Children and their art* (3rd ed.). New York, NY: Harcourt, Brace, Jovanovitch.

Griswold, L., & Griswold, K. (1969). *The new handicraft processes and projects* (10th ed.). New York, NY: Van Nostrand Reinhold Company.

Hall, M. A., Wrobel, J., & Salamony, S. (2001). *Decorative crafts sourcebook*. San Diego, CA: Thunder Bay Press.

Hamill, C. M., & Oliver, R. C. (1989). *Therapeutic activity for the handicapped elderly*. Gaithersburg, MD: Aspen Publishers.

Hemphill, B. J. (1982). *The evaluative process in psychiatric occupational therapy*. Thorofare, NJ: SLACK Incorporated.

Henderson, A., & Pehoski, C. (2006). *Hand function in the child: Foundations for remediation* (2nd ed.). St. Louis, MO: Mosby/Elsevier.

Hooper, C. R., & Bello-Haas, V. D. (2009). Sensory function. In B. R. Bonder & V. D. Bello-Haas (Eds.), *Functional performance in older adults* (3rd ed.). Philadelphia, PA: F. A. Davis.

Jacobs, K. (1991). *Occupational therapy: Work-related programs and assessments* (2nd ed.). Boston, MA: Little, Brown and Company.

Kaluger, G., & Kaluger, M. F. (1984). *Human development—The span of life*. St. Louis, MO: Times Mirror/Mosby College Publishing.

Kasch, M. C., & Walsh, J. M. (2006). Hand and upper extremity injuries. In L. W. Pedretti, H. M. Pendleton, & W. Schultz-Krohn (Eds.), *Pedretti's occupational therapy: Practice skills for physical dysfunction*. St. Louis, MO: Mosby.

King, L. J. (1974). A sensory integrative approach to schizophrenia. *American Journal of Occupational Therapy, 28*(9), 529-536.

Kuhaneck, H. M., Spitzer, S. L., & Miller, E. (2010). *Activity analysis, creativity, and playfulness in pediatric occupational therapy: Making play just right*. Sudbury, MA: Jones and Bartlett Publishers.

Maguire, M. (2004). *Craft workshop: Leatherwork*. London, UK: Southwater, Anness Publishing, Ltd.

Marmer, L. (1997). Ceramics for business and pleasure: Why John Q. Public is embracing an art of antiquity. *Advance for Occupational Therapists, 13*(28), 14-15.

Melvin, J., & Jensen, G. (1998). *Rheumatologic rehabilitation series: Assessment and management*. Bethesda, MD: American Occupational Therapy Association.

Reader's Digest. (1979). *Crafts and hobbies*. Pleasantville, NY: The Reader's Digest Association Inc.

Ros, D. (2002). *Ceramics: Decorative techniques*. Hauppauge, NY: Barron's.

Scharff, R. (1952). *Handbook of crafts*. Greenville, CT: Fawcett Publications.

Specht, J., King, G., Brown, E., & Foris, C. (2002). The importance of leisure in the lives of persons with congenital disabilities. *American Journal of Occupational Therapy, 56*(4), 436-445.

Stahl, C. (1996). '100 pounds of clay' can make life worth living. *Advance for Occupational Therapists, 12*(31), 19.

Stohlman, A., Patten, A. D., & Wilson, J. A. (1969). *Leatherwork manual*. Fort Worth, TX: Tandy Leather Company.

Turoff, M. P. (1949). *How to make pottery and other ceramic ware*. New York, NY: Crown Publishers.

Weisberg, N., & Wilder, R. (1985). *Creative arts with older adults: A sourcebook*. New York, NY: Human Sciences Center.

Werner, D. (2009). *Disabled village children*. Berkley, CA: Hesperian.

Wilkinson, V. C., & Heater, S. L. (1979). *Therapeutic media and techniques of application: A guide for activities therapists*. New York, NY: Van Nostrand Reinhold Company.

Zoltan, B. (2007). *Vision, perception, and cognition: A manual for the evaluation and treatment of the adult with acquired brain injury* (4th ed.). Thorofare, NJ: SLACK Incorporated.

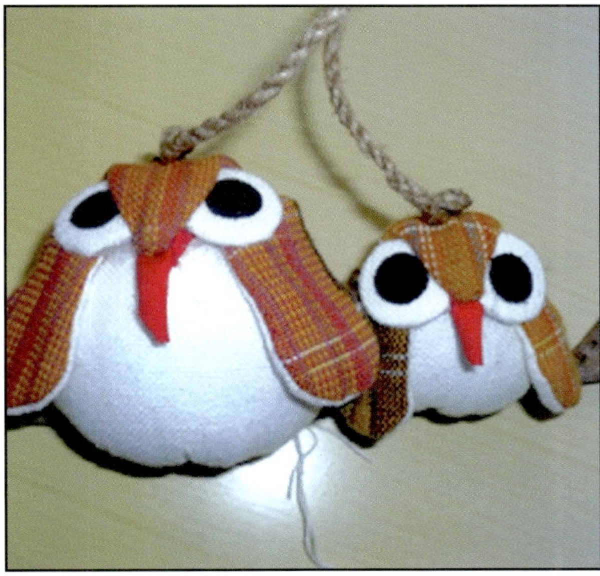

제 11 장

바느질 공예

Needlework

학습 목표(Objectives)

학생은 다음을 할 수 있어야 한다.

- 바느질의 역사적, 문화적 중요성을 논할 수 있다.
- 몇 가지 일반적인 유형의 바느질과 중재 시에 각각의 장점/단점을 설명할 수 있다.
- 다양한 유형의 바느질을 수행하는데 필요한 물품과 재료의 목록을 만들고 기본적인 작업을 완성하고 등급을 매기는 방법을 알 수 있다.
- 다양한 바느질 방법의 주의사항 및 제한점을 나열할 수 있다.
- 바느질이 다양한 클라이언트 그룹에 치료적으로 어떻게 사용될 수 있는지 설명할 수 있다.

바느질(needlework)이라는 용어는 옷을 바느질하거나 배의 돛을 만들거나 낚시 그물 손질 및 미술 박물관에 걸어 놓을 수 있는 복잡한 융단(tapestries)을 만드는 것을 포함하여 매우 광범위하다. 18세기와 19세기 미국에서 바느질 공예는 보통 여성의 가치를 평가하는 수단이었다. 젊은 여성들은 오늘날의 젊은 여성들이 학교 또는 직장에서 관련 서류나 프로젝트를 완성하는 것처럼 동일하게 바느질 견본을 만들었다. 가족을 위한 옷 바느질은 퀼팅과 수선처럼 꾸준히 여성의 작업이었다(Banks, 1979). 퀼팅의 시기는 십자군 원정까지 거슬러 올라간다; 이 제조방법은 옷과 침구에 따뜻함을 더했다. 패치워크 퀼팅은 한 조각도 낭비할 여유가 없는 선구자 여성들 사이에서 절약의 필요성으로 비롯되었다. 아플리케(Applique)는 퀼팅을 수반하는 기술로써 역시 경제적인 이유에서 발달하였는데 값비싼 자수 대신에 사용되었다(Reader's Digest, 1979).

Tubbs, C. C., & Drake, M.
Crafts and Creative Media in Therapy, Fifth Edition (pp. 225-246).

바느질은 수많은 활동을 포함하고 있어서 본 교재에서는 주제의 일부만을 다룬다. 본 장에서는 치료에 가장 일반적으로 사용되는 바느질의 종류가 논의될 것이다. 작업치료사는 이것에 국한되지 않고 가장 익숙한 방식을 선택해야 한다. 예외적인 경우에 치료사는 클라이언트에게 새로운 기술을 가르치거나 장기간의 작업에 착수할 수 있지만 대부분의 치료 환경에서는 비교적 빨리 완성할 수 있는 공예를 필요로 한다.

바느질의 종류

TYPES OF NEEDLEWORK

단순 바느질(*Simple Sewing*)

단순 바느질에는 바늘, 실 또는 재봉틀을 사용하여 옷, 장식품 및 가정용 가구와 같은 물건을 만들거나 수선하거나 변경하는 작업이 포함된다. 바느질 방식에는 간단한 홈질이나 시침질에서 더 어려운 물결 모양(smocking), 주름모양(ruffling), 버튼홀스티치까지 다양하다(Carroll, 1947). 오늘날에는 많은 사람들이 기계를 사용하여 바느질하지만, 몇몇 공예가는 수작업을 선호한다. 바느질의 특별한 형태인 퀼팅은 기계 또는 수작업으로 할 수 있다. 옛날식의 미국 수공예(그림 11-1)는 실내 장식과 담요와 같은 실용적인 것을 만드는데 대중적으로 인기가 있었다. 퀼팅된 물건이나 그들의 디자인은 때때로 결혼이나 우정과 같은 정서적 상징을 지니고 있거나 지역이나 문화를 대표하기도 한다. 역사적으로, 퀼팅은 지리적으로 고립된 지역에 공동 사회적 기업을 제공하였다(Fidler & Velde, 1999).

오늘날, 이것은 예술 형태로 잘 알려져 있으며 출판물, 박물관 전시물, 퀼트 쇼는 감상과 영구 보존에 헌신한다. 직물의 디자인과 색상의 조합이 복잡할지라도 퀼팅의 많은 바느질은 간단한 바느질로 적합하다(Reader's Digest, 1979). 아플리케(Applique)는 다른 바느질 기술로서 직물의 작은 장식 조각이 더 큰 조각 위에 바느질되어(그림 11-2) 그림이나 기타 디자인으로 만드는 것이다. 기술과 상관없이, 모든 작업치료사는 간단한 수 바느질과 재봉기계의 기초적 사용에 익숙해야 한다. 이러한 기술은 유니버셜 커프를 만들거나 클라이언트의 요구에 맞게 옷을 맞추는 것과 같은 작업에 때때로 필요하기 때문이다.

자수(*Embroidery*)

자수는 바늘과 실을 사용하여 천 위에 그림이나 디자인을 만드는 방법 중의 하나이다. 수십 가지의 자수 방식을 선택할 수 있으며 간단할 수도 있고, 복잡할 수도 있다. 바느질 키트로 자주 사용되는 가장 간단하고 쉬운 방식 중 하나는 십자수이다(그림 11-3). 18세기 소녀들의 바느질 견본은 주로 십자수였다(Banks, 1979; Creekmore, 1968). 다른 종류의 자수에는 크루엘(crewel) 방식과 십자수 방식이 포함된다. 각 자수의 방식은 직물의 무게와 무늬뿐만 아니라 실과 솜 모양의 섬유(floss)에도 특정한 방식이 요구된다. 예를 들어, 크루엘(crewel) 방식은 두꺼운 직물에 느슨하게 실(주로 양모)을 꼬는 방식이고(Carroll, 1947), 반면에 십자수는 얇은 코튼 솜 모양의 섬유(floss)가 사용된다. 실의 크기 또는 직물의 직조에 따라 바늘의 유형과 크기가 결정된다. 십자수는 오늘날 바느질을 즐기는 사람들에게 대중적이고 다양한 바느질 키트를 사용할 수 있지만, 치료에 적용하기에 너무 어렵거나 시간이 많이 소요될 수 있다. 십자수를 할 수 있는 냄비 집게(potholders)(그림 11-4)나 아기 턱받이, 손수건과 같은 작고 기능적인 물건을 구입할 수 있다. 스탬프가 찍혀있는 작은 십자수 세트나 색깔 코드가 인쇄되어있는 플라스틱 캔버스가 실용적인 대안이 될 수 있다. 어떤 공예품이든지, 자수의 특정한 형태나 스타일은 시간이 지나면서 인기가 높아지거나 시들해진다. 대부분의 경우, 치료사는 현대의 방식으로 과제를 제공하려고 노력해야 한다.

바늘 자수(*Needlepoint*)

현대의 십자수는 전통적인 바늘 자수의 최신 버전이다. 바늘 자수의 독특한 형태에서, 단일 바느질 유형이 사용되지만 바느질의 수와 배열이 디자인을 만든다. 바늘 자수는 십자수와 유사한 균일성을 가지고 있지만, 캔버스에 뭉툭

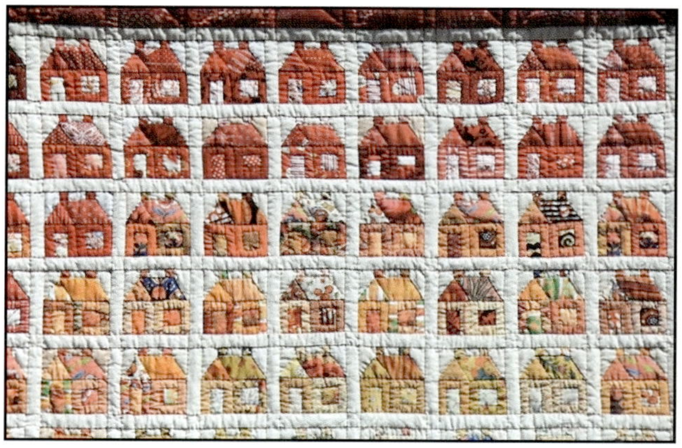

그림 11-1. 퀼팅 견본.

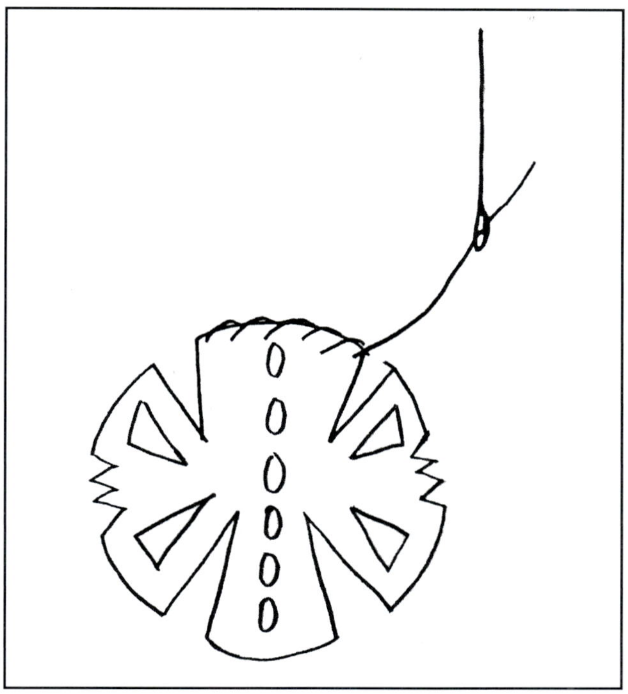

그림 11-2. 천 장식을 추가하는 아플리케 방법.

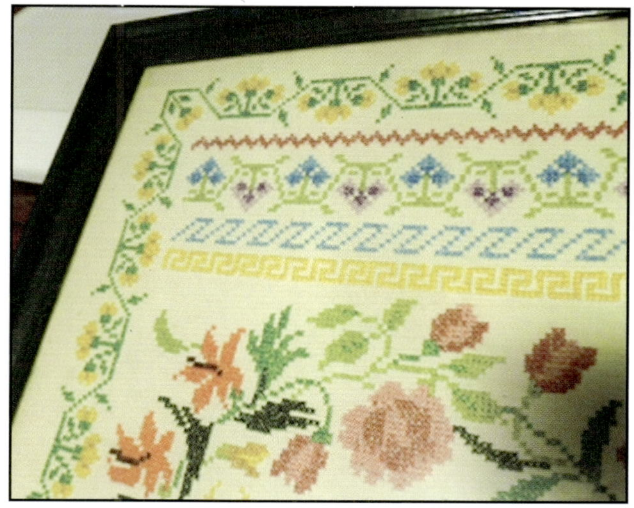

그림 11-3. 십자수 견본.

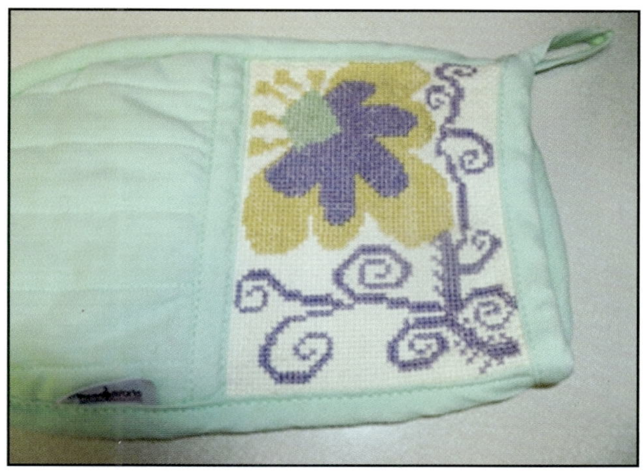

그림 11-4. 십자수를 넣은 냄비 집게.

한 바늘(그림 11-5)이나 격자무늬 플라스틱(그림 11-6)을 사용하여 균일한 바느질 크기를 보장한다. 세계적으로 훌륭한 융단(tapestries)의 많은 부분이 이러한 방법으로 만들어졌다. 바늘 자수는 치료에 적용하는데 있어 몇 가지 장점이 있다. 다양한 바늘 자수 형태에 비해 미세한 운동 조절이 덜 필요하며 실수를 쉽게 찾아내어 수정할 수 있다. 뭉툭한 바늘은 위험성이 적으며 실, 바늘, 캔버스의 크기는 쉽게 등급이 매겨진다. 바느질 키트를 쉽게 이용할 수 있으며 다양성은 크기 및 디자인의 복합성 측면에서 등급을 매길 수 있는 기회를 제공한다. 바늘 자수 작업은 더 어려운 형태의 자수 공예로 바느질 공예가 어려운 사람에게 적절한 대안이 될 수 있다.

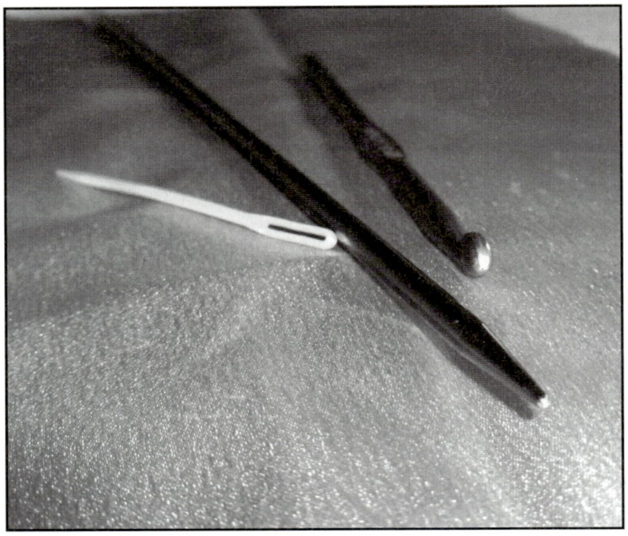

그림 11-5. 바느질 도구: 플라스틱 바늘 자수, 매듭짓는 바늘, 뜨개질 후크.

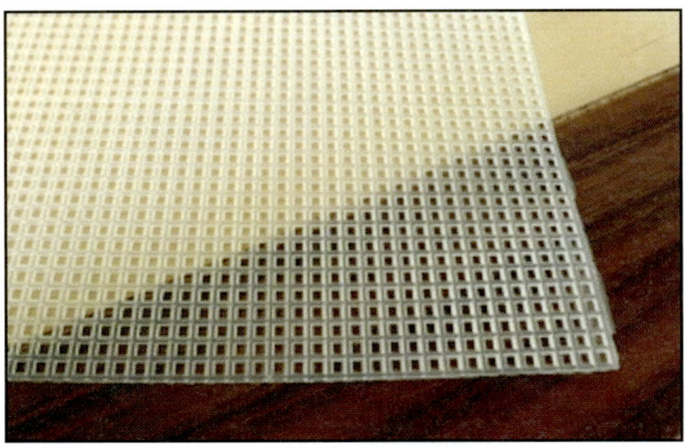

그림 11-6. 플라스틱 바늘 자수 캔버스.

대바늘 뜨개질과 코바늘 뜨개질(Knitting and Crocheting)

대바늘 뜨개질과 코바늘 뜨개질(그림 11-7)은 가정용 의류나 장식품 또는 담요를 만들 수 있는데 실의 고리가 반복적인 열로 맞물리는 양쪽 바느질 공예이다. 대바늘 뜨개질의 가장 일반적인 방법은 길고 끝이 뭉툭한 두 개의 바늘을 사용하는 반면에 코바늘 뜨개질은 하나의 고리로 된 바늘만 필요로 한다(그림 11-5 참조); 두 가지 바느질 방법 모두 일반적으로 일렬로 수행한다. 대바늘 뜨개질과

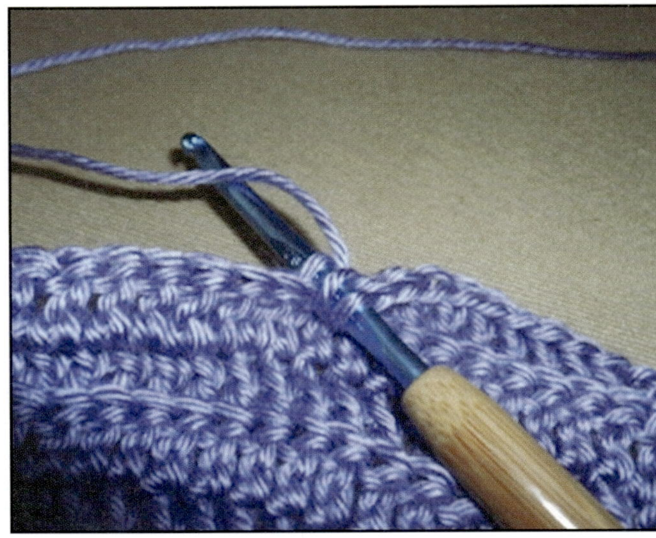

그림 11-7. 코바늘 뜨개질 견본.

코바늘 뜨개질 작업에는 스카프, 벙어리장갑, 숄, 냄비 받침대, 아프간이 포함된다. 더 작은 실을 사용하여 동일한 바느질 방법으로 컵 받침이나 접시 깔개, 테이블보를 만들 수 있다. 이 두 가지 수공예 방법 중에 특히 대바늘 뜨개질이 최근 다시 유행하고 있는데 숙달되는데 많은 시간과 인내가 필요하므로 치료에는 광범위하게 사용되지 않는다. 그러나 대바늘 뜨개질을 취미로 하는 일부의 사람들은 기술이 숙달되면 스트레스 감소 효과가 있음을 강조하기도 한다(Pigza, 2008). 때때로 작업치료사는 이러한 취미를 다시 시작하길 원하는 클라이언트를 만날 수도 있다.

이 과정은 클라이언트의 한계에 따라 조정되어야 하기 때문에 최소한 기본적인 바느질 과정에서 바늘을 어떻게 다뤄야 하는지 알아두는 것이 좋다. 대바늘 뜨개질과 코바늘 뜨개질 방법에 대한 다른 출처를 참고하도록 한다; 일부 예시는 참고 자료를 참조한다.

베틀 뜨개질(Loom Knitting)

베틀 뜨개질은 수직 기둥(그림 11-8)이 있는 플라스틱 또는 나무 베틀을 사용하여 실의 매듭을 만드는 특수 형태의 뜨개질이다. 기본적인 과정은 각 기둥 주위에 8자(또는 다른 패턴)로 실을 감은 다음 그 위의 실을 아래로 끌어 당기

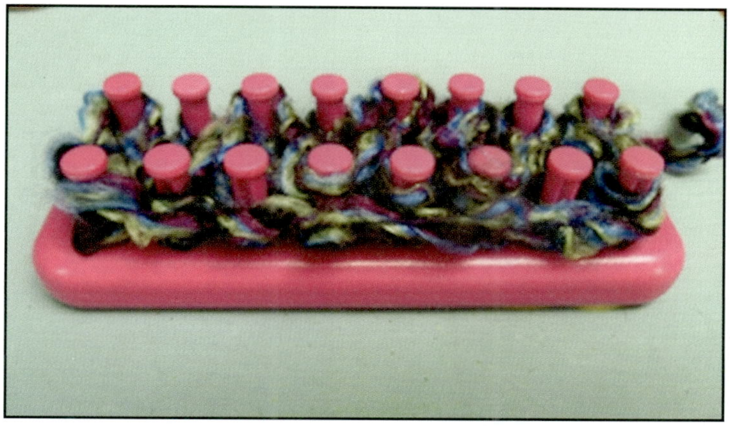

그림 11-8. 베틀 뜨개질에 사용되는 베틀.

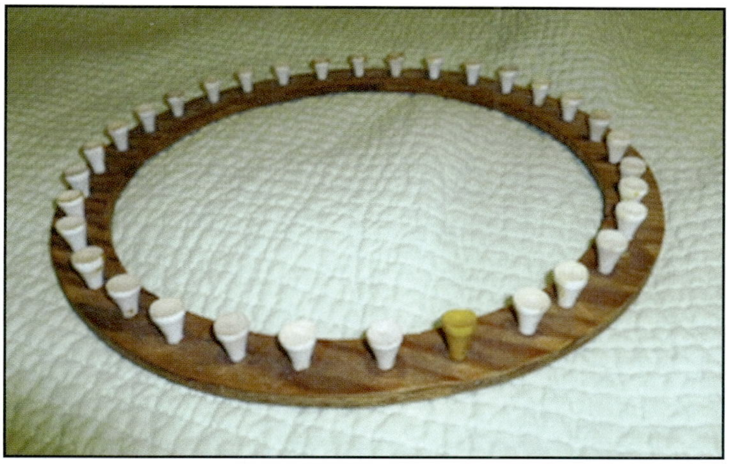

그림 11-9. 수제 나무 뜨개질 베틀.

기 위해 후크나 손가락을 사용하는 것이다.

실은 일정한 패턴으로 직조되어 뜨개질을 한 제품이 베틀의 바닥에서 나온다. 이 과정은 베틀이 어떤 방법으로든 안정화된 경우(예: 뒷면에 흡입 컵이 있는 작은 판지의 구멍에 베틀을 부착하는 것)에는 한 손으로 가능하다. 이러한 바늘 자수 또한 전통적인 뜨개질보다 소근육 운동이 요구되므로 몇몇 클라이언트에게 좋은 대안이 될 수 있다. 바느질 측면에서 여러 가지 가능성이 있지만 가장 간단한 형태는 반드시 필요하다. 플라스틱 베틀은 저렴하지만 나무로 만들 수 있다(그림 11-9).

래치후크(Latchhook)

래치후크는 매듭 또는 터키식 매듭이라고 하며 러그를 만드는 전통적인 방식을 현대적으로 적용한 것이다. 편평한 베틀로 재료를 받치고 실은 러그 후크를 사용하여 한 번에 두 개의 꼬은 실을 통해 당긴다. 매듭은 일렬로 만들어 지고 두꺼운 더미가 된다(Better Homes and Gardens, 1966; Department of the Army, 1971; Moseley, Johnson, & Koenig, 1962). 오늘날의 카펫은 기본적으로 기계로 만들어졌지만 같은 방법으로 만들어진다. 일부는 터키식 매듭과 비슷한 더미를 자르고 일부는 갈고리 모양의 러그에서

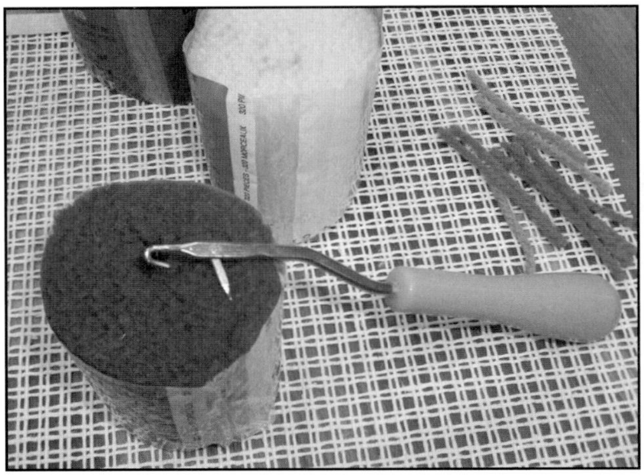

그림 11-10. 래치후크 준비물: 래치후크, 실, 캔버스.

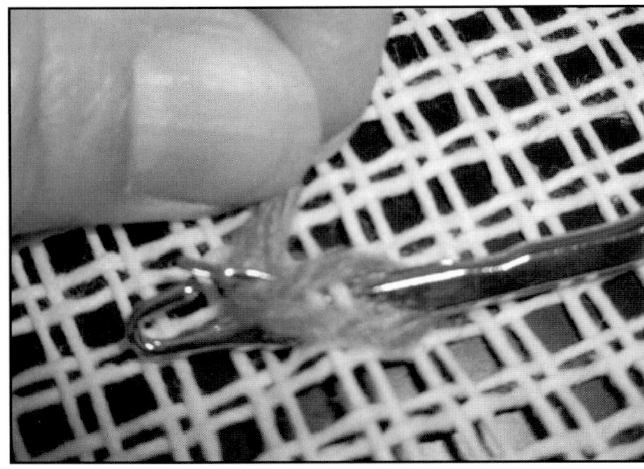

그림 11-11. 래치후크의 사용.

보이는 것처럼 고리가 있는 더미를 가진다(Department of the Army, 1971; Scharff, 1952). 여가용 래치후크 작업은 베틀을 사용하지 않고 래치후크를 한다(그림 11-10).

특수한 종류의 바느질 후크는 작은 경첩이 있는 부속 장치가 붙어있어서 실이 러그 캔버스 또는 받침(backing)을 통해 당겨지면서 자동으로 매듭이 지어진다. 가장 일반적으로 사용되는 받침(backing)은 큰 롤 또는 단일 조각으로 제작된 무거운 그물천인데 스탬프가 찍혀 있으며 종종 바느질 키트로 판매된다. 래치후크에 사용되는 실 조각은 2~4인치이며 대부분 미리 잘라놓은 상태로 준비되어 있고 색상별 꾸러미로 구매한다. 실은 한 번에 하나씩 갈고리로 묶여있기 때문에, 단일 작업은 보통의 치료 기간보다 더 많은 시간이 소요될 수 있다. 그러나 반복적인 과정이며 쉽게 배울 수 있으므로 클라이언트는 집에서 작업을 완성할 수 있다. 래치후크는 베개와 의자 패드 및 러그를 만드는데 가장 일반적으로 사용된다; 오늘날 상점에서 판매되는 많은 바느질 키트는 대부분 아이들에게 적합하다.

래치후크 바느질을 하려면, 하나의 구멍에 수직으로 후크를 삽입하고 그 바로 위에 있는 구멍을 통해 후크를 빼야한다. 경첩이 달린 걸쇠가 양쪽 공간을 완전히 통과하는지 확인해야 한다. 후크 손잡이의 금속 부분 아래에 실 조각을 밀어 넣은 다음 실의 느슨한 양쪽 끝을 잡고 잡아 당겨 후크 안으로 끌어올린다(그림 11-11). 캔버스를 통해 후크를 당길 때 실의 끝을 계속 잡는다. 걸쇠가 실 주위를 감싸고 고리를 통해 다시 당겨진다. 필요할 때 조심스럽게 당겨서 조인다. 캔버스의 가장자리에서 약 1인치 정도의 조각을 작업하고 스탬프 된 디자인에 표시된 대로 색깔실을 사용한다. 디자인이 완료될 때까지 필요에 따라 색깔실을 변경하면서 이 과정을 계속한다. 끝내려면 캔버스의 각 가장자리를 접은 다음 기계 또는 수작업으로 바느질한다. 래치후크 방식은 양 손의 사용이 필요하고 다른 바느질 도구보다 더 많은 악력이 필요하지만 다른 바느질 도구보다 정밀함이 덜 요구된다.

로커 후킹(Locker Hooking)

로커 후킹은 래치후크와 바늘자수를 혼합한 것이다. 실 대신 직물의 긴 조각과 로커 후킹이라는 특별한 도구로 만든다. 캔버스 격자를 통해 직물의 고리를 잡아당긴 다음 코튼 노끈으로 고정한다. 한번 배우고 나면 이 방법은 반복적이고 비교적 간단하다. 바느질 공예는 러그, 접시받침, 삼발이와 같은 물건을 만드는데 유용하다(Pulido, 2009). 기초적인 로커 후킹에 대한 링크는 참고자료를 참조한다.

바늘펠팅(Needlefelting)

바늘펠팅은 울 섬유의 일종인 울 로빙(wool roving)이라는 소재로 세워진 물건을 장식하거나 만드는 방법이다.

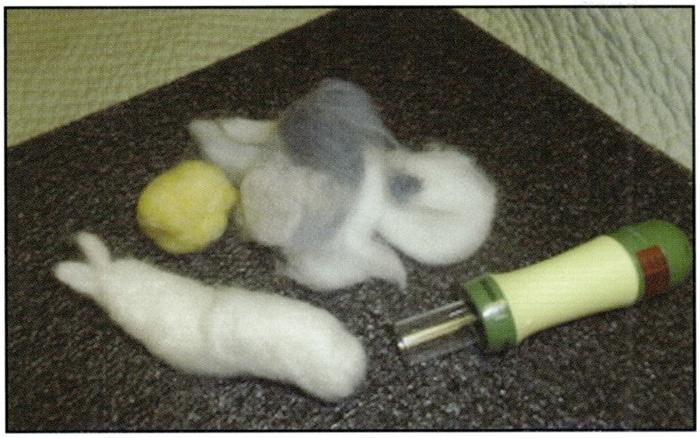

그림 11-12. 바늘펠팅 준비물: 바늘 세트, 솜, 펠팅 매트.

울을 이 과정을 위해 특수 설계된 날카로운 바늘로 반복적으로 찔러 넣는다; 이 바늘은 섬유가 재료(표면 장식 만들기) 또는 다른 섬유(단단한 물건 만들기)로 얽히게 한다. 전반적으로 이 과정은 다른 형태의 바느질 공예보다 정밀함이 떨어지고 단순하며 반복적이지만, 펠트 바늘이 매우 날카로워서 일부 클라이언트에게는 신중하게 사용해야 한다. 바늘펠팅에 필요한 기본 소모품은 바늘, 울 로빙, 바늘을 사용하지 않고 사용할 수 있는 특수 매트(그림 11-12)가 있다. 방법과 작업에 대한 정보는 참고자료를 참조한다.

특별히 고려할 사항 및 주의사항

SPECIAL CONSIDERATIONS AND PRECAUTIONS

대부분의 바느질은 어느 정도의 미세 운동 기능을 필요로 하며, 일부 기술에서는 시력과 지각 또한 필수적이다. 도구를 사용할 때 쥐기가 약한 사람에게 항상 보상방법이 있는 것은 아니지만 작업에 요구되는 사항은 바느질 방식에 따라 다양하고 작업의 단계를 나눌 수 있다. 작업이 안정화되면(예: clamp-on embroidery hoop) 한 손만 사용하여 여러 가지 유형의 바느질을 수행할 수 있다. 시각 기술이 손상된 클라이언트는 바느질의 패턴을 따르거나 정확성을 평가할 때 좌절할 수 있고, 기민성이 감소된 클라이언트는 기민성이 적게 요구되는 형태를 사용하는 것이 가장 좋다. 일부의 클라이언트는 여가보다 일과 연관 지을 수 있으므로 다른 활동을 선호할 수 있다. 바느질 작업을 선택할 때 어느 정도의 시간이 필요한지 고려해야 한다; 이상적으로 클라이언트는 치료 환경 외에서도 작업을 계속할 수 있다.

안전은 중재 방법으로 바느질 작업을 선택할 때 고려할 사항이다. 바늘과 가위는 날카롭기 때문에 이러한 도구를 사용하는 클라이언트 특히, 혈액 매개 병원균에 감염된 클라이언트나 혈액 희석제를 복용하는 클라이언트가 도구를 사용할 때 감독해야 한다. 약한 피부, 협응 운동 실조 또는 인지 장애가 있는 경우에 부상 위험이 더 크다. 정신건강 세팅에서, 치료사는 각 세션 전과 후에 도구를 반드시 세어 보아야 한다. 재봉틀은 위험하고 값이 비싸고 쉽게 고장이 나므로 치료사는 항상 클라이언트가 사용할 때 감독해야 한다.

바느질에 필요한 도구와 재료는 재봉틀을 제외하고는 저렴하고 바느질 키트는 쉽게 구할 수 있으므로 치료적 공예로 바느질을 선택하기 쉽다. 바느질 키트는 원재료보다 비용이 많이 드는 반면 어린이용은 약간 저렴하다. 바느질 키트의 주요 장점은 준비 과정을 단순화하고 창의력이 덜 필요하며 선택의 폭이 넓다는 점이다. 바느질은 대부분 여성과 동일시되기 때문에 남성들은 이 작업을 즐기는데 어려울 수 있다(Department of the Army, 1971).

바느질을 치료에 적용하는데 필요한 도구와 용품은 왼손용, 오른손용 가위; 골무; 실 끼우개; 다른 크기의 자수 고리, 바늘(바느질, 자수, 바늘 자수, 대바늘, 코바늘), 몇 가지 유형의 천과 실이다. 또한, 테이블에 세우거나 다리 사이에 놓을 수 있는 고리가 유용하며 한 손을 사용하는 클라이언트를 위해 테이블을 고정하거나 저시력 클라이언트를 위해 확대경을 사용할 수 있다.

다음 프로젝트는 기본적인 바느질 도구를 사용하여 만들 수 있으나 개념은 무수한 방법으로 다른 완제품을 만들 수 있다. 무명 주름(muslin) 또는 짠 코튼은 훌륭한 직물이 된다; 바깥쪽 가장자리는 아래로 둘러싸거나 더 소박한 외관을 위해 자연스럽게 닳을 수 있다.

프로젝트에서 결정해야 하는 체크리스트

- 프로젝트는 온전한 시각 기술을 요구하는가?
- 프로젝트는 한 손으로 수행할 수 있는가?
- 프로젝트는 어떤 방법으로 안정화(고정)할 수 있는가?
- 프로젝트는 날카로운 도구를 필요로 하는가?
- 프로젝트는 바느질 키트 형태로 가능한가?
- 프로젝트는 수를 세는 것을 요구하는가?
- 쉽게 멈추고 시작할 수 있는가?
- 초심자에게 방법을 가르칠 수 있는 시간이 있는가?

프로젝트
PROJECTS

프로젝트 — 단추 나무(button tree)

활동 선택 및 계획

이 프로젝트는 재봉틀을 필요로 하지 않는다. 그러나 가장자리에 감침질이 필요한 경우에는 재봉틀이 필요할 수 있다. 감침질은 항상 손으로 하지만, 시간이 오래 걸리며 일정하지 않게 보일 수 있다. 치료사는 클라이언트와 함께 사용할 계획이라면 실을 꿰는 방법(바늘과 실패 모두)과 재봉틀을 작동시키는 방법을 알아야 한다. 이 프로젝트의 단추는 수작업으로 꿰매어지며 숫자, 크기, 색상 및 배열은 모두 작업을 하는 사람이 결정한다. 저렴한 천 조각을 구입하고 단추 모둠은 경우에 따라 중고품 상점에서 구할 수 있다.

준비

준비물:

- 대략 1/2 야드의 세탁 가능한 천, 단색(배경)
- 어두운(짙은) 색상의 천 조각; 펠트 또는 삼베(나무줄기)
- 실, 다양한 색상 선택 가능
- 다양한 색상, 크기, 재질의 단추, 개수는 선택적임

도구:

- 가위
- 바늘
- 천 마킹 펜 또는 기타 필기도구
- 곧은 핀(선택)
- 원단 접착제(선택)
- 골무(선택)

소요 시간:

1시간

대략적인 비용:

\$1 ~ \$2

과정

1. 직물 조각을 원하는 크기(약 12 × 12 인치)로 자르고, 가장자리 부분을 감침질할 경우 양쪽에 여분을 1/2인치 남긴다. 다루기 쉽도록 조각을 다림질한다. 가장자리 부분을 감침질하는 경우에는 각 면의

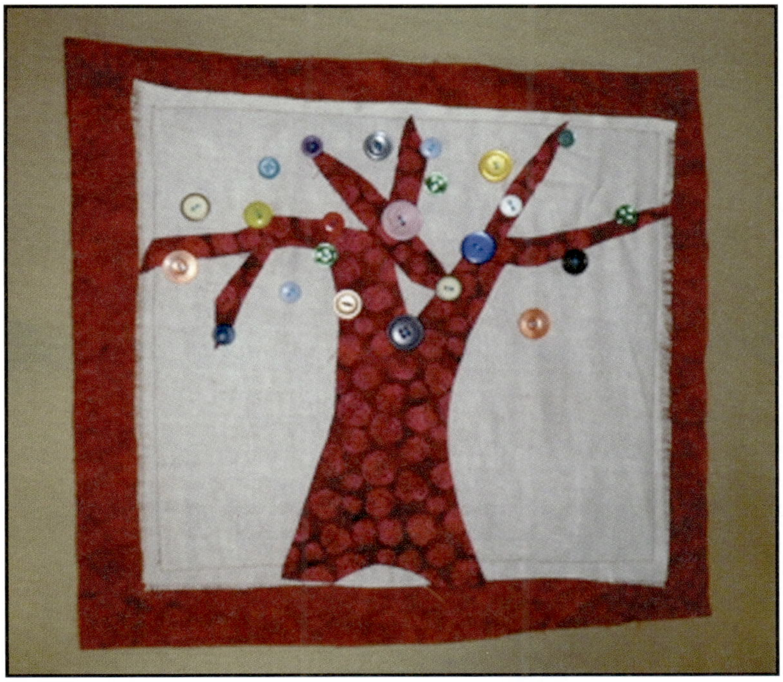

그림 11-13. 단추 나무.

대략 1/2인치를 아래로 접고 다림질한다. 가장자리를 재봉틀로 바느질하거나 손으로 바느질한다. 대체할 방법은 의도적으로 직물의 각 면에 1인치 정도의 가장자리를 닳게 하는 것이다.

2. 질은 직물에서 나무줄기와 가지를 자른다. 이 작업은 자유롭게 수행하거나 먼저 선을 그리고 나서 잘라낸다(그림 11-13).
3. 원하는 부분에서 사각형 직물 조각 위에 나무 조각을 놓는다. 나무는 직물 접착제를 사용하여 고정할 수 있으며 손으로 꿰매어 붙일 수 있다. 손으로 꿰매는 경우, 바느질하는 동안 곧은 핀을 사용하여 고정한다.
4. 원하는 패턴 또는 디자인의 나무 가지 위 또는 가까이에 있는 각 단추를 바느질한다. 단추를 재봉하는 방법에 대한 단계별 그림은 **그림 11-14**를 참조한다.

완성된 작품은 벽걸이로 사용하거나, 원하는 경우 베개의 상단에 놓을 수도 있다.

등급화 및 적용

이 프로젝트는 다양한 단추를 사용하기에 적합하며 크기와 디자인 면에서 많은 옵션이 있다.

등급 내리기:

- 바느질하는 대신에 천 조각 위에 나무줄기 천을 붙인다.
- 색상의 순서나 단추의 배치를 미리 표시하는 등의 구조화를 제공한다.
- 재료를 사용하는 것보다 나무줄기에 천 페인트를 칠한다.
- 한 번 또는 두 번 바느질하여 각각의 단추를 부착하거나 실을 자르고 매듭 짓지 않고 여러 개의 단추를 바느질한다.

등급 올리기:

- 기본 원단의 가장자리를 감침질한다.
- 나무줄기를 손이나 재봉틀을 사용하여 다른 천에 바느질한다.

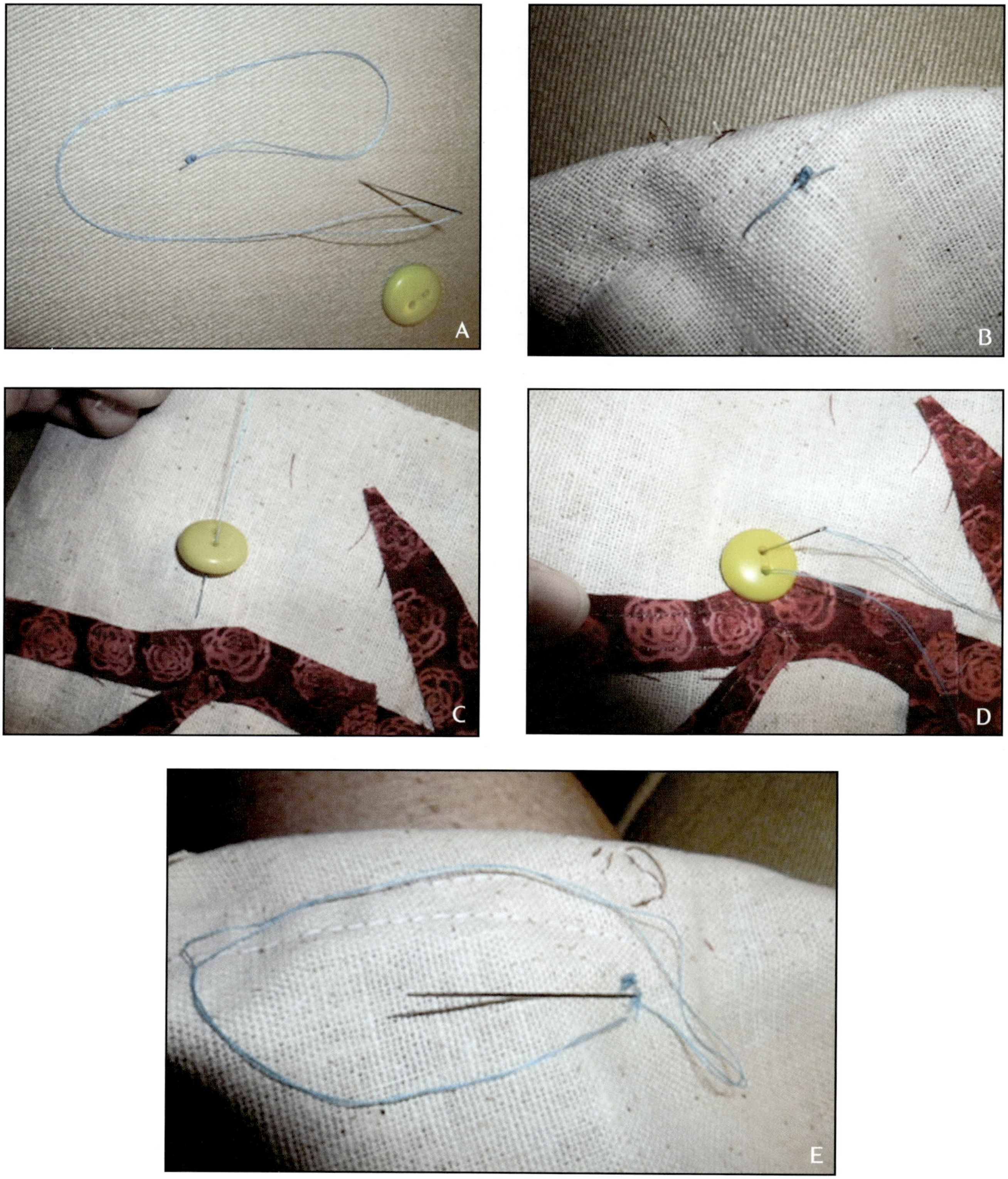

그림 11-14. (A–E) 단추를 바느질하기 위한 단계.

● 완성된 부분을 베개 상단에 놓거나 상단 모서리에 고리를 꿰어 벽에 걸 수 있다.
● 자수 바느질 또는 아플리케를 사용하여 더 많은 장식을 추가한다.
● 각 단추마다 실을 매듭 짓고 자른다.

기록(문서화)

이 활동을 완성하게 되면 몇 가지 수행 기술을 입증할 수 있다. 가위의 사용; 단추, 바늘, 실을 조작하기 위한 다양한 집기와 근력; 디자인을 계획하고 실행할 수 있는 능력; 시각 기능의 결손에 대한 사용 또는 보상하는 능력을 포함한다. 다음은 숙련된 중재와 작업 영역에 대한 활동의 관련성을 입증하기 위해 바느질의 치료적 사용을 문서화하는 구체적인 방법의 예이다.

● 바느질을 하는 동안 클라이언트는 바늘을 삽입할 위치를 찾는데 촉각적인 힌트가 필요하였고 시력 손실을 보상할 수 있는 전략을 사용하였다.
● 클라이언트는 치료사의 간헐적인 조언을 듣고 원하는 바느질 작업의 구입 목록을 작성할 수 있었다. 그녀는 필요한 모든 항목을 상기시키기 위해 후방연쇄(backward chaining) 인지 전략을 사용하였다.
● 치료사는 클라이언트에게 바느질 작업을 완성하는데 필요한 물품 배치에 대한 시각적 단서를 제공하였다. 그녀는 최소한의 어려움으로 활동을 계획하고 바늘을 조작할 수 있었다.

프로젝트 — 옷걸이(covered coat hangers)

이 프로젝트는 실만 필요하지만 작은 shuttle 또는 큰 눈 자수 바늘(그림 11-5 참조)을 사용하면 실을 보다 쉽게 관리할 수 있다. 특별한 shuttle를 구입할 필요는 없다. 실을 감기 위해 작은 판지(그림 11-15)나 비어있는 실 틀을 사용해도 된다. 이 활동은 일반적으로 근력, 정밀함 또는 민감한 시력에 대한 요구가 거의 없는 바느질을 할 때 사용되는 반복적인 운동 기술 방법을 제공한다. 일단 시작하면 매듭이 같은 방법으로 반복되므로 학습이 거의 필요하지 않는다. 클라이언트는 옷이 미끄러지지 않도록 옷걸이의 실용성을 누릴 수 있다. 색상 선택은 만드는 사람에게 달려 있으며 이 프로젝트는 남은 실을 사용하는 좋은 방법이 될 수 있다.

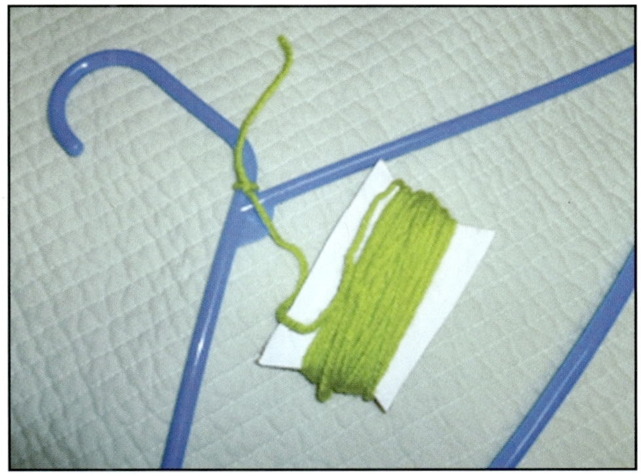

그림 11-15. 옷걸이 목 부분에 실 매듭짓기.

준비

준비물:

● 옷걸이, 철사 또는 부드러운 둥근 플라스틱 유형
● 실 또는 어떤 색상의 작고 부드러운 끈
● 테이프

도구:

● 가위
● 자수 바늘(선택)
● shuttle(선택)

소요 시간:

1시간

대략적인 비용:

$1 미만

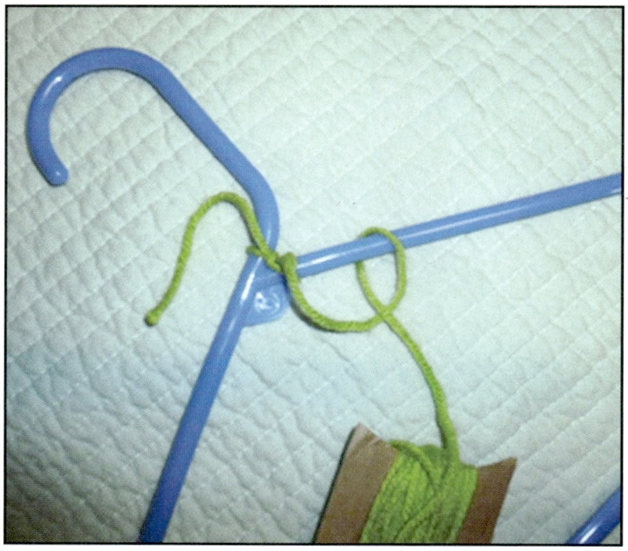

그림 11-16. 첫 번째 고리 만들기.

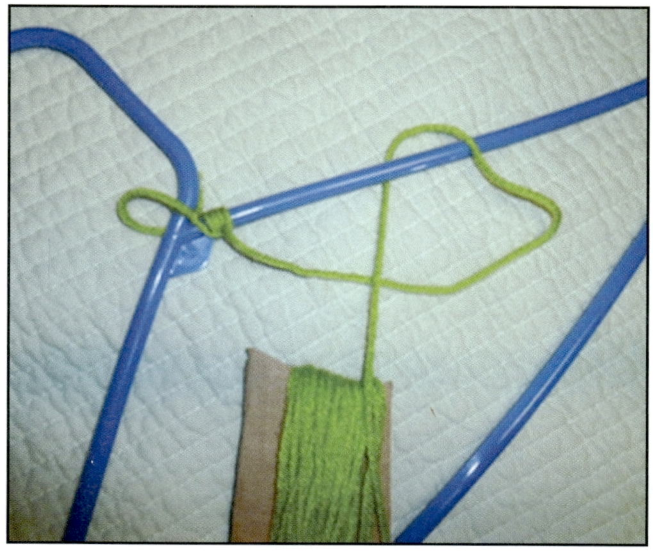

그림 11-17. 여러 개의 고리가 만들어져서 옆으로 단단하게 밀려남.

과정

1. 실을 옷걸이의 목 근처에 묶어서 긴 꼬리를 남겨둔다(그림 11-15 참조)
2. 옷걸이 앞쪽에 실의 고리를 만든 다음 선을 가로 지르고 실을 고리를 통해 뒤로 가져온다(그림 11-16). 부드럽게 조인다.
3. 2단계를 옷걸이 양쪽에 반복한다. 전체 적용 범위에 실을 감싸면서 밀어야 한다(그림 11-17). 실이 다 떨어지면 그것을 다른 조각에 묶고 감싸듯이 꼬리표 끝을 밀어 넣는다.
4. 옷걸이 주변을 모두 감았을 때, 작고 안정된 활을 실의 시작 꼬리와 테두리와 함께 묶는다.

등급화 및 적용

다양한 가닥의 실을 사용하거나 실을 고정하기 위한 도구를 사용하여 또한 다양한 색상 순서를 사용하는 특정 디자인을 만들어서 이 프로젝트를 수정할 수 있다. 다채로운 실을 사용하면 실을 바꾸지 않고 줄무늬 효과를 낼 수 있다(그림 11-18). 옷걸이의 반을 무거운 물건 아래에 놓고 나머지 반은 테이블이나 카운터의 가장자리 위로 확장하여 고정하면 클라이언트가 한 손으로 작업할 수 있다.

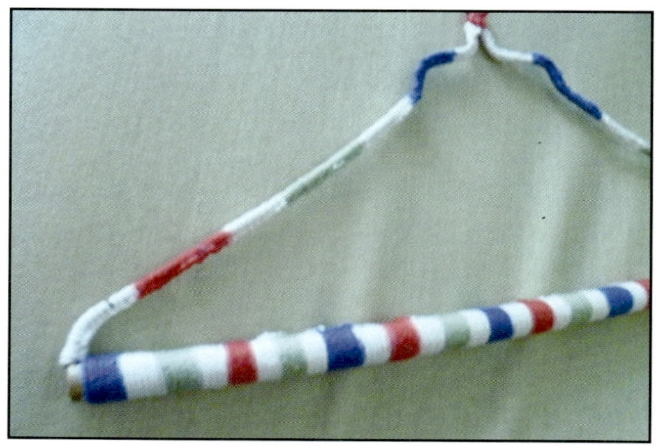

그림 11-18. 다채로운 실로 완성된 옷걸이.

큰 바늘을 사용하여 더 짧은 실 조각으로 작업할 수 있지만 자주 매듭을 지어야 한다. shuttle 또는 유사한 조절 수단으로 관리하지 않는 실이 느슨해지거나 얽히면 클라이언트는 좌절할 수 있다.

기록(문서화)

이 활동 중에 감독은 클라이언트가 조언(주의) 없이 작업에 집중하는 시간 또는 휴식시간(지구력) 없이 계속할 수 있는 시간과 매듭 순서를 배우고 기억하는 능력, 조작할 때

한 손 또는 두 손을 사용할 수 있는 능력, 또는 활동을 지속하거나 좌절감을 관리할 수 있는 능력을 포함한다.

기타 아이디어 및 등급화
Other Ideas and Grading

많은 바느질 작업은 치료 활동에 일상적으로 포함될 만큼 간단하다. 손이나 기계로 쉽게 할 수 있는 물품은 간단한 배너(현수막), 바람자루, 쿠션(그림 11-19), 토트백 및 테이블보(그림 11-20)가 있다. 몇 가지 바느질 작업에 대한 지침은 이 책의 다른 부분에 있다(15장 및 17장 참조). 아기 턱받이, 냅킨, 베갯잇과 같은 물품은 십자수 하기에 좋으며 디자인은 클라이언트가 복제하거나 직접 만들 수 있다. 작은 바늘 자수 작업은 안경 케이스, 휴지통 덮개, 컵 받침, 책갈피(그림 11-21) 및 크리스마스 트리 장식품 외에도 많다. 래치후크와 바늘 자수와 유사한 로커 후킹은 실 대신 직물 끈을 사용하여 매력적인 냄비받침, 책 표지, 컵 받침, 베개 커버 또는 작은 깔개를 만드는데 사용할 수 있다. 천 조각은 코바늘 뜨개질(그림 11-22)이나 조각 러그(15장 참조) 또는 이와 유사한 물품으로도 사용할 수 있다. 이번에 간략하게 설명한 바와 같이 레이크 또는 베틀 뜨개질(loom knitting)은 베틀 같은 장비의 사용을 필요로 하며 전통적인 뜨개질보다 더 쉬울 수 있다. 바늘펠팅은 최근에 인기 있는 바느질 방식으로 도구와 재료가 거의 필요하지 않는다. 바늘이 매우 날카롭지만 과정은 반복적으로 찌르기만 하면 되기 때문에 손재주가 부족한 사람도 작업을 성공할 수 있다. 바느질 공예보다 기술적으로 섬유 공예로 간주되며 실이나 직물을 사용하는 또 다른 베틀 짜기 방식(weaving)은 바늘을 다루는데 어려움이 있는 클라이언트에게 좋은 대안이 될 수 있다. 간단한 베틀 짜기 작업은 냄비 받침대의 고리(그림 11-23)와 리본 만드는 것을 포함한다. 밀짚 짜기(straw weaving)는 특히 아이들에게 매력적일 수 있는 또 하나의 창의적인 방법이며 덜 정밀하게 수행할 수 있다; 지시사항에 대한 링크는 참고자료를 참조한다. 바늘이 필요하지 않은 다른 직물 공예품에는 벨벳 엠보싱, 직물 용해 및 펠트 만들기가 있다.

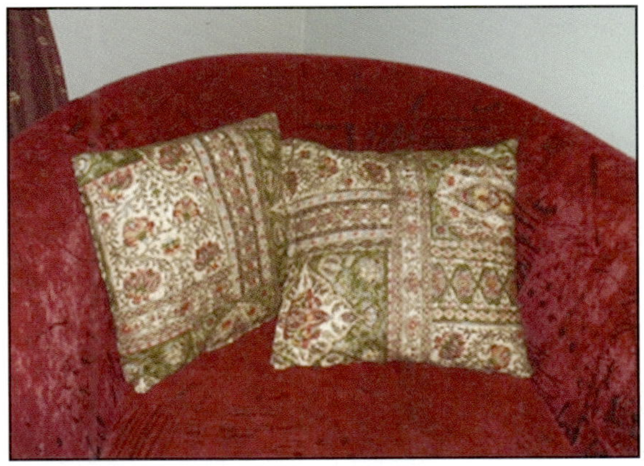

그림 11-19. 기본적인 베개 쿠션.

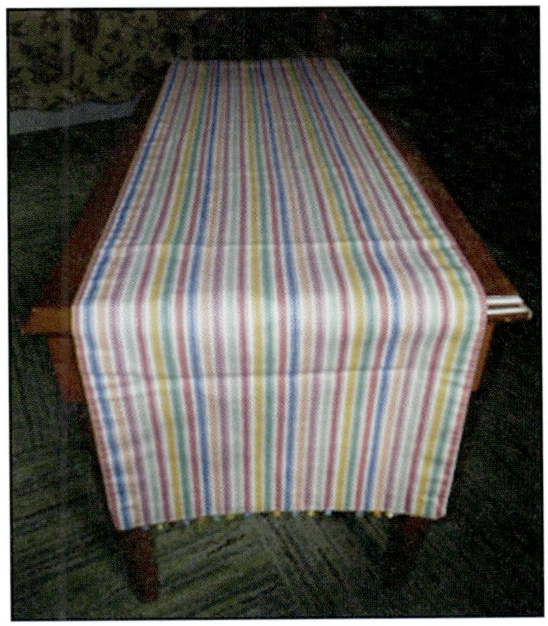

그림 11-20. 가장자리에 구슬이 달린 테이블 보.

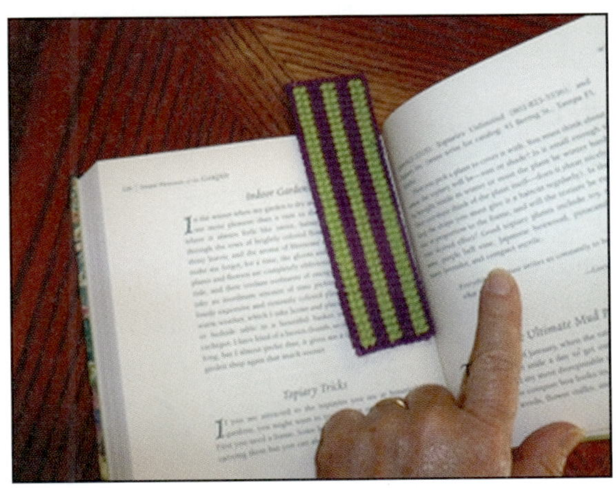

그림 11-21. 바늘 자수 책갈피.

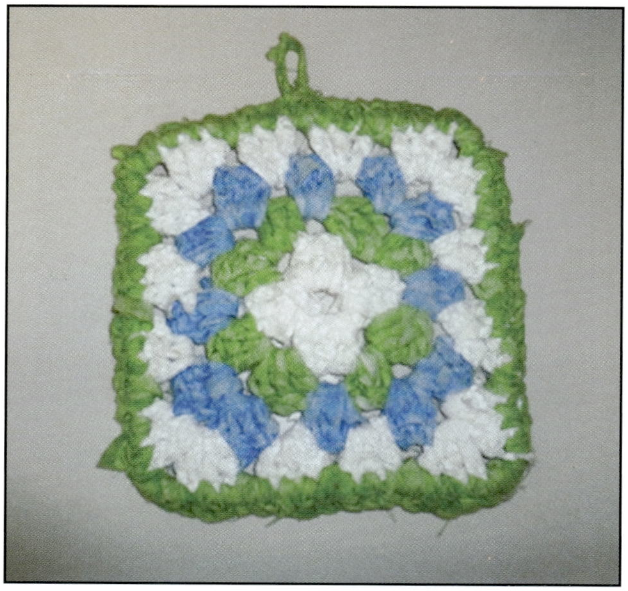

그림 11-22. 직물 조각으로 코바늘 뜨개질한 냄비 받침대.

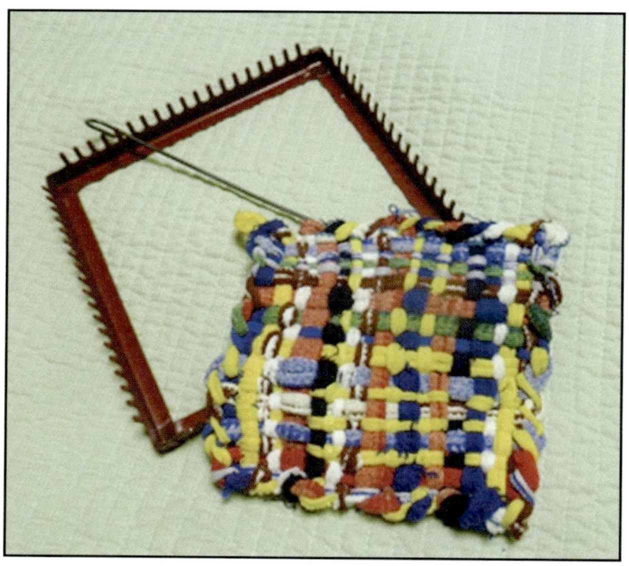

그림 11-23. 직물 고리를 가진 베틀로 만든 냄비 받침대.

벨벳 엠보싱은 스탬프와 다림질과 같이 디자인 위해 재료를 배치하여 이루어진다(Hall, Wrobel, & Salamony, 2001). 가용성 직물 예술은 직물 조각, 녹일 수 있는 띠, 다리미로 만들며 바느질은 필요하지 않다(Walter, 1996). 펠팅은 울솜과 온수를 사용하여 강하고 닳지 않는 옷감을 만들 수 있는 과정인데 여러 가지 방법으로 사용할 수 있다.

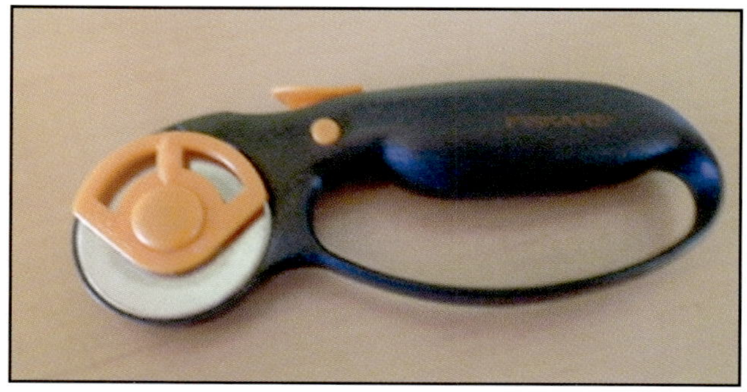

그림 11-24. 직물을 자르는 롤링 커터.

재료가 병원에서 일반적으로 사용하기에 비싸지만 오래된 스웨터 조각은 저렴한 대체품이 될 수 있다.

바느질 공예의 다양성을 고려할 때 등급화 방법도 다양하다. 바늘 크기, 실의 무게, 작업 표면이 모두 클라이언트의 요구에 맞게 변경될 수 있다. 예를 들어, 플라스틱 바늘로 플라스틱 캔버스에 바늘자수를 하는 것은 촘촘한 그물 캔버스에 금속 바늘을 사용하는 것보다 간단하고 안전하다. 어떤 방법이든 디자인은 간단하거나 복잡할 수 있으며 바늘땀 크기는 크거나 작을 수 있고 작업은 한 단계이거나 여러 단계를 포함할 수 있다. 예를 들어, 화려한 냅킨은 직물을 자르고 감침질하여 만들 수도 있고, 자수 또는 아플리케로 만들어 더 복잡해질 수 있다. 클라이언트는 자신의 디자인과 패턴을 만들기도 하고 이미 만들어진 것을 따라할 수도 있다. 창작품은 휘감긴 실 그림처럼 바늘과 실을 사용하지 않고 실 또는 직물과 접착제를 사용하여 만들 수 있다. 개조된 가위(그림 6-23 참조), 플로우 스탠드 또는 자수 고리의 클램프, 조명 및 확대경 또는 감각운동 및 근골격계 제한을 보완하는 기타 도구가 있다. 기존의 일반 가위를 사용할 수 없는 클라이언트의 경우 롤링 커터(그림 11-24)는 직물의 반복적이거나 긴 절단이 필요할 때 편리한 대체품이다. 그러나 날이 매우 날카롭기 때문에 주의해야 한다.

주된 치료적 적용
MAIN THERAPEUTIC APPLICATIONS

신체적 기능장애(Physical Dysfunction)

바느질은 병상에 누워있는 환자도 쉽게 할 수 있다; 소규모 작업은 에너지 소비를 거의 필요로 하지 않으며 허약하거나 컨디션이 저하된 클라이언트가 수행할 수 있다. 클라이언트가 피로를 느끼면 쉬었다가 다시 시작할 수 있다. 재료가 저렴하기 때문에 클라이언트가 격리되어 있거나 치료 이외의 방식으로 작업하기를 원하는 경우 클라이언트 방에 놔둘 수 있다. 가위는 살균제로 쉽게 소독되지만 치료사는 완전히 말려서 녹슬지 않도록 해야 한다. 더 큰 바늘과 고리는 멸균될 수 있으며 더 작은 바늘은 버릴 수 있다.

바늘공예는 주로 먼쪽 관절과 근육 활동을 사용하지만, 대부분의 작업은 몸쪽의 안정성뿐만 아니라 팔꿈치와 아래팔의 움직임의 일부를 필요로 한다. 대부분의 바느질 형태는 저항이 거의 없기 때문에 관절염 통증이나 변형이 있는 클라이언트는 오랜 기간의 고정 상태를 최소화하도록 구조화하여 계속 사용할 수 있다. 장시간 정적인 쥐기를 유지하면 염증이 있는 관절이 손상될 수 있다; 저항적인 집기와 쥐기도 피해야 한다. 바느질 작업에 참여하기를 원하는 관절염 환자는 자주 휴식을 취하고 통증을 호소할 수 있도록 교육해야 한다(Melvin & Jensen, 1998).

만성적으로 신체 장애를 가진 여성 그룹을 대상으로 실시한 질적 연구는 불안과 우울증 감소, 통증 완화, 사회적 접촉의 발전을 포함하는 긍정적인 효과를 나타냈고, 아픔이나 질병 과정에서의 "좋은 날"의 명백한 증거가 되었다(Reynolds, 1997). 또 다른 연구에 따르면, 바느질을 한 여성은 다른 여가 활동을 한 여성과 비교하였을 때 심박동수, 혈압 및 발한이 감소하였다(Reiner, 1995). 시각장애인에게 불가능한 것은 아니지만 특정 형태의 바늘공예는 어렵지만 개조(적응)를 통해 시각 대신 촉각으로 대체될 수 있다. 바느질 작업은 한 손만을 사용하여 가능하지만, 적응된 기술 또는 장비가 필요할 수도 있다. 편마비 환자의 경우, 클라이언트는 손상 측을 고정장치로 사용할 수 있으므로 중요한 감각 입력을 받게 된다. 전반적으로 바느질에 필요한 운동 기술은 옷 입기, 꾸미기, 먹기와 같은 많은 기능적인 일상 과제로 전환된다(Bergman, 2010).

정신 건강(Mental Health)

바느질 작업은 십자수와 같이 매우 구조화할 수 있으며, 형식에 구애받지 않는 자수처럼 도전적이고 창의적인 작업이 될 수 있다. 이 공예는 우울증의 급성 단계에서 사용할 수 있으며 대부분의 경우 피로를 느끼지만 적은 노력으로 완성할 수 있다. 실제로, 사람들은 전통적으로 이완의 목적으로 바느질 공예(예: 퀼팅)를 사용해왔다. 최근 표본 크기 3,500명 이상의 설문조사 결과에 따르면, 일반 뜨개질이 스트레스를 해소하고 편안함을 느낀다고 하였다. 또한 절반 이하의 사람들이 자신의 생각을 조직화하고 문제를 생각하는 능력, 기억력과 집중력을 향상시키는 능력과 같은 인지 영역에서의 이점을 보고하였다.

고려사항	
클라이언트 요인/수행 기술	제안된 활동
시각 스캐닝	간단히 미리 인쇄된 디자인으로 책갈피를 만든다(그림 11-21).
정교함	더 큰 짜임새를 가진 직물을 사용하여 십자수를 한다.
상지 근력	베개 위에 래치후크를 만든다. 후크를 밀고 당길 때 악력이 필요하다.

일부에서는 심지어 계산 기술과 공간 관계 인식에 대한 향상을 보고하였다. 대략 응답자의 절반은 그룹에 소속된 느낌을 받고 자신감이 높아졌고 효과적인 의사소통을 할 수 있게 되었다고 하였다. 그들은 또한 그룹 참여가 뜨개질 기술에 국한되지 않는 새로운 기술을 습득하는데 도움이 되었다고 하였다(Riley, Corkhill, & Morris, 2013). 여성을 대상으로 한 또 다른 설문조사에 따르면, 대체 수단으로 직물을 사용하여 만든 사람은 그렇지 않은 사람보다 더 활력을 찾게 되었고 작업에 몰두하였다. 응답자들은 다양한 직물로 작업하는 것이 좋았다고 보고하였다(Collier, 2013). 바느질 작업의 시각적인 특성으로 인해 자신의 생각에 집중하는데 어려움을 겪는 클라이언트가 이러한 공예에서의 반복 작업의 이점을 누릴 수 있다(Brown & Stoffel, 2011).

치료사는 클라이언트가 성공할 수 있도록 가능한 한 많이 제안된 활동을 주의 깊게 분석해야 하며, 특정 단계에서 도움이 필요할 수 있다(Early, 2009). 클라이언트는 조절감각을 유지하는 것이 중요하다; 프로젝트는 좌절감이나 분노유발을 최소화하거나 다룰 수 있어야한다. 몇 가지 바느질공예 활동이 알렌 진단 모듈(Allen Diagnostic Module)에 포함되어 있다. 알렌 진단 모듈(Allen Diagnostic Module)은 인지 수준 평가에 사용되는 프로그램이다. 이 프로젝트는 치료사에게 클라이언트의 역량에 대한 좋은 생각을 주기 위한 복잡성이 다양하다(Earhart, Allen, & Blue, 1993). 지적장애 클라이언트는 간단하고 반복적인 시각 운동 패턴을 가진 작업을 성공적으로 수행할 수 있으며 특정 운동 기술을 습득하면 바느질 작업이 편한 작업이 될 수 있다. 날카로운 것에 대한 주의사항은 모든 클라이언트가 준수해야 하지만 특히 인지 장애가 있는 클라이언트의 경우 반드시 지켜야 한다.

소아(Pediatrics)

바느질은 여자아이나 남자아이 그리고 보통 성을 구분하기에는 이른 6세 이하의 아이들에게 눈-손 협응과 같이 지각 및 소근육 운동 기술이 결합된 유용한 공예이다.

바느질 카드(그림의 윤곽을 따라 구멍이 뚫린 카드보드)는 초보자가 연습할 수 있는 좋은 방법이 된다. 아이들은 그림 그리기와 색칠하기에 익숙하므로 바느질은 아이들에게 그림을 만드는 새로운 방법으로 소개될 수 있다. 그것은 어떻게 옷감에 윤곽을 그리고 그 위에 바느질을 하는지 보여준다. 너무 많은 반복은 아이들의 흥미를 잃을 수 있으므로 요구된 과제에서 다양한 활동을 선택하거나 구성해야 한다. 삼베나 다른 거친 천과 큰 플라스틱 바늘은 아이들의 바느질 공예에 적합하다(그림 11-25); 미세한 배틀천은 어린 아이들에게 적절하지 않은 날카로운 금속 바늘을 필요로 한다. 치료사가 아이들 그룹 프로젝트를 계획한다면, 아이들이 바늘에 실을 넣을 때 차례를 기다리는데 어려움을 겪고(Gaitskell & Hurwitz, 1975), 실을 가지고 놀면서 산만해질 수 있으므로 아이들이 도착하기 전에 미리 실을 잘라놓고 모든 바늘에 실을 꽂아놓는 것이 가장 좋다. 연령대가 다른 아이들에게 적합한 프로젝트에는 벽걸이, 꼭두각시 인형, 플레이스 매트, 간단한 인형이나 인형 옷이 포함된다.

고려사항

클라이언트 요인/수행 기술	제안된 활동
자존감	선물로 주기 위해 장식품이나 책갈피를 만든다.
대처 기술	격려가 되는 인용이나 말로 작은 십자수 견본 (그림 11-3 참조)을 만든다.
지침 따르기	단계별 구두 또는 서면 지침을 따라 기본적인 베개 쿠션 (그림 11-19 참조)을 바느질하고 안쪽을 채운다.

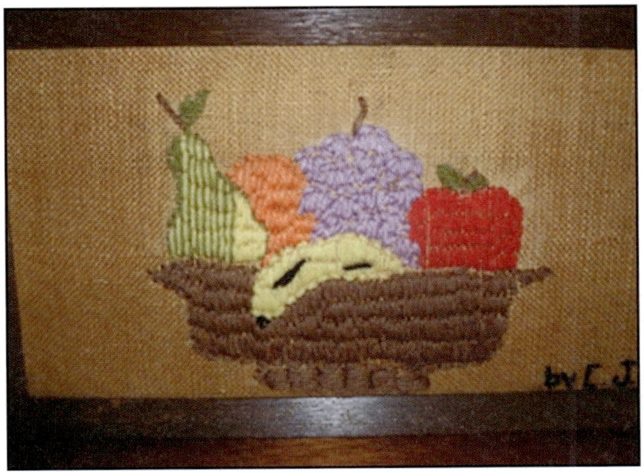

그림 11-25. 삼베로 만든 아이들의 자수.

아이들은 구슬, 단추, 스팽글, 금속 패치를 가지고 자신의 창작품을 장식하는 것을 즐긴다. 빨대와 아이들이 입고 즐길 수 있는 실을 사용하여 간단한 배틀 팔찌에 대한 지침은 참고자료의 링크를 참조한다.

청소년(Adolescents)

아이들과는 다르게 대부분의 청소년들은 바느질을 여성의 작업으로 인식하기 때문에 치료사는 활동 선택에 대한 선호도와 흥미를 존중해야 한다. 십대 청소년들은 일부의 바느질 형태를 구식으로 볼 수도 있지만 비즈, 스팽글 또는 아플리케로 옷을 장식하는 것을 즐긴다. 청소년들은 공통된 주제 또는 단합이나 소속감을 나타내는 그룹 퀼팅이나 깃발을 공동으로 작업할 수 있다. 또는 그룹으로 의상을 만들기 위해 함께 노력함으로써 이익을 얻을 수도 있다. 바느질 외에 공예로 모든 학생들은 바늘과 실을 이용하여 어떻게 단추를 꿰매고, 간단한 옷을 수선하는지 방법을 아는 것이 도움이 된다. 일부 청소년들은 옷이나 장식품 또는 방이나 집에 놓을 물품을 만들기 위해 재봉틀을 사용하는 방법을 배우는 것에 관심을 보일 수 있다. 특정 제안에 대한 링크는 참고자료를 참조한다.

노인(Older Adults)

많은 노인 여성들은 평생 동안 자신과 가족을 위해 바느질을 해왔다. 여성들은 흔히 전통적으로 남성들이 하는 공예를 기꺼이 시도해온 반면에, 남성들은 바느질 작업과 같은 여성적 공예에 거의 참여하지 않았다. 많은 노인 여성들에게 바느질은 필수적이거나 취미로써 익숙하기 때문에 바느질 공예에 관심을 갖기 쉬웠다. 이미 익숙한 유형의 바느질 공예가 있다면 그 방법으로 시작하는 것이 좋다 (Gould & Gould, 1971).

저시력을 가진 노인의 경우에는 밝은 배경과 밝은 색을 사용하면 더 쉽게 볼 수 있다. 필요한 경우 확대경을 테이블 가장자리에 부착할 수 있다. 완전한 스펙트럼 램프도 사용할 수 있으며 일부는 확대 렌즈도 사용할 수 있다. 보통 당뇨병을 가진 말초 신경증 환자들은 바늘로 찌르지 않도록 각별한 주의를 기울여야한다. 그들의 감각이 손상된 경우에는 골무를 사용하는 것이 좋다. 노인의 경우, 상처를 치유하는데 더 오래 걸리고 발견되지 않은 부상은 감염을 일으킬 수 있다. 날카로운 도구를 사용할 때 특히 주의 깊은 감독이 필요한 기타 클라이언트는 판단력과 행동 규제에 손상이 있는 치매 또는 인지장애가 있는 사람이다.

고려사항	
클라이언트 요인/수행 기술	제안된 활동
의사소통	머리카락과 얼굴 특징을 바느질하거나 붙여서 양말 인형을 만든다.
소운동 협응	펠트 원을 통해 리본을 바느질하여 "애벌레"를 만든다.
자존감	간단한 머리띠 또는 머리 장식품을 만든다.

클라이언트가 너무 어려워할 수 있는 작업을 선택한 경우, 치료사는 클라이언트가 부담되지 않을 간단한 대체 방법을 알려주어야 한다.

그룹(Groups)

퀼팅(그림 11-1 참조)은 수세기 동안 인기 있는 그룹 활동이었으므로 그룹 바느질에 대한 역사적인 선례가 된다. 퀼팅이나 깃발과 같은 더 큰 바느질 작업은 중독 치료 프로그램이나 주거시설에서처럼 몇 주 또는 몇 달 동안 함께 할 수 있는 그룹의 탁월한 선택이다. 예를 들어, 청소년 그룹은 그들의 오래된 티셔츠에 퀼팅을 하는 것을 즐긴다. 이러한 프로젝트는 개별적인 표현을 허용하지만 그룹의 통합과 팀워크를 의미하는 최종 결과물을 제공한다. 작업치료사는 프로젝트를 시작하면서 주제를 제공할 수 있으며 그룹 구성원들은 개별적으로 독창적인 해석을 적용할 수 있다. 아이들은 바느질보다 직물을 접착제로 붙여 사각형 모양을 만들 수 있고, 서로 협력하여 디자인하여 이야기를 만들 수 있다. 스토리텔링은 부정적인 감정의 출구로 작용할 수 있다(Parham & Fazio, 1997).

사례 연구

Virginia는 79세 여성으로 가족들과 플로리다에서 휴가를 즐기다 뇌졸중이 발생하였고, 좌측 뇌혈관에 경색이 나타나 우측 편마비가 나타났다. Virgina는 입원하여 급성기를 보낸 후에, 2~3주 동안 재활치료를 받기 위해 집에서 가까운 큰 재활센터로 옮겼다. Virginia의 유일한 아들은 그녀의 재활을 위해 가족과 함께 이사를 계획했지만, 그녀는 자신의 집으로 돌아가기를 바라고 기대하고 있었다.

재활센터의 작업치료사는 그녀의 첫 치료시간에 인터뷰를 하기 위해 COPM(Law et al., 1994)을 시행했다. 그녀가 10대였을 때 Virginia의 가족들이 유럽에서 미국으로 이사 온 것을 알게 되었다. 그녀는 가족들이 열심히 일했지만 경제적으로 저축은 어려웠다고 했다. Virginia는 의류 공장에서 오래 일했으며, 62세에 남편을 잃고 72세에 은퇴했다고 했다. 그녀는 사회활동, 자원 봉사, 요리, 뜨개질을 포함한 많은 여가활동을 원했고 여전히 활동적이었고, 인터뷰를 하는 동안 가치 있는 역할로써 정체성을 갖고 싶어 했다. 그녀는 항상 검소하게 살아왔고, 자신을 독립적이고 의지가 있다고 묘사하였다. 그녀의 치료 목표는 독립성과 가능한 한 최대로 삶의 활동성을 얻는 것이었다.

평가를 통해 객관적 정보를 얻는 동안, 작업치료사는 Virginia의 시력, 인지, 감각은 온전하다는 것을 알게 되었다. 그녀의 우세측인 오른쪽 상지와 하지의 근긴장도가 낮아서 보행이 어렵고 기능적으로 오른팔을 사용할 수 없었지만 감독 하에 휠체어에서의 이동은 가능했었다. 그녀는 지시를 잘 따랐고 보상적인 방법을 통해 기능을 다시 회복할 가능성이 높아 보였다. 초기에 Virginia와 치료사는 다음과 같은 목표를 세웠다. 비우세손으로 조작기술 높이기, 지속적으로 오른쪽 상지를 능동적인 고정장치로 사용하여 독립적으로 자기관리 수행하기였다.

Virginia는 가능한 범위의 운동을 빠르게 배웠고 그녀의 오른팔로 올바르게 자세를 잡았다. 그녀는 그녀의 왼팔로 무언가를 하려고 꾸준히 노력하였으며 치료사는 그녀가 도전할 수 있도록 격려했다. 첫 치료 세션 동안, Virginia는 유니버셜 커프를 만들기 위해 병원 재봉틀을 사용하는 다른 치료사를 보았다. 치료사와 이미 친해져 있기 때문에 치료사에게 자신이 해봐도 되는지 물어보았다. Virginia의

사례 연구 (계속)

지도 아래 작업치료사는 패턴, 직물, 실, 핀, 롤링 커터, 왼손 가위와 같은 필요한 물건을 모았고 그녀는 작업을 시작했다. 그 과정 동안 치료사는 다양한 보상 기술을 제안했고, 한 손으로 패턴 자르기, 직물에 핀 꼽기, 직물 자르기가 Virginia의 능력 안에서 놀라울 정도로 유쾌하게 이루어졌다. 바느질을 시작하면서 그녀의 왼손의 효율성은 인상적이었고, 작업 지시와 힌트를 가지고 그녀의 오른팔을 안전하게 지지하기 위해 사용하기 시작했다. 또한 그 프로젝트를 하는 내내 안전에 대한 좋은 인식을 보였다. 거의 도움 없이 Virginia는 한 손만 사용해서 자신의 치마를 만들 수 있었다. 그녀의 오른쪽 상지를 자세를 고정하는데 사용하는 것이 습관이 되었고, Virginia는 또한 자기 관리에도 독립성을 얻게 되었다. 퇴원하면서, 그녀는 모든 개인적 욕구를 다룰 수 있게 되었고 그녀의 아들은 기꺼이 그녀가 자신의 집으로 돌아갈 수 있도록 도왔다(그림 11-26).

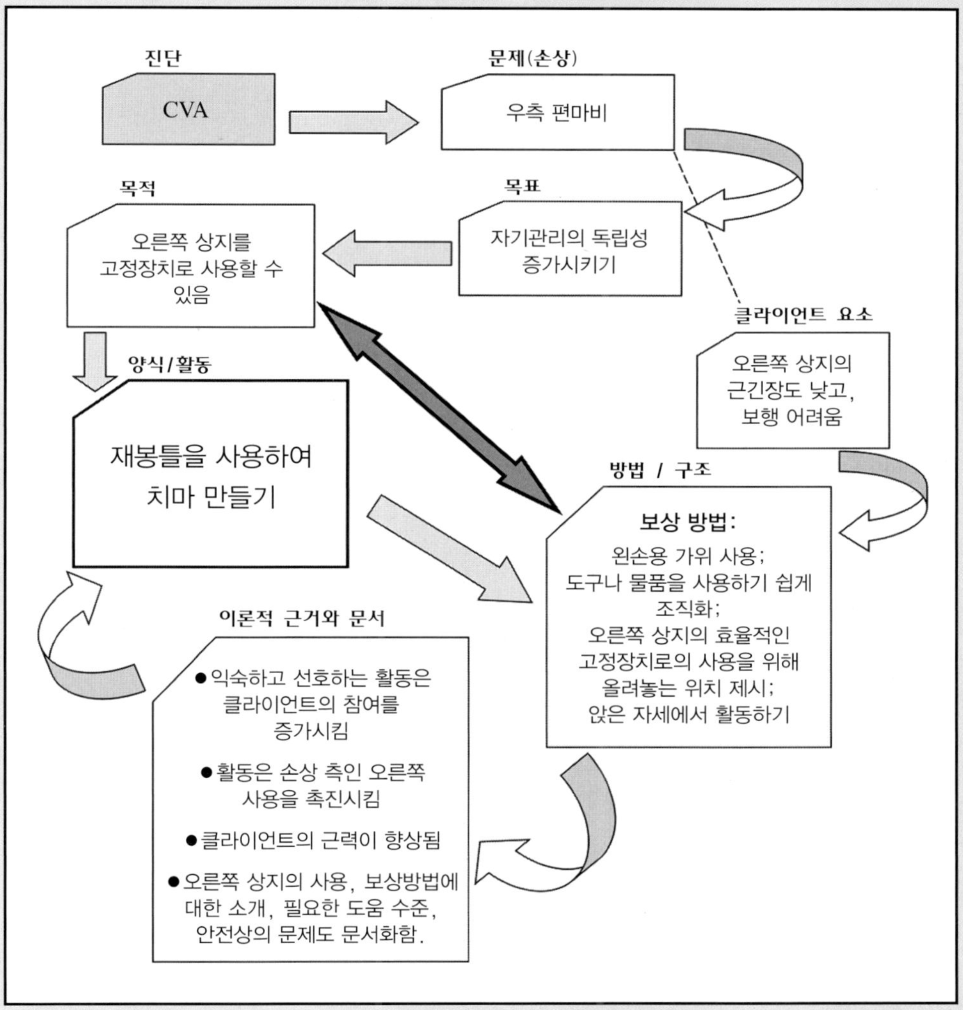

그림 11-26. 등급화된 바느질 활동 흐름도.

계속

사례 연구 (계속)

논의 질문사항

1. 1:1 치료를 제공할 때 치료사의 평균적인 제한을 고려하면, 클라이언트는 이러한 활동에 참여하기 위해 어떤 기술을 가져야 하는가? 어떠한 세팅이 이러한 공예를 하기에 유용하며 그 이유는 무엇인가?
2. 어떠한 바느질 공예가 바늘에 찔리는 상처를 최소한으로 야기하는가?
3. 어떠한 바느질 공예가 저시력 클라이언트에게 가장 쉬운 방법인가?
4. 당신은 바느질이 현대적인 공예이거나 유용한 기술이라고 인지하는가? 이에 대해 설명하라.

Resources

ONLINE PROJECTS

All Types of Needlework

- Classic reference for all types of needlework; comprehensive, with excellent illustrations: http://encyclopediaofneedlework.com/chapter_11.html

Ideas for Adolescents

- Rag rug: http://www.craftpassion.com/2010/03/recycle-tutorial-woven-rag-rug.html/2
- Simple headband: http://aliceandlois.com/diy-fabric-headband-tutorial-handmade-gift-series/
- T-shirt scarves: http://myblessedlife.net/2011/10/t-shirt-scarf-tutorial.html

Loom Knitting

- Do-it-yourself knitting loom for kids: http://factorydirectcraft.com/factorydirectcraft_blog/diy-spool-knitter/?utm_source=pinterest&utm_medium=cpc&utm_campaign=diy_spool_knitter&pp=0

Needlepoint

- Small needlepoint crafts and tutorial: http://www.craftypod.com/2010/06/09/how-to-make-a-needlepoint-pendant-yes-with-plastic-canvas/

Straw Weaving

- Soda straw weaving: http://www.kid-at-art.com/htdoc/lesson9.html
- Straw weave bracelets: http://www.designdazzle.com/2014/06/straw-weaving-bracelets/
- Straw weaving loom: http://dollarstorecrafts.com/2011/06/make-a-drinking-straw-weaving-loom/

INSTRUCTIONAL VIDEOS

- Crochet for beginners: https://www.youtube.com/watch?v=ZdK-WWdHCQU
- Locker hooking: https://www.youtube.com/watch?v=I2iQwz-JesM
- Loom knitting for beginners: https://www.youtube.com/watch?v=vl_2aY0-xCY
- Scrap fabric projects (multiple tutorials): https://www.youtube.com/watch?v=9TWxSufCgvE&list=PL-efIjkhVR--6IkrYP7mCz_qxBIR-QIVC

(continued)

RESOURCES (CONTINUED)

BOOKS

- *The Chicks With Sticks Guide to Knitting: Learn to Knit With More Than 30 Cool, Easy Patterns*, Nancy Queen and Mary Ellen O'Connell, Watson-Guptill/Crown Publishing, 2008
  Learn basic stitches; includes updated project ideas.
- *The Complete Photo Guide to Crochet, Second Edition*, Margaret Hubert, Creative Publishing International, 2014
  Full-color guide with instructions for many stitches and patterns for projects.
- *Hook, Loop 'n' Lock: Create Fun and Easy Locker Hooked Projects*, Theresa Pulido, Krause Publications, 2009
  Instructions for basic techniques and lots of projects. Helpful pictures and clear instructions.
- *Kanzashi in Bloom: 20 Simple Fold and Sew Projects to Wear and Give*, Diane Gilliland, Potter Craft, 2009
- Reader's Digest *Complete Book of Embroidery*, Melinda Cross, The Reader's Digest Association Inc., 1996
  Contains an index, glossary, colored drawings, and photographs with patterns interspersed throughout the book. Excellent clarity of explanations.
- *Scraps: Stylish Stash Fabric Crafts to Stitch*, Vera Vandenbosch, Taunton Press, 2015
- *Sewing for Children*, Emma Hardy, Cico, 2010
  Basic projects to teach kids beginning sewing skills.
- *Sewing School*, Andria Lisle and Amie Plumley, Storey Publishing, LLC, 2010
- *Simply Needlefelt: 20 Easy and Elegant Designs*, Jayne Emerson, Interweave Press, 2009
  Simple projects for a newly popular needlecraft.
- *Start Quilting With Alex Anderson, Third Edition: Everything First-Time Quilters Need to Succeed*, Alex Anderson, C & T Publishing, 2009
  Good book for beginners; includes projects.

참고문헌

REFERENCES

Banks, M. (1979). *Anonymous was a woman.* New York, NY: St. Martinis Press.

Bergman, S. (2010). The use of needlecrafts in occupational therapy. *TQS Articles.* Retrieved from www.thequiltshow.com/os/articles.php/articles_id/26

Better Homes and Gardens. (1966). *Stitchery and crafts.* New York, NY: Meredith Press.

Brown, C., & Stoffel, V. C. (Eds.). (2011). *Occupational therapy in mental health: A vision for participation.* Philadelphia, PA: F. A. Davis.

Carroll, A. (1947). *The* Good Housekeeping *needlecraft encyclopedia.* New York, NY: Rinehart & Company.

Collier, A. F. (2013). The well-being of women who create with textiles: Implications for art therapy. *Art Therapy: Journal of the American Art Therapy Association, 30*(2), 71-78.

Creekmore, B. B. (1968). *Traditional American crafts.* New York, NY: Hearthside Press.

Department of the Army. (1971). *Craft techniques in occupational therapy.* Washington, DC: U.S. Government Printing Office.

Earhart, C. A., Allen, C. K., & Blue, T. (1993). *Allen diagnostic module.* Colchester, CT: S & S Worldwide.

Early, M. B. (2009). *Mental health concepts and techniques for the occupational therapy assistant* (4th ed.). Philadelphia, PA: Lippincott Williams & Wilkins.

Fidler, G., & Velde, B. (1999). *Activities: Reality and symbol.* Thorofare, NJ: SLACK Incorporated

Gaitskell, C. D., & Hurwitz, A. (1975). *Children and their art* (3rd ed.). New York, NY: Harcourt, Brace, Jovanovitch.

Gould, E., & Gould, L. (1971). *Crafts for the elderly.* Springfield, IL: Charles C. Thomas Publisher.

Hall, M. A., Wrobel, J., & Salamony, S. (2001). *Decorative crafts sourcebook.* San Diego, CA: Thunder Bay Press.

Law, M., Baptiste, S., Carswell, A., McColl, M. A., Polatajko, H., & Pollock, H. (1994). *Canadian Occupational Therapy Measure.* Toronto, Canada: Canadian Association of Occupational Therapists.

Melvin, J., & Jensen, G. (1998). *Rheumatologic rehabilitation series: Assessment and management.* Bethesda, MD: American Occupational Therapy Association.

Moseley, S., Johnson, P., & Koenig, H. (1962). *Crafts design.* Belmont, CA: Wadsworth.

Parham, L. D., & Fazio, L. (Eds.). (1997). *Play in occupational therapy for children.* St. Louis, MO: Mosby.

Pigza, J. (2008). Craft therapy, then and now. *New York Public Library.* Retrieved from http://www.nypl.org/blog/2008/06/07/craft-therapy-then-and-now

Pulido, T. (2009). *Hook, loop, 'n' lock: Create fun and easy locker hooked projects.* Cincinnati, OH: Krause Publications.

Reader's Digest. (1979). *Crafts and hobbies.* Pleasantville, NY: The Reader's Digest Association Inc.

Reiner, R. H. (1995). Quick update: Stress reduction's common thread. *Journal of the American Medical Association, 274*(4), 291.

Reynolds, F. (1997). Coping with chronic illness and disability through creative needlecraft. *British Journal of Occupational Therapy, 60*(8), 352-356.

Riley, J., Corkhill, B., & Morris, C. (2013). The benefits of knitting for personal and social wellbeing in adulthood: Findings from an international survey. *British Journal of Occupational Therapy, 76*(2), 50-57.

Scharff, R. (1952). *Handbook of crafts.* Greenville, CT: Fawcett Publications.

Walter, C. (1996). *Snippet sensations: Fast, fusible fabric art for quilted or framed projects.* Iola, WI: Krause Publications.

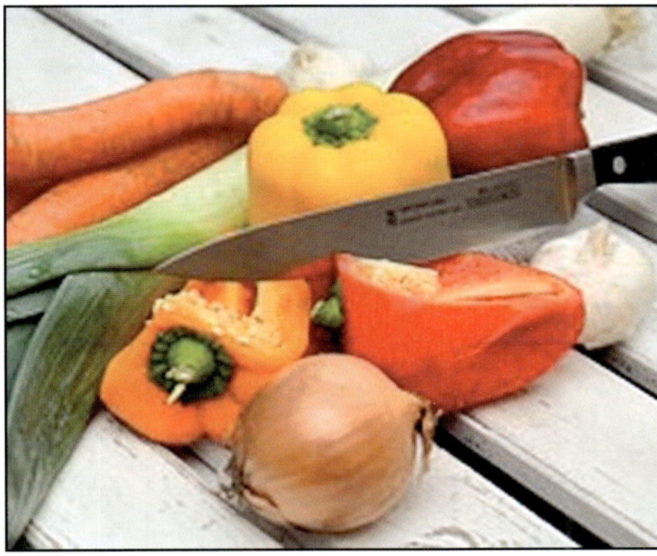

제 12 장

공예로서의 요리

Cooking as a Craft

학습 목표(Objectives)

학생은 다음을 할 수 있어야 한다.

- 요리와 식사의 역사적/ 문화적 중요성에 대한 논의.
- 요리활동의 수준/변화를 표현하고 어떻게 기본 프로젝트를 나누고 완성할지를 서술하기.
- 치료에 있어 요리활동을 활용하는 것에 대한 장점들, 한계점들 그리고 예방책들을 이해하기.
- 창의적 활동으로써 요리를 활용하는 방안들을 목록화하기.
- 다양한 환자들과의 개입과 평가를 위한 요리 활동의 적용에 대해 설명하기.

"예술적 기술 또는 능숙함이 요구되는 작업 또는 직업", "보살핌, 능력 또는 창의력을 가진 생산 또는 만들기" (*Merriam-Webster's Collegiate Dictionary, 1994*) — 공예의 정의는 기술 범주로써 창의적인 요리가 포함되는 것 타당하다는 것을 보여준다. 우리의 가장 큰 욕구들 중의 하나인 음식뿐만 아니라, 풍요로운 사회에서 음식 준비와 표현은 또한 예술형태이다. 또한 요리와 식사는 생존차원을 넘어서 중요함을 제공하며, 강한 문화적 유대관계를 가진다. 요리책들은 인기 있고, 자주 책으로 출판된다. 그리고 요리는 작업 치료에 있어서 가장 일반적으로 숙련된 기술이다.

모든 사람은 먹어야만 한다. 인간은 태초부터 음식확보의 방법을 찾아야만 했다. 인류 초기의 문화들은 야생에서 쉽게 구할 수 있는 날음식으로 생활했다. 예를 들어, 미국 인디언은 대략 300여 가지의 열매와 딸기류를 섭취했고, 적어도 56가지의 다양한 식물들을 먹었다(McBride,

Tubbs, C. C., & Drake, M.
Crafts and Creative Media in Therapy, Fifth Edition (pp. 247-271).

1957). 아마도, 많은 시행착오를 통해 어떤 것을 먹을 수 있는 없는 지 결정하게 되었고, 인간 소화 기관들은 동식물을 소화할 수 있도록 진화해왔다. 요리된 음식에 대한 기원들에 대한 많은 이야기들이 있다: Charles Lamb의 이야기에서 보면 어떤 남자의 집에 불이 나서 그 집의 돼지를 태웠고, 그것을 사람들이 맛보고, 좋아하게 되었다고 한다. 또 다른 이야기에서는 원주민들이 산불에 탄 곰과 사슴의 고기를 먹었다고 한다(Capron & Zucker, 2003). 하지만 더 가능성 있는 것은 **호모 에렉투스**(Homo erectus)가 의도적으로 숯불 위에 고기를 요리했다는 예가 있다. 네안데르탈인(Neanderthals)들은 물과 고기를 넣은 가죽을 매달아 스튜를 만들었다고 한다. 미국 인디언들은 특정 포도를 말리거나, 가루로 또는 끓여서 국을 만들었다. 신석기 시대의 인류는 물속에 달궈진 돌을 넣어 곡물을 요리했을 수도 있다. 조리 도구의 발달은 도구의 발달과 함께 한다. 예를 들어, 금속 요리도구, 도자기, 아궁이와 오븐같은 것들이 있다. 음식의 조달과 보존에 관한 기술의 발달은 요리 가능성의 범위를 확장시켰다(Beeuwkes, Todhunter, & Weigley, 1967; Ritchie, 1981). 예를 들어, 미국 인디언들은 농작물 수확을 증가시키기 위해 관개(irrigation)를 발달시켰다(McBride, 1957). 오늘날에도, 농업과 과학 혁신, 교통수단의 발달, 도구와 기기의 특화, 그리고 전세계의 정보 교환은 식량생산의 방법들과 거의 한계가 없는 준비들을 만든다.

우리 자신들의 문화적 배경은 우리가 무슨 음식들을 선택하고, 어떻게 요리하는 가에 크게 영향을 미친다. 문화와 관련된 음식 습관들은 시간이 지남에 따라 발달되어왔고, 경제, 종교, 미신적 요소, 저장과 처리방법의 방법들, 여행을 통한 사상의 교환, 그리고 심지어 역사적 사건들 뿐만 아니라 기후와 지역적인 토양이나 수자원에 의해서도 영향을 받는다(Capron & Zucker, 2003; Crowe & Hong, 2009; Hames & Joseph, 1986). 어떻게 음식을 준비하고 먹는 것은 무엇을 먹는 것 만큼이나 중요하다. 또한 문화적인 경계도 중요하다. 예를 들어, Navajo 학교의 작업 치료사는 그녀의 아이들에게 전통적으로 튀긴 빵을 준비하라고 시켰다. 이 행동은 단지 손가락 힘의 운동기능과 능숙함 뿐만 아니라, 시간 인식과 순서의 인지능력을 용이하도록 했다. 이는 그들 부족의 역사를 통해 중요한 시간에 대해 그들을 교육시키는 것이었다. 다른 문화에서 다른 형태들의 빵은 중요하다. 유대인 전통의 빵이나 부활절과 관련된 십자가 무늬 빵이 그 예가 될 수 있다. 빵 반죽 활동은 나이에 관계없이 클라이언트에게 도움이 되며, 치료 활동 중에 축제분위기를 만들 수도 있다. 음식의 소비와 나눔은 항상 그룹 활동으로 이뤄지며, 참가자들에게 지속적으로 사회적 영향을 가지도록 한다. 오늘날, 음식준비는 또한 종종 사회적 활동이다. 많은 현대 가정은 가족 공간과 이어지거나, 인접한 주방 중심으로 위치해 있으며, 주방은 가족 구성원이 모이는 장소이다. 누가 무엇을 하고, 무엇을 주문하며, 누구와 함께, 어떤 기구와 가구를 사용하여 함께 먹는가와 같은 요소들은 사회적 의미를 가지며, 식사 경험에 깊이 영향을 끼친다(Capron & Zucker, 2003). 사회적 음식으로 요리하거나, 빵을 굽는 것은, 특정 종교와 관련이 있을 수 있으며, 평화와 안정의 느낌을 불러 일으킬 수도 있다. 또한 음식에 대한 열망은 초기의 음식 경험과 관련 지을 수도 있다. 예를 들어, 땅콩 버터와 그레이엄 크레커는 어린 시절 간식 시간의 감정과 이미지를 불러 일으킬 수 있다. 그리고 사람들은 무의식적으로 그 음식과 관련된 이전의 좋은 느낌들을 갈망한다. 음식 경험을 반복함으로써, 사람은 같은 감정적 경험을 갖는 것을 찾는다(Hamilton & Whitney, 1979; Mosey, 1986). 그러나 요리나 먹는 것과 관련된 모든 것들이 긍정적인 것은 아니다. 식습관 문제 또는 장애들은 어릴적 부정적인 심리적 경험과 관계 있을 수 있고, 신체적 장애를 가진 사람에게 한때는 즐거움이었던 것이 현재는 하나의 일이 될 수도 있다.

음식과 요리에 대한 생각 중 하나는 Maslow의 인간욕구단계를 사용하는 것이다(그림 12-1). 음식은 모든 계층적 단계에서 표현된 욕구 충족을 위한 시도 안에서 사용될 수 있다. 가장 낮은 단계에서 음식과 요리들은 생존과 건강에 필요한 영양의 수단들이다. 다음 단계에서, 식품유용성과 선호음식 섭취는 안전감과 안정감을 충족시킨다. 사랑과 소유의 단계에서, 요리는 어머니의 보호와 가족식사들과 관련 지을 수 있다. 그 다음 단계에서, 전문적으로 구비된 주방을 충족시키는 것 또는 고급식당에서 식사하는 것은 자존감과 성공을 나타낼 수도 있다. 가장 높은 단

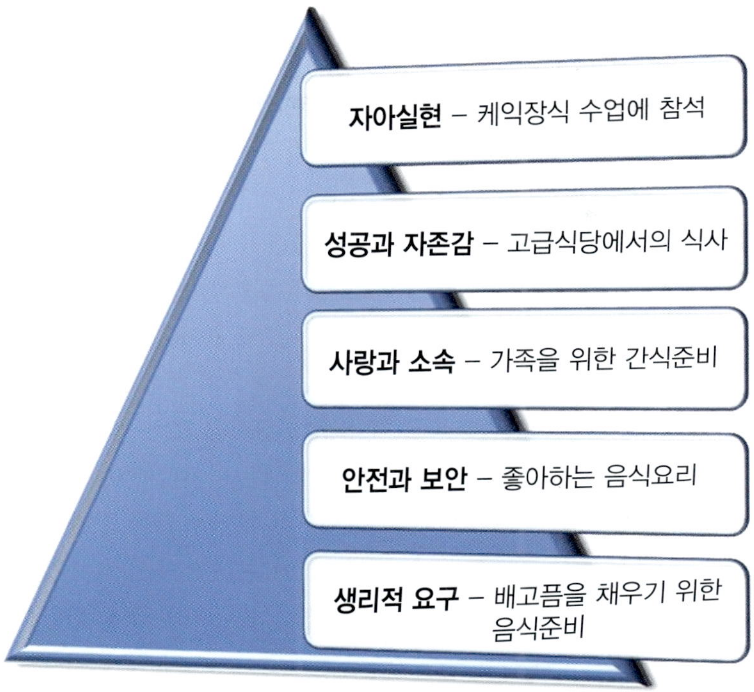

그림 12-1. Maslow의 욕구단계에 표현된 요리.

계에서, 어떤 사람들은 창의적인 요리 활동에 참여함으로써 자아실현을 달성한다. 음식을 포함한 치료중재는 거의 모든 레벨의 클라이언트의 기능에 관심을 끌 수 있고, 작업 치료 목적의 다양성을 이루기 위해 사용될 수 있는 반면, 임상의는 이 제안에 대한 클라이언트의 부정적 반응을 존중하고 또한 고려해야 한다.

작업치료사들은 다양한 목적들과 방법의 다양함 안에서 유의하여 치료방식으로써 요리 과업을 사용한다. 식사 준비는 환자가 원하거나 또는 재개할 필요한 있는 일상 상황의 도구활동일 수 있다. 또는 요리는 가치 있는 치료사가 별개의 실행 능력들(예를 들어, 인내심, 균형감, 상지 기능) 또는 처리기술을 개발하기 위한 중재 계획에 포함할 수 있는 여가활동일 수도 있다. 요리와 식사를 통해 환자들을 다른 방식으로 바라볼 수 있다. 필요한 따분한 일, 스트레스 해소의 수단들, 가치 있는 역할 충족, 친구나 가족들과 함께 시간을 보내는 기회, 창의력의 수단. 치료사는 음식과 관련된 활동을 선택할 때, 이러한 의미들을 염두해 두어야만 한다.

식사 준비 또는 요리를 포함한 평가는 다양한 운동 및 탐구 능력이 포함된 평가의 수단들로써 또는 일상 생활의 도구적 활동들 안에서 숙련도를 결정하는 수단으로써 얼마 전부터 작업치료 평가(부록 II)의 일부가 되어 왔다 (Hopkins & Smith, 1978, 1983, 1988; MacDonald, 1960; Neistadt & Crepeau, 1998; Pedretti & Early, 2001). 역사적으로, 요리 평가는 가정주부의 재활에 대한 포괄적인 평가의 일부가 되어왔다. 그러나, 성별에 따른 역할이 섞이면서 요리능력의 평가는 독립적으로 살아가길 바라는 모든 성인들의 중요한 고려사항이 될 수 있었다. Allen, Earhart와 Blue(1992)는 요리는 실제로 음식을 준비하는 것뿐만 아니라 필요한 재료와 도구들을 포함하고, 계획하는 것을 포함해야만 한다고 말했다. 많은 요소적 기능들은 자가 관리와 기술 완성을 포함한 다른 일상생활들에서 사용되는 것과 같기 때문에, 작업치료사는 요리 활동 동안 다양한 분야에서의 능력을 형식에 구애받지 않고 평가할 수 있다. 활동의 복잡성에 따라 음식 준비는 기억력, 판단력, 순서를 정하는 능력, 조직력과 같은 인식능력들과 지구력, 균형력, 전체와 세부 행동 범위의 운동능력, 힘, 신체의 조정력과 같은 신체기능들 또는 인내심, 협동심 또는 자기 조절과 같은 심리적 능력들을 요구할 수 있다. 몇몇 글들은 재가 치료의 요소로써 다양한 장애들에 대해 요리활동을 어떻게 맞춰나가는 지에 대한 제안을 하고 있지만, 요리는 기술 또는 창조적 활동으로서는 거의 언급되어지지 않는다(Brown & Stoffel, 2011; Crepeau, Cohn, & schell, 2009; Meriano & Latella, 2008; Pendleton & Schultz-Krohn, 2006).

특별 고려사항과 예방책
SPECIAL CONSIDERATIONS AND PRECAUTIONS

이번 장에서 제공된 프로젝트들은 부득이하게 범위를 제한하고 있지만, 특정한 예방책들은 대부분 요리 활동들에 있어 일반적인 것이다. 어떤 위험들은 다른 것들보다 더 분명하지만, 식이 또는 섭식 제한들과 같은 것들은 덜하다. 어린이들을 위한 음식활동 계획에 있어, 음식들이 작거나, 둥굴거나, 길어서 또는 끈적거려서 질식의 위험이 있을 수 있음을 알아야만 한다. 아이들은 씹거나 삼키는 것을 방해하는 입 주위의 감각방어이거나 구강의 운동기능이 한계가 있을 수 있다. 성인들 중 특히 신경장애가 있는 이들은 유사한 문제들을 가질 수 있으며, 작업 치료사는 모든 삼키는 것에 대한 예방책들에 익숙해 지는 것이 좋다. 노인 환자들은 의치 또는 치아의 일부가 없을 수도 있으므로, 치료사는 그 분들이 쉽게 씹을 수 있는 것이 무엇인지를 알아야만 한다. 미각이 떨어졌거나 왜곡이 있는 경우, 음식 및 요리 활동은 덜 즐거울 수 있다. 특별한 식단들은 재활 영역에서 일반적이므로, 식사 시간 동안 뿐만 아니라 치료 기간에도 관찰되어져야만 한다.

뇌손상 또는 정신병을 가진 환자들과 함께 요리 활동을 하는 경우에 치료사는 공격적 행동이나 조울 변화에 대해 준비해야 한다. 이러한 환자들은 어떤 것을 구성 또는 준비하는 것, 오류 인식, 결과 예측, 안전 위험성의 인식과 같은 데 있어 어려움을 가질 수도 있다. 환자에 대한 예측은 그들의 인지수준에 기반해야만 한다. 예를 들어, 4단계 또는 이하의 환자들은 식사 또는 무엇을 먹을 지의 계획(plan dish)에 대해 예측하지 말아야만 한다. 인지 장애를 가진 환자들에게 예측할 수 있는 다른 문제들은 먹을 수 없는 것과 먹을 수 있는 것들을 구별하는 능력이다.

또한 식기 사용에 대한 지식, 예절, 적절한 한입 크기, 흘리는 것을 인식하는 것, 다른 안전 또는 사회적 위험들, 음식의 유용성, 안정한 저장법과 같은 것들이다. 신체적 장애가 주된 환자들의 경우, 치료사는 떨림, 신체 조정력의 감소, 행동의 제한 범위, 상부 말단의 힘, 균형력, 서 있는 힘의 감소와 같은 안정상 위험을 제기하는 환자의 요소들에 대해 알아야만 한다. 시력상실(vision loss)은 또한 주방에서의 안전에 대한 증가된 인식을 필요로 한다. 모든 환자들에게 있어, 식사경험에 참여하는 능력은 더 큰 사회 안에서 그들의 수용력에 영향을 가진다는 것을 기억하는 것은 매우 중요하다.

프로젝트
PROJECTS

음식 요리 프로젝트 - 설탕 과자 말이 *(Rolled sugar cookies)*

활동 선택과 계획

이 프로젝트는 유통 기한을 가진 몇 가지 재료들을 필요로 한다. 그리고 완료해야 하는 몇 가지 단계들을 요구한다. 최종 산출물은 먹을 수 있어야 한다. 그래서 치료사는 환자의 식단에서 금기되지 않는 것이 무엇인지 분명히 할 필요가 있다. 또한 손 닦기와 같은 일반적인 위생면도 관찰해야만 한다. 대부분 설탕과자가 건강한 것이라고 생각하지 않지만, 이 과정은 하나의 활동을 성취할 수 있는 치료적인 목적의 범위와 또한 요리의 창의적 측면의 보기를 보여준다. 먹을 수 없는 것들(예: 소금 반죽은 바꿀 수 있지만, 활동의 만족도는 덜 할 수도 있다).

준비물

식재료:

- 밀가루 2컵(말기 위한 여분의 밀가루 추가)
- 설탕 1컵(전부 또는 일부는 설탕 대용물 사용이 가능할 수 있다.)
- 부드러운 버터 1/2 컵
- 베이킹 파우터 1 과 1/2 티스푼
- 소금 1/2 티스푼
- 달걀 1개
- 우유 2 큰 스푼
- 여러 고명(넣을 것들), 색설탕, 설탕옷 원하는 만큼

도구들:

- 믹싱 볼
- 계량 컵과 스푼들
- 큰 스푼
- 밀대
- 뒤집개
- 쿠키 자르개
- 왁스입힌 종이(호일 정도로 이해하면 될 듯) 또는 모양 판
- 과자판
- 냄비 집는 헝겊
- 전기 믹서기(선택)
- 오븐 또는 토스터 오븐
- 타이머

소요 시간 : 1시간

대략적 비용 : 2$

과정

1. 오븐을 300도로 예열하기
2. 스푼 또는 전기 믹서기를 사용해서 모든 재료들을 잘 섞기
3. 밀가루를 약간 묻힌 모양 판 또는 왁스 입힌 종이(호일)에 반죽을 붓는다. 밀가루로 겉면을 덮기 위해 몇 번 앞뒤로 반죽을 살살 굴린다(그림 12-2).

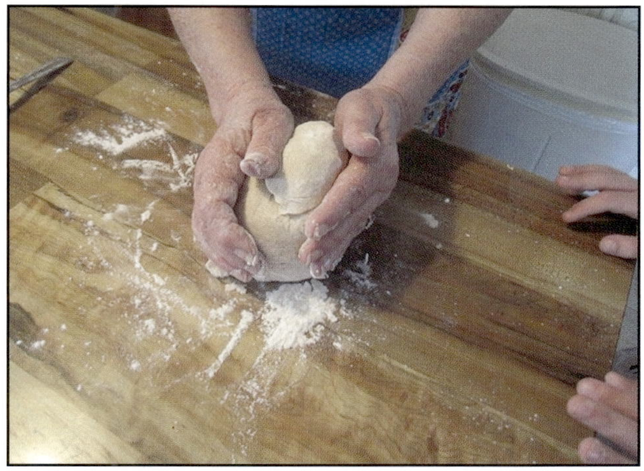

그림 12-2. 반죽과 밀가루 코팅.

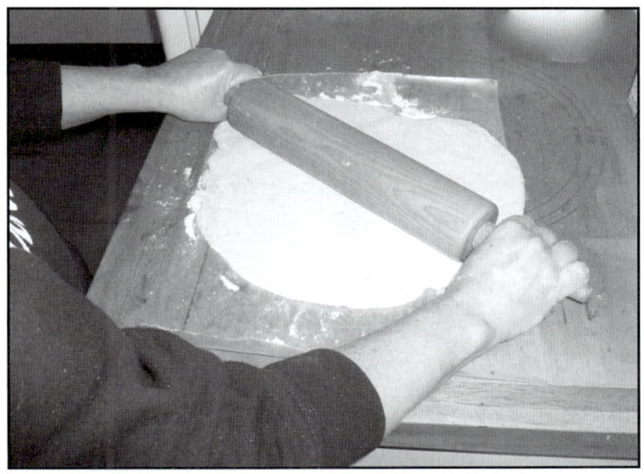

그림 12-3. 롤링 핀을 이용한 반죽의 롤링은 양측의 잡기와 협응, 체중지지와 자연스러운 움직임을 촉진한다.

대략 1/4인치 두께로 반죽을 밀어준다(그림 12-3).

4. 쿠키 커터를 이용하여 반죽을 원하는 모양으로 자르기. 뒤집개를 사용해 기름을 칠하지 않은 쿠키 판에 자른 반죽을 조심스럽게 놓는다. 반죽이 들러 붙는 것을 막기 위해 밀가루를 표면이나 밀대에 묻혀서 반죽을 위치시켜야 할 지도 모른다. 남은 반죽 부스러기로 다시 쿠키를 만들 수도 있다.
5. 대략 15분 전에 미리 예열해둔 오븐에 쿠키를 굽거나 약간 갈색이 될 때까지 굽는다. 쿠키를 굽기 전에, 원하는 대로 반죽에 색설탕이나 다른 것들을 넣을 수도 있다.

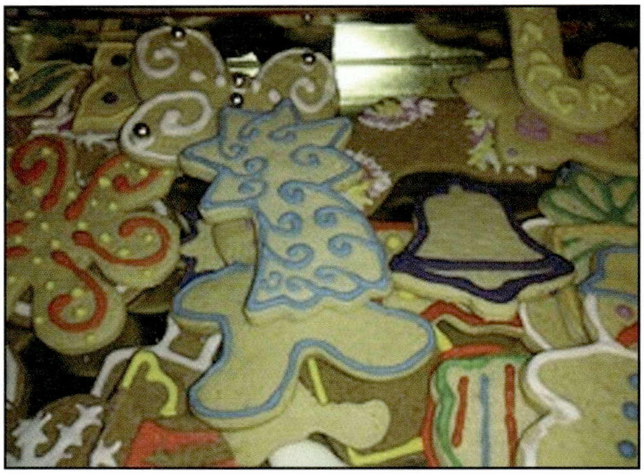

그림 12-4. 쿠키장식 아이디어.

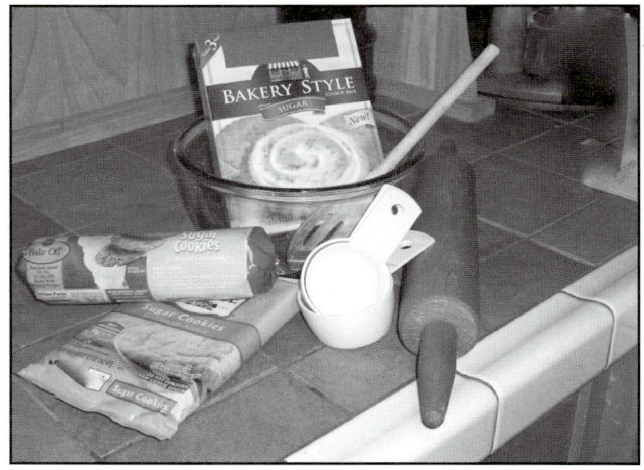

그림 12-5. 베이킹을 위한 수준별 선택.

6. 굽고 식힌 쿠키에 설탕을 입히거나 설탕가루, 자른 견과류, 작은 사탕들 또는 그 밖의 먹을 수 있는 것들로 장식할 수도 있다(그림 12-4).

평가와 조정

치료사는 환자가 뜨거운 오븐에 접근하도록 하는 것이 치료 목적에 필요한 것인지를 결정해야만 한다. 만약 활동 요소들이 상부 말단 능력 또는 지시에 따르는 능력과 같은 수행 능력들이라면, 치료사는 오븐을 포함한 조작법들을 더 선호할 수도 있다. 하지만 집안에서의 요리를 통한 능력이나 안전성이 목표라면, 치료사는 다른 안전성 요소들 또는 판단의 개선이나 평가를 위해서 실제 빵 굽기 과정에서 환자의 수행능력 과정을 단순하게 하도록 선택할 수 있다. 만약 어떠한 오븐도 사용하지 않을 것이라면, 치료사는 활동의 치료적 목표들을 지속하는 것으로 가정하며, 환자가 장식할 수 있는 구워진 쿠키를 제공할 수 있다. 건강한 음식의 측면에서 가장 좋은 선택은 아니지만, 쿠키 조리법은 소근육을 발달에 필요한 여러 다양한 가능성을 제공한다. 예를 들어 쿠키 반죽의 어떤 형태들은 반죽을 밀어서 펴야 하지만, 다른 것들은 공처럼 굴릴 수도 있고, 납작한 냄비처럼 두드리거나, 스푼으로 뜬 형태가 될 수도 있다. 치료사는 활동에 환자가 깨끗이 치우는 것에 참여하도록 할 수도 있다. 사실 요리 프로젝트는 이러한 목적을 달성할 수단으로써만 사용될 수 있다.

단계 낮추기:

- 미리 준비된 반죽 또는 밀려 있는 반죽, 쿠키가루로 시작하기.(그림 12-5) (이는 활동 비용을 증가시킬 수 있다는 것을 명심하라)
- 전기 믹서기 사용하기
- 운동 협응이 덜 요구되는 쿠리 요리법으로 바꿔 선택하기
- 각각 추가된 재료들에 대한 단서 또는 설명서 읽기
- 미리 계량되거나 보이는 재료를 사용하기

단계 높이기:

- 환자가 쿠키 커터를 사용하지 않고 보다 복잡한 모양으로 반죽을 자르도록 하기.
- 굽기 전에 설탕가루 또는 색 설탕을 추가하기.
- 쿠키에 설탕입히기(환자가 설탕을 입히거나, 이미 만들어진 쿠키를 사용할 수 있다.)
- 설탕 입힌 후에 장식 추가하기. 치료사는 환자의 창의력을 높기 위해 샘플을 제공할 수 있다.
- 상부 말단 기능과 유동성에 도움이 되는 모든 재료들을 환자가 모으도록 한다.

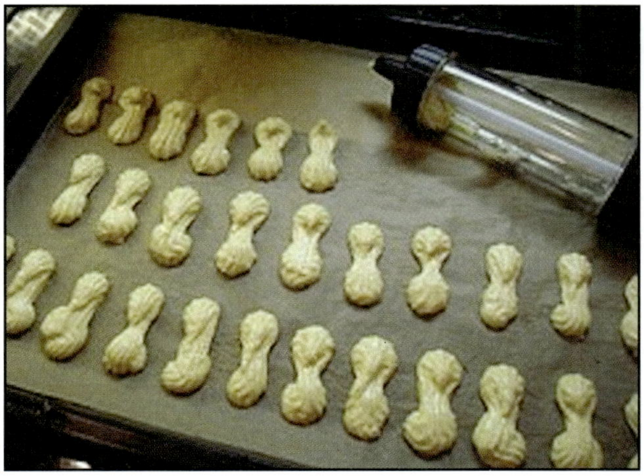

그림 12-6. 쿠키 틀을 이용한 쿠기반죽 형태.

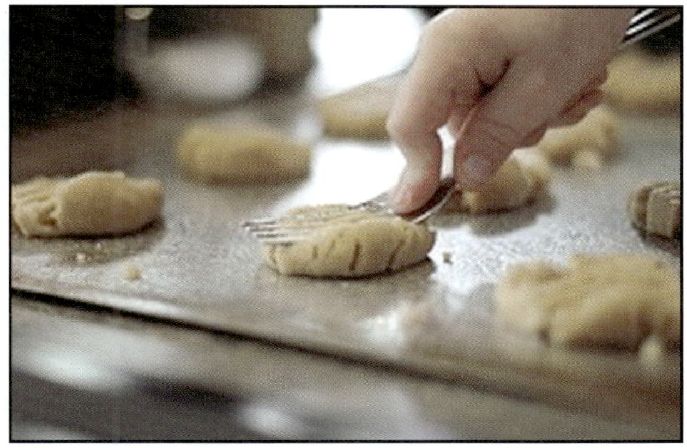

그림 12-7. 쿠키반죽을 공모양으로 굴리고 납작하게 함.

- 활동 동안 환자를 서 있도록 한다.
- 환자가 일부 또는 전부를 청소하도록 한다.

설탕 입히기는 양손의 협력이 요구될 것이다. 또는 한 손만을 사용하여 실행하는 문제 해결 능력들을 필요로 할 것이다. 장식 요소들의 추가는 활동을 보다 기술이 필요로 하게 만들고, 이 단계는 소근육이 요구되는 다양한 수준에서 평가될 수 있다. 예를 들어, 색설탕은 정확하게 할 필요 없이 쿠키 위에 뿌려 주기만 하면 되지만, 특별한 모양이나 이미지를 만들기 위해 케이크를 장식할 때 쓰는 도구를 사용하는 것은 힘과 운동 제어가 요구될 것이다.

과제의 시작과 종료, 선택한 색이나 디자인을 따라하는 것, 필요한 단계의 연속성과 같은 것들은 보다 복잡한 과제 안에서 포함될 수 있는 인지적 요소들이다. 특별히 휴가 또는 축제와 같은 것들을 주제로 한 쿠키 장식과 관련된 생각들에 있어서 많은 재료들이 사용 가능하다. 몇몇의 간단한 생각들과 다른 창의적인 요리의 영감을 주는 재료들을 살펴보라.

고려할 점들	
클라이언트 요소/ 수행능력에 초점을 맞추는 것	**제안된 수정**
손의 힘	환자가 반죽을 깨끗한 손으로 반죽을 섞거나 치대도록 한다. 밀대 또는 커터 대신 요리 판 위의 반죽을 눌러보도록 한다. 환자가 쿠키를 눌러보도록 한다(그림 12-6).
좌우 협응력	반죽을 공처럼 굴리거나 납작하게 하는 것과 같은 다양한 조리법을 선택하기(그림 12-7).
판단력	방울 모양 쿠키를 만드는 조리법을 선택하기; 환자가 요리판 위에 크기나 장소를 정해야만 한다.

기록(Documentation)

기록의 세부사항들은 활동의 목적 또는 내용을 지속적으로 필요로 할 것이다. 다음의 예들은 (창의적인) 요리 치료를 하는데 있어서 보고하는 방법들이다.

- 환자는 그릇을 안정적으로 잡기 위해 팔 근육을 사용하여 독립적으로 재료들을 섞을 수 있었다.
- 요리와 청소과정 중 환자가 학습된 관절 보호 기술을 사용하는 것을 기억하기 위해서 가끔 씩의 단서주기만이 필요했다.
- 환자는 성공적으로 타이머와 기억력 결핍을 보완하기 위해 붙여놓은 '오븐을 끄시오'와 같은 표시들을 사용할 수 있었다.
- 환자는 안내서에 나와있는 예들을 사용하여 독립적으로 선택하고 장식을 할 수 있었다.

치료사들은 요리라는 말이 따로 설명할 필요가 없다는 것을 기억해야만 한다. 안전하게 음식을 준비하는 데 필요한 기능들은 요리할 수 있는 음식만큼 다양하다. 빈틈없고 정확한 보고를 통해서, 치료사는 항목 또는 요리된 항목들, 준비 방법, 열기구의 사용, 도구들의 사용, 필요한 시간을 포함시켜야만 한다. 그리고 조리법의 선택, 구성, 보조도구들, 특별한 기술 안내 등과 같은 것들의 계획과 중재를 포함시켜야 하는 지를 분명하게 해야만 한다.

활동 등급을 높일 것인지, 낮출 것인지는 치료사는 가능한 시간, 도구들, 재료들 뿐만 아니라 목표를 달성할 것인지를 기반으로 방법을 정해야만 한다. 예를 들어, 팔근육 힘, 무게를 견디는 것, 잡기, 또는 쓰여진 지시를 따르는 것, 부스러기가 된 반죽을 섞거나 또는 반죽하는 것, 반죽 밀기와 같은 것이 환자가 필요한 것이라면, 이는 좋은 방법이 될 것이다. 하지만, 만약 그 목적인 세부 근육 협응 또는 자기 표현의 기회라면, 이미 구워진 쿠키를 장식하는 것 또한 좋은 방법이 될 것이다. 치료사는 관계없는 기능들처럼 보이는 많은 것들에 환자를 참여시키는 과자 굽기 활동의 장점을 사용할 수 있다. 잘 계획된 요리 활동은 시간관리 능력이 필요한 조울증 환자나 관절보호 기술이 필요한 류마티스 관절염 환자, 규칙을 따르는 것에 문제를 가진 아이들과 같이 거의 모든 사람들에게 완벽한 선택이다.

요리가 필요하지 않는 음식 프로젝트 - 오이 샌드위치

활동 선택과 계획

이 프로젝트는 단지 몇 개의 재료만이 필요하지만, 반드시 냉장고는 있어야 한다. 다시 한번 강조하자면, 모든 환자의 식단에서 제한되는 것들을 반드시 고려해야 한다. 그리고 손 씻기와 같은 일반적인 위생과정도 살펴져야만 한다. 왜냐하면, 이 아이템은 요리할 필요가 없기 때문에, 준비 시간은 최소화하며, 주의사항은 거의 없다. 이것은 단과자에 대해 비교적 건강한 대안이다.

준비

재료들:

- 샌드위치 빵, 흰 밀 또는 통밀
- 일반 또는 저지방의 부드러운 크림 치즈 3온스
- 오이 한 개
- 소금, 후추

(재료의 양은 얼마나 많은 샌드위치들을 만들지에 달려 있다.)

도구들:

- 접시
- 버터칼
- 과도
- 껍질 벗기는 칼(선택)

필요시간: 30분 정도

대략적인 비용: 2달러

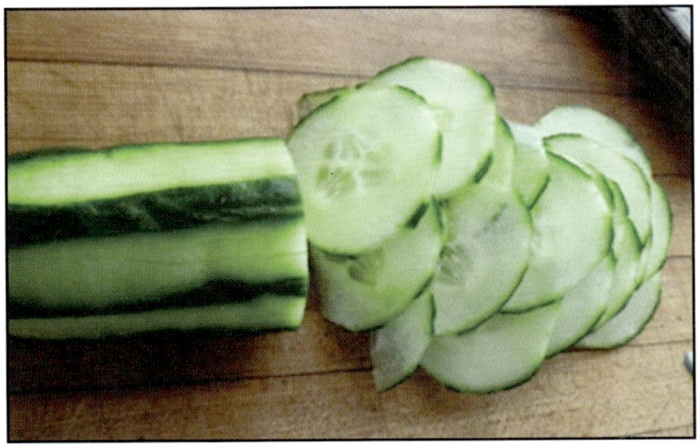

그림 12-8. 껍질을 벗기고 얇게 썬 오이.

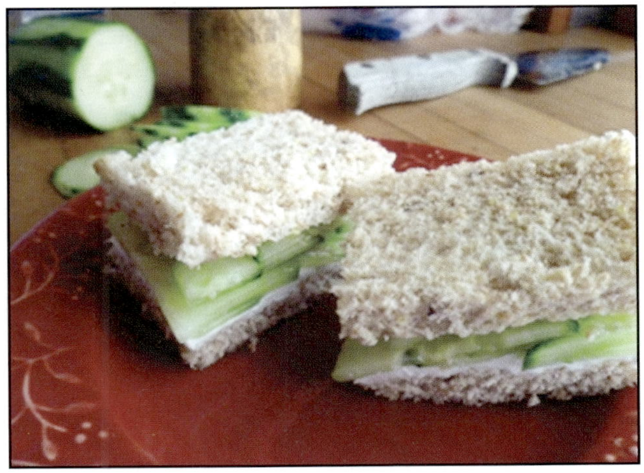

그림 12-9. 오이 샌드위치.

과정

1. (원한다면) 껍질을 벗긴 얇게 오이를 저민다. 보다 장식적인 것을 원한다면, 껍질을 벗길 때 오이의 녹색부분은 조금 남겨둔다(그림 12-8).
2. 빵 조각에 부드러운 크림 치즈를 한 티스푼 정도 펴바른다.
3. 슬라이스한 오이를 크리 치즈 위에 덮는다.
4. 소금과 후추로 간을 한다.
5. 샌드위치를 만들기 위해서 다른 쪽 빵을 얹는다. 원한다면 빵의 둘레를 잘라내거나, 샌드위치를 손가락 크기로 자른다(그림 12-9).

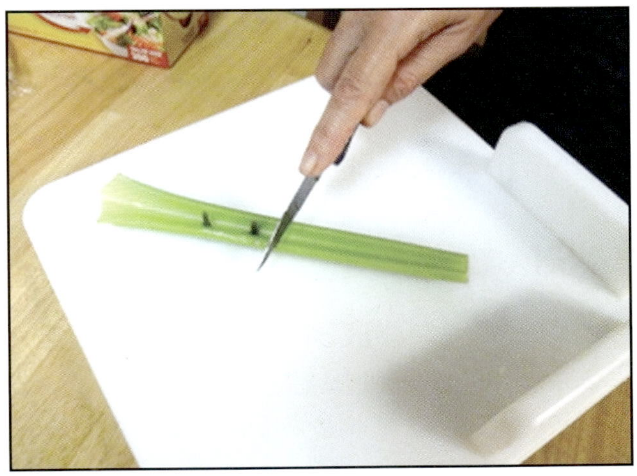

그림 12-10. 칼질을 위해 음식을 고정할 수 있는 커팅 보조도구를 이용.

평가와 조정(Grading and Adapting)

과도를 사용하는 것이 이 활동의 유일한 주의점이다. 단계 목표와 환자 능력에 따라, 치료사는 환자가 슬라이스 하는 것을 도울 수도 있고, 개조된 도마를 제공할 수도 있다(그림 12-10). 더 부드러운 크림치즈는 더 쉽게 펴 바를 수 있고, 빵도 덜 부서질 것이다.

단계 낮추기:

- 미리 오이의 껍질을 벗긴다.
- 오이의 껍질을 남긴다.
- 오이를 미리 슬라이스 한다.

단계 높이기:

- 하나의 그룹으로 많은 샌드위치를 만든다.
- 말린 파슬리 또는 양파 소금 같은 것들로 간을 한다.
- 빵 둘레를 없애거나, 칼이나 쿠키 커터를 사용하여 샌드위치 모양을 만든다.
- 환자가 팔 기능을 사용하고 움직이면서 모든 재료들을 모아오도록 한다.
- 활동 동안 환자가 서 있도록 한다.
- 환자가 필요한 청소를 하도록 한다.

전자레인지 프로젝트 - 쉬운 팝콘볼

이것은 오븐이나 스토브가 필요 없는 쉬운 요리 활동이다. 이것은 세밀함을 요구하는 것이 없이 손의 힘이나 잡는 것에 좋은 활동이다. 이는 촉각이 민감한 사람들에게는 어려움이 될 수 있지만, 대부분 아이들조차 즐길 수 있다.

준비

재료:

- 전자레인지용 팝콘 3.5온스짜리 한 봉지
- 마쉬멜로우 10온스 짜리 한 봉지
- 버터 1/4 컵

도구들:

- 그릇
- 큰 스푼

과정

1. 팝콘을 튀긴다.
2. 녹인 버터와 마쉬멜로우는 큰 그릇에 넣고 전자레인지에 넣는다. 대략 1분 후에 확인하고 저어 주어라.
3. 팝콘을 젓는다.
4. 버터를 묻힌 손으로 공모양들을 만든다.

단계와 조정

당신은 건포도, 땅콩, 과일 캔디들, 코팅된 초콜릿 또는 다른 재료들로 조리법을 쉽게 바꿀 수 있다. 팝콘 대신 말린 씨리얼은 많은 과정들을 줄이기 위해 대체될 수 있다.

단계 낮추기:

- 녹이거나 섞는 과정을 뺀다.
  (환자는 단지 과정의 일부만 한다.)
- 손으로 모양을 만드는 대신 머핀 틀을 사용해 섞은 것을 누른다.

단계 높이기:

- 화로 위에 버터와 마쉬멜로우를 넣고 녹인다.
  녹이는 동안 저어준다.
- 다음의 순서에 따라 큰 냄비에 팝콘을 튀긴다: 기름을 냄비에 두른다. 팝콘 알갱이를 넣는다. 소금을 살짝 뿌린다. 뚜껑을 덮고 높은 온도에서 조리한다. 계속 흔들어 주어라.

요리하지 않는 프로젝트 - 폭죽 아이스팝

준비

재료:

- 껍질을 벗기고, 1/4 크기의, 씻은 딸기 1과 1/2컵
- 설탕 1/4 컵
- 저지방 플레인 요거트 1과 1/4 컵
- 블루베리 1과 1/2 컵

도구:

- 만능 조리기
- 나이프
- 그릇 2개
- 아이스 팝 틀

과정

1. 만능 조리기에 설탕 2스푼을 넣고 딸기 퓌레 만들기. 그릇(bowl) 비우기.
2. 만능 조리기에 설탕 1스푼을 넣고 블루베리 퓌레 만들기.
3. 다른 그릇에 설탕 2스푼을 요거트와 섞기
4. 틀에 섞은 것을 번갈아 층을 이루어 붓기. 한 개의 틀에 3-5개의 층을 이루도록 함.
5. 버터 칼 또는 다른 긴 도구를 사용하여, 재료들이 약간씩 소용돌이처럼 빙빙 돌도록 각 틀을 2-3회 위 아래로 흔들기.
6. 대략 2시간 정도 단단해질 때까지 얼리기

먹을 수 없는 음식 프로젝트 – 쪼개진 오렌지

준비

준비물:

- 오렌지들
- 정향
- 리본(선택사항)

도구:

- 가위 (선택사항: 리본을 자르기 위한 것)

과정

1. 오렌지에 정향의 날카롭고, 뾰족한 곳을 꽂아 넣기. 이것은 임의적으로 꽂아도 되고 일정한 패턴으로 꽂아도 된다. 또한 정향을 얼마나 많이 또는 적게 꽂을지는 원하는 대로 하면 된다.
2. 정향을 다 꽂은 오렌지를 매달기 위해, 가운데를 아담하게 리본으로 싸고, 꼭대기에는 매듭을 묶고, 매달 수 있는 고리를 만들기 위해 리본을 몇 인치 정도 길이로 해서 다른 매듭에 묶는다(그림 12-11).

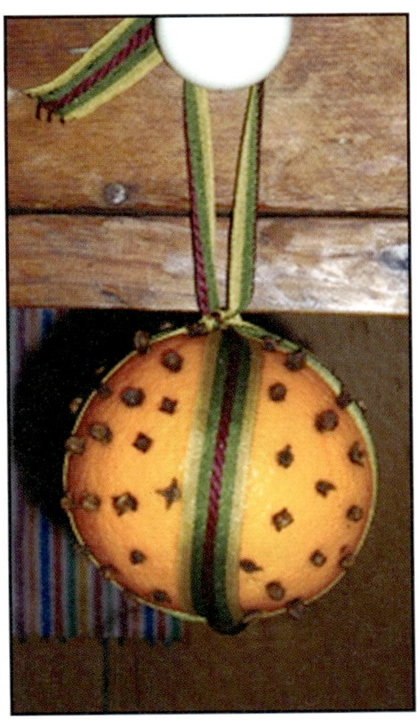

그림 12-11. 아로마 정향 오렌지.

정향 오렌지들은 만들기가 무척 쉽고, 그 기분 좋은 향기들은 가을과 겨울 휴가 시즌에 유명하다. 이 활동은 주로 쓰는 손이 아닌 다른 손의 기능을 향상시키기 위해서나 손상된 말단 부위에 보조기를 사용하는 것을 배우고 있는 편마비 환자에게 도움이 될 수 있다. 이것은 실제 요리나 음식을 먹는 것 없이 음식의 감각 경험의 일부를 결합하는 방식이 될 수 있다. 정향은 값이 비쌀 수 있다, 그래서 특히 휴가 시즌의 끝 무렵에 할인 코너나 대량으로 구입하라.

그룹 프로젝트 – 파티 계획과 준비

이 활동의 위한 재료들, 도구들 그리고 과정들은 가능한 시간, 환자 혼합, 장소들에 따라 매우 다양할 것이다. 최소한으로, 활동은 약간의 음식과 장식들이 포함되어야만 한다. 치료사는 썰기, 요리하기, 테이블 차리기, 테이블 장식하기, 음식 나르기 등등의 특정한 임무들을 선정할 수 있다. 이는 휴가 파티, 여름철 해변가 파티, 가을 추수 파티 또는 매달 있는 생일 파티와 같은 주제들을 선택하는데 도움이 될 수 있다. 다음의 내용은 열대를 주제로 한 것이다.

장식

- 색깔 있는 주름 종이와 실로 만들어진 종이 꽃 목걸이
- 녹색 골판지, 공예 고무 또는 플라스틱과 종이 타월로 만들어진 야자수 나무 장식
- 파란 색계열의 물, 자갈, 플라스틱 바다생물들과 식물들로 된 재활용 병 수족관

음식

- 과일 꼬치 또는 멜론을 절반으로 쪼개서 만든 과일 그릇
- 햄 핑거 샌드위치 또는 햄 치즈 상추 랩 샌드위치

다른 생각들과 분류

OTHER IDEAS AND GRADING

음식에 관한 한, 맛만큼 이나 중요한 방식의 개념은 식품의 기능이 곧 장식인 식료품과 넓은 범위의 도구들을 만들어 왔다. 빵집이나 초밥 식당을 방문해야 할 필요는 그 맛 만큼이나 아름다울 수 있다는 것이다. 환자들은 단지 예술 작품을 만들어 내는 것뿐만 아니라, 또한 그것을 먹을 수 있다. 게다가 많은 장식 음식 프로젝트는 스토브 또는 오븐과 같은 요리 장비에 접근할 필요가 전혀 없거나, 거의 없게 이뤄질 수 있다. 다음은 예술적인 음식에 대한 생각들이다. 또한 창의적 음식에 대한 더 많은 생각으로 연결시키는 재료들을 살펴보라.

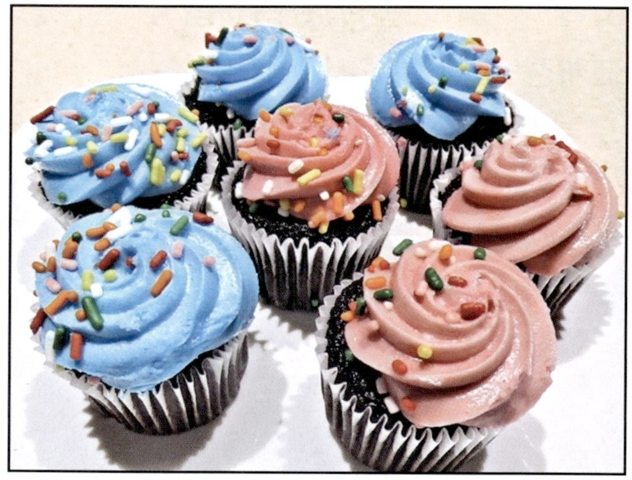

그림 12-12. 장식된 컵케익.

- 모듬 사탕들과 설탕을 입힌 케이크 또는 컵케이크를 장식하자(그림 12-12). 컵케이크들은 특정한 순간에 인기가 있으며, 더 많은 매력을 가질 수도 있다. 설탕을 입히는 것에서 견본들을 잡거나 힘을 쓰는 것과 같은 복잡한 난이도를 증가하기 위해서 기본적인 장식 세트의 케이크를 사용하라. 휴가나 만화, 또는 다른 테마 소재들을 만들기 위해 사탕이나 설탕 입히는 것에 다른 색깔들 사용하라. 또한, 크리스마스에 생강 빵집을 장식하라(그림 12-13): 환자들은 생강 빵을 함께 모여서 만들 수 있거나, 또는 간단히 달콤한 장식물을 추가할 수 있다. 대부분 더 큰 공예품 가계에서 이 형태의 프로젝트 물건들을 묶음을 판다 그리고 계절에 따른 잡지나 TV 프로그램은 큰 영감을 제공한다.

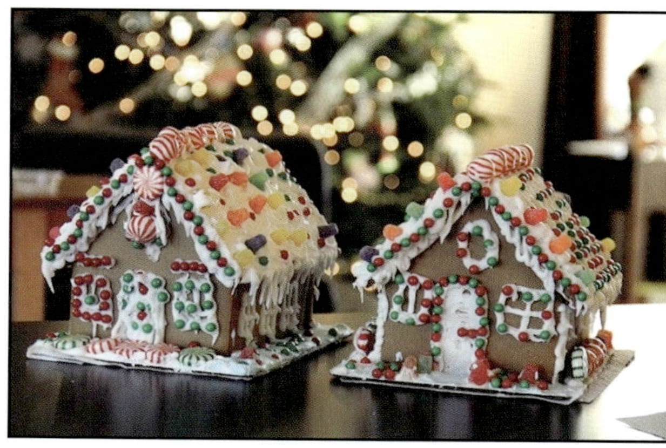

그림 12-13. 아이싱과 사탕으로 장식된 명절용 생강 빵집.

- 바삭한 라이스 시리얼 간식들을 만들라. 그 때, 원하는 장식을 추가하거나 반죽의 형태로 모양을 만들라. 식용색소는 씨리얼을 더하기 전에 녹인 마쉬멜로우나 버터에 추가할 수 있다. 끈적거리는 반죽들을 다루기 위해서 기름을 바르기 때문에 손은 철저하게 닦을 필요가 있을 것이다.
- 빵이나 롤 반죽을 구입하거나 만들라. 쿠키와 케이크에 저지방 또는 설탕 대체제와 사용할 수도 있다. 이것들은 꽈배기나 모양만들기(그림 12-14) 또는

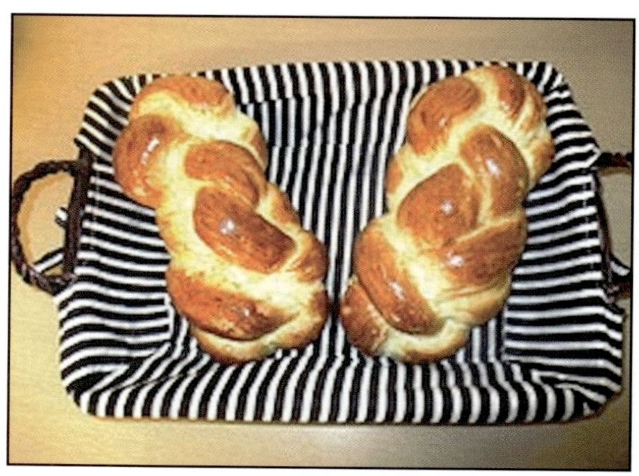

그림 12-14. 브리이드 빵빵.

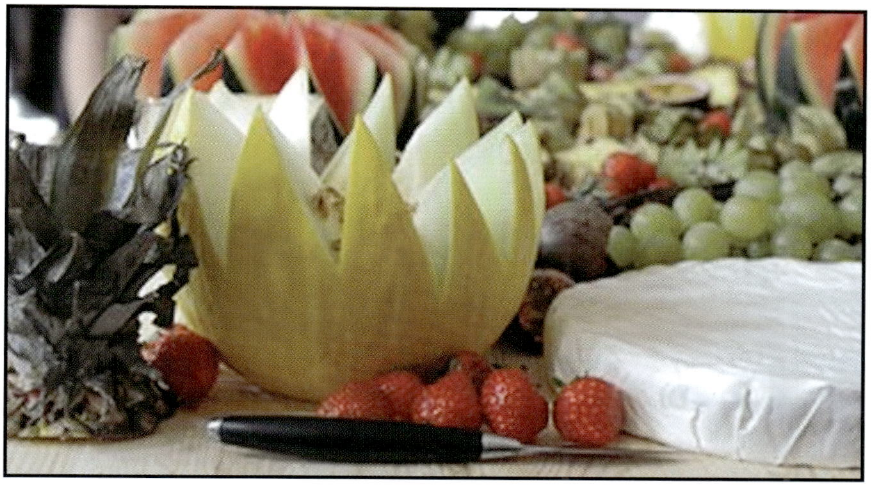

그림 12-15. 멜론 그릇.

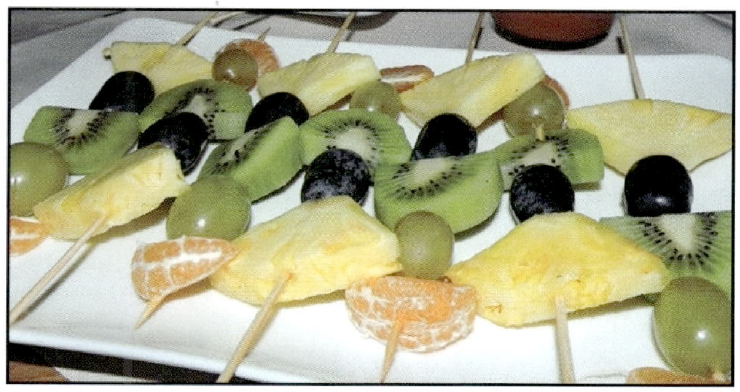

그림 12-16. 컬러풀한 신선한 과일 꼬치.

틀 채우기와 같은 다양한 창의적인 방법들로 이용될 수 있으며, 구운 빵이나 쿠키들을 광택제, 과일, 견과류 또는 사탕가루 등으로 장식할 수 있다.

- 무로 만든 장미, 꼬아 놓은 당근, 파놓은 멜론 그릇들과 같이 과일이나 야채들을 사용하여 장식으로 사용될 고명들을 만들거나(그림 12-15), 할로윈의 잭 오 랜턴 같은 것들을 만들기. 생각이나 도구들에 대한 재료들은 가정용품점 또는 백화점 특히 요리 상점들, 서점, 도서관 그리고 인터넷에서 찾아볼 수 있다.
- 크래커, 빵, 야채 꼬치와 같은 것을 기반으로 다양한 잼이나 토핑들을(치즈, 잼, 올리브, 케이퍼(식초에 절인 꽃봉오리), 피멘토(작고 빨간 고추), 건포도, 견과류 등) 더해서 예쁘게 전채 음식들을 만들기. 요리책, 잡지, 웹사이트를 통해서 다양한 아이디어들을 얻을 수 있다.
- 색깔이 화려하고 건강한 과일 또는 야채 꼬치들을 만들기(그림 12-16). 아이들을 위해서, 얇은 과일 링이나 땅콩 버터를 활용한 샌드위치를 만들라.
- 몇 가지 토핑들을 올린 피자, 저민 과일 또는 야채 샐러드, 또는 나중에 식사에 나눌 수 있는 몇 가지 재료들이 들어간 스튜 같은 것들을 그룹으로 만들기.
- 병 안에 버터를 만드는 것으로 팔 부분이 견디기 연습하기. 뚜껑이 꽉 잠긴 통에 크림을 넣고, 버터로 변할 때까지 흔든다.

이번 장에서 기본 프로젝트들에 의한 실례들로써의 요리 활동들은 이 활동들을 넓은 범위에서 이뤄질 수 있는 평가 가능성들을 제공한다. 예를 들어, 초기 단계에서 다양한 과정의 음식들로, 찬 음식에서 뜨거운 음식 또는 정확하게 시간을 재야 하는 음식들로, 그리고 재료나 도구가 몇 가지 안 되는 것에서 솥, 팬, 주방도구들 등 주방 전체가 필요한 것들이 될 수 있다. 이전에 제시된 프로젝트와 변화된 것들은 창의성과 표현력에 초점을 맞추고, 사회적 도구나 환경은 최소한으로 요구하는 것이다.

*표 12-1*은 치료적 적용에 보다 보편적으로 사용될 수 있는 변형된 전통적 요리 활동들과 단계들에 대한 의견들을 제공한다. 준비의 난이도를 높이거나 낮추기 위해서 환자가 선호하는 음식이나 요리에 맞추는 다양한 방법들이 있다. 이전에 언급된 것처럼, 활동의 최고의 선택은 환자의 흥미와 치료목적이 얼마나 잘 혼합되는지에 달려 있을 것이다.

표 12-1		
식사 준비 활동의 단계와 조정		
단계	**클라이언트 요소 / 수행 능력**	**조정**
현재의 상태에서 하나 또는 좀 더 많은 단계를 한다. 다양한 위치로부터 재료들을 환자들이 가져오거나, 모아 오도록 한다. 환자가 다른 사람들 도와주도록 한다.	이동성	재료들 또는 도구들을 묶음(group) 더 낮은 조리대 높이 접근기회 증가의 재편성 스토브 거울 주방 카트 조리대 선반
가져올 것들을 더 높은 선반에 올려두기 밀거나, 펴거나, 젓는 것이 필요한 것들을 준비하기 접시들을 닦고, 말리고 치우기	팔 부분을 움직이는 범위	수평적인 면에 필요한 것들을 준비한다. 더 낮은 작업대 회전판이나 당겨서 열수 있는 선반 설치 닿을 수 있는 범위 사용 길거나 큰 손잡이가 달린 조리도구, 흔들어 써는 칼 사용하기
손목 무게를 더하기 손으로 재료를 자르고, 썰고, 찢기 치대기, 휘젓기, 밀기 또는 펴기와 같은 것들이 필요한 단단한 반죽 또는 다른 것들을 준비하기 깨지지 않는 더 무거운 접시나 팬을 사용하기	힘	환자가 아래와 같은 것들을 사용토록 하기: 더 가벼운 무게의 접시, 팬, 조리도구들 큰 손잡이가 있는 도구들 죔쇠, 흡입컵, 다른 안정장치들 유니버셜 커프 막대기형 손잡이 / 손잡이 개조된 것 전기기구 (캔따개, 채썰기 기타 등등)

표 12-1 (계속)		
식사 준비 활동의 단계와 조정		
단계	**클라이언트 요소 / 수행 능력**	**조정**
찢거나 쪼갤 필요가 있는 것들 준비하기 채를 썰거나, 잘게 찢을 필요가 있는 것들 준비하기 배열되거나 위치에 놓을 필요가 있는 것들 준비하기	잡기	환자들이 아래와 같은 것들을 사용하도록 한다. 큰 손잡이가 있거나, 붙박이 조리도구들 부드러운 손잡이가 있는 조리도구들 손에 고정할 수 있도록 하는 도구들 (cuff handle – 구글 이미지 참고함) 장갑 펌프 디스펜서 전기기구(채썰기 등) 스웨디쉬 핸들 나이프 언더카운터 또는 레버형 병따개
한 손 또는 양 손을 누르거나 또는 밀대를 사용하여 밀기가 필요한 빵 또는 쿠키와 같은 것들을 준비하기 장애가 있는 손을 사용하여 아이템들을 채를 썰거나 펴바르기 장애가 있는 손으로 재료들을 잡거나 위치에 놓아서 전채를 만들기 채썰거나, 찢거나, 잘게 쪼갤 필요가 있는 것들 준비하기	한쪽 팔만 사용함	환자가 아래와 같은 것들을 사용하도록 한다. 개조된 도마 미끄럼 방지판 냄비받침대 한손사용 오프너
위치를 잃어버리는 것을 대비해서 보충 기술들을 가르치기	시각	스토브 또는 오븐 손잡이에 돌기로 표시하기 분류 별로 물건들 배열하기 타이머 / 알람을 사용하기 크게 프린트된 요리책 사용하기

표 12-1 (계속)

식사 준비 활동의 단계와 조정

단계	클라이언트 요소 / 수행 능력	조정
조리법을 찾거나, 따르기 특정한 연속성 안에서 준비되거나 시간이 제한되야만 하는 아이템들 또는 여러 단계의 아이템들을 준비하기 재료 목록 만들기 식사 예산 계산하기 감독관과 함께 날카로운 도구들, 스토브 또는 오븐(열기구)를 사용하기	인지	시각적인 표시를 사용하기 메뉴를 단순화 하기 차겁거나 전자레인지용 아이템을 준비하기 샘플 메뉴 제공하기 유효일이 있는 음식들 표시하기

요리 활동의 문서화와 구조화에 있어 다른 고려사항들

뜨거운 음식 대 찬 음식

전자레인지 대 열조리 도구 (스토브나 오븐)

날카로운 도구들의 사용

뜨거운 액체를 다루는 것

시간 제한이 있는 아이템들

정확한 측정, 지속적인 집중, 기다림이 필요한 조리법들

아이템들을 옮기고, 모으는 것

관절보호 원칙들 또는 에너지 절약의 결합

식사 또는 메뉴 계획

음식에 대한 예산 짜기

고려해야 할 것	
클라이언트 요소 / 수행 능력 집중도	제안된 음식
잡는 것이 약하거나, 아픈 경우	준비된 반죽 사용하기, 조각으로 꼬집거나 공처럼 굴리기 (빵, 비스켓 또는 쿠키 반죽)
유동성	조리대와 씽크대, 오븐 사이를 움직이는 게 필요한 조리 아이템을 준비하기
한 손만 사용할 수 있는 경우	개조한 도마를 사용하여 과일 또는 채소를 채썰기 (그림 12-10)

주요 치료 적용

MAIN THERAPEUTIC APPLICATIONS

신체 기능장애(Physical Dysfunction)

신체적 장애를 극복하기 위한 재활 단계의 사람에게, 요리는 종종 적합한 중재 선택이다. 이는 익숙한 작업치료이며, 다양한 기술들을 요구한다. 그리고 특정한 문제 부분에서 능력을 기르기 위한 다양한 방법들로 구분되어 질 수 있다. 만약 장애가 식사 과정에 방해가 된다면, 적절한 음식들을 선택하도록 환자들을 돕는 것은 활동의 중요한 측면이 된다. 식사를 계획하고, 요리에 개입하는 것은 환자들이 지속적으로 삶을 즐기고, 그들의 문제를 극복하는 그들의 능력에 자신감을 얻는데 필요한 중요한 활동들이다. 음식 준비의 성공은 환자 가족들에게 환자들이 독립적인 삶으로 돌아갈 수 있다는 하나의 지표일 수 있다. 뇌졸증과 같은 신경학적 문제들을 가진 환자들에게, 요리는 안전성, 유동성, 균형, 기억력, 판단력, 연속성과 같은 부분의 인지적 결핍의 보충 또는 개선 및 영향을 받고 있는 말단 부위의 사용과 같은 훈련에 있어 유용하다. 예를 들어, 빵 만들기는 치료 목적의 많은 부분에 있어 훌륭한 활동이다. 반죽하는 것은 팔이 무게를 견디거나 힘이 필요하지만, 이는 성공적으로 이뤄질 수 있다. 물론 상호 협응 또는 완전한 움직임의 방식이 덜 할 수도 있다. 이 과정은 연속적인 일들을 해내거나, 숫자를 읽고, 언제 끝내고, 어느 정도 구워야 하는 지와 같은 시간제한을 기억하는 것과 같은 말 또는 글로 이뤄진 지시사항을 따르는 인지 능력이 필요로 한다. 주로 정형외과적인 문제를 가진 환자들에게, 치료사는 서 있는 힘, 움직임의 범위, 또는 관절 보호를 고수하거나 원리를 단순화하는 것과 같은 요소들을 평가할 수 있다. 시각 장애를 가진 환자들에게 식사준비와 주방에서의 위험 요소들의 성공적인 관리는 중요한 것이다. 신체적 제약을 가진 어떤 환자들은 음식준비가 가능하도록 보충할 수 있는 방법들이 필요할 것이다. 사용할 수 있는 개조된 도구라든지, 보조 도구들이 많이 있다. (표 12-1과 다음의 Consider This box에서는 몇 가지의 예제들이 있다.) 이러한 보조 장비들을 판매하는 회사들은 **부록 I**에 그 리스트가 있다. 치료적 양상으로 요리를 사용할 때, 치료사는 요리할 음식 선택에 있어 체중 조절, 당뇨 또는 다른 특별한 식단들뿐만 아니라 약의 호환성도 항상 반드시 고려해야만 한다. 빵 굽기를 끝내는 것을 기다리는 동안 예를 들어, 환자들은 저지방, 설탕이 적게 들어간 것, 또는 저자극성 식단 계획과 함께 하는 음식 선택에 대한 일반적인 논의에서 도움이 될 수도 있다.

정신 건강(Mental Health)

음식은 사랑 받았거나, 보살핌을 받았던 우리의 초기경험과 종종 깊이 관련되어 있기 때문에, 요리는 환자들이 그들 자신을 돌보는 것을 배우는 풍부한 기회를 제공한다. 치료사는 음식에 너무 많은 관심을 가지는 환자들을 알아

고려해야 할 것	
클라이언트 요소 / 수행 능력 집중도	**제안된 방법**
기억력	타이머를 사용하여 굽는 아이템 준비하기
판단력	조리법을 살피고 가능한 장비와 시간에 적절한 아이템 선택하기
실행 기능	주어진 예산 안에서 며칠 동안 메뉴 계획하기

야만 하는 반면, 요리는 종종 정신적 문제를 다루는 훌륭한 활동 선택이다. 거의 모든 요리는 어느 정도 단계의 계획과 인내심이 필요하다. 대부분 익숙하기 때문에 위험하지는 않다. 우울증이 있는 환자들은 식욕이 거의 없고, 참여하지 않을 수도 있지만 그룹 전체가 요리에 참여하는 것은 그 환자들을 참여로 이끌 수도 있다. 종종 발광을 경험한 환자들이 식사나 요리를 장식하는 요리 활동을 원하지만, 요리활동이 끝나기 전에 다른 곳에 주의를 뺏길 수도 있다. 요리활동을 통해서 중대한 인지 또는 지각 장애를 가진 환자들은 유익할 수 있다. 그러나, 신체적 도움, 말로 힌트를 주는 것, 가까이에서 관리하는 것이 필요할 수 있다. 폭식증 또는 거식증과 같은 섭식 장애가 있는 환자들에게 요리 활동은 종종 이러한 질병 기저에 있는 감정을 촉발하는 기회이다. 만약 자살행동을 하는 환자들 또는 공격적인 환자들이 날카로운 도구들을 사용하게 된다면, 반드시 특별한 보살핌이 있어야만 한다. 그 도구들은 환자들이 그 활동 영역을 떠나기 전에, 청소 후 반드시 그 숫자를 세어두어야만 한다.

특정한 환자개체군에게, 요리는 기본적인 영양에 관한 것을 가르칠 수 있는 기회를 제공한다. 오래된 정신 질환을 가진 사람들은 고정 수입이 있을 수 있고, 비싸지 않지만 건강하지 않은 음식을 소비하는 경향이 있다. 치매환자의 경우 특별히 먹을 수 없는 것을 넣거나, 다른 재료를 넣는 실수를 하기 쉽다.이러한 환자들은 요리 활동 동안 가까이에서 관찰해야만 한다. 물질 사용 장애(substance use disorder)를 가진 환자들은 일상 활동에서 완전히 독립적일 수도 있지만, 단체 식사 준비와 소비 활동들은 사회적 도전 또는 식습관 변화, 술을 주문할 수 있는 식당에서 식사하는 것과 같은 약물 또는 알코올 없는 삶이 얼마나 다른지를 논의할 수 있는 시기 적절한 시간들이다. 일상 삶의 일부로서 요리 외에, 그들에게 홀로 창의적인 활동이 도움이 될 수도 있다. 발달 장애 또는 약한 지적 장애를 가진 환자들은 종종 기본적인 요리를 할 수 있는 독립적인 상황에 살 수 있다. 어떤 이들은 결혼을 했을 수도 있고, 가족을 가지고 있을 수도 있다. 그러므로 식사 계획, 요리, 청소는 재활 프로그램에서 중요한 요소이다. 보통 수준의 인지 장애를 가진 환자들은 요리를 즐길 수 있지만, 지속적인 감독이 필요하다. 그들은 집에서 사는 경향이 더 많거나, 그룹으로 지낼 수도 있다. 그러한 곳에서는 다른 이들이 식사 준비를 한다. 그래서 독립적으로 요리하는 것이 필요한 것은 아니다. 정신 건강 상태와 발달 장애들은 대개 오랜 시간을 요구하는 것이기 때문에, 보정 방법의 대부분이 적합하다.

아동(Pediatrics)

어른과 아기 사이의 유대감은 대부분 음식을 주고 받는 것과 종종 관련이 있다. 아이들에게 어릴 때 경험들은 집에서 놀기, 진흙 또는 모래 파이 만들기, 소꿉놀이와 같은 것들을 포함한다. 어릴 때의 집안 일 경험들은 애완동물 먹이주기, 식사 후 식탁 청소, 본인들 간식 챙기기와 같은 것들을 포함할 수 있다. 우유에 초코렛 음료를 넣고 젓는 것 또는 샐러리를 썰어 넣은 음식(stuffed celery : 샐러리를 잘게 썰어서 만두 속처럼 만든 음식을 말하는 듯)과 같은 간단한 음식 준비는 어린 아이들에게 좋을 수 있다. 대략 5-12세의 어린이들은 쿠키 또는 샌드위치 만들기, 준비된

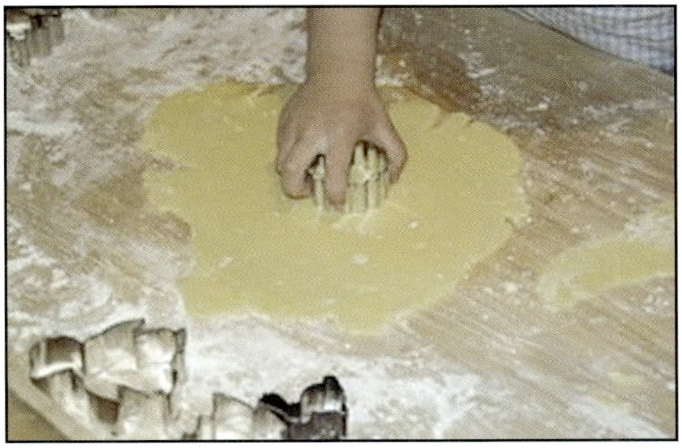

그림 12-17. 쿠키 커터기로 반죽자르기.

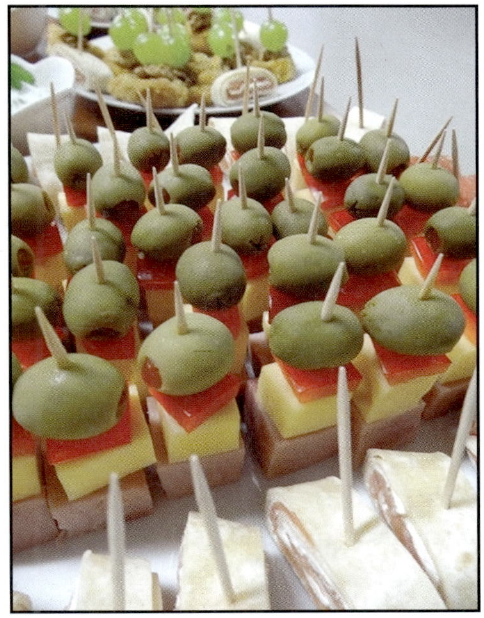

그림 12-18. 파티 피타이저애.

재료를 통해 피자를 만드는 것을 즐긴다. 어린이들은 간단하게 재료들을 함께 뒤섞거나, 쿠키 장식(그림 12-17), 컵케이크, 밀어 놓은 쿠키 자르기, 팝콘 볼, 씨리얼 과자와 같은 것들을 그들의 손을 사용하여 만드는 것을 즐긴다. 신체적 또는 정신적 질병으로 인한 섭식 문제를 가진 어린이들에게, 인형을 사용하는 것은 음식에 대한 그들의 느낌을 찾아가는 수단이 될 수 있다. 많은 어린이들은 또한 창의적인 음식 만들기를 즐긴다. 이는 먹는 것을 꺼려하거나, 까다로운 아이들에게 음식에 대한 호감을 증가시킬 수도 있다. 특별한 행사 음식들은 활동을 통한 심리적 근육 발달의 유용함뿐만 아니라, 안정감과 지속성의 느낌을 스며들게 해줄 수 있다. 어린이 또는 청소년들과 함께 요리할 때, 벽이나 천정에 음식이 묻지 않도록 주의하도록 한다. 가까이서 지켜볼 것을 추천한다.

청소년(Adolescents)

십대들은 리스트를 만들고, 쇼핑하고, 요리하고, 먹고 청소하기까지 식사 준비에 필요한 과정 전체를 다 마치는 것이 도움이 된다. 정신 건강 문제들을 가지고 있는 청소년들은 보다 절실하게 생활 능력 교육이 필요로 한다. 자신이 누구이며 그들이 어떤 가치를 가지고 있는지를 결정하는 바로 그 과정 중에 있는 청소년들에게 식사 시간은 사회적 관계를 맺는 중요한 시간이다. 하지만 이것은 낮은 자존감이라든가 몸매에 신경을 쓰는 청소년들에게는 스트레스가 많은 것일 수 있다. 체중이나 외모에 덜 민감한 청소년들에게 건강한 음식을 준비하는 것을 배우는 것은 음식 먹는 것을 전반적으로 보다 더 받아들일 수 있게 만들 수 있다. 제 1형 당뇨로 힘든 시간을 보내는 어린 환자들은 특별 고려사항들이 요구된다. 건강한 음식의 시각적 매력을 증가시키는 것과 그런 음식을 준비하는 과정에서 즐거움을 발견하는 것은 이 모든 조건들을 다루는 것을 보다 더 용이 하게 한다. 음식을 먹는 것은 종종 사회적 활동이기 때문에 이것은 권위적인 인물이나 친구들과 함께 하는 것에 어려움을 가지는 청소년들을 위해 특별히 적합한 치료 활동일 수 있다. 한 사립학교의 정신 건강 프로그램에서, 작업 치료사는 특정한 요리 활동 그룹에 참여한 것이 도움이 된 참가자의 예를 들고 있다. 그는 조리법을 선택하는 책임과 그들의 활동을 감독하는 역할이 맡겨졌다. 이는 그의 자존감을 북돋는 것처럼 보였고, 학업 진척과 수업 참여에 있어 좋아지는 결과를 가져왔다. 요리 또는 굽는 아이템을 완료하는 것은 인내심과 만족감 지연에 대한 것을 가르칠 수 있지만, 이는 또한 지시사항들이 정확하게 수행되었을 때, 눈에 분명히 보이는 보상을 제공한다. 파티를 위해 전채를 만들거나(그림 12-18), 공동식사를 위해 야채 샐러드 또는 혼합 과채 주스 만들기, 구운 감자 막대를 위해서 재료를 채 썰거나, 피자를 만드는 것과 같은 그룹으로 하는 요리는 특별히 이 청소년 개체들이 역할 습득과 사회 활동의 이점들을 알도록 하는데 유용하다.

노인(Older Adults)

요리 작품은 나이 든 환자들에게 큰 가치를 가진다. 여성들이 연세가 있는 분들 중에서 가장 많은 수를 나타내고, 많은 분들이 식사 준비를 하거나 전통적인 집안일을 하는 역할을 충족시켜왔기 때문에, 노인 환자들은 종종 어떤 것을 해야 할지 요리에 대해 잘 알고 있다. 추억을 떠올리는 그룹은 과거에 준비했던 좋아하는 음식들에 대한 설명을 끌어낼 수도 있다. 실제 음식에 대한 경험은 때로는 기억력 문제들로 인해 많은 다른 활동들을 하지 못하는 환자들에게 연관성이 있다. 때때로 감각 기억을 통한 후각과 미각의 자극은 다른 면에서 돌이킬 수 없어 보이는 경험적 기억들을 촉발시킬 수 있다. 요리는 다양한 감각 자극들과 기회를 다른 면에서 보면 건강 보살핌 환경이 부족할 수도 있는 익숙하고 의미 있는 활동들에 제공한다.

노인 계층에서는 어떤 결점들은 보다 일반적으로 나타난다. 그리고 그러한 많은 것들은 효과적 또는 즐겁게 요리하는 그들의 능력에 영향을 끼칠 수 있거나 이 역할을 함께 하지 못할 수도 있다. 시각적 문제는 조리법을 읽거나, 포장지 재료를 읽고, 오븐 다이얼을 맞추는데 방해될 수 있다. 청각의 문제는 벨타입의 주방 타이머를 거의 쓸모 없게 만들 수도 있다. 기억력 문제는 노인들이 버너 또는 오븐을 끄는 것을 잊게 하는 원인이 될 수 있다. 행동범위, 근력, 균형 감소, 또는 통증과 같은 것들은 접시와 재료들을 옮기는 것을 위험하게 할 수 있다. 요약하면, 주방은 소중한 기억이 있는 장소에서 사고의 위험이 도사리는 공포와 당황스러움의 장소로 변할 수 있다는 것이다.

어떤 노인 환자들은 독립적인 생활로 돌아가기 위해 이러한 장애물들을 극복해나가기를 원할 것이다. 많은 노인들이 양로원 또는 다른 그룹 생활 환경에서 옮겨가기 때문에, 다른 노인들은 요리할 필요가 없다 하지만 그럼에도 불구하고 어떤 노인들은 그들 자신들이 할 수 있는 것을 다할 이런 전통적인 방법들에 참여하는 기회를 매우 즐거워할 수도 있다.

그룹(Groups)

그룹 안에서 요리와 음식을 먹는 것은 치료적 목적에 매우 도움이 된다. 개인적, 상호적 기능 향상은 소통, 순서, 회상, 문화적 동질감과 같은 영역에(신경, 인지, 지각) 대한 치료를 통해 이전에 언급한 모든 기술에 따라 이뤄질 수 있다. 식사는 역사적으로 완전히 사회적이기에, 상황에 따라 이러한 활동들은 적절하다. 식사 또는 음식을 준비하는 중에 과제 요소의 다양성은 모든 그룹 구성원이 그들 자신의 능력 수준에 동시에 참여하도록 한다. 좋은 예를 들어보면, New Jersey 대학의 작업치료 학생들은 신체적 한계가 있는 이들을 위한 요리 수업을 개발하기 위해서 지역의 작은 식당과 공동으로 작업했다. 이 프로그램의 의도는 참가자들이 가치 있는 요리 작업으로 돌아가도록 동기를 부여하는 것이다. 학생 교사들은 직무 수정 계획들에 관한 정보와 전문 요리 기술들에 대한 설명과 다양한 보조 도구들을 결합했다. 하나의 상황 안에서, 작업치료사는 입원재활상황에 있는 환자들과 요리 그룹의 성공을 발표했다. 저자는 이러한 개입 형태를 뒷받침하는 많은 연구들을 언급했다. 이 그룹 안에서 참여는 균형, 일의 단순화와 안전화하는 지식, 자존감, 독립적으로 식사준비하는 것의 증가와 같은 다양한 능력들의 향상을 가져왔다. 참여자들은 필요한 추가 작업과 계획은 긍정적인 결과를 가져오는 데 가치가 있었다고 분명히 말하고 있다.

사례 연구

Iris는 56세의 이혼녀로 아이들을 돌보고, 집안일을 돕기 위해 35세 싱글 맘이자 여성사업가에 고용되었다. Iris는 수년간 고혈압 치료제를 복용하고 있었지만, 그녀는 결국 일하고 있는 어느 날 왼쪽 뇌혈관 발작이 일어났다. 그 날 저녁에 고용주가 그녀를 발견해고, 앰뷸런스를 불러서 가까운 대학병원으로 이송했다. 그 병원에서 그녀는 안정을 찾고, 신경학과 중환자실에 입원했다.

병원 내의 작업치료사가 중환자실에 있는 Iris를 먼저 평가했다. 그는 그녀의 수동적, 능동적 행동 범위, 근육의 긴장도, 힘, 구강 운동기능, 시각적 인지, 감각, 인지 그리고 일반적인 감정 상태를 평가했다. 그녀는 줄어든 고유감각으로 인해 오른쪽 손과 발이 마비되었고, 날카롭거나 둔한, 뜨겁거나 찬 것을 구별하는 촉각이 사라졌다. 그녀는 약하고, 쥐는 기능을 거의 하지 못하는 오른 쪽과 늘어난 근육 긴장도는 팔 전체가 부드럽게 움직이는 것을 방해했다. 언어치료사는 Iris의 구강 근육이 약해졌지만, 그녀가 입술을 닫을 수 있고, 문제없이 삼킬 수 있다고 여겼다. 입원 중에 치료 방법들이 신경발달과 재활 모델로 이뤄졌다. 그 결과, 중재는 부족한 부분의 개선, 도구 사용과 보정 기술을 가르치는 것의 조합이 되는 경향이 있었다.

인터뷰 동안, 작업치료사는 Iris가 각각 문장을 힘겹게 말했지만, 그녀의 말을 이해할 수 있었다. 그는 그녀가 약간의 우울증을 가지고 있고, 특히 직업을 잃은 것에 대해 우울해한다는 것을 알게 되었다. 그녀는 고용주가 그녀가 회복되기 전에 그녀를 대체할지도 모른다는 것을 상당히 두려워하였다. 그녀는 자신의 일을 좋아했고, 그녀의 급여나 대우가 평균 이상이라고 생각했고, 또한 고용주를 진정으로 좋아했다. Iris의 딸은 그녀가 자신의 스케줄을 다시 조절해서, 당분간 엄마의 일을 어느 정도는 대신할 수 있을 것이라고 생각했다. 그래서 작업치료사는 이 일을 도와줄 사례 관리자에게 도움을 청했다.

결국, Iris는 중환자실에서 퇴원한 뒤 재활 치료를 받았다. 평가의 일부로써, 작업치료사는 Iris가 얼마나 많이 그녀의 손상된 팔을 사용하는지, 그리고 얼마나 잘 그녀의 전반적인 근손실을 보완하고 있는지를 살펴보기 위해 기능 활동(요리)에 그녀를 참여하도록 했다. 개조된 주방에서, Iris는 휠체어를 다룰 수 있었고, 씽크대, 스토브, 조리대를 사용할 수 있었다. Iris는 그녀가 일하던 주방에 높은 조리대가 있었고, 스토브 건너편에 전자레인지가 있었다고 우려를 표현했지만, 치료사는 그녀에게 아마도 더 많은 근육이 돌아오고, 그녀가 또한 그녀의 손상된 능력을 보완할 개조된 기술들을 배울 것이라고 그녀를 안심시켰다. Iris는 이미 그녀의 오른쪽 팔을 조절할 수 있었지만, 그녀는 여전히 반쪽보행기로 보행하기 위해서는 어느 정도 도움이 필요했다. 요리 평가 동안, Iris는 샐러리 줄기를 닦을 수는 있었지만, 그것을 자르거나, 채써는 것에는 어려움이 있었다. 그녀는 또한 전기 통조림 따개를 사용하는데도 어려움이 있었다. 치료사는 그녀에게, 채썰기 위해서 개조된 도마를 사용하거나, 섞는 것을 위해 그녀의 무릎에 그릇을 안정시키기 위해 그녀의 손상된 팔을 사용하는 것과 같은 몇 가지 도움이 될 만한 기술들을 보여 주었다.

계속

사례 연구 (계속)

Iris가 요리를 시작했을 때, 그녀는 직업과 가족의 생활에 대해 말하기 시작했다. 그녀는 고용인의 저녁 파티를 위해 화려한 식사를 준비했던 것과 가끔씩 저녁 늦게까지 고용주의 집에서 밤새 머물렀다는 것을 말했다. 그녀의 두 명의 장성한 아이들과 작은 집에서 살고 있었기 때문에, 그녀는 종종 밤에 나가는 것을 즐겼다. 그녀는 현재 일을 5년 동안 해오고 있었고, 재미있고, 만족스럽다고 표현했다. 그녀는 결코 현재 직업에 대해 느꼈던 만큼 그녀가 일했던 가족의 일부로 많이 느낀 적이 없었다. 그녀는 첫 번째 목표가 다시 일하러 가는 것이라고 되풀이 했다.

Iris는 후에 주방에서의 이뤄지는 많은 치료과정에 참여했다. 그녀는 기본적인 식사 준비 능력에 관한 것 뿐만 아니라, 치료사는 또한 Iris가 그녀의 손상된 팔로 무게를 견디고, 잡기와 뻗기와 같은 일상적인 움직임을 활용하는 기회들을 구성했다. 치료사는 솥받침, 한 손 병 또는 캔따개, 큰 손잡이가 있는 조리 도구들과 같은 다양하게 개조된 도구들을 그녀에게 보여주었다. Iris는 휠체어에 앉아서도 많은 활동을 했지만, 현재는 필요할 때 혼자 서 있을 수도 있다. 그녀의 두 번째 주가 끝날 무렵, 그녀는 최소한의 도움으로 자신의 점심을 준비할 수 있었다.

그녀의 퇴원 이전에, Iris는 치료사 스탭들을 위해 장식된 컵케이크를 혼자서 만들었다. 기능적으로 그녀의 오른손 사용은 점차로 증가했고, 그녀는 컵케이크 위에 설탕가루와 젤리빈을 가능한 많이 사용하려고 노력했다. 그녀는 직업의 일부로써 많은 요리를 해야만 했다는 사실에도 불구하고, 그녀는 여가 시간에 친구들과 가족을 위해 여전히 빵이나 쿠키 굽는 것을 즐겼다.

결국 Iris는 파트 타임이지만 일자리로 복귀했다. 그녀는 운전을 할 수 있을 때까지 고용주의 집 손님방으로 지내기로 하고 이사했다. 고용주는 그녀가 할 수 있을 만큼의 일을 하도록 했고, 7달이 지날 무렵, Iris는 다시 풀타임으로 일하게 되었다. 그녀와 아이는 쿠키를 굽거나 게임을 함께 하는 것과 같은 Iris가 즐길 수 있는 방식으로 그녀의 오른 손을 보다 능숙하게 사용하는 것을 연습하도록 하면서 어떤 오후 시간을 보냈다. 아이는 Iris가 여전히 어려움을 느끼는 집안일에 있어서 그녀를 열심히 도왔다.

사례 연구 (계속)

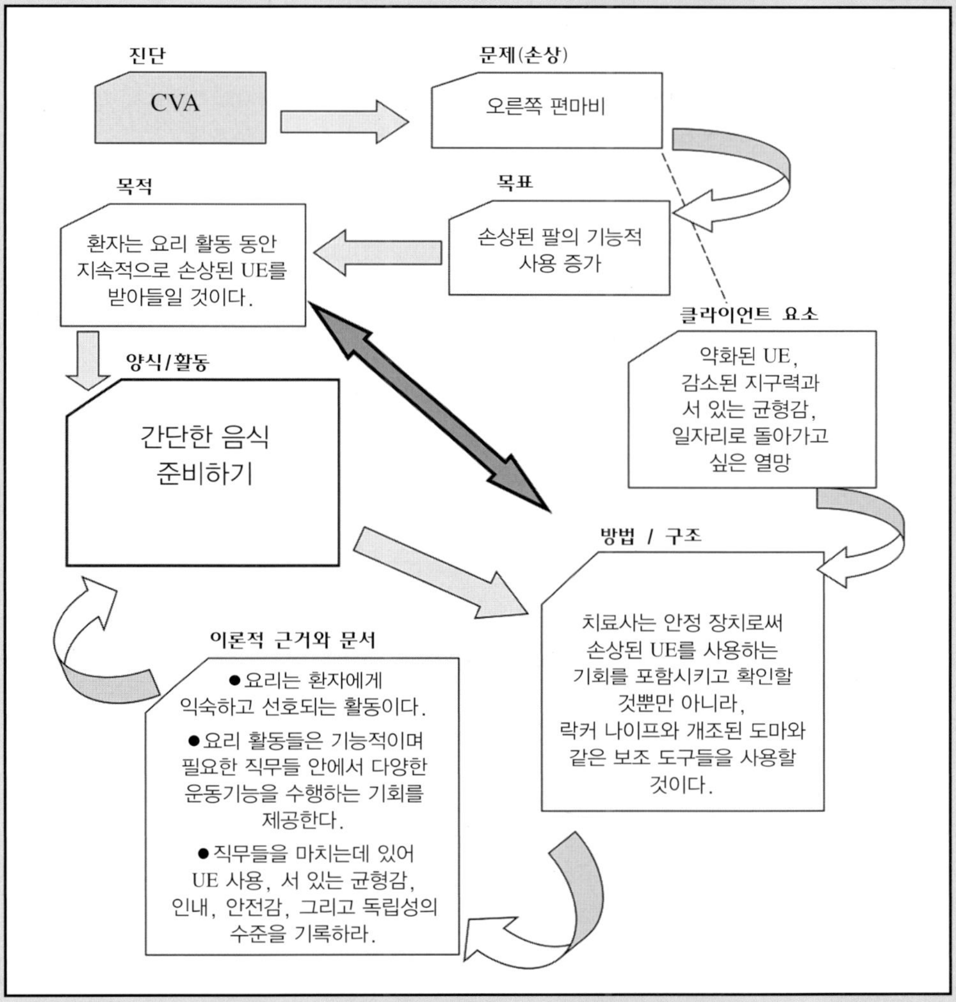

그림 12-19 단계화된 요리 활동 흐름도.

논의 질문사항

1. 어떻게 요리활동이 Iris를 위한 작업의 한 분야 보다 더 많은 요소였는지 기술하시오.
2. 당신은 다른 어떤 보조 도구들을 추천하겠습니까? 요리 활동들 동안 그녀의 오른 손의 기능적 사용/ 위치/ 일반적인 움직임을 다른 어떤 방식으로 용이하도록 하겠습니까?
3. 당신은 피자를 계획하고 준비해서 먹는 요리 그룹에 Iris가 참여하도록 하고 싶습니다. 그룹원들 중 소금 섭취가 제한적인 그룹원을 위해 당신은 이 활동을 어떻게 조정할 수 있습니까? 당뇨식이라면? 저지방식이라면?
4. 모노아민 산화효소 억제제라고 불리는 우울증 치료제를 복용하는 환자들은 많은 음식들이 그들에게 고혈압 위기를 초래하기 때문에 먹는 것이 금지되어 있다. 이러한 음식들을 확인할 수 있는 다른 자료를 사용하여, 이러한 환자들이 먹으면 안 되는 보통의 음식 또는 요리 리스트를 만드시오.

Resources

ONLINE PROJECTS

- Clever appetizers made with cheese: http://www.projectdenneler.com/2013/03/adorably-easy-and-cheesy-appetizers.html
- Clever, colorful desserts: http://www.skinnymom.com/9-desserts-almost-too-cute-to-eat/
- Creative but healthy kid snacks: http://lollyjane.com/healthy-fun-kid-snacks/
- Easy bunny ears/bunny cupcakes: http://stylingmyeveryday.com/2014/04/07/the-cutest-and-tastiest-easter-bunny-coconut-cupcakes/
- Fun decorative food ideas: http://betweennapsontheporch.net/amazing-centerpieces-for-your-summer-party-table/
- How to make ice cream in a zipper plastic bag: http://www.food.com/recipe/homemade-ice-cream-in-a-bag-34257
- Marshmallow minions: http://www.tablespoon.com/recipes/despicable-me-minions/8736e87a-6f61-42fa-a902-dc3572c51f8e
- "Pigskin" pigs in a blanket: http://www.pillsbury.com/recipes/pigskins-in-a-blanket/ddfff4a0-dae1-4f44-8400-30061b7764ce?src=SH%3Fnicam4%3DSocialMedia&nichn4=Pinterest&niseg4=Pillsbury&nicreatID4=Post&crlt.pid=camp.hsfozUvSLxVc

BOOKS

- Better Homes and Gardens *New Junior Cookbook, Eighth Edition*, Better Homes and Gardens, 2012
- *Cookies Craft: Baking and Decorating Techniques for Fun and Festive Occasions*, Valerie Peterson, Storey Publishing, LLC, 2015
- *The Decorative Art of Japanese Food Carving: Elegant Garnishes for All Occasions*, Hiroshi Nagashima and Kenji Miura, Kodansha International, 2009
- *Hey There Cupcake*, Clare Crespo, Mulcher Media, 2004
- *Kid Friendly Finger Foods: 50 Fun Food Ideas (Family Cooking Series Book 4)*, Debbie Madson, Amazon Digital Services, Kindle Edition, 2014
- *Nibbled: 200 Fabulous Finger Food Ideas*, Katy Holder, Tim Robinson, and Sara DeNardi, Thunder Bay Press, 2005
- *Table Decoration With Fruits and Vegetables*, Angkana and Alex Neumayer, Schiffer Publishing, Ltd., 2010

참고문헌

References

Allen, C. K., Earhart, C. A., & Blue, T. (1992). *Occupational therapy treatment goals for the physically and cognitively disabled*. Bethesda, MD: AOTA Incorporated.

American Psychiatric Association. (2013). *Diagnostic and statistical manual of mental disorders* (5th ed.). Arlington, VA: American Psychiatric Publishing.

Beeuwkes, A. M., Todhunter, E. H., & Weigley, E. S. (Eds.). (1967). *Essays on history of nutrition and dietetics*. Chicago, IL: The American Dietetics Association.

Bonder, B. R., & Bello-Haas, V. D. (2009). *Functional performance in older adults* (3rd ed.). Philadelphia, PA: F. A. Davis.

Breines, E. B. (2011). The circle of holidays celebrates cultures. *Advance for Occupational Therapy Practitioners, 27*(20), 9.

Brown, C., & Stoffel, V. C. (Eds.). (2011). *Occupational therapy in mental health: A vision for participation*. Philadelphia, PA: F. A. Davis.

Capron, M. E., & Zucker, E. (2003). *The ultimate cooking companion for at-home caregivers*. Upper Saddle River, NJ: Prentice Hall.

Crepeau, E. B., Cohn, E. S., & Schell, B. A. B. (2009). *Willard and Spackman's occupational therapy* (11th ed.). Philadelphia, PA: Lippincott Williams & Wilkins.

Crowe, T. K., & Hong, N. (2009). Culturally rich, meaningful occupations. *Advance for Occupational Therapy Practitioners, 25*(10), 8.

Desnick, S. G. (1971). *Geriatric contentment*. Springfield, IL: Charles C. Thomas.

Early, M. B. (2009). *Mental health concepts and techniques for the occupational therapy assistant* (4th ed.). Philadelphia, PA: Lippincott Williams & Wilkins.

Hames, C. C., & Joseph, D. H. (1986). *Basic concepts of helping: A holistic approach* (2nd ed.). Norwalk, CT: Appleton-Century-Crofts.

Hamilton, E. M., & Whitney, E. (1979). *Nutrition concepts and controversies*. St. Paul, MN: West Publishing Company.

Hemphill, B. J., Peterson, C. Q., & Werner, P. C. (1991). *Rehabilitation in mental health: Goals and objectives for independent living.* Thorofare, NJ: SLACK Incorporated.

Hopkins, H. L., & Smith, H. D. (1978). *Willard and Spackman's occupational therapy* (5th ed.). Philadelphia, PA: Lippincott Williams & Wilkins.

Hopkins, H. L., & Smith, H. D. (1983). *Willard and Spackman's occupational therapy* (6th ed.). Philadelphia, PA: Lippincott Williams & Wilkins.

Hopkins, H. L., & Smith H. D. (1988). *Willard and Spackman's occupational therapy* (7th ed.). Philadelphia, PA: Lippincott Williams & Wilkins.

Klinger, J. L. (1997). *Meal preparation and training: The health care professional's guide.* Thorofare, NJ: SLACK Incorporated.

Littleton, A. G. (2013). In the kitchen: promoting socialization, confidence, and independent living skills as part of a food preparation group. *OT Practice, 18*(9), 7-11.

MacDonald, E. M. (1960). *Occupational therapy in rehabilitation.* London, UK: Bailliere, Tindall, and Cox.

Mace, N. L., & Robins, P. V. (1981). *The 36-hour day.* Baltimore, MD: Johns Hopkins University Press.

McBride, M. M. (1957). *Harvest of American cooking.* New York, NY: Putnam's Sons

Meriano, C., & Latella, D. (2008). *Occupational therapy interventions: Functions and occupations.* Thorofare, NJ: SLACK Incorporated.

Merriam-Webster's collegiate dictionary. (10th ed.). (1994). Springfield, MA: Merriam-Webster, Incorporated.

Mosey, A. C. (1986). *Psychosocial components of occupational therapy,* New York, NY: Raven Press.

Neistadt, M. E., & Crepeau, E. B. (1998). *Willard and Spackman's occupational therapy.* Philadelphia, PA: Lippincott Williams & Wilkins.

Pedretti, L., & Early, M.B. (Eds.). (2001). *Occupational therapy: Practice skills for physical dysfunction* (5th ed.). St. Louis, MO: Mosby.

Pendleton, H. M., & Schultz-Krohn, W. (Eds.). (2006). *Pedretti's occupational therapy: Practice skills for physical dysfunction* (6th ed.). St. Louis, MO: Mosby.

Pratt, P. N., & Allen, A. S. (1989). *Occupational therapy for children* (2nd ed.). St. Louis, MO: Mosby.

Ritchie, C. I. A. (1981). *Food in civilization.* Sydney, Australia: Methuen Australia Pty., Ltd.

Robinson, N. M., & Robinson, H. B. (1976). *The mentally retarded child: A psychological approach.* New York, NY: McGraw-Hill.

Saunders, F. M. (1978). *Your diabetic child.* New York, NY: Bantam books.

Schwier, E. (2015). Live strong, learn strong: Promoting mental health in school. *OT Practice, 20*(5), 9-13.

Trombly, C. A. (1983). *Occupational therapy for physical dysfunction* (2nd ed.). Baltimore, MD: Waverly Press.

Waite, A. (2015). Intersections: OT program has something cooking. *OT Practice*, 20(7), 5.

Willard, H. S., & Spackman, C. E. (1947). *Principles of occupational therapy.* Philadelphia, PA: Lippincott Williams & Wilkins.

Wolff, K. (1970). *The emotional rehabilitation of the geriatric patient.* Springfield, IL: Charles C. Thomas.

Zoltan, B. (2007). *Vision, perception, and cognition: A manual for the evaluation and treatment of the adult with acquired brain injury* (4th ed.). Thorofare, NJ: SLACK Incorporated.

2011 ACOTE Standards
B.2.7, B.2.8, B.2.10, B.5.3, B.5.4, B.5.6, B.5.8, B.5.23

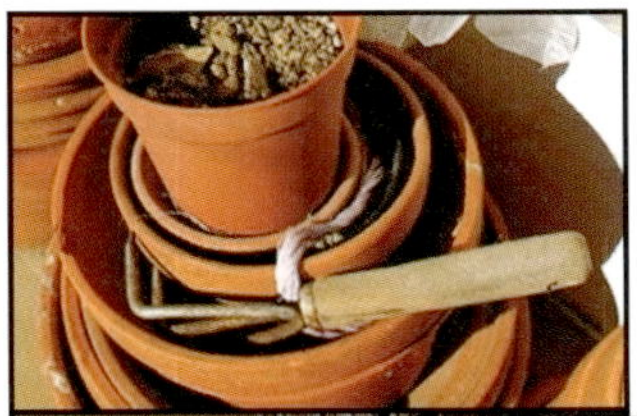

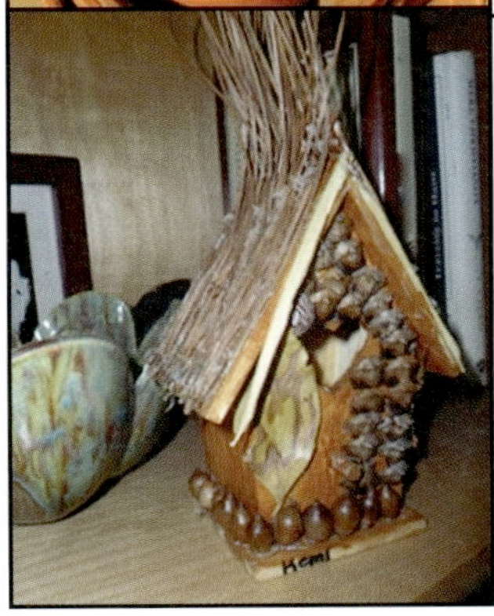

제 13 장

원예와 자연공예

Gardening and Nature Crafts

학습 목표(Objectives)

학생은 다음을 할 수 있어야 한다.

- 원예의 역사적 중요성과 치료 용도에 대해 논의할 수 있다.
- 간단한 원예와 자연공예를 하기 위해 필요한 기본 소모품 및 재료를 나열할 수 있다.
- 원예와 자연공예가 포함된 과제를 완성하고 등급화 하는 방법을 안다.
- 치료적 원예활동의 이점과 제한점에 대해 설명할 수 있다.
- 원예와 자연공예 활동의 주의점을 설명할 수 있다.
- 원예와 자연공예가 어떻게 다양한 치료집단에 사용될 수 있는지 설명할 수 있다.

집 꾸미기부터 순수예술에 이르는 창의적인 과제를 위한 다자인과 아이디어를 찾기 위해서라면 이웃의 정원이나 길가에 핀 야생화 이상의 것들을 볼 필요가 없다. 자연의 아름다움은 예술적 영감의 근원일 뿐 아니라 공예에 사용되는 풍부한 재료가 될 수 있다. 꽃이나 다른 자연재료를 다루는 것은 돈을 주고 구입한 재료로 만든 것만큼 매력적이다. 전통적인 관점에서 볼 때 식물과 꽃의 재배는 수공예라고 할 수 없으나, 매우 높은 치료적 기능을 가진 생산적인 활동이다(Wichrowski, Whiteson, Haas, Mola, & Rey, 2005). 예를 들어, 일본의 정원은 지속성과 재생의 상징으로 간주된다. 정원은 일을 할 때에도 자연적인 과정을 볼 수 있게 하며, 자연의 진화는 인간의 성장과 영적 성숙을 대표한다. 수도원의 정원은 치유, 재생 및 삶의 영원한 순환의 상징이 되었다(Winterbottom & Wagenfeld, 2015).

Tubbs, C. C., & Drake, M.
Crafts and Creative Media in Therapy, Fifth Edition (pp. 273-296).

삶의 한 방법으로서의 농업은 수천년 동안 존재해 왔지만, 원예를 회복을 위한 여가로 사용하는 것 역시 긴 역사를 가지고 있다. 채소 및 꽃을 이용한 정원을 만드는 것은 취미로 뿐만 아니라 일부 환경에서 치료요법의 일부로 사용되어 왔다. 정신과 환자를 위한 주립병원에서는 농업과 원예를 일과 재활활동으로 사용했다. 1768년 Benjamin Rush는 흙은 파는 것이 치료에 효과가 있다고 제안했다(Relf, 1973; Winterbottom & Wagenfeld, 2015). 정원은 건강을 회복시키는 고유의 성질 때문에 정신병원의 디자인에 의도적으로 포함되어 왔다(Spurgeon, 2001). 작업치료사는 치료 중재 수단으로 정원과 농경지를 만들어 사용하였으며, 작업치료 영역에 원예를 포함시킨 것은 80년이 넘었다(Wagenfeld, 2013). 실내 식물의 번식과 유지는 아마도 유럽인들이 미국 대륙을 탐험하면서부터 취미로 발전되기 시작했을 것이다. 배가 때때로 먼 열대 지방을 여행하면서 열대 식물을 가져오기 시작했고, 유럽인들은 이 식물을 일년 내내 유지 관리하는데 필요한 환경을 재현하기 위해 온실을 만들었다. 오늘날의 일반적인 실내 화분 및 옥외 화초는 아프리카, 일본 및 중국과 같은 현지 토착 지역에서 수입되었다. 유럽인들은 이들 중 많은 것들을 교배하며 정성들여 정원을 가꾸었다(Reader 's Digest, 1979).

일부 현대의 치료환경에서 작업치료사는 단기 및 장기 과제로서 식물재배를 사용하기 시작했다. 원예와 식물재배를 다양한 방법으로 활용하며, 많은 연구논문과 개인적 경험들이 그 이점을 증명하고 있다. 예를 들어, 2005년에 발표된 한 연구에 따르면 대조군과 비교했을 때 원예 프로그램에 참여한 심장병 환자의 심박수가 낮아졌으며, 기분 상태 점수가 향상된 것으로 나타났다. 다른 팀원들도 더욱 활기찬 대인관계의 향상과 같은 긍정적인 결과가 나타난 것으로 보고되었다(American Occupational Therapy Foundation, 2005; Wichrowski et al., 2005). 한 신체기능장애 치료실에서는 일부 클라이언트가 스트로베일(밀짚) 정원 원예활동을 시행하였는데, 몇몇 클라이언트는 씨앗을 심고 스트로베일을 준비하고, 다른 사람은 격자 틀과 같은 필요한 요소를 만들고, 또 다른 사람은 스트로베일을 거두고 치료실 주방에서 식물을 준비하도록 하였다. 스트로베일을 땅에 심는 대신 통에 담는 것이 식물을 더 접근하기 쉬운 높이로 만든다(Morris, 2005; 참고 자료의 Agrability Project 섹션 참조). 일부 재활시설은 클라이언트가 가꿀 수 있도록 식물을 보유하고 있으며, 일부는 재배 테이블이나 작은 꽃밭이 있는 옥외정원을 가지고 있다.

주립병원은 여가와 직업 전 활동을 위해 다양한 난이도 수준의 정원관리를 지속적으로 시행하고 있다. 알츠하이머 치매환자를 위한 프로그램은 치료 정원을 활용하여 체계적이고 일상적인 활동에 참여할 수 있는 기회를 제공할 뿐 아니라, 풍부한 감각자극을 제공한다(Fisher Center for Alzheimer's Research Foundation, 2005). 많은 장기 요양보호 시설에는 화단, 새 모이통, 새집이 있는 안뜰이 있으며, 거주자는 유지관리에 관여할 수 있다. 자연을 이용한 과제는 어린이들에게도 인기가 있으며, 꽃 씨앗 심기에서부터 자연물체를 이용한 카드 또는 그림 만들기에 이르기까지 다양하다.

인구-기반 건강문제에 대처하기 위한 수단의 하나로서, 저자의 학교는 현재 건강관련 교육 프로그램에서 학생들을 위한 원예 프로그램을 운영하고 있다(그림 13-1). 남부지방에 살고 있는 많은 학생들은 농업이 그들과 관계있는 주제가 될 뿐 아니라, 신선한 음식에서 많은 양분을 제거하는 조리방법을 사용하는 세대이기도 하다. 또한 그들은 대부분 젊고, 많은 이들은 과일과 채소가 식료품점에 있는 냉동백이나 캔에서 나왔다고 생각하며 자랐을 수도 있다. 이 프로그램에서는 학생들의 창의적이고 직업 중심의 개입을 촉진할 뿐만 아니라, 학생들을 땅과 다시 연결시키고 보다 건강한 식단을 사용하고자 하였다. 이 프로그램은 이와 같은 명확한 목표 이외에도 세대 간 관계를 형성하고 학생들에게 여가 및 사회 참여를 위한 방안을 제시하였다(Coleman, 2015).

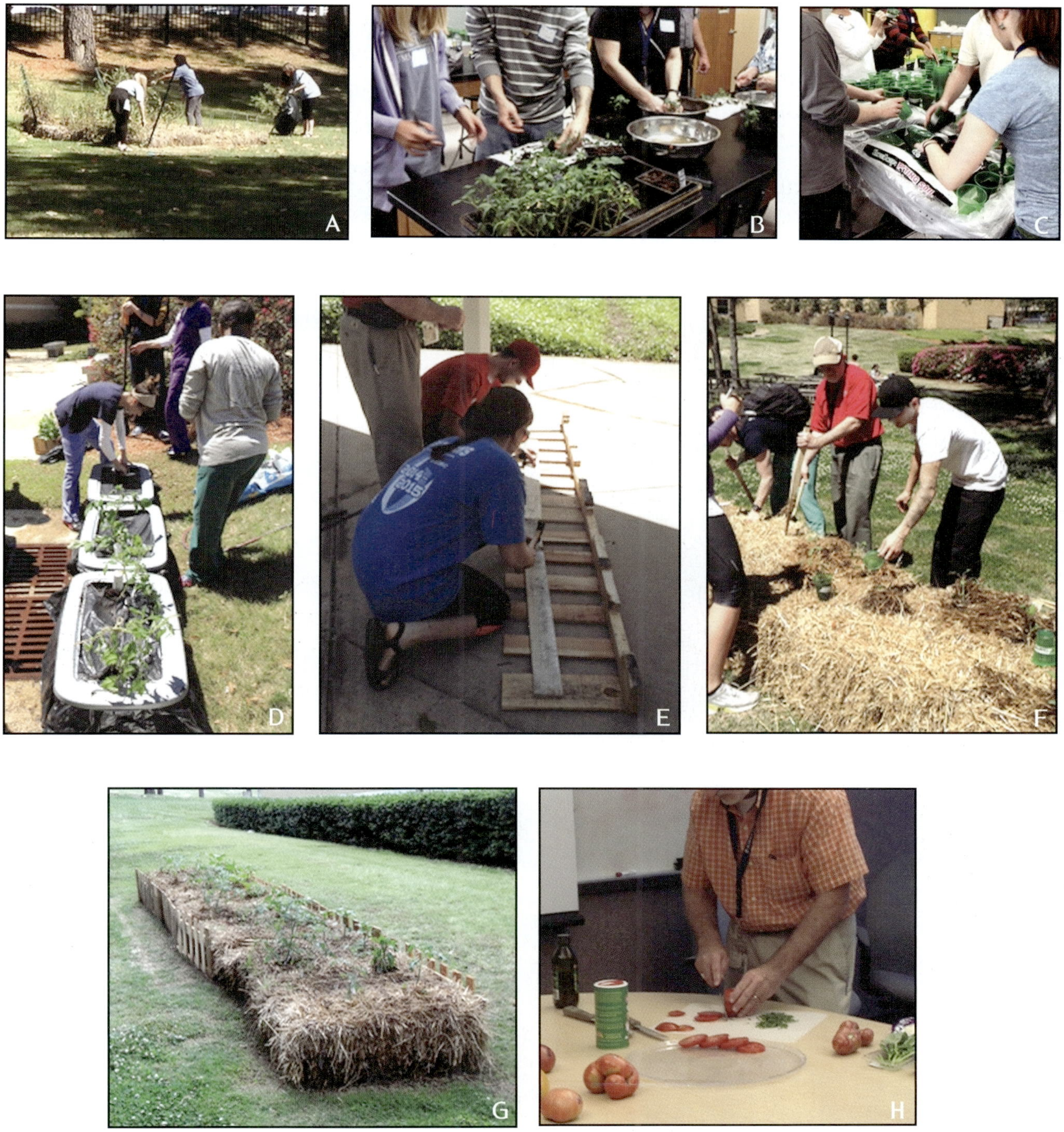

그림 13-1. (A) 그룹 정원을 위해 준비한다. (B) 식물을 심기 위해 모종을 준비한다. (C) 모종 용기를 채운다. (D) 옥외 식물의 낮은 유지보수를 위해 EarthTainers를 충전한다. (E) 스트로베일을 지지하기 위해 버려진 격자틀로 구조물을 만든다. (F) 스트로베일을 채워넣는다. (G) 식물이 자라기 시작한다. (H) 먹기 위해 식물을 준비한다.

특별히 고려할 사항과 주의점
SPECIAL CONSIDERATIONS AND PRECAUTIONS

원예적 활동들(Horticulture Activity)

자연공예는 다른 범주의 공예와 동일한 활동분석이 필요하지만 정원가꾸기나 원예는 특별한 논의를 필요로 하는 독특한 측면이 있다. 작업치료사가 장기적인 원예 프로그램을 시행하려면 공간, 비용, 계획 및 준비에 필요한 시간, 관리 및 동료의 지원을 고려해야 한다. 중간이나 대규모의 프로그램을 시도하려면 여러 팀 구성원의 작업과 상당한 초기 비용이 필요할 수 있다. 일단 프로그램이 진행되면 최소한의 유지 보수비용이 들 것이다. 외부정원을 만들 계획이라면 클라이언트가 그 환경에 접근할 수 있을 것인가를 우선적으로 고려해야 한다. 클라이언트가 사용할 수 없는 공간을 만드는 것보다 실망스러운 것은 없을 것이다. 최근 한 문헌에서 작업치료사가 제대로 설계되지 않은 정원가꾸기 프로그램에 대해 언급하였다. 이 프로그램에는 클라이언트의 의미있는 접근이 어려웠을 뿐 아니라, 어느 누구도 정원을 관리하지 않았으며, 결과적으로 클라이언트에게 매우 미안한 상황이 연출되었다(Winterbottom & Wagenfeld, 2015, p.44). 이 문헌의 저자는 치료용 정원 설계를 위한 7가지 핵심원칙을 제시한다. 이 원칙에는 형평성, 유연성, 단순성, 지각성, 최소화된 신체적 노력, 접근가능성 및 낮은 잠재적 오류가 포함된다. 이 문헌에서는 또한 특별한 인구 및 환경 설정을 위한 정원 설계에 대해 많은 아이디어를 제공한다(Winterbottom & Wagenfeld, 2015).

대부분의 사람들에게 야외활동은 좋지만 식물 또는 곤충 알레르기가 있거나 햇빛에 노출되는 것이 금기인 클라이언트에게는 위험을 초래할 수 있다. 비료나 살충제를 사용하는 것은 바람직하지 않다. 이러한 제품의 적용이 필요한 경우 가능한 한 유기농 제품을 사용하도록 한다. 실내 정원을 만드는 프로그램은 선택적인 것이다; 위의 요인 외에도 치료사는 가능한 조명, 알맞은 식물 선택을 고려해야 한다. 실내외 원외활동은 지저분한 활동이기 때문에 클라이언트와 치료사는 피부와 의복을 보호할 수 있는 장갑과 앞치마 등을 준비해야 한다.

원예를 정규 치료 프로그램으로 사용하기 위한 실질적인 고려사항 외에도 치료사는 건전한 임상적 추론을 사용해야 한다. Wagenfeld (2013)는 단기간의 치료 목적을 원예에 친숙해지는 과정뿐만 아니라 다양한 환경적 요소들이 조합된 '원예를 통한 건강'이라는 작업치료 모델을 제안하였다. 이상적인 환경에서 과제 및 작업을 수행하는 것은 클라이언트의 개인적인 의미가 포함되므로 진정한 참여가 이루어지며, 참여 만족도가 높아진다. 대규모의 원예활동은 많은 직업활동 및 건강관련 목표가 포함될 수 있다.

원예는 소득을 창출하는 직업이 되며, 건강한 식생활로의 통로, 팀워크, 지역사회 응집력을 만들어내는 사회적 활동이 될 수 있다.

식물의 재배와 관련이 있는 과제는 매우 긴 시간이 요구된다. 보다 단기적인 원예활동을 사용할 수 없는 것은 아니지만, 그런 경우라면 클라이언트가 쉽게 변화를 인지할 수 있고 원예활동으로부터 이익을 얻을 수 있어야 한다. 또한 모든 원예활동이 성공을 보장하는 것은 아니므로, 클라이언트는 어느 정도의 실망감을 참아낼 수 있어야 한다. 일단 만들어지면 치료용 원예활동은 클라이언트의 삶의 리듬을 만들어 준다. 유지보수는 일반적으로 시작 작업보다 쉽다.

용기재배 원예(Container Gardening)

용기재배 원예(그림 13-2)는 실내 또는 실외에서 시행할 수 있다. 야외활동을 할 수 없다면 치료실에서 할 수 있는지 고려해 본다. 치료실에서 원예활동을 할 때 고려해야 할 사항이 몇 가지 있다. 첫째는 빛이다. 대부분의 식물들은 자연의 빛을 필요로 하며, 식물을 놓는 장소는 창문이 가장 이상적이다. 하지만, 창문 안이나 근처의 식물에 눈을 떼지 말아야 한다. 너무 덥거나 추우면 안 되고, 직사광선이 너무 많이 비치지 않도록 한다. 고려해야 할 두 번째는 식물의 종류이다. 모든 식물이 실내에서 잘 자라는 것은 아니지만, 일반적으로 관엽 식물, 다육식물, 고사리과, 베고니아, 제라늄과 같은 일부 식물들은 잘 자라는 편이다

프로젝트 결정 체크리스트
● 과제의 목적은 무엇인가(활동참여 또는 감각자극)? ● 사용 가능한 전용 공간은 얼마인가? ● 과제에 참여하는 클라이언트가 야외공간에 접근할 수 있는가? ● 준비와 유지에 나의 시간을 얼마나 할애할 수 있는가? ● 나는 식물과 원예에 익숙한가? ● 일년 내내 야외정원을 가꿀만한 날씨가 허락되는가?

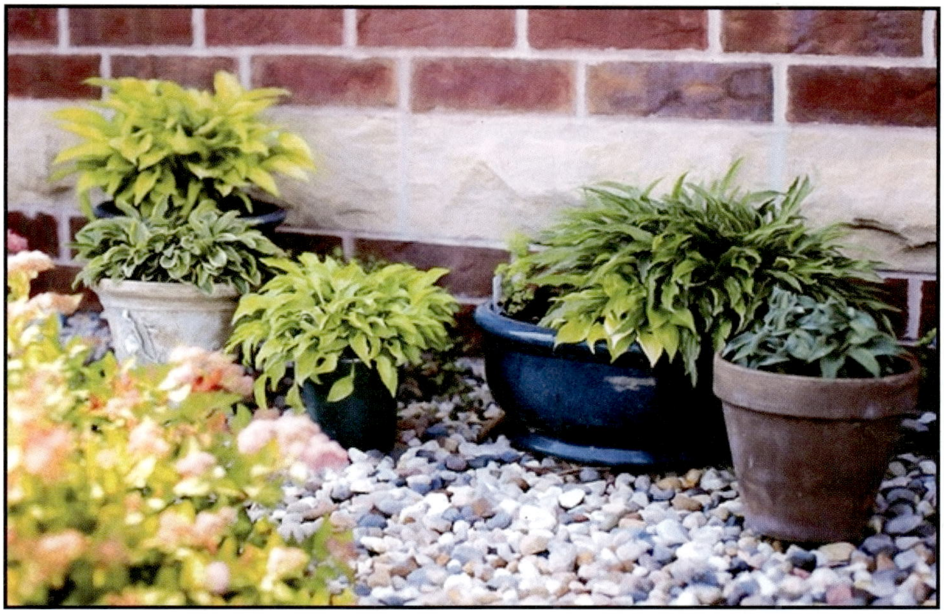

그림 13-2. 용기재배 식물.

(Yeomans, 1992).

실내 또는 실외용 용기재배 원예의 경우 필요하면 용기를 옮길 수 있어야 한다. 유지보수를 쉽게 하기 위해서는 수로가 가까이 있는 것이 좋다. 식물에 물을 주는 것이 클라이언트의 활동이 될 경우 물주는 용기가 적절한 크기와 디자인으로 되어 있는지 확인한다.

많은 종류의 용기가 있지만 점토 또는 세라믹 용기는 플라스틱보다 크다. 무거운 용기는 바람이 부는 환경에서는 안정적이지만, 이동할 때 힘들 수 있다. 바퀴가 달린 용기는 편하며, 몇몇 화분을 옮기기 위해 왜건을 사용하는 것도 고려할 필요가 있다. 용기를 비우고 재사용할 경우, 용기에 흙을 다시 채우기 전에 세척해야 한다. 나무 화단 상자는 야외에 적합하며, 레드우드와 같은 목재는 몇 년 동안 사용할 수 있다. 소나무 또는 합판도 사용할 수 있지만, 나무가 썩는 것을 방지하기 위해 페인트 또는 다른 형태의 마무리 작업이 필요하다. 모든 용기에는 적절한 배수구가 있어야 한다. 바닥에 구멍이 없는 화분은 사용하지 말아야 한다(Yeomans, 1992).

간편한 식물 보급	
스크랩 제작	**종자 심기**
● 당근	● 콩
● 셀러리	● 코스모스
● 생강	● 금잔화
● 파	● 스위트 피
● 파인애플	● 해바라기
● 감자	● 백일홍
다육식물 잎/꺾꽂이	**뿌리식물**
● 알로에 베라	● 베고니아
● 에케베리아	● 라벤더
● 크리스마스 선인장	● 포토스
● 암탉과 병아리(세덤)	● 로즈마리
● 옥나무	● 자주달개비
● 칼란코에	● 원더링 쥬
● 방울선인장	● 콜레우스

자연재료를 이용한 공예(Crafting with Natural Materials)

원예와 마찬가지로, 장식 및 의식, 문화축제에서 사용된 식물 및 기타 천연재료들은 다양한 역사적 상황들을 통해 증명되고 있다. 미국 인디언은 나뭇잎, 열매 및 꽃을 사용하여 집안과 옷, 피부 등을 장식하는 천연재료를 만들었다. 그들은 보석, 머리장식을 만들기 위해 뼈, 씨앗, 깃털, 모피를 사용하였다. 공예품에서 천연소재 사용의 대중성은 지난 몇 년간 변화가 있었지만 항상 그 존재감을 유지해 왔다. 공예박람회에는 소나무로 만든 바구니로부터 목재 조각품, 말린꽃 등이 전시되고 있다. 이처럼 다양한 자연 재료를 통하여 저렴한 활동을 할 수 있다.

자연재료를 이용한 공예에서 주의사항은 다른 활동과 동일한데, 예를 들어 날카로운 도구, 접착제 및 먹지 못하는 자연재료에 대한 주의와 같은 것이다. 활동에 정원이나 숲 등에서 재료를 모으는 작업이 포함되어 있다면 알레르기나 야외활동의 위험성을 고려해야 한다. 가시가 있는 식물은 피하고, 솔방울이나 호랑가시나무 잎처럼 날카로운 돌출부를 가진 식물은 조심스럽게 다루어야 한다. 외부에서 가져온 나뭇잎, 막대기, 돌 등은 더러우므로 손을 철저히 씻어야 한다. 말린꽃과 같은 일부 자연물은 비교적 약해서 취급시 주의해야 한다. 자연에서 자라는 재료는 비용이 들지 않는다. 따라서 자연재료를 사용하는 것은 경제적인 선택이 될 수 있다.

프로젝트

PROJECTS

프로젝트-식물의 보급: 재활용 용기의 사용(Using Recycled Containers)

활동선택과 계획

몇몇의 화초, 예를 들어 스웨덴의 담쟁이넝쿨, 포토스,

원더링쥬는 잘라진 가지에서 쉽게 뿌리를 내리는 식물이라서 간단한 화분을 이용하여 심을 수 있다. 일년생 식물인 콜레우스는 색깔이 다양하고 꺾꽂이하기 쉽다. 경제적이고 쉽게 키울 수 있는 식물을 선택하기 위해 다양한 원예자료를 활용하는 것이 좋다. 키우기에 까다로운 식물, 가시가 많거나 독성이 있는 식물, 너무 빨리 번식해서 골칫거리가 되는 식물은 피해야 한다. 이 프로젝트를 위해 필요한 식물은 꺾꽂이 한 후 바로 자라며, 최소한의 관리만 필요한 식물이다.

준비

준비물:

- 잘려진 식물
- 자갈바위 또는 유리자갈(선택)
- 목이 좁은 플라스틱 병(예: 2리터 맥주병)

도구:

- 부엌칼
- 가위 또는 전정가위

소요시간:

20분

예상비용:

다양함; 먹는 식물은 무료; 쉽게 번식되는 집 식물은 처음에는 몇 달러의 비용이 들지만, 후에 필요한 절단 비용은 무료

과정

1. 병을 두 개로 자르는데, 상단 절반은 하단 절반보다 약간 작게 자른다. 칼을 사용하여 절단할 수 있지만, 가위를 사용해도 된다.
2. 가장자리가 부드럽게 되도록 다듬는다.
3. 병목이 아래로 향하게 하도록 위쪽 절반을 아래쪽으로 뒤집는다(원한다면 돌, 유리자갈 또는 작은 조개를 병의 아래쪽 절반에 먼저 넣는다).

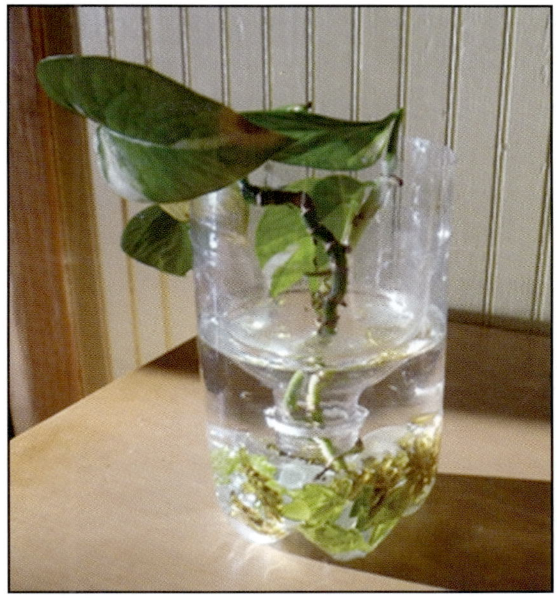

그림 13-3. 재활용된 2리터 음료수 병으로 만든 식물 뿌리 병.

4. 줄기가 병목에 들어가도록 자른 다음 삽입한다. 식물 줄기의 1~2인치가 물 속에 잠길 때까지 물을 채운다(그림 13-3).
5. 일단 식물이 뿌리를 내린 후에는 다른 용기에 식물을 심을 수 있으며, 다른 용기를 자체적으로 변형시켜 만들어 사용할 수도 있다.

단계화와 적응

본 프로젝트를 수정하는 한 가지 방법은 절단 후 식물을 조립하고, 추가하기 전 병의 절반 바닥을 장식하는 것이다. 유리 절단 도구를 사용하여 유리병을 자를 수 있지만, 안전문제가 고려될 수 있다. 다른 크기의 병이나 여러 종류의 병을 사용할 수 있다. 식물이 뿌리를 내리면 다음과 같이 병을 자가급수 용기로 사용할 수 있다.

- 식물을 제거한다.
- 작은 정사각형 체나 플라스틱 바늘자수 판을 준비하고 하나 이상의 구멍에 끈을 끼우는데 이때 체 양쪽에 몇 인치를 남긴다.

- 한쪽에 끈을 여러 번 묶는다; 이는 체를 통과하지 못하도록 하며 흙 속에 가라앉는 끈 뭉치를 만든다.
- 끈이 달려있는 상태에서 체를 병 목 쪽에 다시 넣는다.
- 흙과 식물을 추가한다.
- 끈이 물에 잠기도록 하지만 병목을 넘어가지 않도록 물을 넣는다(Design Sponge, 2010).

재활용된 얕은 항아리나 플라스틱 용기를 사용해 채소 찌꺼기로 식물을 재배할 수도 있다. 옵션 중 일부는 감자(또는 고구마), 아보카도, 파인애플, 샐러리 및 봄양파이다. 이 방법은 식물에 따라 약간 다르지만 적절한 장소에서 자르고 물에 담는 것 그 이상을 포함하지는 않는다. 방법 및 예시에 대한 링크는 참조자료를 참고하면 된다.

등급 낮추기:

- 예정보다 빨리 플라스틱 용기를 반으로 자른다.
- 작거나 더 큰 병을 사용한다(두 가지 모두 클라이언트가 처리할 수 있는 가장 쉬운 방법임).

등급 높이기:

- 유리 페인트로 병을 장식한다.
- 다양한 병 사용/다양한 절단 작업을 수행한다.
- 심기 단계에 필요한 모든 재료를 준비한다(병을 자가급수 용기로 바꿈).

그 외에는 이 활동은 아주 간단하다. 치료 활동으로서 당신은 클라이언트로 하여금 여러 가지 용기를 준비하도록 하고 이동을 촉진시키기 위해 다양한 위치에 용기를 배치할 수 있다.

기록(Documentation)

이 활동을 하는 동안 치료사는 도구의 사용과 지시를 따르는 능력을 관찰하고 문서화할 수 있다. 이 활동은 취미로서 클라이언트와 원예(실내 또는 실외)에 대해 이야기할 수 있는 기회가 될 수 있다. 또는 재활용에 대해 아동과 이야기하거나 식물이나 동물을 돌보는 법을 배우는 기회를 제공한다. 다음은 수행능력이나 작업영역을 향상시키기 위해 원예 또는 재배활동을 문서화 한 몇 가지 예시이다.

- "클라이언트는 의사결정을 위한 조언 없이 독립적으로 화분에 식물을 선택하고 배열할 수 있었다."
- "클라이언트는 서서 재배활동을 하였다. 그는 동적 균형을 유지하기 위해 최소한의 도움이 필요했지만 휴식 없이 10분을 견뎌내었다."
- "클라이언트는 필요에 따라 조언을 받아 식물에 물을 주고, 적절한 양의 물을 사용하는 것을 기억할 수 있었다."

프로젝트 - 실내 컨테이너 정원: 통나무로 만든 재활용 목재 화분

준비

준비물:

- 재생된 벽판자 조각 또는 기타 보드 목재 (총 길이 약 6-7 피트)
- 12-14개의 금속 L-브래킷(그림 13-4) 또는 금속 축받이 가죽 끈(가죽 끈은 브래킷 보다 저렴함)
- 나무 나사 36-42개
- 페인트, 착색제 등의 마감 재료(필요시)
- 얇은 플라스틱 판금(큰 쓰레기 봉투도 괜찮음)
- 정원용 천, 정밀한 체 또는 코코넛 껍질 안감
- 화분 흙
- 분재화초 / 뿌리박이 분재화초 꺾꽂이 순, 허브, 꽃 또는 허브 씨

도구:

- 연필과 줄자
- 톱
- 드릴
- 드라이버
- 양철가위 및 집게(금속 끈을 사용하는 경우)
- 페인트 붓 또는 넝마(목재에 마감처리 한 경우 선택적으로 필요함)

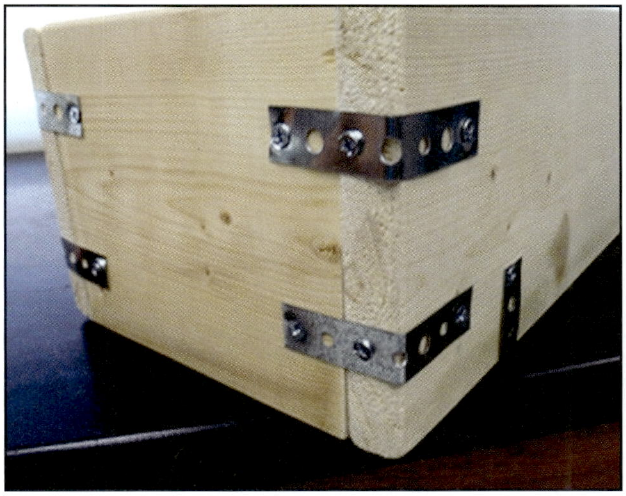

그림 13-4. L형 브레킷은 목재화분의 모서리를 연결한다.

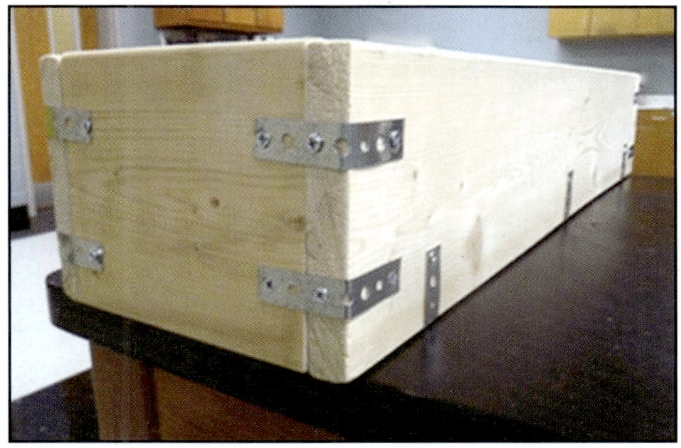

그림 13-5. 간단한 화분을 만들기 위해 측정되고 절단된 나무조각.

과정(Process)

1. 옆면과 바닥면으로 사용할 같은 길이의 나무조각 3개와 양 끝에 쓰일 충분한 폭과 높이의 나무조각 2개를 자른다(그림 13-5). (바닥 부분은 측면을 이루는 나무조각과 길이가 맞도록 끝부분을 적절하게 자른다. 나무조각은 브레킷을 사용하여 고정하기 때문에 서로 완벽하게 맞을 필요는 없다.)
2. 목재 마감이 필요한 경우에는 다음과 같이 한다. 가공되지 않은 나무는 사포질이 필요하고 스테인이나 실러로 내구성을 증가시킬 수 있다.
3. 조각들을 서로 맞추고 브래킷을 배치할 수 있도록 모서리와 밑면을 표시한다.
4. 표시된 각 위치에 작은 구멍을 낸다.
5. 브래킷을 박거나 끈을 사용해 옆면과 바닥 끝을 서로 연결한다. 끈을 사용할 경우, 집게를 사용해 끈의 절단 끝부분을 접어 날카로운 모서리를 숨긴다. 모서리에는 2개의 브래킷이나 끈이 필요하고 바닥에는 2-3개의 끈이 필요하다.
6. 조립되고 나면 플라스틱 소재로 바닥과 측면에 안감을 댄다(그림 13-6). (이것은 보이지는 않지만 구멍이 있어야 하고, 수분을 함유하기 위하여 대부분의 내부를 가릴 필요가 있다.) 측면을 겹쳐서 확보하는 것이 가장 쉬울 수 있다; 화분이 흙으로 가득 차게 되면 초과분은 다시 줄일 수 있다.
7. 정원용 천, 체 또는 코코넛 껍질을 사용하여 두 번째 안감을 추가한다.
8. 흙으로 채운다. 원하는 뿌리식물, 허브 또는 씨앗을 심는다.

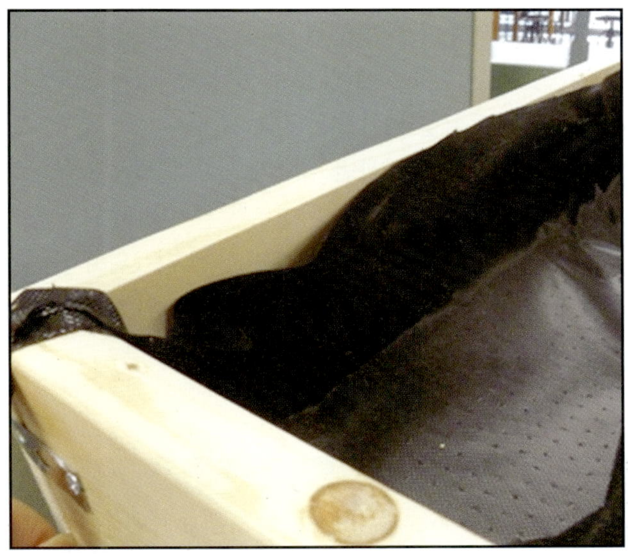

그림 13-6. 수분 누출을 방지하기 위한 플라스틱 재질 안감 목재 화분.

소요시간:

1–2시간

예상비용:

8–10달러; 나무조각과 흙을 사용하고 하드웨어 및 마감재를 대량으로 구입하여 여러 프로젝트에 사용하면 비용은 크게 감소될 수 있다.

단계화와 적응

앞서 언급한 활동을 위해 치료사가 클라이언트의 능력과 치료 목적에 따라 미리 나무를 자르거나 나무에 마감을 하는 것이 가장 적절할 수 있다. 톱과 같은 공구는 여러 임상환경에서 일반적이지 않으며, 시간도 고려되어야 할 요소이다. 고정을 위해 금속 끈을 사용하면 금속 브래킷을 사용하는 것보다 비용이 훨씬 적지만 더 많은 단계(및 공구)가 필요하며 절단 시 위험할 수 있다. 이 단계의 추가 및 삭제는 활동 등급을 높이거나 낮출 수 있다.

나무에 마감작업을 하면 필요한 시간과 재료뿐 아니라 활동 요구도 증가한다. 클라이언트는 완성된 화분을 집으로 가져갈 수도 있고 유지 보수 및 재 심기를 위해 남겨둘 수도 있다. 최종 작품은 사용된 나무 조각의 크기에 따라 결정된다(Make Life Lovely, 2013).

프로젝트— 실외 컨테이너 정원: 스트로베일 정원(Straw Bale Gardening)

준비

준비물:

- 스트로베일(짚단)
- 고 질소 유기비료, 골분 및 나무재
- 식물

도구:

- 모종삽

과정

1. 스트로베일을 구입하여 원하는 실외 위치에 놓는다(그림 13-7). 심을 식물의 종류는 햇볕이 잘 드는 장소인지 또는 그늘진 장소인지에 따라 결정된다.
2. 스트로베일은 식물 심기 이전에 준비되어야 하며, 보통 2주 가량 소요된다. 이를 위해 매일 스트로베일에 물을 준다. 처음 6일 동안은 물을 주기 전 스트로베일에 유기농 비료 약 3컵을 격일마다 뿌린 뒤 물을 준다.

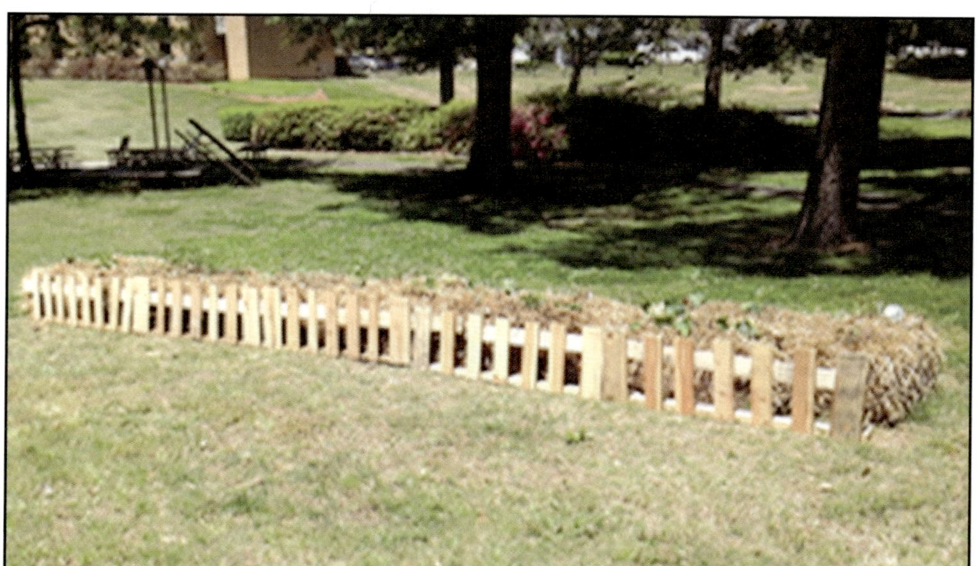

그림 13-7. 실외 스트로베일 정원.

3. 7일과 9일 되는 날은 1/2컵의 비료만 사용한다.
4. 10일째는 골분과 나무재를 섞어 3컵을 뿌린다.
5. 약 2주 후, 스트로베일은 뜨겁지 않게 따뜻해야 한다. 이 시점이 식물 심기가 준비되는 시점이다.
6. 작은 식물이나 씨앗을 땅에 심는 것과 같은 방법으로 스트로베일에 심는다. 더 작은 식물도 스트로베일의 양쪽 면에 심을 수 있다.
7. 물을 자주 주고(기후에 따라 필요한 만큼) 일주일에 한 번 유기 액상비료를 추가한다(Johns, 2015).

앞서 언급한 단계는 스트로베일 원예에서 가장 기본적인 지침일 뿐이며 치료사가 그러한 작업이 가능할지를 결정할 수 있도록 도와준다. 광범위한 프로젝트를 시작하기 전 독자가 포괄적인 출처를 참조하는 것이 좋다. 또 다른 실외 심기 옵션은 효율성과 유지 보수의 용이성을 위해 설계된 EarthTainer나 유사한 용기를 사용하는 것이다. 자세한 정보는 참고자료를 참조하라.

자연공예 프로젝트- 나무원형 장식품 (Natural Craft–Wood Circle Ornaments)

활동 선택 및 계획

이 공예는 나뭇가지에서 자른 나무원판이 필요하다. 나무원판 자르기는 간단하게 도끼나 마이어톱을 사용할 수 있지만, 작업 전에 미리 다른 장소에서 수행되어야 한다. 이런 도구를 가지고 있지 않은 치료사는 친구, 목재상, 또는 철물점에 이 작업을 해달라고 부탁해야 할 것이며, 여러 나무원판을 한 번에 잘라 필요에 따라 이후에 사용하면 좋다. 껍질이 두꺼운 나무(예: 소나무)가 있다면 나무 껍질 부분이 떨어질 수도 있으니 조심해야 한다.

준비

준비물:

- 나무껍질이 붙어있거나 없는 큰 나무 가지에서 자른 나무원판(직경 4 – 6인치, 두께 약 1인치)
- 연필 또는 분필
- 투명 아크릴 실러
- 아크릴 페인트(선택사항)
- 달 수 있는 리본 또는 끈(필요시)

도구:

- 나무인두
- 핸드드릴
- 페인트 붓

소요 시간:

30 분

예상 비용:

1달러 미만

과정

1. 미리 자른 나무원판을 준비한다(그림 13-8). 적당한 톱을 갖고 있지 않다면 날카로운 전정가위로 작은 크기의 원판(최대 약 1 1/2인치)을 자를 수 있다.
2. 나무 표면에 원하는 디자인을 그린다.
3. 원한다면 디자인 상단 가장자리에 리본이나 끈을 걸기 위한 구멍을 뚫는다.
4. 나무 인두를 사용하여 디자인을 따라 그린다. 안전을 위해 나무 인두 사용 지침서를 따른다.

프로젝트 결정 체크리스트

- 쉽게 확보할 수 있는 재료는 무엇인가?
- 가지고 있는 다른 물품은 무엇인가?
- 클라이언트가 섬세하고 깨지기 쉬운 재료를 다룰 수 있는가?
- 클라이언트가 알레르기가 있거나 촉각에 민감한가?

5. 투명 아크릴 실러를 분무기로 뿌리거나 붓으로 칠한다.
6. 전체적으로 잘 마르고 나면 뚫어둔 구멍에 리본이나 끈을 묶는다(그림 13-9).

단계화와 적응

단순한 변화로는 나무 인두로 나무를 태우는 대신에 디자인을 색칠한다.

등급 낮추기:

- 클라이언트가 나무원판에 씨앗이나 압화를 디자인하거나 붙이게 한다(그림 13-9).

등급 높이기:

- 원판 크기를 크게 한다.
- 디자인의 복잡성을 증가시킨다(치료사는 몇 가지 고를 수 있는 디자인을 준비한다).
- 작은 여러 개의 원판에 작업을 한 후 완성된 원판을 화분의 바깥쪽에 붙이도록 한다(Wasinger, 2009).

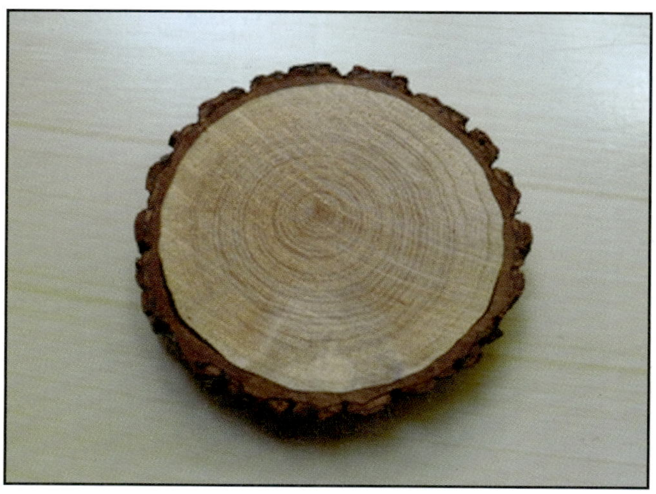

그림 13-8. 큰 소나무 가지에서 자른 나무원판.

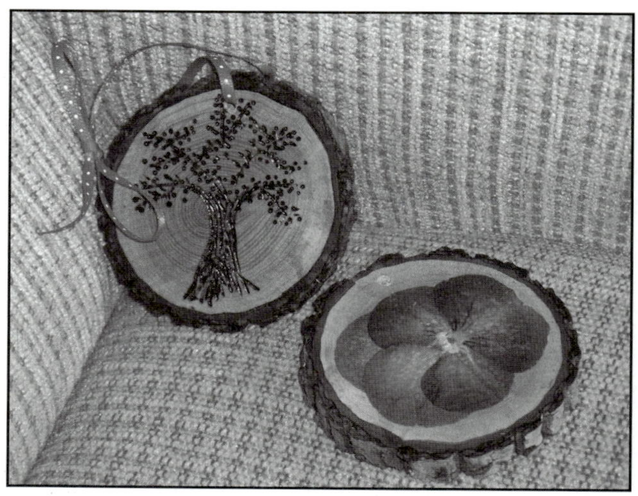

그림 13-9. 완성된 나무원판 장식품: 태운 나무원판과 압화를 붙인 나무원판.

프로젝트— 꽃 파운딩(Flower Pounding)

준비

준비물:

- 흰색 또는 미색 면 또는 기타 천
- 파라핀지
- 여러 가지 나뭇잎 또는 꽃
- 마스킹 테이프

도구:

- 망치 또는 단단한 고무 망치

과정

1. 나뭇잎과 꽃을 파라핀지 위에 놓고 안정성을 유지할 수 있는 만큼 가장자리를 마스킹 테이프로 붙인다(테이프로 덮인 부분의 색상은 천에 번지지 않는다).
2. 신문 더미나 나무 블록 위에 놓는다.
3. 천으로 나뭇잎과 꽃을 덮고, 천의 모서리를 테이프로 붙여 고정한다.
4. 식물을 망치로 두드리면 색이 나타난다(그림 13-10). 많은 힘을 줄 필요는 없다. 결과에 만족할 때까지 계속 한다.

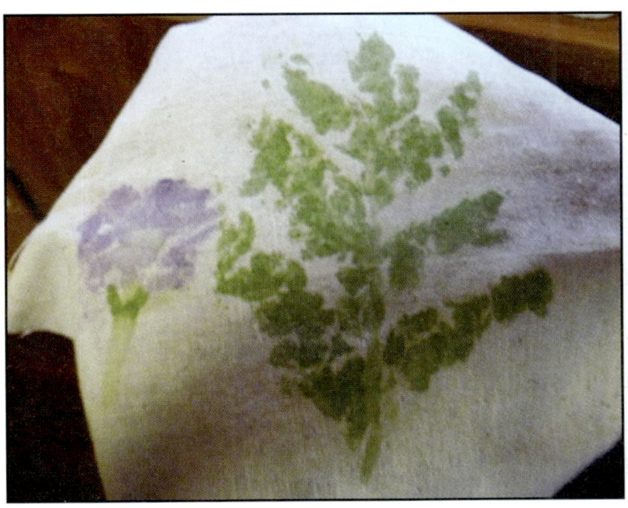

그림 13-10. 꽃과 양치류 잎을 두드려 염색한 천.

기타 아이디어 및 단계화

Other Ideas and Grading

간단한 원예, 치료적 자연공예에 대한 아이디어는 아주 많고 찾기도 쉽다; 일부 제안에 대해서는 참고자료를 보라. 인터넷, 가정용 잡지 또는 재활용이나 휴일 테마를 주제로 한 공예서적을 통해서 찾아볼 수 있다. 다음은 가능한 아이디어의 아주 작은 예의 일부를 든 것이다.

누름꽃은 연하장, 북마크 또는 선물 포장지와 같은 종이 공예품을 만드는데 사용될 수 있거나 조명기구 음영(그림 13-11), 액자 화분 또는 스크랩북과 같은 프로젝트의 장식으로도 사용될 수 있다. 팬지와 같은 평평한 꽃은 누름꽃으로 만들기에 아주 쉽다; 꽃을 두 장의 종이 타월 사이에 놓고 그 위에 책 몇 권을 얹어 몇 일간 둔다. 모조피지와 같은 반투명 공예용 종이에 붙이는 것은 재미있는 효과를 만들어낼 수 있다(Hall, Wrobel, & Salamony, 2001). 모든 꽃들은 매달거나 건조제를 사용해 말릴 수 있지만 건조 과정이 몇 주 걸린다는 사실을 기억해야 한다. 말린 꽃은 그 자체를 배열하거나 보석상자에 콜라주 하거나 방향제로 사용되기도 하고 리스에 삽입될 수 있다(그림 13-12).

초록색 잎 또한 탁본이나 찍기에 사용될 수 있다. 탁본의 경우, 잎 위에 종이를 단단히 붙이거나 미끄러지지 않도록

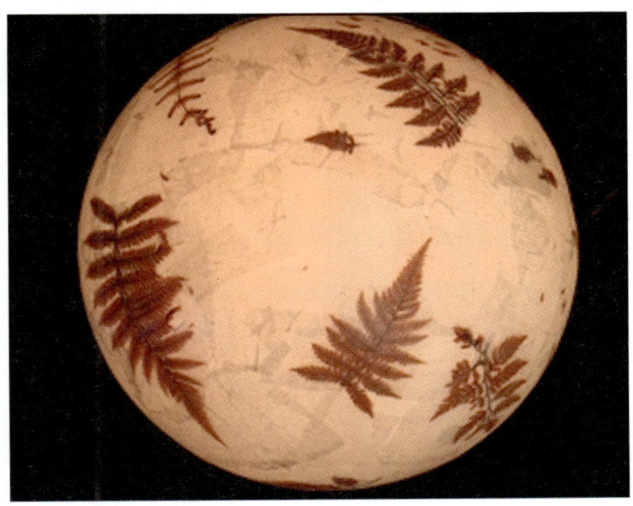

그림 13-11. 압화된 양치류, 파라핀지와 접착제로 만든 조명 음영.

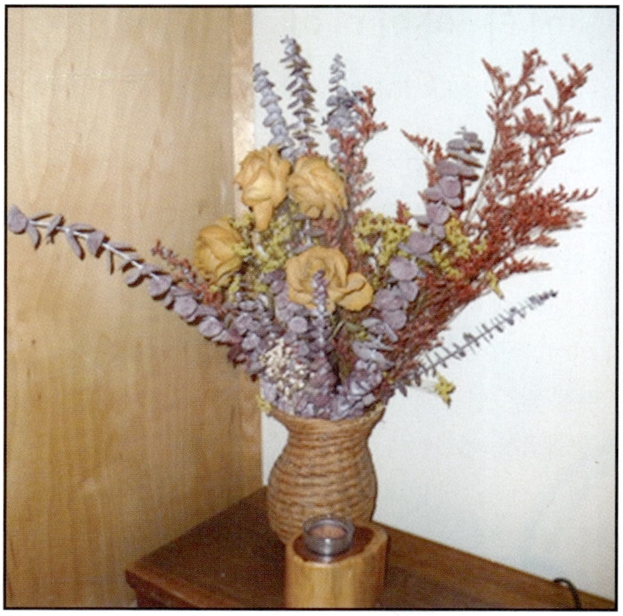

그림 13-12. 말린꽃으로 만든 화병.

테이프로 고정시킨 뒤 크레파스, 파스텔 또는 연필로 종이를 문지른다. 모양이 다른 나뭇잎이나 겹치는 이미지를 사용해 디자인을 다양화할 수 있다. 찍기를 위해서는 싱싱한 잎사귀의 한 면 전체를 롤러를 사용하여 잉크나 페인트로 고르게 칠한다. 조심스럽게 잎사귀를 페인트가 묻은 면을 아래로 하여 종이 위에 올려놓는다. 못쓰는 종이를 엎어놓은 잎사귀 위에 올려놓고 잎사귀 전체를 부드럽게 눌러준다. 초록색 잎이나 다채로운 색의 낙엽은 꽃과 같은 방법으로 눌러 말리기를 할 수 있고, 유사한 용도로 사용될 수 있다. 나뭇잎과 꽃은 빠르고 간단한 자연 무늬를 만들어 내기 위해 감광종이와 함께 사용할 수 있다(Salamony & Driscoll, 2002).

간단하게 칠해진 솔방울로 리스(그림 13-13), 또는 바구니를 만들어 테이블 중앙을 장식할 수 있다. 또는 솔방울 옆의 가장자리에 풀을 붙여 꽃잎을 붙일 수도 있고, 반짝이를 뿌려 장식할 수도 있다. 열매, 견과류 및 솔방울과 같은 자연 재료를 글루건을 사용하여 붙이면 밋밋한 포도나무 리스를 계절에 맞는 벽걸이 장식으로 변화시킬 수 있다(그림 13-14). 모자이크 기법은 세라믹 타일 대신 조개껍질, 콩, 씨앗, 자갈 또는 달걀 껍질에 사용될 수 있고(7장 참조), 이들은 보석상자나 액자에도 사용될 수 있다(그림 13-15). 조롱박, 나뭇가지 조각 또는 커다란 돌과 같은 자연물은 선택한 디자인으로 색칠한 후 실내 및 실외 장식으로 사용될 수 있다. 작은 호박 또는 겨울호박은 속을 비워 양초를 넣어 꾸밀 수 있다. 꽃과 나뭇잎은 정원용 장식 판을 만들기 위해 석고로 주형을 뜰 수도 있다. 징검다리, 새 집 또는 새 물통과 같은 실외용 장식은 모든 정원을 예쁘게 만들 수 있으며 그 자체가 공예가 될 수 있다.

그룹치료를 위해 사용될 수 있는 원예나 자연공예에는 여러 가지가 있다. 다음 아이디어는 개인적 치료환경에도 적용할 수 있는 일반적인 지침을 제공한다. 클라이언트 그룹이 선택한 원예 프로젝트를 계획하고 실행함으로써 치료용 정원 만들기를 시작한다. 클라이언트는 땅에 직접 정원 터를 준비하거나 화분, 항아리, 스트로베일 또는 기타 용기들을 활용할 수 있다. 격자구조물(그림 13-16)을 구성함으로써 여기에서 자라는 식물을 추가하여 활동에 참여할 수 있는 더 많은 기회를 제공할 수 있다. 클라이언트는 야채, 일년생 식물, 다년생 식물을 키우거나 이것을 섞어서 키우기를 선택할 수 있다. 화분은 색칠할 수도 있고, 다른 것으로 장식될 수 있다. 의욕이 넘치는 그룹이라면 새 모이통, 현수막 또는 실외 미술품으로 전체 정원 구역을 꾸밀 수 있다. 능력, 필요 또는 개인적 취향에 따라 프로젝트 작업을 클라이언트별로 나눌 수 있고, 이는 여러 그룹 또는 개인이 참여하는 장기 프로젝트로 구조화 될 수 있다. 작업 전 철저한 계획을 통하여 과정과 결과에서의 성공을 가져올 수 있을 것이다. 치료사는 심기기술, 물주기, 햇볕의 필요성 그리고 일반적인 식물 재배를 위한 지침 등을 포함하여 원예에 대한 기본 지식을 가지고 있어야 한다. 장기 또는 고비용 프로젝트를 계획할 경우 가능하다면 전문 원예사, 조경 설계사 또는 전문지식을 갖춘 전문가에게 문의하는 것이 좋다. 정원에 접근이 가능해야 하며 클라이언트가 내부를 볼 수 있어야 이상적이다. 땅에서 자라거나 용기에서 자라는 대부분의 식물은 적절한 배수가 필요하므로 흙의 종류 또는 용기의 디자인은 이러한 필요를 충족시켜야 한다. 무엇을 재배할 지를 결정할 때는 요리(채소, 허브) 또는 공예 프로젝트(압화나 말린 잎)와 같이 추후의 용도를 고려한다. 그룹 원예 프로젝트는 장기 클라이언트에게 이상적인 것이긴 하지만 만약 클라이

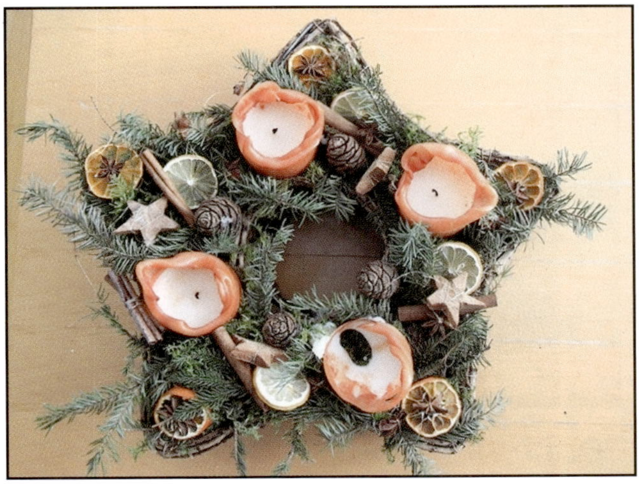

그림 13-13. 자연 재료로 만든 할리데이 리스.

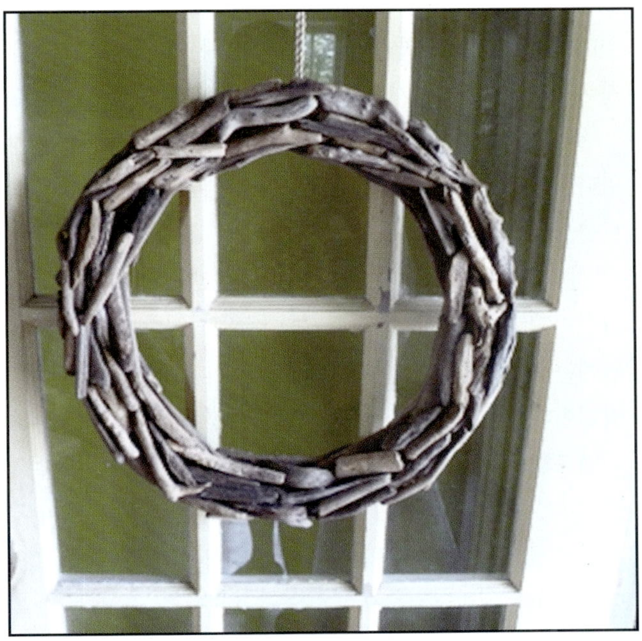

그림 13-14. 나뭇가지를 사용하여 만든 리스.

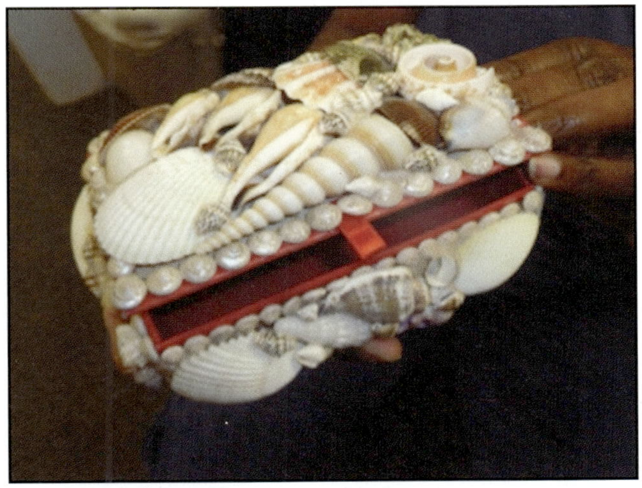

그림 13-15. 다양한 조개 껍질로 덮인 보석 상자.

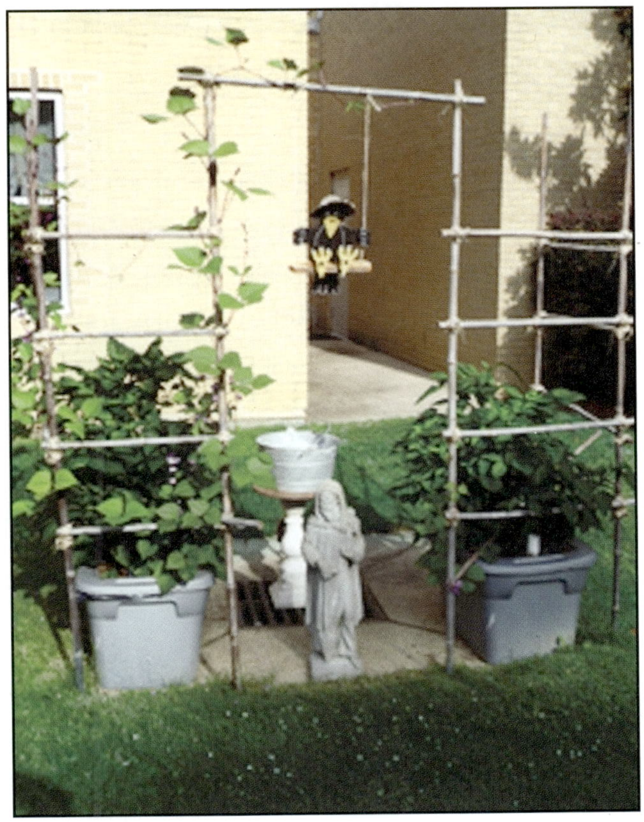

그림 13-16. 간단한 정원 격자 구조물.

언트가 퇴원한 후에 그 결과를 보기 위해 돌아올 수 있고 다른 클라이언트에게도 이롭다면 단기 프로젝트로도 유용할 것이다.

그룹치료 클라이언트는 휴일, 파티 또는 기타 특별한 날을 위해 장소나 게시판을 장식할 수 있다. 가을이나 할로윈 기념 행사는 특히 수확시기와 연관되어 있기 때문에

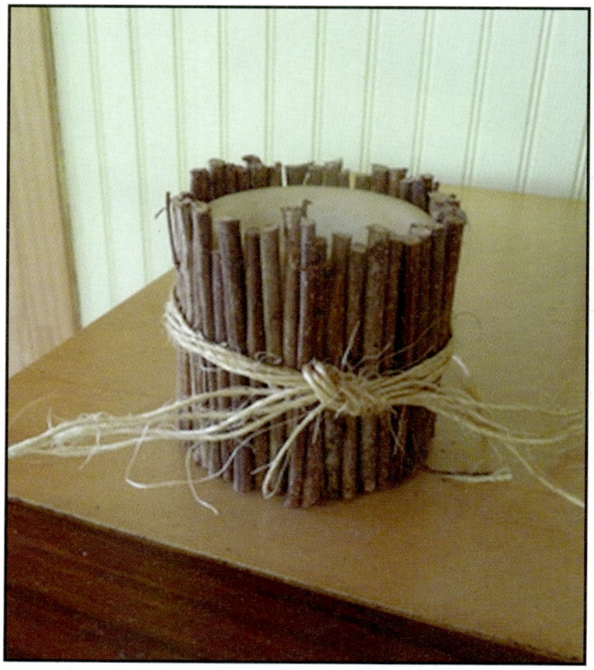

그림 13-17. 나뭇가지로 장식한 양초.

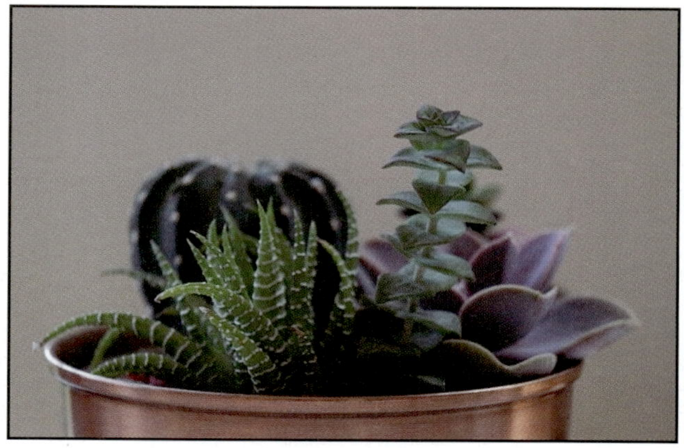

그림 13-18. 화분에 심은 다육식물.

적절하다. 클라이언트는 옥수수껍질(원형 프레임 주변을 껍질로 묶음), 열매 또는 말린 과일과 같은 자연 재료로 리스를 만들 수 있다. 콩이나 씨앗을 사용하여 게시판의 테두리를 모자이크 하거나, 나뭇잎 탁본을 이용하여 장식할 수 있다. 양초나 감자칩 캔 주위에 작은 잔 가지를 붙인 다음 압화를 붙여 테이블을 장식하거나(그림 13-17), 파라핀지 사이에 철심을 넣어 식기 받침대를 만들 수도 있다. 다시 말하지만 계획이 가장 중요한 요소가 된다. 어떤 프로젝트가 선택되더라도 각 참여자에게 의미 있는 역할을 제공해야 한다.

실외 원예의 대안인 용기정원은 다양한 형태로 구성할 수 있다. 클라이언트는 선인장이나 다육식물을 선택할 수 있으며(그림 13-18), 예술적이고 남서부적인, 또는 동양적인 외관을 만들기 위해 바위나 나무를 추가할 수 있다. 여러 가지 혼합된 일년초는 화분이나 창가용 화단 또는 바구니에 멋지게 심을 수 있으며, 안뜰, 출입구 또는 병원 객실 창에도 배치할 수 있다. 꽃의 종류에 따라 클라이언트는 그들이 재배하는 꽃으로 작은 꽃 부케나 코사지를 만들 수 있다. 분재는 또 다른 용기정원의 선택사항이지만 이를 정확하게 하기 위해서는 특별한 지식이 필요하다. 치료로써 원예를 사용하고자 계획하고 있는 치료사는 식물 유지관리나 정원을 청소하는데 추가 시간을 할애할 준비가 되어 있어야 한다. 어떤 클라이언트는 이 부분에 흥미를 가지고 참여하지 않을 것이기 때문이다.

원예 활동은 다양한 방법으로 등급화 되거나 적용될 수 있다. 휠체어 사용자 또는 서 있기에 제한적인 클라이언트를 위해 돋움 화단, 또는 계단식 화단을 만들 수 있다.

일부 시설에는 휠체어에 대한 접근성을 위해 경사로와 난간이 함께 설치된 더욱 정교한 정원도 있다. 스트로베일 원예는 재배 면을 높인 원예를 위한 보다 새롭고 경제적인 방법이다(Wise, 2005). 실내 원예의 경우, 치료사는 클라이언트의 능력 및 치료 목표에 따라 용기를 선택하고 위치를 정할 수 있다. 식물 용기는 크거나 작거나, 가볍거나 무거울 수 있고 새것을 구입하거나 재활용품으로 만들 수 있다. 용기에 대한 주요 요건은 물을 담을 수 있어야 할 뿐 아니라 배수구가 있어야 하며 장시간에 걸친 습기를 견딜 수 있어야 한다. 예를 들어, 금속 또는 플라스틱 커피캔은 바닥에 구멍이 뚫려 있다면 꽃 화분으로 사용할 수 있지만 마분지로 만든 상자는 짧은 시간 밖에 사용할 수 없다.

다양하게 개조된 원예도구는 온라인이나 일반 상점에서 구할 수 있다. 이러한 도구는 약하거나 비효율적인 쥐기, 한쪽 사지를 사용할 수 없을 때, 또는 전체적인 지구력 저하나 일반적인 약화를 보상하는 것에 도움을 줄 수 있다. 인체공학적으로 설계된 손잡이를 가진 도구, 전정가위, 진동괭이, 한손사용 꽃 가위와 같은 도구들이 포함된다(Culver, 2005; Thrive: Carry On Gardening, n.d.). 도구 및 원예 아이디어의 자료는 본 장의 끝에 제시된 **부록 I** 및 참고자료를 보라.

원예 프로젝트를 계획할 때 식물의 크기와 수명 및 관리의 필요성(즉, 빛, 물, 비료를 포함)을 고려해야 한다. 일부 식물은 방치해 두거나 이상적이지 않는 조건에서도 잘 자란다: 이들은 초보자나 시간이 부족한 사람들에게 권장된다. 식물은 관리할 수 있는 높이에 있어야 하며 높인 재배지는 2피트를 넘지 않아야 한다. 많은 식물들이 가지치기나 씨앗으로부터 잘 자란다; 이런 것은 경제적인 면을 중요시 하는 사람을 위해 좋은 선택이다.

자연 재료로 만들어진 공예품은 여러 범주로 나뉠 수 있다; 따라서 분류방법에 대해 일반적인 논의를 하기에는 너무 광범위하다. 독자는 다양한 공예의 종류를 등급화하기 위해서 이 책의 다른 장을 참고할 수 있다. 언제나 그렇듯이 프로젝트의 복잡성은 과정의 수, 도구, 필요한 도구 및 재료, 재료의 품질 및 각각의 과정을 위해 요구되는 기술 요건에 근거하여 등급화될 수 있다.

치료적 적용

Therapeutic Applications

신체기능장애(*Physical Dysfunction*)

자연 재료를 활용한 원예 활동이나 공예를 할 경우 다른 경우와 마찬가지로 치료사는 클라이언트의 능력과 필요를 먼저 고려해야 한다. 일반적인 공예 활동은 쥐기, 집기 및 양손협응과 같은 소근육 운동을 포함하고, 실내 및 실외 원예는 주로 앉아서 하는 공예와는 달리 대근육 발달, 균형, 이동능력을 위한 기회를 제공한다. 원예활동은 전신을 사용하도록 구성될 수 있다. 대부분의 실외 원예활동에는 구부리기, 들어올리기, 뻗기, 서기 및 앉기 등의 활동들이 포함된다(Wagenfeld & Buresh, 2012); 치료사는 활동에 사용되는 기술을 연구하기 위해 전문 지식을 사용하며, 작업을 구성할 수 있다. 흙을 파거나 심기 작업은 기민성이나 협응력이 어느 정도 부족해도 가능하며, 필요한 경우 이동이 제한적인 클라이언트에게도 적용될 수 있다. 실외 원예는 일반적인 운동 프로그램으로써 사용될 수 있으며, 신체적 요건을 향상시킬 수 있다(Ecumenical Ministries of Oregon, 2005); 앉거나 서 있으면서 구부리거나 뻗는 활동은 정적, 동적 균형능력을 향상시켜 준다(그림 13-19). 이러한 활동은 신체역학, 에너지 절약 및 효율적이고 위험성이 낮은 운동 패턴을 포함하기 때문에 안전한 인체공학적 활동에 대해 교육하기 좋다(Wagenfeld & Buresh, 2012). 일부 클라이언트에게 원예는 가치 있는 여가활동이며, 치료사는 적응 전략을 알려주고 전반적인 활동 수준을 유지하거나 증가시키면서 참여를 지원하는 보조장치를 제시할 수도 있다. 원예활동은 체중지지, 근력강화, 관절가동범위 증진, 유연성 증진, 혈액순환을 촉진시키기 위한 일반적인 운동과 같은 기타 신체적 이점을 포함함으로 등급화될 수 있다(Tose, 2005). 자연공예는 대부분의 신체장애 클라이언트를 위해 적절하며, 공간이 허용될 경우 원예 프로그램은 모든 재활 프로그램의 일부가 될 수도 있다. 이 방법은 재료의 보급이 쉽고 자연스러운 환경에서 활동이 이루어질 수 있는 가정 환경에 특히 적합하다.

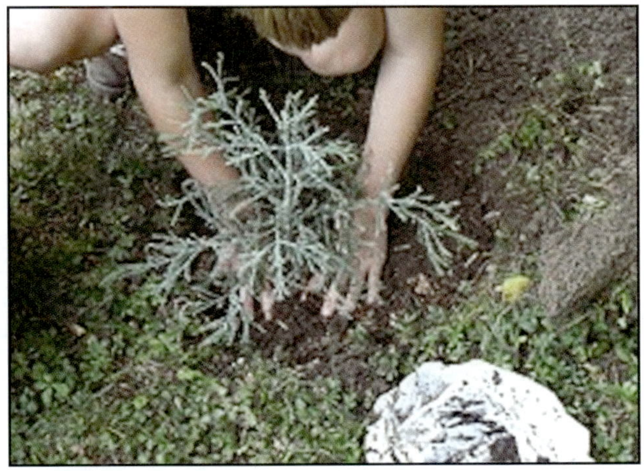

그림 13-19. 굽힘과 동적 균형을 위해 작업하는 정원사.

클라이언트가 이미 원예에 취미가 있고, 이를 다시 시작할 수 있는 경우, 안전과 효율성에 대한 제안을 제공한다(Yeomans, 1992). 제안 사항은 그림 13-21을 참조하라.

고려해야 할 점	
클라이언트 요인/수행기술 초점	**제안된 활동**
대근육 운동	수풀을 잘라내거나 손질하거나 죽은 꽃을 골라낸다.
기민성	꽃 병에 신선하거나 말린 꽃을 넣는다(그림 13-20).
상지 근력	잡초를 뽑거나 채워진 화분을 정렬한다.

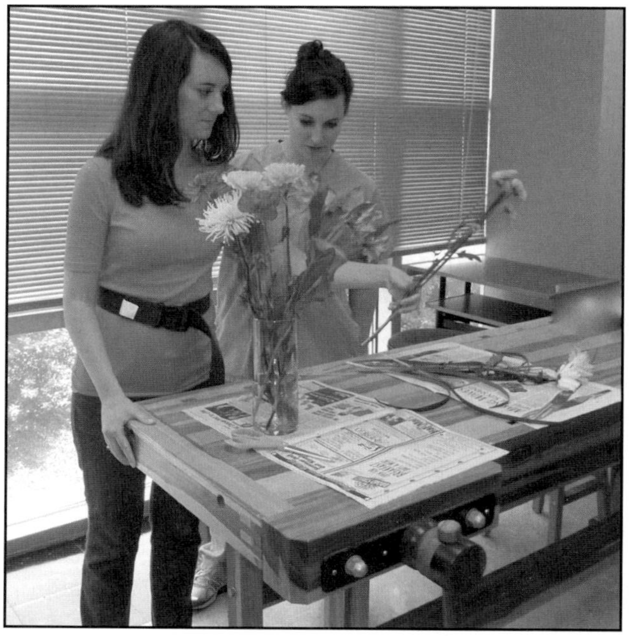

그림 13-20. 꽃꽂이를 하는 동안 뻗기와 동적 서기 균형을 연습할 수 있다.

원예 안전을 위한 팁

- 피로도 확인; 활동계획 및 진행
- 하루 중 가장 더울 때는 피함
- 필요 시 자외선 차단제 사용 및 수분 유지
- 자세와 들어올림/운반에 좋은 신체 역학 사용
- 가능한 무거운 물건은 밀거나 굴림
- 젖은 표면 확인
- 물주기에 대한 수동 작업을 줄이기 위해 스프링클러 또는 물 호스 사용
- 가벼운 화분을 사용하고 배합토를 준비
- 보조장치 사용
- 표준 재 보정

그림 13-21. 원예 안전을 위한 팁.

정신건강(Mental Health)

정신병원이 생긴 이후, 원예는 정신건강 치료에 중심적인 역할을 수행해왔다. 원예는 여전히 장기 수용시설에서 일반적으로, 그리고 적절하게 사용되고 있다. 원예활동은 직업 전 기술을 익히기 위한 기술을 제공하고(Palmer & Gatti, 1985), 미래지향적인 생각, 리더십, 또래간의 상호작용을 위한 기회를 제공한다. 비록 구조화된 과정이지만, 원예는 또한 창조성과 자기표현을 가능하게 한다(Relf, 1973). 정신과적인 문제를 가진 클라이언트는 종종 인지적 왜곡과 부족한 현실감각 때문에 종종 성격이 내향적으로 바뀔 수 있으며, 심지어는 신체적으로 다른 사람으로부터 스스로를 격리시키게 된다. 원예는 보다 외부지향적인 것을 유도하고, 현실에 기반한 다감각자극을 제공한다. 또한 질병을 앓고 있는 동안에도 스스로를 통제할 수 있는 마음을 회복하고 스트레스와 불안을 줄여준다(Bruce & Borg, 2002).

정원에서 활동을 하고, 단순히 정원을 바라보는 것만으로도 혈압을 낮추고 스트레스를 줄여준다고 한다(Wichrowski et al., 2005). 살아있는 생물을 성공적으로 돌보는 것은 자존감을 향상시키고, 독립의 개념을 가르쳐준다. 청결과 관련된 강박증이 있는 클라이언트에게는 정원 가꾸기가 탈감각치료로 사용될 수 있다(Epstein, 1998). 급성 조증 또는 우울증 환자는 단기과제가 필요하겠지만, 감정이 안정되면 장기목표를 가진 원예가 특히 치료에 도움이 될 것이다.

고려해야 할 점	
클라이언트 요인/수행기술 초점	**제안된 활동**
촉각에 대한 내성	화분에 식물을 심는다.
기민성	작은 종이 컵에 씨앗을 심거나, 클로버 또는 야생화 체인을 만든다.
집중력/자기조절	식물을 심기 위해 구멍을 파는 것은 집중력, 자기조절력 및 관절에 고유수용감각을 입력한다.

소아(Pediatrics)

아이들은 탐험가로 태어났다. 자연에서 재료를 사용하는 것은, 특히 아동 스스로 그런 재료들을 모은다면 치료적 목적을 달성하는 동안 그들의 자연적 성향을 활용할 수 있는 훌륭한 방법이 된다. 대부분의 아동은 야외활동을 즐긴다. 특히 질병이나 장애로 인해 제한된 환경에 있는 아동들, 의료적 상황 때문에 밖에 나갈 수 없는 아동들 조차도 화분에 그림을 그리거나, 새집을 만들거나, 허수아비를 만들거나, 징검다리를 만드는 것과 같은 정원관련 일에 참여하는 것을 즐긴다. 식물을 심고 그것이 자라는 것을 보는 것은 실제 학습경험을 제공할 뿐만 아니라 스스로 환경을 통제할 수 있게 해준다. 다른 많은 수예공작과 마찬가지로 이 치료접근은 창의력, 자기표현, 자기존중감을 촉진할 수 있다(Relf, 1973). 그룹으로 진행하는 정원가꾸기는 영양, 환경적 책임 및 지역사회 참여에 대한 여러 가지 기회를 제공한다.

청소년(Adolescents)

아동과 마찬가지로 청소년도 여전히 주변의 세계를 탐색하며, 독립심과 책임감을 갈망하고 있다. 청소년은 특히 원예활동의 보살핌의 관점으로부터 배우는 것이 많다. 다른 생물을 성공적으로 책임지고 돌볼 수 있을 때 자기 효능감이 향상된다(Early, 2009). 원예활동은 필요에 따라 개별 또는 그룹 작업으로 구성될 수 있다. 세대간 과제는 청소년이 대인관계의 유연성과 의사소통의 다리를 만드는데 도움이 될 수 있다(James City County / Williamsburg Master Gardeners, 2005; Predny & Relf, 2004). 원예는 또한 직업전 기술을 평가하고 다듬기 위한 훌륭한 방법이 된다(Early, 2009). 앞서 언급한 혜택 외에도 자연공예품은 청소년들에게 자기충족감, 경제에 대한 생각을 불러일으킬 수 있다. 소비자 중심의 세계에서 자연물의 아름다움과 유용함을 부각시키고 환경에 대한 존경심을 만드는데 원예는 도움이 될 수 있다(Carlson, 1993).

노인(Older Adults)

노인은 직장에서 은퇴한 후 자신에게 만족을 제공할 수 있는 대체 직업이 필요할 것이다(Anetzberger, 2009). 이러한 경우, 정원 가꾸기를 취미로 시작하거나 이를 좀 더 확장하는 것이 좋은 해결책이 될 수 있다. 식물을 가꾸는 것은 구조화된 환경과 헌신이 필요하며, 결과는 종종 노력과 상반되기도 한다. 치료환경에서 원예는 참여를 위한 목적 있는 활동을 제공한다. 원예활동은 시공간을 초월하여 다른 공예품보다 많은 사람들에게 의미있는 활동이 될 수 있을 것이다. 원예활동은 노인의 감소된 이동성(그림 13-22), 저시력, 제한된 상지기능, 감소된 지구력 또는 다른 질환들을 치료하거나 교정하도록 구조화될 수 있다. 오래 되었지만 여전히 중요한 책으로 보존되고 있는 ***'원예치료와 노인***(Wells, 1997)'에는 노인을 위한 다양한 프로그램 및 목표를 설명하는 기사가 포함되어 있다. 예를 들어 장기요양환자, 후천성 실어증 환자, 퇴직자, 세대 간 집단, 알츠하이머 치매환자의 간병을 위한 계획들이 제시되고 있다.

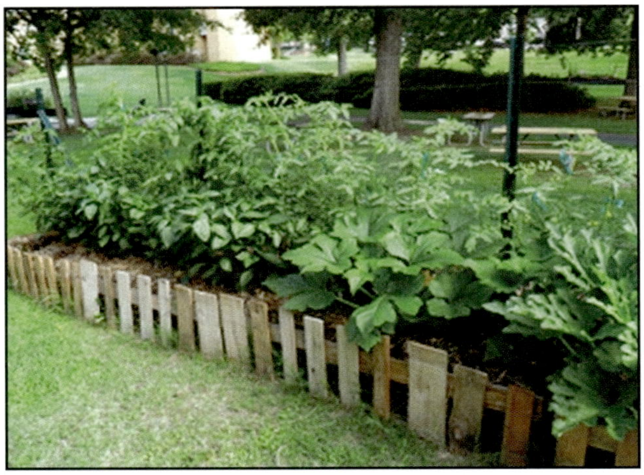

그림 13-22. 휠체어 접근 가능한 정원.

이 자료는 프로그램 계획이나 치료사를 위한 근거 자료로서 활용될 수 있다. 치료적 원예활동은 알츠하이머 치매 또는 다른 치매로 진단된 환자에게 더 자주 사용되고 있다. 이 활동은 친숙하고, 중요한 인지 및 신체적 제한을 가진 환자에게 적용하기 위해 낮게 등급화될 수 있다. 식물관리는 치매환자의 기능유지에 중요한 구조와 일상을 제공하며, 외부 세계와의 연결을 유지하는데 도움을 준다(Fisher Center for Alzheimer's Research Foundation, 2005). 원예는 전신운동을 하게 하며, 다양한 감극을 자극하고 인지적, 신체적 건강을 촉진할 수 있다. 대부분의 사람들에게 있어 정원에서 시간을 보내는 것은 평화로움과 안전함을 촉진하고 불안을 완화시킨다. 일부 시설에서는 안뜰이나, 산책할 수 있는 정원을 만들어 환자들이 길을 잃어버릴 염려 없이 자유롭게 돌아다닐 수 있게 한다. 이것은 종종 알츠하이머 치매 또는 다른 치매에 동반되는 동요 및 불안감을 관리하는데 유용하다. 이 경우, 정원은 보다 감각적이고 최소한의 참여를 할 수 있는 경험이 된다.

식물의 성장은 전체적인 지남력을 향상시키고, 치매 환자가 종종 경험하는 혼돈스러움을 정돈하도록 해준다(Epstein, 1998). 노인은 자연공예를 즐긴다. 재료는 친숙하고 추억을 회상하는 것을 자극한다. 이 활동은 다양한 운동처리, 의사소통 기술을 위해 선택되고 구조화될 수 있다.

그룹(Group)

그룹 치료는 자연공예나 원예를 이용함으로써 여러 가지 방법으로 수행할 수 있다. 클라이언트는 함께 과제를 계획하고, 재료를 모으거나 쇼핑을 할 수 있다. 클라이언트는 크리스마스 장식이나 선물과 같은 비슷한 물건을 만들기 위해 함께 작업할 수 있다. 프로젝트 부분에서 언급했듯이 야채 또는 꽃 재배는 훌륭한 그룹 활동이 된다. 그들은 같은 목표를 형성하면서, 다양한 기술 수준에서의 상호작용과 참여를 하게 된다. 집단 원예치료에는 계획하기, 일을 나누기, 지속적으로 의사소통하기, 결과물 나누기 등이 포함된다. 그룹의 구성원에게는 유급 고용에 필요한 역할, 또는 이와 유사한 역할이 부여될 수 있다(Early, 2009).

야외 프로젝트는 넓은 규모 때문에 특히 유용하지만, 실내 그룹 프로젝트도 가능하다(예: 치료실을 아름답게 꾸미거나, 시설의 다른 지역을 꾸미는 것). 원예는 다른 연령대의 그룹간의 참여를 촉진시키는 데에도 유용하게 사용된다. 예를 들어, 시설장과 학생은 지역사회 내 노인돌보기 프로그램에 있는 노인과 섞일 수 있다(James City County/Williamsburg Master Gardeners, 2005). 보다 구체적인 아이디어는 기타 아이디어 및 채점 부분을 참조하라.

고려해야 할 점	
클라이언트 요인/수행기술 초점	**제안된 활동**
여가 활동	온라인 정보를 탐색하고, 가능한 프로젝트를 선택한다.
이동성	꽃, 과일, 야채를 골라내거나 실외에서 자연물을 모은다.
스트레스 관리 전략	다양하고 유지 보수가 적은 식물을 용기에 심고(또는 천연 재료의 화환을 만들어) 주변의 색과 아름다움을 즐긴다.

사례 연구

21살의 대학생 Randy는 한달 전에 자동차 사고로 뇌손상을 입은 후 사설 장기요양 시설에 입원했다. 그는 경영학을 전공하였고, 대학 캠퍼스 옆에 살고 있었다. 사고 전, Randy는 스포츠, 야외활동 및 친구들과의 사교 활동을 즐겼다. 그는 고등학교 시절에 예술에 관심을 보였지만, 대학에서 정식으로 전공을 하지는 않았다. 사고 후, Randy의 부모님은 학교에 복귀할 것을 희망했지만, 부상의 심각성으로 미루어 이것이 가능하지 않을 것이라는 것을 깨달았다. 만약, 그가 독립적으로 살 수 없다면 부모님이 집에서 그를 돌보기로 결정했고, 가능한 모든 재활 및 직업전 교육을 받기로 했다.

입원 당시 Randy는 Rancho Brain Injury Scale 점수가 5단계였다. 그는 하루의 대부분을 깨어있었지만, 과제에 참여, 구두지시 따르기에 어려움이 있었다. 그는 주변 환경에 대한 인식이 제한적이었고, 때때로 부적절한 행동을 보였다(Powell, 2014). Randy의 감소된 언어적 표현은 정확한 인지 평가를 불가능하게 했지만, Randy는 전반적인 손상을 가지고 있는 것 같았다. 그는 양쪽 팔에서 자발적인 움직임을 보였으나, 오른쪽의 굽힘근 긴장도가 조금 높아져서 대운동협응, 소운동조작기술에 영향을 미쳤다. Randy는 도움을 받아 가까운 거리는 이동할 수 있었지만, 주로 휠체어를 통해서 가능했다. 시각기술 또한 정확하게 평가하기 어려웠지만, 매우 강한 청각적 그리고 시각적 자극에 대해 일관되게 반응하였다.

Randy의 작업치료사는 Randy가 활동적으로 작업에 참여하도록 하기 위해서는 그의 관심을 끌기에 충분한 활동을 제공해야 한다는 것을 알고 있었다. 그녀는 컴퓨터 게임을 시도해 보았지만, 큰 스위치 조차도 조작할 수 없었고, 시각추적도 어려웠다. 의사소통 장애로 인하여 그룹 활동에서 다른 사람들과 의미 있는 상호작용을 할 수 없었다. 치료사는 Randy가 시설에 있는 정원에 어떻게 반응하는지 보기로 결정하였다. 그녀는 다감각 입력이 지나치게 자극적이지 않고 그의 관심을 불러 일으킬 것이라 생각했다. 작업치료사는 Randy가 다양한 색의 꽃에게 시각적으로 집중하는 것을 발견하였고, 심지어는 꽃 옆을 날아다니는 새나 나비를 시각적으로 추적하는 것도 발견할 수 있었다. 각각의 세션 동안, 작업치료사는 그에게 꽃을 꺾어서 냄새를 맡을 수 있도록 하였고, 잡초뽑기, 흙뿌리기, 또는 짧은 거리 산책하기 등을 위한 기회를 구조화함으로써 난이도를 높였다. 집중적인 팀 접근의 재활치료를 통해 Randy의 의사소통 및 운동기술이 점차 향상되어 보다 다양한 활동에 참여할 수 있게 되었다. Randy의 관심과 참여도 향상되었으며, 몇 주 후에 그는 최소한의 도움을 받아 구조화된 재배활동을 완료할 수 있었다. 점차적으로 치료사는 그 자신만의 화분에 창조적으로 식물을 심고, 스스로 결정할 수 있는 기회를 주었다. 그는 결과에 상당히 만족하는 것 같았고, 더 많은 관련 활동을 요청했다. 작업치료사는 꽃을 자르고, 꽂는 방법을 보여주었고, 그는 식당 테이블에 매주 꽃꽂이를 하게 되었다. Randy는 언젠가는 자기가 꽃가게를 운영하고 싶다는 희망을 표현하였다. 치료사가 이 목표를 성취하기 위한 그의 잠재력에 대해 직접 표현은 하지 않았지만, 작업치료사는 그가 미래에 대해 생각하고 명확한 관심사를 가지게 된 것을 매우 기쁘게 생각하였다. 작업치료사는 Randy의 직업전 기술을 성취한다는 목표를 가지고 매일 정원 일을 사용하기 시작하였다(그림 13-23).

계속

사례 연구 (계속)

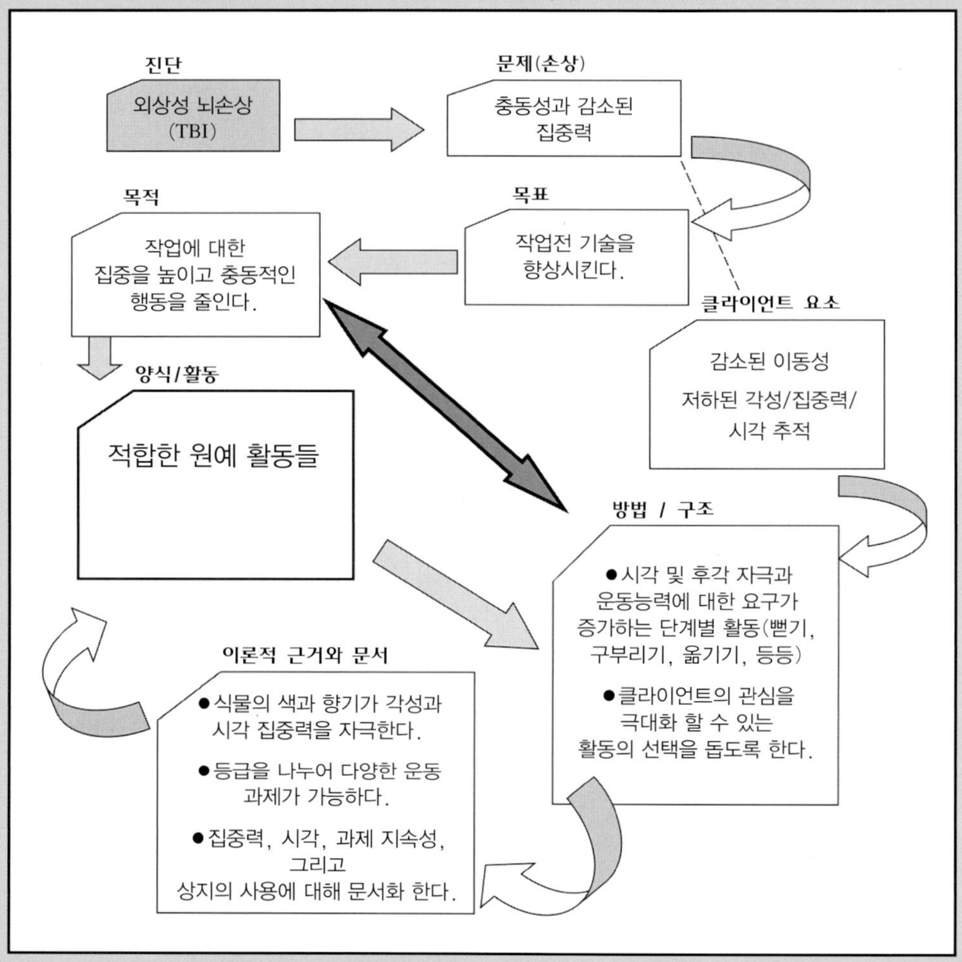

그림 13-23. 등급화된 원예활동 흐름도.

논의 질문사항(Discussion Questions)

1. 이 사례연구에서 어떤 이론이나 치료적 모델이 언급되지 않았다; 치료사는 어떤 이론과 모델을 사용하였으며, 그 이유는 무엇인가?
2. Randy를 평가할 때 유용했던 평가도구 이름을 말하시오.
3. 만약 요양시설에 정원이 없었다면, 치료사는 어떤 유형을 중재를 어떻게 사용하였을까?
4. Randy가 원예활동을 함으로써 어떤 직업전 기술을 발달시킬 수 있는가?
5. 원예프로그램을 시작함에 있어 비용을 최소화할 수 있는 방법에는 어떤 것이 있는가?

RESOURCES

ONLINE PROJECTS

- Cleverly decorated eggs: http://www.babble.com/kid/coolest-easter-eggs-ever/
- Creative ideas for seed-starting containers, recycled: http://acultivatednest.com/2014/02/creative-seed-starting-ideas/
- EarthTainer III construction guide: http://earthtainer.tomatofest.com/pdfs/EarthTainer-Construction-Guide.pdf
- Growing plants from succulent leaves: http://www.wikihow.com/Propagate-Succulents-from-Leaves
- Growing vegetables from food scraps: http://www.whatdowedoallday.com/2014/04/plant-science-regrowing-vegetables-from-scraps.html
- How-to, growing vegetables from food scraps: https://www.pinterest.com/pin/468515167461781275/
- National Agrability Project: http://www.agrabilityproject.org/
- Nature crafts for kids or adults: http://www.twindragonflydesigns.com/20-nature-crafts-for-kids/
- Pictorial instructions for making clay leaf bowls: https://www.pinterest.com/pin/468515167461768730/
- Pinecone mice (pictures only): https://www.pinterest.com/pin/AZIk5AtxG1ckgca1uNskkIgOv1V_NWUOiQv8YvjC3zCS9I6Vk1STFe4/
- Pretty and simple flowers made from pinecones: http://afancifultwist.typepad.com/a_fanciful_twist/2015/04/lets-make-zinnia-flowers-from-pine-cones.html

INSTRUCTIONAL VIDEO

- Flower pounding: https://www.youtube.com/watch?v=oz7l1AhGT1U

BOOKS

- *The Able Gardener: Overcoming Barriers of Age and Physical Limitations*, Kathleen Yeomans, RN, Storey Communications, 1992
  Out of print but worth getting a used copy.
- *Accessible Gardening for People With Disabilities: A Guide to Methods, Tools, and Plants*, Janeen R. Adil, Woodbine House, 1994
- *The Age Proof Garden: 101 Ideas and Projects for Stress-Free, Low Maintenance Senior Gardening*, Patty Cassidy, Southwater, 2013
- *The Art and Craft of Pounding Flowers, Illustrated Edition*, Laura C. Martin, Rodale Books, 2003
- *Beautiful Wreaths and Garlands: 35 Projects to Decorate Your Home for All Seasons and Occasions*, Catherine Woram, Ryland Peters and Small, 2014
- *A Gardener's Craft Companion*, Sandra Salamony and Maryellen Driscoll, Rockport Publishers, Inc., 2002
  Stylish crafts using natural materials.
- *Gourd Art Basics: The Complete Guide to Cleaning, Preparation, and Repair*, C. Angela Mohr, Schiffer Publishing, 2007
  Basic techniques for the beginner.
- *Horticulture Therapy and the Older Adult Population*, Suzanne E. Wells, MS (Ed.) With American Horticultural Therapy Association and Friends Organization, The Haworth Press, 1997
  Older book but good information.
- *Nature Printing With Herbs, Fruits, and Flowers*, Laura Donnelly Bethmann, Storey Publishing, 1996
  Includes many easy yet innovative printing projects, including how to print a spider web. Lovely color photos of materials and completed projects. Drawings show the process used.
- *Naturecrafts: 50 Extraordinary Projects*, Gillian Souter, Three Rivers Press, 1996
  Fifty gifts and projects, step by step. Some projects may be dated, but includes ideas for a lot of different materials.
- *Succulent Container Gardens: Design Eye-Catching Displays With 350 Easy-Care Plants*, Debra Lee Baldwin, Timber Press, 2010

참고문헌

REFERENCES

American Occupational Therapy Foundation. (2005). *The gift of gardens and gardening.* Retrieved from https://www.aotf.org/Portals/0/documents/Resources-WLWLibrary/Resource%20Notes/AOTF%20WLW%20Library%20Resource%20Notes%20-%20the%20gift%20of%20gardens%20and%20gardening.pdf

Anetzberger, G. J. (2009). Community-based services. In B. R. Bonder & V. D. Bello-Haas (Eds.), *Functional performance in older adults* (3rd ed., pp. 468-492). Philadelphia, PA: F. A. Davis.

Bruce, M. A. G., & Borg, B. (2002). *Psychosocial frames of reference: Core for occupation-based practice.* Thorofare, NJ: SLACK Incorporated.

Carlson, L. (1993). *EcoArt.* Charlotte, VT: Williamson Publishing.

Coleman, B. (2015). Healthy harvest. *Centerview.* University of Mississippi Medical Center.

Culver, M. P. (2005). *Special garden tools help the physically challenged.* Retrieved from www.colostate.edu/Depts/CoopExt/4DMG/Garden/special.htm

Design Sponge. (2010). *We like it wild: Bottle gardens.* Retrieved from www.designsponge.com/2010/05/we-like-it-wild-bottle-gardens.html

Early, M. B. (2009). *Mental health concepts and techniques for the occupational therapy assistant.* Baltimore, MD: Lippincott Williams & Wilkins.

Ecumenical Ministries of Oregon. (2005). *Patton home gardens project.* Retrieved from www.emoregon.org/Patton_home_gardens.php

Epstein, M. (1998). The garden as healer. *The Seattle Daily Journal of Commerce.* Retrieved from www.djc.com

Fisher Center for Alzheimer's Research Foundation. (2005). *Therapeutic activities.* Retrieved from www.alzinfo.org/08/treatment-care/therapeutic-activities

Hall, M. A., Wrobel, J., & Salamony, S. (2001). *Decorative crafts sourcebook.* San Diego, CA: Thunder Bay Press.

James City County/Williamsburg Master Gardeners. (2005). *Therapeutic gardening projects.* Retrieved from www.jccwmg.org/therapeutic.htm

Johns, J. (2015). *Straw bale gardening: No dig no bend productive vegetable gardens.* CreateSpace Independent Publishing Platform.

Make Life Lovely. (2013). *DIY rustic wood planter box.* http://www.makelifelovely.com/2013/02/diy-rustic-wood-planter-box.html

Morris, M. G. (2005, July 6). Health through hay: Patients rehabilitate with garden work. *Tupelo Daily Journal.*

Palmer, F., & Gatti, D. (1985). Vocational treatment model. *Occupational Therapy in Mental Health, 5*(1), 41-58.

Powell, J.M. (2014). Traumatic brain injury. In M. V. Radomski & C. A. T. Latham (Eds.), *Occupational therapy for physical dysfunction* (7th ed.). Philadelphia, PA: Lippincott Williams & Wilkins.

Predny, M. L., & Relf, D. (2004). Horticulture therapy activities for preschool children, elderly adults, and intergenerational groups. *Activities, Adaptation and Aging, 28*(3), 1-18.

Reader's Digest. (1979). *Crafts and hobbies.* Pleasantville, NY: The Reader's Digest Association Inc.

Relf, D. (1973). Horticulture: A therapeutic tool. *Journal of Rehabilitation, 39*(1), 27-29.

Salamony, S., & Driscoll, M. (2002). *A gardener's craft companion.* Gloucester, MA: Rockport Publishers, Inc.

Spurgeon, T. (2001). Therapeutic horticulture. *Positive Health Online.* Retrieved from http://www.positivehealth.com/article/herbal-medicine/therapeutic-horticulture

Thrive: Carry on Gardening. (n.d.). *Using gardening to change lives.* Retrieved from http://www.carryongardening.org.uk/shop/

Tose, E. (2005). Therapeutic gardening. *Canadian Mental Health Association: Thunder Bay.* Retrieved from www.cmha-tb.on.ca

Wagenfeld, A. (2013). Nature: An environment for health. *OT Practice, 18*(15), 15-19.

Wagenfeld, A., & Buresh, B. (2012). Ergonomic gardening: Teaching safe movement patterns. *OT Practice, 17*(9), 8-11.

Wasinger, S. (2009). *Eco-craft: Recycle, recraft, restyle.* New York, NY: Sterling Publishing Co./Lark Books.

Wells, S. E. (1997). *Horticultural therapy and the older adult population.* Binghamton, NY: Haworth Press, Inc.

Wichrowski, M., Whiteson, J., Haas, F., Mola, A., & Rey, M. (2005). Effects of horticulture therapy on mood and heart rate in patients participating in an inpatient cardiopulmonary rehabilitation program. *Journal of Cardiopulmonary Rehabilitation, 25*(5), 270-274.

Winterbottom, D., & Wagenfeld, A. (2015). *Therapeutic gardens: Design for healing spaces.* Portland, OR: Timber Press.

Wise, S. (2005, Winter). No-stoop gardening. *Agrability Newsletter.* Mississippi State University.

Yeomans, K. (1992). *The able gardener: Overcoming barriers of age and physical limitations.* Pownal, VT: Storey Communications, Inc.

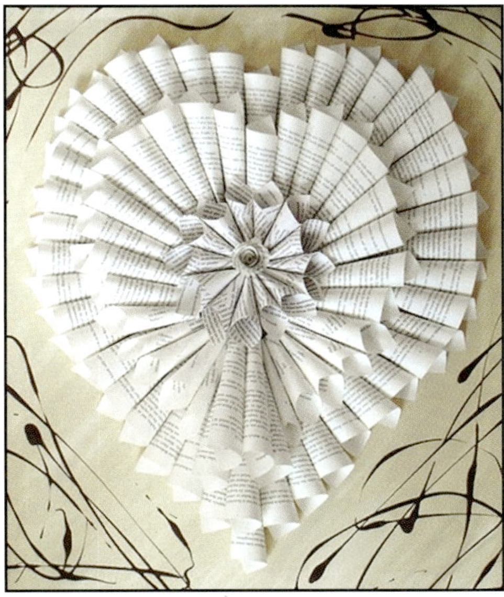

제 14 장

비품재료 및 재활용품을 이용한 공예

Crafts From Found and Recycled Materials

학습 목표(Objectives)

학생은 다음을 할 수 있어야 한다.

- 공예 작품을 만드는데 있어 유용한 기본 물품들과 발견된 소재 또는 재활용품을 열거한다.
- 발견된 소재나 재활용품을 이용한 간단한 작품들을 완성하고 난이도를 정한다.
- 공예에 있어 발견된 소재나 재활용품 이용의 장점과 한계를 기술한다.
- 발견된 소재나 재활용품을 이용하여 만들 수 있는 다양한 작품을 열거한다.
- 발견된 소재나 재활용품을 이용한 공예가 다양한 클라이언트 집단에 어떻게 치료적으로 이용될 수 있는지 명확하게 표현한다.

비록 이 장이 본래는 재가방문 치료사를 염두에 두고 쓰였다 할지라도, 기능적으로 쓰이거나 장식용으로 쓰이는 공예품을 만들기 위해 재활용품(recycled materials)이나 흔히 구할 수 있는 재료들을 이용한다는 아이디어는 더 이상 특이한 것이 아닐 뿐더러, 오히려 많은 사람들이 사용하는 접근법이다. 창작을 위해 아이템의 용도를 바꾸는 것은 환경적으로 책임을 다하는 것으로 어떤 경우에는 심지어 세련된 것으로 여겨진다. 집 꾸미기는 유행하는 여러 다양한 공예 분야들 중에서도 인기 있는 주제로 여기에 제시된 공예에 대한 아이디어들은 재가방문 치료나 치료실 또는 지역사회 세팅들에서도 똑같이 적절하다. 집 꾸미기는 온라인 및 TV에 나오는 다양한 제작 포럼에서 인기 있는 주제이며, 그로 인해 대상자에게 흥미로울 수 있다. 보다 창의적인 가정용 실내 장식 아이디어를 위해 15장을 참조한다.

Tubbs, C. C., & Drake, M.
Crafts and Creative Media in Therapy, Fifth Edition (pp. 297-319).

기본적인 수공예를 위한 도구와 재료

- 망치
- masking, 셀로판, 강력 테이프, 줄, 고무줄
- 줄자 또는 자
- 바늘과 실
- 바늘 코 또는 바늘에 실을 꿰는 다른 도구들
- 페인트 보관하기 위한 재활용플라스틱 용기, 풀 등
- 사포
- 가위, 예리한 칼
- 스폰지
- 이쑤시개, 설압자
- 여러 종류의 풀 (예: 흰풀, 강력접착제, 글루건, 스프레이 접착제)
- 여러 가지 크기의 페인트 붓, 면봉, 목화솜
- 수체물감, 지워지는 마커

작업치료는 오랫동안 재가방문 케어 서비스의 일환이 되어왔으며, 지난 20년간 비용을 줄이기 위해 병원 입원 기간이 짧아짐에 따라 이 영역이 확산되어왔다. 대상자는 건강 관리 및 재활이 필요함에도 집으로 가기 때문에,(Joe, 1996; Levin, Corcoran, & Gitlin, 1993; Meyers,2010) 중재의 중점은 기능적 제한과 효능이 강조된다. 집이라는 환경이 더 많은 의학적 접근을 하는데 있어서는 방해가 될 수 있으나, 작업적 필요가 클라이언트들 본래의 환경에서 평가되고 변경되어져야 하므로 클라이언트들의 집은 작업치료를 위해서는 이상적인 장소이다. 집은 또한 클라이언트가 무언가를 할 수 있는 능력을 갖게 하는데 가장 좋은 장소이다. 따라서 환자와 그 가족들을 가르치는 선생으로서의 치료사의 역할이 가장 중요하다. 비록 이러한 환경에서는 치료적 접근이 변형되기는 하지만(Atchison, 1997; Levine et al., 1993; McGuire, 1997; Meyers, 2010; Stahl, 1998), 여전히 작업치료의 동일한 핵심 가치들이 적용된다(Opacich, 1997). 공예가 많은 기능적 영역들로 일반화시킬 수 있는 여러 가지 기술들과 행동들을 혼합하기도 하고, 또는 치료사가 클라이언트가 집에서 할 수 있는 대안적인 여가 꺼리들을 찾도록 도울 때에는 공예 본래의 의미를 갖는다. 질병이나 손상으로 인해 장애가 있는 사람은 전형적인 활동이 바뀐다. 그래서 여가 또는 다른 생산적인 활동은 입원 이후에는 무시되는 경우가 많지만, 중재의 한 방법으로 공예를 사용하면, 새로운 가능성을 제시할 수 있다. 만약 활동이 만족스럽다면, 퇴원 후 대상자가 독립적으로 비슷한 활동을 추구할 수 있다. 치료는 오랜 기간에 걸쳐 얼마 동안의 시간간격을 두고 되풀이되며 활동(activity)은 필요하다면 여러 번에 걸쳐 나눠질 수 있으므로, 재가 방문 치료를 위해서는 공예를 계획하는 것이 때로는 더 쉽다. 덧붙여서 어떤 클라이언트들에게는 이미 시작한 작품이 있을 수도 있고 또는 사용 가능한 물품들과 재료들이 있을 수 있다. 그렇지 않다 할지라도 비용이 드는 것에는 비싸게 구입해야 하는 재료들보다는 발견된 공예 소재들을 사용한다. 비용이 드는 것은 오늘날 치료에 있어 피할 수는 없으나 치료 중재에 있어 반드시 고려되어야 한다.

발견된 소재들
FOUND MATERIALS

발견된 소재라는 용어는 처음부터 공예에 사용하기 위해 만들어진 물건이 아닌 물건, 소재, 물품들이 아닌 것을 의미한다. 창조적인 치료사들은 항상 다른 사람들이 간단히 폐기해버리는 것들을 사용한다. 그리고 재활용에 대한 오늘날의 문화적 강조가 대중에게 이것을 더 받아들여질 수 있게 그리고 심지어는 더 바람직한 것으로 만들어 왔다. 많은 인터넷 공예 사이트에 "녹색" 또는 재활용 공예가 총 망라되어 있으며, 부록 II와 이 챕터의 마지막에 열거되어 있는 자료들에도 많은 아이디어들이 제공되어있다.

뉴욕의 한 프로그램에서는 골판지, 나무, 플라스틱, 스펀지 같은 재료를 사용하여 저렴한 아동용 보조 장비를 만들어 왔으며(Hendrickson, 2005), 빈곤 국가에서 활동하는 치료사들은 보통의 치료사가 독특하다고 여길 수 있는 재료들은 자주 사용한다(Werner, 2009). 파시오(Fazio)는 노숙자, 정신질환자, HIV 양성자를 위한 직업 교육 프로그램을 다음과 같이 기술하고 있다. 참여자들은 폐지를 이용해 수제 종이를 "생산했고", 그런 다음 상품으로 팔기 위한 축하 카드와 포장지를 만드는데 그 종이를 사용했다. 제작에 있어서 적게 드는 비용 때문에 그리고 기금에 크게 의존하는 많은 지역사회에 기반을 둔 프로그램들에 있어서의 필요성 때문에 부분적으로 이 프로젝트가 선택되었다.

현재의 경제적 환경 때문에 만약 치료사가 치료에 공예를 주기적으로 포함시키고자 한다면 어떤 세팅이든 상관없이 어느 정도의 재활용이 거의 의무적으로 되었다 (Breines, 1998; Ehrlich & Piersol, 1997). 간단한 공예 도구 가격이 평균 약 3천 5백 원 정도인 것을 고려할 때, 제품화된 재료를 사용할 경우 시간이 지남에 따라 비용이 엄청나게 많이 들 것임을 쉽게 알 수 있다. 치료사가 이곳저곳으로 공예 재료 전부를 가지고 다니는 것이 불가능하기 때문에 가정 방문 치료에 있어 발견된 소재들은 특히 편리하다. 몇몇 공예 도구와 물품은 구급상자처럼 박스에 넣어 차에 실을 수 있어서 모든 집안 물품 중에 흔히 있는 발견된 소재로 치료사가 즉석에서 공예품을 만들 수 있다(Adams, 1989, 1991a, 1991b). 치료사는 또한 활동계획(activity planning)을 쉽게 하기 위해 미리 아이템들을 모아둘 수 있다.

발견된 소재의 종류
TYPES OF OF FOUND MATERIALS

가정용품(Household Items)

아래에 열거된 항목은 작품을 완성시키는데 재료로 사용될 수 있지만, 다른 작품을 만드는 과정 중 도구로 사용될 수도 있다. 예를 들어, 플라스틱 뚜껑은 팔레트로 사용하는데 좋고, 계란 판은 비즈 같은 재료들을 보관하는데 사용할 수 있다.

- 알루미늄 파이 통, 플라스틱 뚜껑
- 판지 또는 계란판
- 화장지 속대나 종이수건 속대
- 옷걸이, 다림질풀, 옷핀
- 뚜껑있는 빈 유리 단지, 유리병
- 플라스틱이나 마분지로 된 빈 우유통이나 주스통, 요구르트 통
- 화분 (플라스틱 또는 점토)
- 오트밀 박스, 구두 상자, 시리얼 박스
- 오래된 DVD, CD
- 종이접시, 커피필터, 컵케이크 라이너(베이킹컵)
- 가루 음료 플라스틱 용기
- 플라스틱 탄산음료 병, 샴퓨병, 용기 뚜껑
- 아이스캔디 꼬챙이
- 스티로폼 판 (예: 육류 통, 쿠키 통 등), 계란 판
- 깡통, 캔 커피 통
- 다 쓴 양초나 크레용
- 나무 조각

식료품류(Pantry items)

- 옥수수 껍질
- 옥수수 녹말

- 말린콩, 파스타, 쌀, 팝콘, 호박 씨
- 밀가루, 소금, 베이킹 소다
- 껍질 채 땅콩
- 감자
- 정향열매, 계피나무 껍질

천연 재료(Natural materials)

- 부목, 나뭇가지
- 깃털, 뼈
- 조롱박
- 나뭇잎, 꽃, 풀
- 솔방울
- 조개, 달걀껍질
- 씨앗, 꼬투리
- 돌멩이

파지제품(Scrap paper products)

- 갈색종이 가방, 갈색 또는 흰 점심 봉지
- 박스나 셔츠 포장에서 나온 마분지
- 버려진 포장지나 축하카드
- 신문
- 낡은 잡지나 카탈로그
- 오래된 지도, 이벤트 프로그램, 포스터, 책, 책장
- 낡은 퍼즐 조각
- 종이 냅킨, 도일리(케이크나 샌드위치를 놓기 전에 접시 바닥에 까는 작은 깔개)
- 잘게 조각난 신문이나 다른 포장용지
- 화장지
- 벽지 샘플 책자

실과 직물(Fiber and fabric)

- 버려진 천, 커튼, 시트, 수건
- 자수 실
- 버려진 직물, 버려진 끈
- 선물 리본이나 직물 리본
- 낡은 양말, 오래된 스타킹
- 스팽글, 단추
- 끈, 실
- 마른 행주 또는 낡은 행주

발견된 소재를 이용한 프로젝트 아이디어(Project ideas using found materials)

- 새 먹이장, 화분
- 양초, 촛대
- 크리스마스 장식, 다른 명절 장식품
- 장식된 그릇
- 폐포장지나 축하 카드
- 가면, 손가락 인형, 인형
- 액자
- 러그
- 조형물, 모빌, 벽장식
- 창문 장식

대상자의 집(또는 다른 환경)에서 공예를 소개하고 실행가기 위해서, 치료사는 대상자가 가능한 프로젝트 목록에서 선택하도록 하고, 그런 다음 대상자가 재료를 찾거나, 프로젝트 시 생기는 문제점을 해결하는데 도움을 줄 수 있다. 특정 물품이나 재료가 부족하는 것은 치료사가 다른 것을 응용(adaptation)하거나 창의적 사고를 할 수 있는 치료적 기회를 제공한다. 대상자가 속한 문화가 어떤 종류의 공예를 할 것인가에 영향을 줄 수 있으므로, 대상자가 어떤 공예를 선택하는 지는 치료사가 문화적으로 적절한 서비스를 제공하도록 하는데 도움이 되는 부가적인 통찰력을 갖게 한다(Piersol, 1998; Weinstein, 1997). 대상자가 속한 문화가 작업 수행에 미치는 영향에 대해 이해하는 것은 최상의 작업 치료를 제공하기 위해 필수적이다(Pendleton & Schultz-Krohn, 2006). 공예는 또한 다른 문화들에 대한 지식과 가치를 가르치는데도 사용될 수 있다. 예를 들어, 아이들은 아메리카 인디언들의 물건과 옷을 만듦으로써 아메리카 인디언 문화를 배울 수 있다. 또한 천연 재료의 아름다움과 기능애 대한 경외심을 갖게 하며, (Carlson,

1994; Leftwich, 1970) 재활용 같이 환경적으로 책임감 있는 행동을 강조할 수 있다.

과제

PROJECT

과제 - 물병 물고기(Water bottle fish)

준비하기

재료:

- 비어있는 물병 (1-24 온스)
- 아크릴 페인트 또는 페인트 마커
- 두 개의 눈알
- 접착제

도구:

- 가위

만들기

1. 물병의 반절을 반듯이 자른다.
2. 잘라낸 삼각형 부분에서 몸체(편평하지 않은 반절)와 등지느러미(편평한 부분)으으로 구분한다.
   (아동이 병의 바닥을 편평하게 잘라내는 것은 감각을 제공할 수 있지만, 감독이 필요하다.)
3. 병의 바닥의 가장자리를 원하는 지느러미 모양대로 자른다. 필요에 따라 형형색깔의 강력 테이프와 테이프로 개방된 가장자리에 붙인다(그림 14-1).
4. 페인트나 마커로 장식한 뒤 말린다.
5. 머리 부분의 양 사이드에 눈을 붙인다.(adapted from durr, 2014)

버려진 물병은 다른 용도로 많이 사용되고 있다.(재료에 따라) 물병은 새 모이통, 작은 화분, 창문장식유리(sun cathers), 꽃병 등으로 사용될 수 있다. 아동(또 다른 대상자)과 함께 만들 시 절단된 플라스틱의 날카로운 모서리는 주의해야 한다.

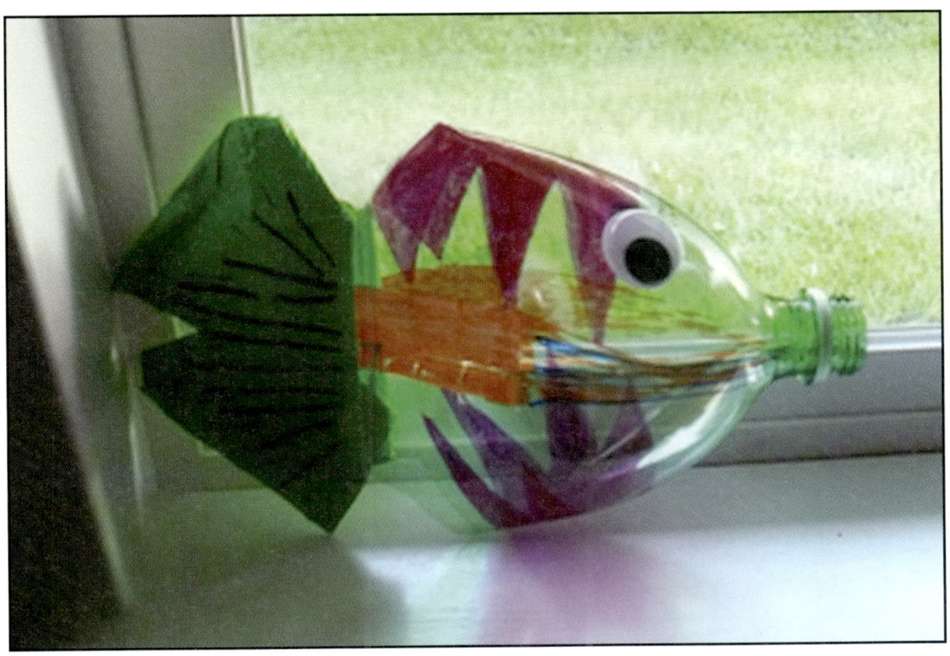

그림 14-1. 2리터 소다병으로 만든 물고기.

과제 – 우유 곽 나비(milk jug butterflies)

준비하기

재료:

- 깨끗하고 빈 1 gallon 의 우유 또는 물병(투명플라스틱이 가장 좋음)
- 미세선 영구 마커, 다양한 색상
- 인쇄 또는 복사된 나비 그림
- 원통형 나무 또는 플라스틱 구슬(옵션, 나비 당 1개)
- 검정 또는 초록색 꽃 철사, 또는 파이프 클리너(옵션)
- 접착제

도구:

- 가위

만들기

1. 나비의 중간이 우유 곽 모서리 부분과 일치하도록 유우 곽에 나비의 윤곽선을 그린다. 인쇄되거나 그린 나비의 크기는 일치해야 한다.
2. 플라스틱의 날카로운 부분을 조심하면서, 나비 모양대로 가위로 잘라낸다.
3. 색상 패턴이 보이도록 플라스틱 아래에 그림을 붙인다. 여분은 잘라낸다. 마커를 사용하여 패턴에 색깔을 칠한다(그림 14-2).
4. 잉크가 완전히 마르고 난 뒤, 원하면 나비의 중앙에 비즈를 붙인다. 꽃 철사를 3–4인치를 자르고 반으로 접은 다음 접힌 끝에 비즈를 삽입하여 더듬이를 만들 수 있다.(adapted from boardman, 2016)

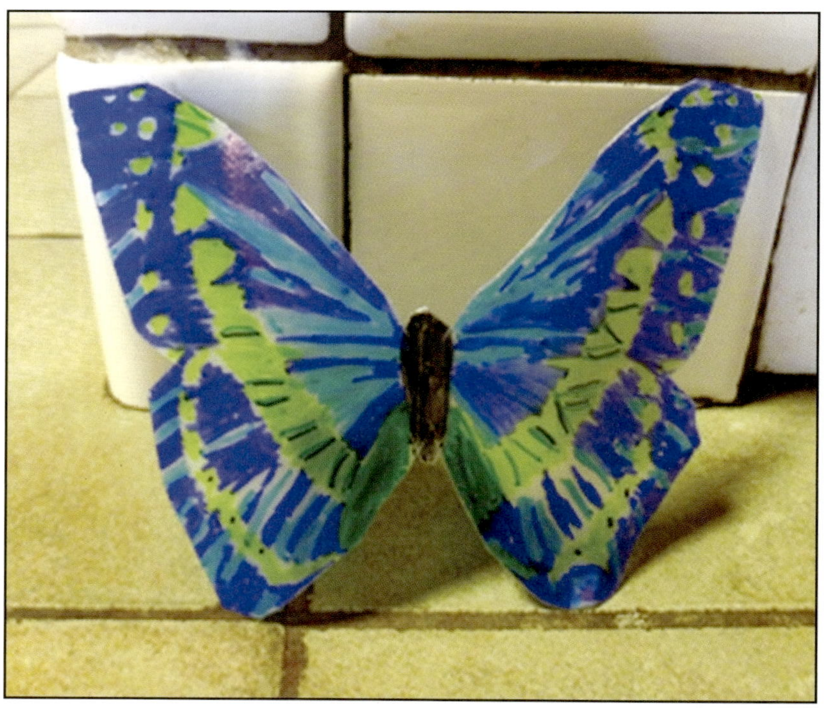

그림 14-2. 1갤론 우유곽으로 만든 나비.

과제- 솔방울 크리스마스 트리
(pinecone christmas tree)

준비하기

재료:

- 큰 솔방울
- 접착제(tacky glue) 또는 글루건과 글루스틱
- 비즈, 씨앗, 반짝이, 또는 장식을 위한 다른 작은 아이템들

도구:

- 핀셋을 사용할 수도 있지만, 아무런 도구도 필요하지 않다.

만들기

1. 솔방울의 뭉툭한 부분보다 조금 작은 컵이나 다른 용기에 솔방울의 뭉툭한 부분을 아래로 하여 놓아 솔방울을 고정시키시오. 필요하다면 아래의 비늘을 떼어내어 똑바로 앉힌다.
2. 비늘 하나하나에 소량의 접착제를 떨어뜨리고 그 위에 구슬이나 다른 장식물을 놓아 붙인다. "트리(tree)"의 모양이 마음에 들 때까지 이런 식으로 계속한다(그림 14-3).

다른 방법으로, 솔방울에 먼저 스프레이를 뿌려 색을 입힌다. 또는 풀로 비늘의 끝마다 점을 찍은 다음 반짝이를 흩뿌리거나 반짝이 위에 솔방울을 굴린다.

나무로 가득한 "숲"을 만들 수도 있고, 또는 특정한 장식이나 명절에 맞추어 장식의 색이나 스타일을 다양하게 할 수도 있다. 이 활동은 소근육 운동(fine motor), 시각 스캐닝(visual scanning), 시각 변별(visual discrimination) 기술을 훈련하는 대상자에게 도움이 된다.

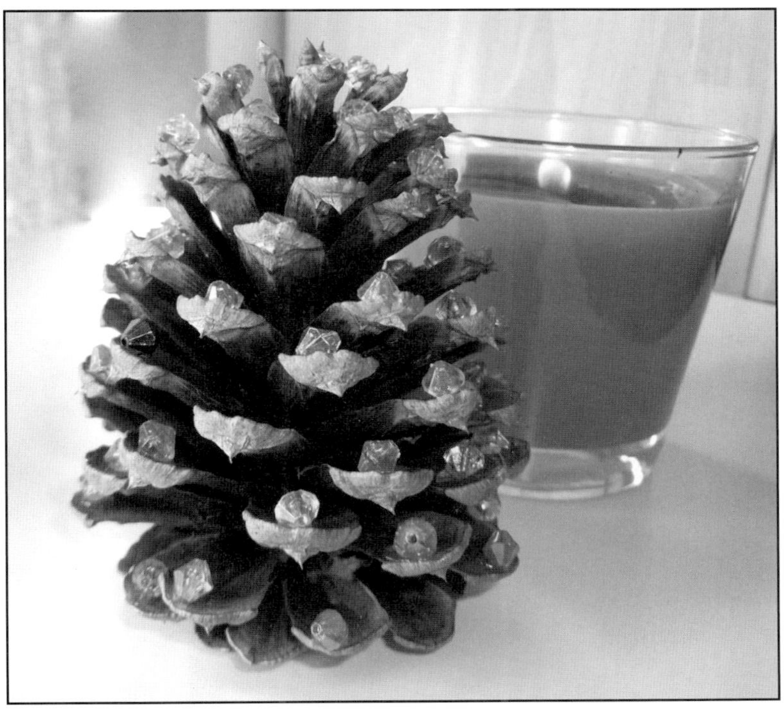

그림 14-3. 솔방울 트리.

과제 – 벽돌 & 축하 카드 도어 스톱 (Brick & Greeting Card Doorstop)

준비하기

재료:

- 오래된 벽돌이나 새 벽돌 (금이 갔거나 이가 나간 것도 괜찮다.)
- 크기나 그림의 방향이 벽돌 크기에 맞는 그림이 있는 축하 카드
- 흰 풀
- 부직포, 적어도 5×20 cm (또는 벽돌 바닥까지 충분히 덮을 수 있는 크기)
- 아크릴 접착제 (선택 사항)

도구:

- 스펀지
- 가위
- 폼(foam)이나 강모 페인트 붓

만들기

1. 축하 카드의 뒷면을 잘라 버리시오. 벽돌을 깨끗이 씻으시오. 물로 씻을 경우 완전히 건조시킨다.
2. 축하 카드 그림 뒷면을 물로 적시고, 젖은 천이나 스펀지 위에 몇 분 동안 놓아둔다. 그런 다음 젖은 스펀지나 손가락으로 카드의 종이 부분을 그림이 있는 얇은 층만 남을 때까지 문지른다. 그림을 찢지 않도록 조심해서 문지른다. 하지만 조금 찢어진 것은 다시 붙일 수 있다.
3. 그림의 원하는 크기와 이미지만 남을 때까지 그림의 가장자리를 부드럽게 찢는다. 그림이 벽돌의 앞면보다 커서는 안되며 카드를 말린다.
4. 벽돌 앞면에 풀을 충분히 펴 바르시오. 그런 다음 카드의 그림을 붙이고, 가장자리를 전부 가능한 한 평편하게 누른다. 풀은 마른 뒤에는 보이지 않을 것이므로 그림 위에 떨어뜨리는 것을 걱정하지 않아도 된다.
5. 흰 풀을 덧발라 그림을 완전히 붙인다 (매번마다 말리기) 또는 사용설명서에 따라 아크릴 접착제를 스프레이로 뿌리거나 붓질한다. 접착제를 사용하기 전에 벽돌과 풀 둘 다 건조되어 있어야 한다.
6. 바닥에 흠집을 내지 않기 위해 벽돌 바닥에 부직포를 붙인다.

도어스톱에 사용하는 그림은 사실상 무한정하다. 종이가 얇을수록 그리고 가장자리가 불분명할수록, 보기 좋게 붙어서 그림이 벽돌 표면에 프린트된 것처럼 보일 것이다 (그림 14-4). 푹 젖은 종이를 다룰 때 찢지 않도록 운동조절(motor control)이 요구된다. 하지만 천천히 작업하고 필요하면 종이를 다시 적셔도 된다. 이 활동은 사용되는 힘의 양을 등급화(grading)하는데 좋다.

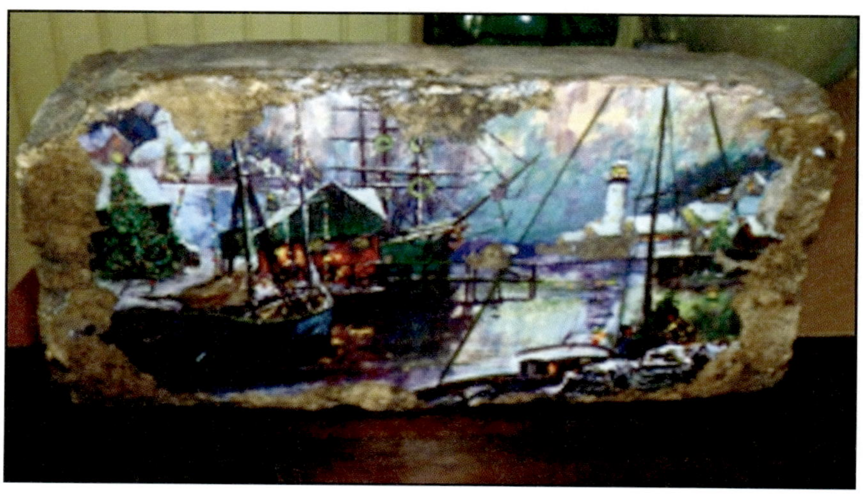

그림 14-4. 데쿠파주 종이 조각을 오려 붙이는 장식법.

과제 - 병 정리함(Organizer)

준비하기

재료:

- 여러 개의 오래된 병 (비슷하거나 여러 가지)
- 아크릴 페인트(두가지 색깔)
- grout(욕실 · 부엌 등의 타일 사이에 바르는 회반죽) 또는 석고
- 폐목판, 1–2 feet 길이
- 조절할 수 있는 호스 클램프, 입구가 충분히 큰 병 (옵션) (그림 14–5)
- 노끈 (옵션)
- 사포
- 나무 나사

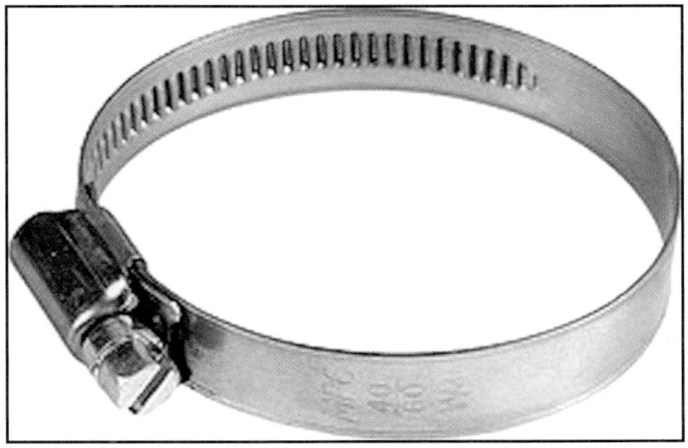

그림 14-5. 호스 클램프.

도구:

- 페인트 붓
- 드릴
- 십자형 드라이버 (옵션)

만들기

1. 병을 깨끗하게 하고, 목제를 원하는 정도로 매끄럽게 만든다.
2. 목재를 원하는 경우 페인트를 칠하거나, 얼룩을 지우거나, 투명 코팅제를 바른다. 재활용 목재는 "시골 특유의 소박함(rustic)"하게 보이고, 새로운 목재는 마무리가 더 좋아 보인다.
3. 테이플 스푼으로 페인트 하나와 그라우트 두 개를 섞습니다. 너무 걸쭉하면 물을 추가한다.
4. 각 병에 칠하고 완전히 말린다.
5. 각 병에 2인치 간격으로 두 개의 구멍을 뚫거나 나무 나사를 사용하여 각 위치에 호스 클램프를 부착한다.
6. 첫 번째 페인트를 칠한 뒤 테이프를 부착하여 패턴을 형성하고 두 번째 페인트를 칠해 패턴을 만들 수 있다. 또는 전체 표면에 페인트를 칠한 뒤 말린 다음 긁어 내거나, 모래를 발라서 원하는 모양을 만들어 낸다. 또한 메이슨(통조림)병 같이 글씨가 쓰여 있는 병을 사용하거나, 병 입구와 페인트가 제거된 부분에 페인트를 칠할 수 있다.
7. 모든 병을 페인트를 다 칠하고 말린 뒤, 호스 클램프를 사용하여 나무판에 붙이거나, 병 입구를 노끈으로 둘러싸면서 감은 다음 각 끝을 구멍에 끼운다. 노끈을 리본 모양으로 묶고 병 입구에 매듭으로 묶는다.(그것을 뒤쪽으로 넣은 다음, 앞쪽을 향한 반대쪽 구멍을 통해 각 끝을 다시 삽입하고, 병 입구에 매듭으로 묶는다(그림 14-6).

과제 - 벌집 꽃병(Beehive vase)

준비하기

재료:

- 노끈
- 접착제(tacky glue)
- 깨끗한 재활용 병(라벨이 완변히 제거할 필요는 없다.)
- 마킹 테이프 & duck 테이프(강력한접착테이프, 배관 공사, 가옥수리용)

도구:

- 가위

만들기

1. 병의 1–2인치의 병 둘레에 접착제를 바릅니다. 양끝에서 시작할 수 있지만, 반듯이 병의 나삿니(threaded)를 덮어야 한다.
2. 접착체를 바른 부위를 돌려가면서 노끈으로 감기를 시작합니다. 접착제가 마르는 동안에 필요할 만큼의 테이프를 사용할 수 있다. (나중에 제거할 수 있음)
3. 병이 완전히 덮일 때까지 접착제를 바르면서 노끈으로 감습니다. 접착제가 다 마른 뒤 테이프를 제거할 수 있다(그림 14-7).

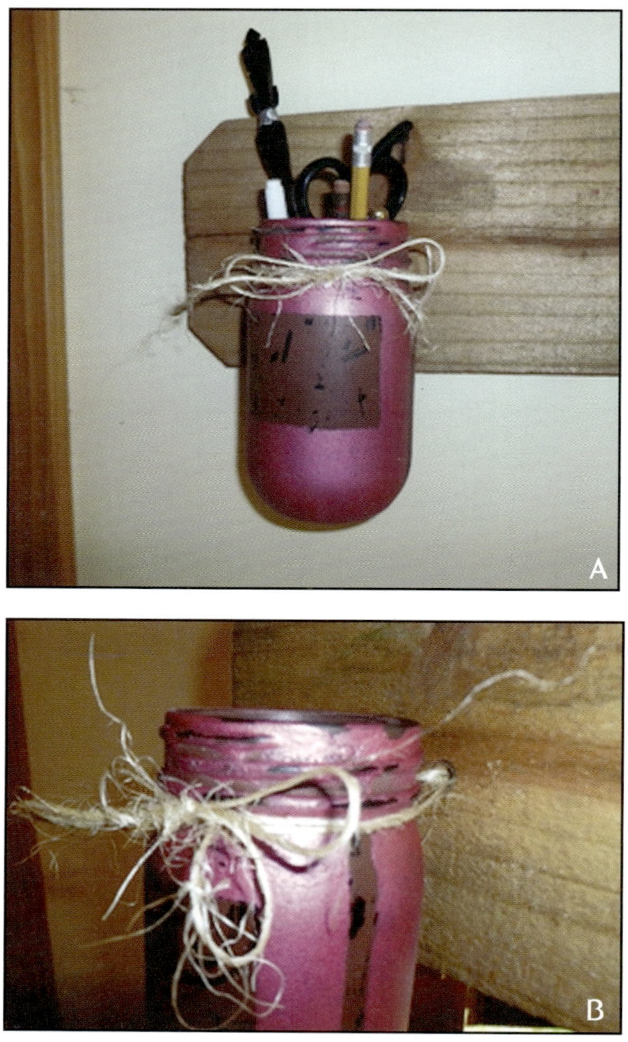

그림 14-6. (A) 재활용 된 병 오거나이저, (B) 병 오거나이저, 노끈으로 병입구를 묶음.

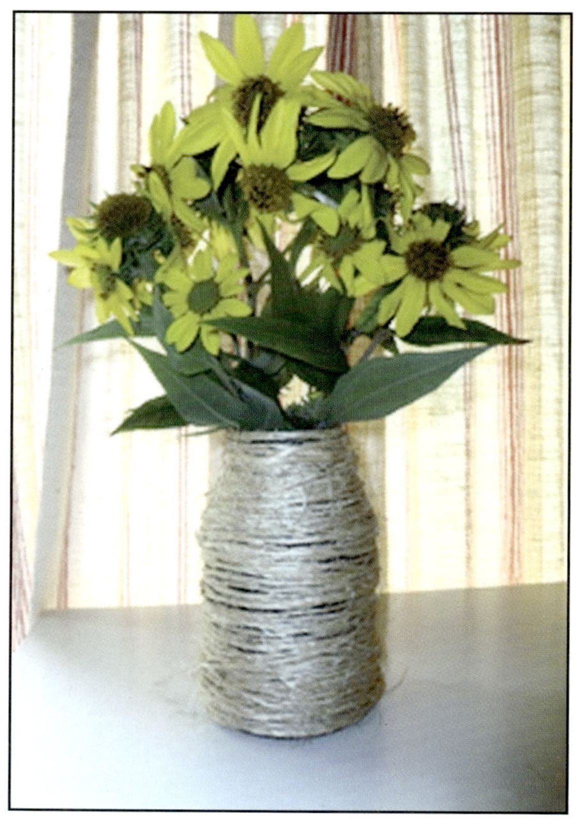

그림 14-7. 노끈으로 감은 꽃병.

과제 – 집에서 만든 점토

준비하기

재료:

- 소다 2컵
- 옥수수 녹말 1컵
- 따뜻한 물 1 1/3 컵

도구:

- 냄비
- 스푼
- 난로

만들기

1. 마른 재료를 섞는다.
2. 따뜻한 물을 서서히 넣고, 저어가면서 약한 불에 끓인다. 걸쭉해 질 때까지 끓이고 난 뒤 식힌다. 원하는 농도가 될 때까지 반죽한다.
3. 점토 또는 소금 반죽으로 사용할 수 있다. 모양을 만들고 말린다. 원한다면 페인트를 칠한다.

그룹 과제 – 도시 건설(Build a town)

도시 건설 활동은 어떤 재료를 사용하여 손으로 만들기(수정된 형태로) 때문에 원래 평가도구로 제시되었다. (clark,1999) 재료는 그룹으로 제공되며, 그룹원은 특정한 테마나 특징을 포함한 도시를 건설하도록 지시를 한다. 치료 그룹 과제로 사용되면, 참가자는 과제를 수행하면서 사회기술, 인지, 운동을 향상시키며, 자신의 개성을 표현할 수 있다. 또한 참가자들의 상상력을 자극하고, 새로운 가능성을 시각화 하는데 도움을 줄 수 있다. 그것은 또한 원래 형태의 평가도구로 사용될 수 있다.

준비하기

재료:

- 스트리폼 블록, 골판지
- 파이프 클리너(pipe cleaner)
- 테이프, 접착제
- 판지
- 끈
- 마커
- 소상용 점토

도구:

가위

만들기

1. 그룹 참가자들을 모으고 제공된 자료를 가지고 도시를 만들도록 지시한다(그림 14-8).
2. 그룹구성원 수, 시간, 도시의 필수내용 등과 같은 원하는 변수를 설정한다.
3. 도시가 완성되면, 참가자는 자신의 창작물에 대해 설명하고, 만드는 동안 발생한 문제점에 대해 토론하게 한다.

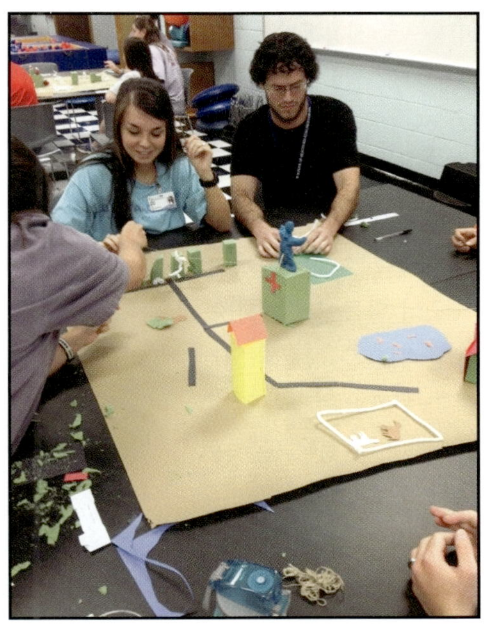

그림 14-8. 재료를 찾아서 도시건설하기.

양초
CANDLES

오래되거나 쓰다만 양초와 부러진 크레용을 왁스 재료로 사용할 수 있기 때문에, 그리고 주형틀과 다른 필요한 도구와 물품들의 대부분을 가정용품으로 임시변통할 수 있기 때문에 양초 만들기가 이 챕터에 포함되었다. 양초 만들기는 또한 요리하기에 필요한 것과 같은 활동 요건(activity demands)을 필요로 하며 필요한 도구들의 대부분이 가정에 있다. 비록 지금은 여가 활동이 되었지만, 양초 만들기는 한때 조명을 위해 그리고 특정한 의례상의 기능을 다하는데 있어 매우 중요한 것이었다. 초기 양초는 정제된 동물 기름인 수지 또는 더 비싼 밀랍으로 만들었다. 심지가 있는 양초는 로마인들이 처음으로 만들었다(Abadie, 2002). 주형 기술이 발달할 때까지 녹인 밀랍에 심지를 적셔 양초를 만드는 방법을 사용해 손으로 만들었다. 양초는 1830년대에 처음으로 대량 생산되었고, 현대의 양초 생산 과정은 그때 이후로 바뀐 것이 거의 없다(Abadie, 2002; Bardey, 1999). 조명을 위해서는 양초가 더 이상 필요 없다 할지라도, 양초는 아직도 종교적 예식과 다른 의식들에 있어 중요하다. 양초는 선물용으로 그리고 집안 장식 아이템으로 인기가 좋으며, 무드를 조성하거나 아로마 향을 위해 사용되기도 하며, 전기가 나갔을 때는 역시 조명용으로 사용된다.

양초 만들기가 비록 일반적으로 작업치료실에서 행하는 공예가 아니라 할지라고, 비용이 적게 들고 특수한 도구나 재료가 거의 필요하지 않기 때문에 치료용을 사용할 수 있는 가능성이 많다. 또한 왁스는 낮은 온도에서도 변형이 가능하고, 계속해서 반복적으로 녹일 수 있어서 만족할만한 작품이 만들어질 때까지 계속할 수 있다. 양초 만들기의 기본적인 재료는 왁스(주로 파라핀 또는 밀랍), 왁스를 녹이기 위한 열기구와 적절한 용기 (이중 냄비), 심지 재료, 측량 기구, 주형틀 또는 용기, 그릇 집게, 왁스 온도계이다. 왁스를 붓는데 사용할 수 있는 깔때기, 큰 덩어리를 작게 부술 망치, 조각칼 또는 가위, 녹은 양초를 젓고, 심지를 넣기 위한 길고 가느다란 막대기, 그리고 신문, 화장지, 알루미늄 호일이나 왁스지 같은 청소 도구들 포함한 다른 아이템들도 도움이 된다(Larkin, 1998). 마지막으로 염료, 향료, 장식 소품들을 사용하면 더 창조적이고, 개인 취향에 맞는 양초를 만들 수 있다. 기본적인 제작 방법은 아래의 프로젝트 설명서에 기술되어 있다. 몇 번 시도해 보고나면 치료사는 기구와 방법을 잘 사용할 수 있게 될 것이다.

과제
PROJECT

과제 – 수제얼음양초(Molded ice candle)

활동 선택 및 계획하기

이 활동은 시간이 중요하다. 녹인 양초는 붓자마자 굳고, 얼음은 뜨거운 왁스를 붓기 직전에 주형틀에 넣지 않으면 녹아버릴 것이다. 그래서 얼음을 적당할 때 추가하거나, 왁스를 부을 준비가 될 때 주형틀에 넣어야 한다.

치료사는 클라이언트와 함께 만들기 전에 이 과정을 적어도 한 번은 해보는 것이 좋다. 만약 클라이언트가 만들어진 양초에 만족하지 않는다면 다시 녹여서 새 주형틀에 다시 만들 수 있다. 스테아린 산이 반드시 필요한 것은 않지만, 양초의 질을 더 좋게 할 것이다. 여러 다른 종류의 주형틀을 사용할 수 있지만, 초를 먹인 마분지로 된 용기가 왁스가 굳은 후 쉽게 찢어버릴 수 있기 때문에 가장 간단한 주형틀이다.

준비하기

재료:

- 왁스 (쓰고 남은 양초 또는 파라핀 왁스), 추가로 스테아린 산 또는 다른 경화제
- 적당한 길이로 잘라진 사각 심지(원통형으로 실을 꼬아 만든 심지 실) (녹인 왁스에 2-3번 담글어 심지를 고정시킨다).
- 심지 막음용 다붙이(점착 점토) 또는 접착테이프

- 염료 (예: 부러진 크레용 또는 오래된 쓰고 남은 양초 같은 것들), 향료 (선택사항)
- 작은 얼음 조각들

도구:

- 0.5 리터 우유 팩 (주형틀)
- 이중 냄비 또는 용해용 용기와 냄비
- 가열기구
- 가위
- 깔때기
- 작은 맞춤못 또는 대나무 꼬챙이
- 요리용 온도계

소요 시간:

45분

예상 비용:

2천 5백 원 (상품용 파라핀 대신 오래된 양초를 사용하면 비용이 훨씬 적게 듦)

만들기

1. 작업 영역을 신문으로 덮는다.
2. 윗부분을 자르고 바닥 가운데에 작은 구멍을 내서 주형틀을 준비한다.
3. 구멍으로 약 2.5 cm 정도 심지를 빼어 튀어나오게 하고 안전하게 잡고 있도록 핀으로 실을 관통하게 끼운다.
4. 맞춤 못을 주형틀 위에 놓고 심지를 감는다. 필요하다면 테이프로 고정시킨다(그림 14-9). 바닥에 있는 구멍 밖으로 심지를 뽑지 않도록 조심한다.
5. 주형틀 바닥에서부터 끝까지 심지가 곧게 한 다음, 구멍과 튀어나온 심지 위에 심지 막음용 다부치나 접착테이프를 붙여 구멍을 완전히 막는다(그림 14-10).
6. 왁스를 70도에서 녹인 후 설명서대로 경화제를 넣고, 염료와 향료를 원하는 만큼 넣는다.

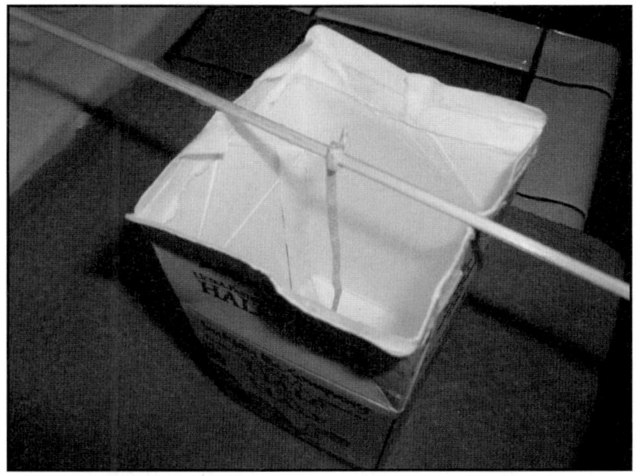

그림 14-9. 주형틀에 곧게 세워진 심지.

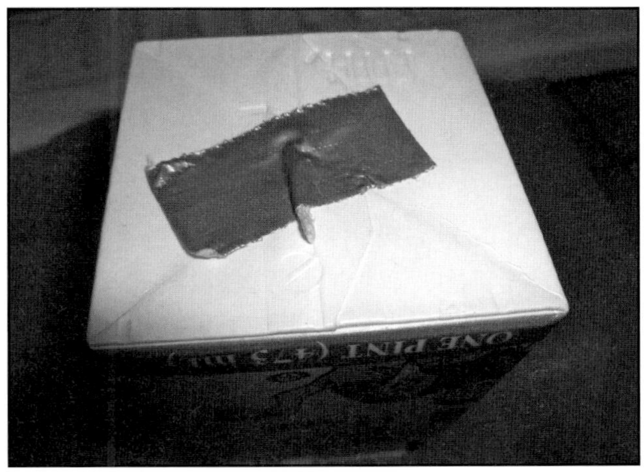

그림 14-10. 주형틀 바닥에 붙여진 심지.

7. 2.5–5 cm 정도 왁스를 주형틀에 붓는다.
8. 얼음 조각을 좀 넣은 다음 왁스를 놈 더 넣고, 다시 얼음 조각을 넣고 왁스 넣기를 주형틀이 꽉 찰 때까지 계속한다. 이렇게 하는 과정 중에 심지가 중심을 유지하도록 조심한다.
9. 초가 식으면 심지 가까이 양초 중앙에 탐침 바늘을 찔러 넣고 비어있는 공간을 왁스로 채운다. 더 정확하게 붓기 위해 필요하다면 깔때기를 이용한다. 더 채워 넣는 왁스 역시 70도가 되어야 한다.
10. 초가 완전히 식게 한다.

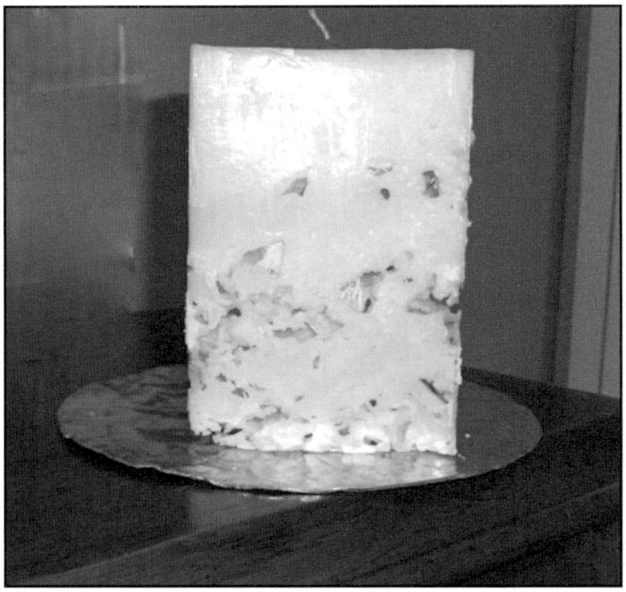

그림 14-11. 완성된 얼음 양초.

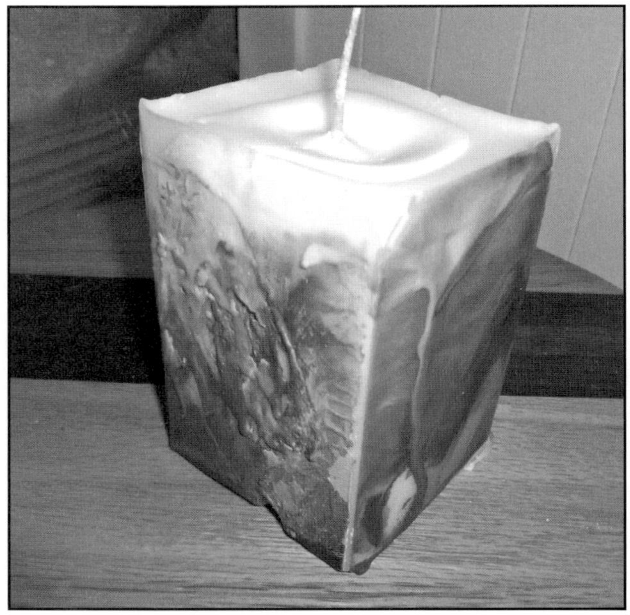

그림 14-12. 용해된 크레용으로 장식된 양초.

11. 심지에서 맞춤 못을 제거한다. 주형틀을 찢어버리시고, 양초 바닥에 있는 심지를 바닥과 평면이 되게 자른다. 그런 다음 위쪽의 심지를 약 2.5cm 길이가 되게 마무리한다(그림 14-11).

단계 및 적응

다른 모양의 주형틀을 사용하거나, 얼음을 사용하지 않음으로써, 또는 녹이는 과정 중이나 양초가 굳은 후에 색을 더하는 것으로 여러 가지 다양한 양초를 만들 수 있다. 예를 들어, 호일을 깐 철제 구이판 위에 왁스 지를 놓고 그 위에 크레용 조각을 놓은 다음 오븐 속에서 낮은 온도에 녹인다. 그런 다음 스월 효과(swirl effect: 물결무늬 효과)를 내기 위해 양초의 양쪽을 용해된 크레용 속에 간단하게 담그기만 하면 된다(그림 14-12). 활동의 난이도를 낮추기 위해서 클라이언트가 주형틀을 준비하고 색깔과 향을 선택하게 하고 치료사는 용해하는 것과 붓는 것을 도울 수 있다. 더 간단하게 클라이언트는 무늬가 새겨지고 용해된 왁스로 색을 입힌 양초의 바깥쪽에 단순히 장식만 할 수도 있다. 활동의 난이도를 높이기 위해서는, 얼음을 빼고 클라이언트가 각각 다른 색의 왁스를 여러 층으로 나누어 붓게 한다. 또는 용해된 흰 왁스를 붓기 전에 색이 있는 왁스를 덩어리로 잘라서 주형틀을 채운다.

문서화

이러한 활동은 요리 단계와 유사하기 때문에 기록할 때 작업의 목표와 관련시키는 여러 가지 방법이 있다. 치료사는 열 및 날카로운 도구를 안전하게 다루는 기술을 구조화하고 보고할 수 있다. 또한, 순차적인 지침에 따라 각 단계별로 적당한 시간을 기다려야 한다. 뻗기, 들기, 붓기, 잡기와 같은 운동기술과 필요한 준비물을 모으거나, 관절보호 기술을 포함한다. 예를 들어:

- "클라이언트는 필요시에는 냄비 받침을 사용하며 뜨거운 용기를 안전하게 다룰 수 있었고, 지시하지 않아도 렌지 끄는 것을 기억했다."
- "치료사는 순서대로 적힌 체크리스트를 클라이언트에게 제공했고, 클라이언트는 혼자서 그 순서를 따라 할 수 있었다."
- "양초 만들기를 하는 동안 클라이언트는 주의를 기울이지 않았고 충동적이었으며, 이것은 클라이언트가

아직은 혼자서 요리하기에는 안전하지 않다는 것을 가리킨다."

흔한 가정용품으로 붓기와, 주형을 하는 동안 또는 기본 양초가 만들어진 후에도 기발하고 흥미로운 양초를 만드는 여러 가지 기술이 사용될 수 있다. 예를 들어, 달걀껍질, 큰 조개껍질이나, 모래판 속에서 모양을 잡은 알루미늄 호일 같은 특이한 용기나 주형틀을 사용하고 또는 색이 있는 왁스 덩어리나 크레용 조각으로 주형틀을 채운다음 용해된 왁스를 붓는다. 이렇게 하면 알록달록한 무늬가 있는 양초를 만들 수 있다. 다른 방법으로, 이미 만들어진 필라 캔들(pillar candle)을 주형틀 중앙에 놓고 비가연성 작은 장식물들과 천연 재료들로 두른 다음 용해된 왁스를 주형틀에 부어 주형틀을 채운다. 이렇게 하면 "보물(treasure)" 양초가 만들어진다(Larkin, 1998). 찢어버릴 주형틀을 만들기 위해서는 마분지로 된 주스 통이나 화장지 속대, 우유팩을 사용하시오. 초는 여러 층으로 나누어 부을 수 있는데, 각이 지게 하는 효과를 얻기 위해서는 굳히는 동안 한쪽으로 비스듬히 누인다. 기호에 따라 양초에 색을 내기 위한 염료와 향을 내기 위한 아로마 오일을 사용할 수 있다.

초가 부어지고 굳은 다음, 녹은 초를 "접착제"로 사용해서 계피껍질이나 조개껍질, 압화(pressed flowers: 누름꽃)를 초의 겉에 덧붙여 장식할 수 있다(그림 14-13). 따뜻한 왁스는 그릇에 담아서 거품기나 핸드 믹서를 사용해서 거품을 낼 수 있다. 이렇게 거품을 낸 왁스는 양초 위나 옆에 얹어서 아이싱(icing)이나 거품, 눈처럼 보이게 한다. 머핀틀을 주형틀로 사용하고, 거품 낸 왁스로 "아이싱 효과"를 내어서 컵케이크(cupcake) 양초를 만드시오. 필라 캔들이나 볼 캔들은 크레용 조각같이 다른 색의 용해된 왁스 속에 담가 바깥껍질을 만들거나, 가장자리에 다른 색을 떨어뜨린다. 또는 몇몇 부분에 마스킹 테이프(masking tape)를 붙인 후, 양초를 녹아있는 왁스에 굴린다. 식은 후에 테이프를 떼어낸다(리더스 다이제스트, 1979). 왁스 판을 오븐에서 데운 후 잘라서 필라 캔들의 바깥쪽에 붙일 수도 있지만, 이런 경우 아주 빨리 해야 한다. 바깥쪽을 예쁘게 하기 위해 색칠을 하거나 조각도 할 수 있다. 요약하자면,

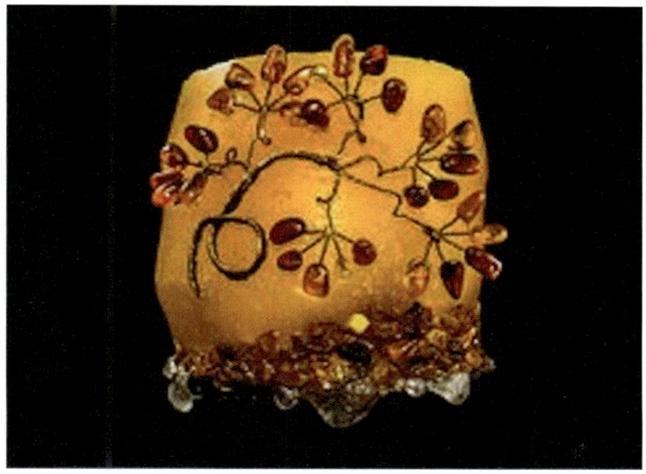

그림 14-13. 구슬과 철사로 장식 한 양초.

캔들의 바깥쪽 장식은 클라이언트를 더 단순한 레벨에서 공예에 참여하게 하는 한 방법이다(Webster, 1972). 말아서 만드는 롤드(rolled) 캔들은 만드는 법이 간단하고 왁스 판, 심지, 자르는 도구, 드라이어만 있으면 되지만, 치료용으로 자주사용하기에는 왁스 판이 너무 비싸다. 그리고 이 방법은 간단하기는 하지만 창조적인 면을 추가하기에는 유연성이 떨어진다.

캔들 만들기를 할 때 주의해야할 점이 몇 가지 있다. 가장 주의해야 할 것이 뜨거운 왁스나 가열기구에 델 위험이다. 치료사는 클라이언트가 초를 부을 때 용기를 다루기에 적절한 근력과 통제력이 있는지를 확인해야하며 냄비 드는 기구나 장갑을 사용하는 것이 좋다. 양초를 담그는 것이 덜 위험하기는 하기만, 여전히 뜨거운 왁스를 다루어야 한다. 양초를 굴리는 것이 클라이언트에게 거의 위험하지 않거나 전혀 위험하지 않다. 비록 어떤 사람들은 양초를 장식용으로만 사용한다 할지라도, 양초는 태우기 위한 것이므로, 치료사는 양초 공예를 클라이언트에게 제안할 때 이것을 염두에 두어야 한다. 치료사는 클라이언트가 집에서 양초를 사용하기에 적합한 판단력을 가지고 있다거나 아니면 적절한 감독 하에 있다는 확신이 있어야 한다. 병원에서는 초를 켜는 것이 금지되어 있으므로, 치료사는 클라이언트가 퇴원할 때만 그들이 만든 양초를 주어야 한다. 다른 방법은 클라이언트가 다른 사람에게 줄 선물로 양초를 만드는 것이다. 양초를 만드는 동안 사용된 도구들도

위험할 수 있다. 다른 활동에서와 마찬가지로, 뾰족하거나 날카로운 물건을 사용할 때는 항상 조심해야 한다. 만약 클라이언트가 이러한 도구들을 안전하게 사용하지 못한다면, 치료사가 이런 도구를 사용하는 단계에서 보조해할 필요가 있다.

파라핀(paraffin)은 500그램 당 약 3천 5백 원 정도이고 밀랍왁스(beeswax)는 훨씬 더 비싸다 (Triarco Arts and Crafts, 2011). 구입한 왁스의 종류에 따라 다르지만 스테아린(stearin: 고체 유지 성분) 같은 재료들이 필요할 수도 있으며, 따라서 비용이 좀 더 들 수 있다. 염료, 향료, 심지는 많이 비싸지 않지만 대량 구입 시 훨씬 저렴하다. 다양한 주형틀과 용기들을 구입할 수도 있지만, 많은 흔한 가정용품들도 같은 용도로 사용할 수 있다.

양초 만들기를 하는 동안 지저분해질 수 있으므로 작업할 곳을 신문으로 덮는 것이 좋다. 옷에 묻은 왁스는 뜨거운 물을 옷에 부어서 제거하고, 카펫에 묻은 왁스는 얼음을 카펫에 문지른 후 무딘 칼로 떼어내어 제거하고 뜨거운 물로 도구나 가열기구에 바로 닿는 용기의 왁스도 제거한다. 하지만 왁스를 배수구에 버려서는 안된다. 왁스는 가연성이이기 때문에 절대로 가열기구 표면에 바로 닿는 용기 속에서 녹이면 안된다. 그리고 절대로 사람 없이 가열되도록 두어서는 안되며, 이중 냄비 속의 물 높이도 항상 지켜보아야 한다. 만약 왁스에 불이 붙으면, 바로 즉시 용기의 뚜껑을 닫으시오. 물로 불을 끄려하는 것이 불똥을 다른 곳으로 튀게 할 수 있으므로 절대로 물로 불을 끄려하지 말고 뜨거운 왁스가 피부에 닿을 경우를 위해 찬 물 한 그릇을 손이 닿기 쉬운 곳에 두시오. 비록 이런 일이 잘 일어나지도 않고, 일어난다 하더라도 잠시 동안만 불편하지만, 식은 왁스가 피부에서 쉽게 떨어진다. 왁스를 녹이는 용기로 커피캔 같이 버릴 수 있는 것을 사용하는 것이 치우는 시간을 최소화하는데 도움이 된다. 변질됨 없이 다시 녹여서 모양을 낼 수 있는 왁스가 질이 좋은 왁스이다. 만약 클라이언트가 만들어진 양초에 만족하지 않는다면, 냄비에 넣고 다시 녹여서 새로 만들 수 있다. 식은 양초를 스타킹으로 문질러 전문가가 만든 것처럼 보이게 할 수 있다 (Abadie, 2002).

발견된 소재들에 대한 다른 견해들

OTHER IDEAS FO FOR FOUND MATERIALS

발견된 소재들과 가정용품을 이용하여 가능한 공예는 치료사와 클라이언트가 상상할 수 있는 것만큼으로 제한되어 있다. 원래 제작을 의도하지 않은 재료가 사용되었을 때, 창의력을 발휘할 수 있는 기회를 활용할 수 있다.

온갖 종류의 박스에 색칠하고, 종이로 장식하고, 포장지에 싸서 주고, 사진이나 장신구 또는 다른 기념품을 잡고 있도록 종이반죽을 덧입힐 수 있다. 곡물이나 다른 식품 상자의 가벼운 판지는 건설에 좋은 무게가 있을 뿐만 아니라, 일반적인 가위로 비교적 쉽게 잘린다. 골판지는 액자, 미니어쳐 하우스, 가구, 탁삭용 정리함 또는 기타 유사한 용기를 만드는데 적합하다. 계란 판의 각 컵을 잘라내고, 각 바닥에 구멍을 뚫어서, 평범한 하얀 전등에 음영을 주어 사용할 수 있다. 다채로운 달력사진 같이 무거운 인쇄 용지는 가늘고 긴 조각으로 잘라서 선물용 나비 매듭을 만들 수 있다(그림 14-14). 보티브 캔들 홀더(votive candle holder)나 항아리를 만들기 위해 유리병이나 포도주병에 색칠을 하거나 유리 모자이크 또는 색 티슈를 붙일 수 있다(그림 14-7). 압화(누름꽃), 풀, 양치류 식물을 수제카드나 포장지에 덧붙일 수 있다(Hall, 2001).

액자 안에 넣거나, 상자의 바깥쪽에 추가할 수 있다. 평범한 종이 가방을 자르거나 스탬프를 찍어서 특별한 선물 가방을 만들 수 있다. 플라스틱 뚜껑이나 주스 통 뚜껑은 주형용으로 사용할 수 있고, 마분지로 된 우유팩은 양초 주형통으로 사용하기에 아주 좋다. 파스타는 아이들의 목걸이, 크리스마스트리 장식 화환, 모자이크를 만드는데 사용할 수 있고, 스프레이로 색을 입히거나 다른 재료와 섞어서 사용할 수 있다. 감자를 조각해 여성용 대형 손가방, 티셔츠, 잡지 표지에 스탬프를 찍는데 사용할 수 있다. 얼음과자 막대나 옷핀으로 미니어처 빌딩이나 가구를 만들거나 사진틀을 만들고 낡은 퍼즐 조각으로 장식할 수 있다(그림 14-15). 인쇄된 티슈곽을 스트로폼 공을 싸서

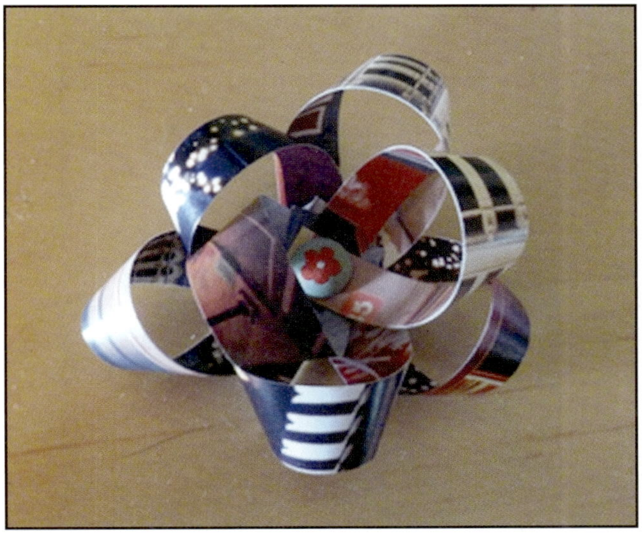

그림 14-14. 재활용된 종이 나비 매듭.

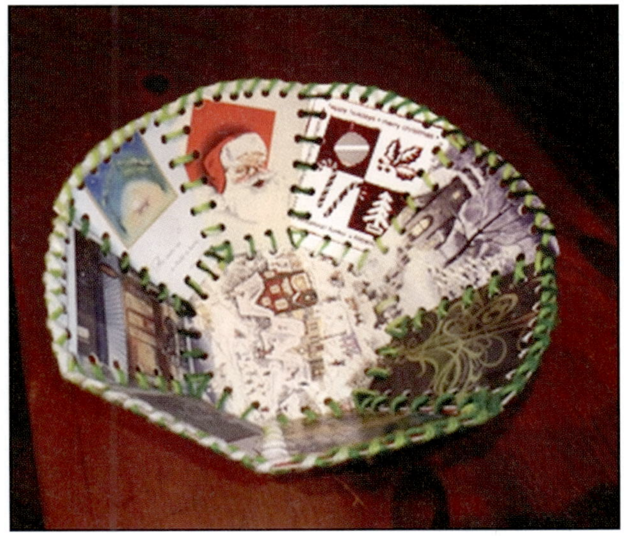

그림 14-16. 축하카드로 만든 그릇.

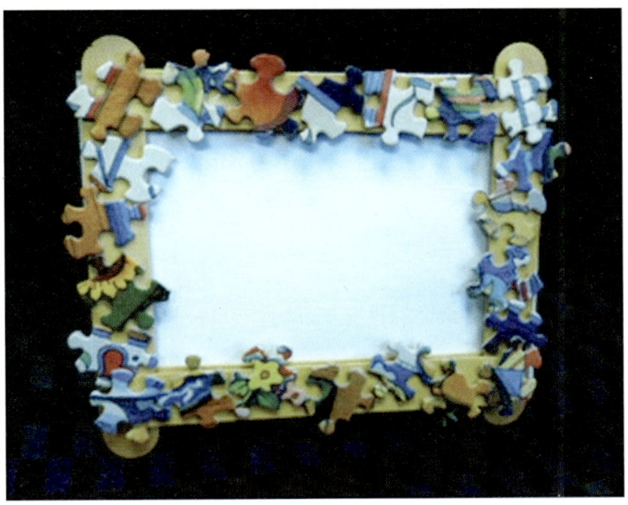

그림 14-15. 퍼즐 조각과 아이스크림 막대로 만든 액자틀.

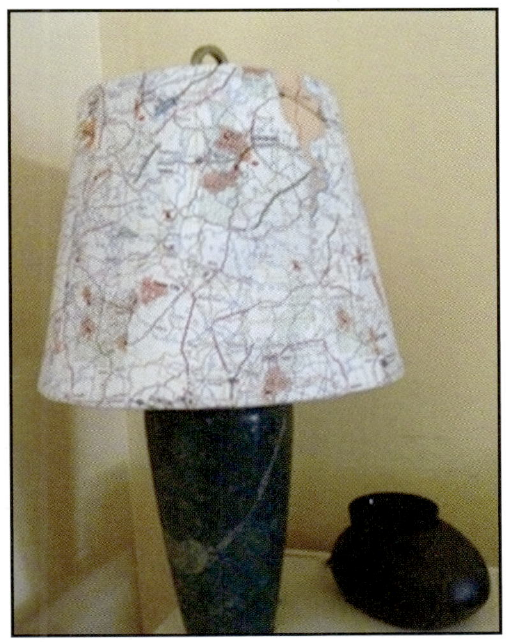

그림 14-17. 재활용 지도로 만든 조명 커버.

장식품을 만들거나, 병을 화려한 꽃병으로 바꿀 수 있고 카드 앞면을 배열하고 코딩해서 플레이스매트(place mat: 식탁에서 각자의 식기 밑에 까는 깔개)를 만들 수 있고, 같은 크기와 거리로 잘라서 박스나 그릇을 만들 수 있다(그림 14-16). 소금을 넣은 밀가루 반죽은 찰흙처럼 모양을 내어 구워서 색칠을 한 다음 광택을 내어 냉장고 마그넷이나 나무에 다는 장식물 같은 여러 가지 장식물을 만들 수 있다. 전등갓을 무늬가 있는 얇은 종이로 덮거나 오려붙여서 새것처럼 만들 수 있다(그림 14-17). 패턴에 따라 색이 다른 실을 감아서 얀 픽처(yarn picture: 직물로 된 그림)을 만들 수 있다. 양철로 된 사탕 상자나 목 캔디를 단색으로 칠하고 구슬, 조개껍질, 단추로 장식할 수 있다.

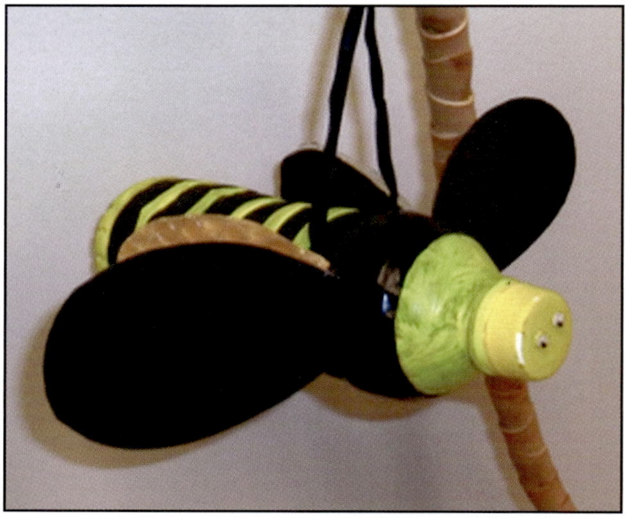

그림 14-18. 벌모양의 물병.

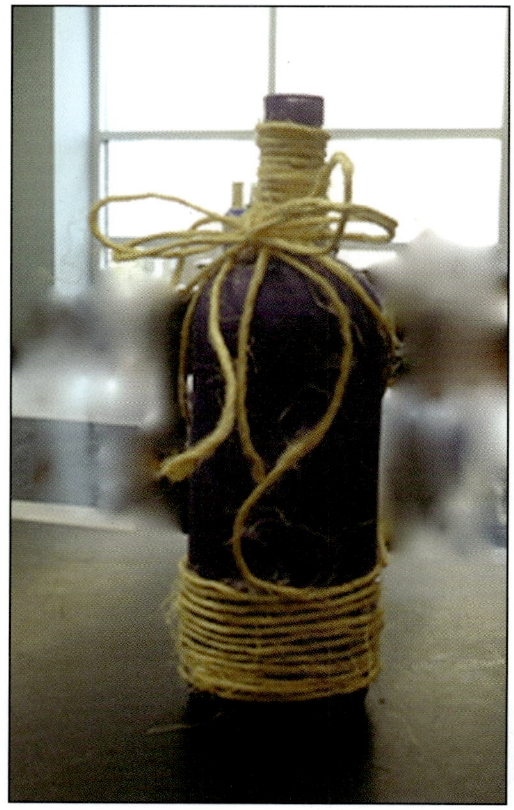

그림 14-19. 노끈으로 감싼 와인병.

오래된 티셔츠를 사용하여 드로스트링 백(drawstring bag, 입구가 끈으로 당기는 식으로 된 가방), 아기 턱받이, 냄비를 드는 기구(potholders), 스카프를 만드는 것처럼 끝없이 사용할 수 있다. 또는 오래된 청바지의 주머니로 작은 지갑을 만든다. 남은 옷감 조각을 뜨개질 하거나, 엮거나(woven), 꽃을 감쌀 수도 있다. 큰 퍼즐 조각을 그릴 수도 있다. 스팽글, 반짝이, 또는 가벼운 장식물로 장식되어 있다. 그리고 작은 사진이나 머리글자를 더할 수도 있다. 기발한 작은선물을 만들기 위해 뒤쪽에 자석을 붙인다. 병뚜껑으로 모자이크를 만들거나, 내부에 사진을 붙이고 체인을 추가하여 작은 펜던트를 만들 수 있고 소박한 벽 선반이나 쟁반을 만들기 위해 나무로 된 채소 상자의 바닥을 장식한다. 플라스틱 병(그림 14-18), 와인병(그림 14-19), 또는 다양한 크기의 알루미늄 또는 통조림 캔으로 다양하게 장식품을 만들 수 있다.

가정용 재료에서 컬러링북(coloring media), 접착제, 다른 기본 공예품을 만들 수 있다. 예를 들어, 가정용품을 기본적인 공예 재료로 사용하는 것이 가능하다. 나뭇잎, 딸기, 비트 같은 몇몇 채소에서 첨연염료를 추출할 수 있으며 폐지와 물로 집에서 종이를 만들 수 있다(6장을 참고).

밀가루나 옥수수전분으로 풀을 만들거나 핑거 페인트(finger-paint: 손가락을 이용한 색칠), 낡은 옷을 가늘고 길게 찢어서 "실"을, 플라스틱 통 조각으로 스텐실을 만들 수 있다(Carlson, 1993). 이외에도 이 같은 예는 수없이 많다. 고가의 상업용 재료를 대체품을 만들기 위해 약간의 상상력만 필요하다. 치료사는 공예에 대한 다른 책과 웹사이트들을 찾아보는 것(참고자료 섹션을 본다.) 그리고 공예 바자회와 공예축제에 갈 때 자세히 살펴보는 것이 좋다.

아동용 공예, 천연재료 공예 또는 "쓰레기를 보물로"에 관한 서적들이 모두 훌륭하고 거의 대부분 저렴하게 공예품을 만들 수 있는 아이디어들을 소개하고 있다. 이 장에서는 다른 장에서 제시되거나 제공되는 많은 다른 저가형/무료 공예 아이디어를 제공하였다.

사례 연구

케이스 스터디 82세의 은퇴한 교장인 아그네스는 집안에 도둑이 들었을 때 생긴 왼쪽 손목의 콜리스 골절 (Colles' fracture) 때문에 재가방문 작업치료를 받고 있다. 아그네스는 남편과 함께 세 아이들을 키웠던 집에서 아직 살고 있다. 혼자된 지 15년이나 되었지만, 그녀의 친구들과 익숙한 상점들, 교회가 근처에 있는 그 동네에 계속 살기로 했다. 그렇다할지라도, 나이든 이웃이 죽거나 양로원으로 옮겨감에 따라 동네도 점점 바뀌어가고 있다. 몇몇 낡은 집들은 싼 가격에 팔렸고, 몇 집은 헐리거나 방치되어 있다. 아그네스는 누군가가 오후 늦게 그녀의 집에 침입하기까지는 안전하게 느꼈다. 그녀가 부엌에서 도둑과 맞닥뜨렸을 때, 도둑이 그녀를 쓰러뜨렸고, 그녀는 넘어지지 않으려고 손을 짚어 노뼈(요골: radius)에 금이 갔다. 도둑은 그녀를 여러 차례 구타해서, 커다란 멍 여러 개와 눈에 멍을 들게 했다. 도둑은 부엌 전화기 옆에 놓여있던 그녀의 지갑을 가지고 그녀를 죽으라고 내버려둔 채 뒷문으로 도망쳤다. 한참 후에 아그네스는 현관에 온 우편배달부 소리를 듣고, 소리를 질러 그에게 도움을 요청했고, 그는 휴대전화로 경찰을 불렀다.

아그네스는 검사와 치료를 위해 이틀간 병원에 있었고, 퇴원 전에 두 번만 작업치료를 받았다. 치료사가 치료 시간을 입원 치료와 재가 방문 치료로 나누었다 하더라도, 모든 서비스는 같은 지정시혜기구 (Preferred Provider Organization: PPO; 환자에게서 직접 서비스에 대한 대가를 받는 것이 아니라 제3부문 지불 〈third party payment〉을 받겠다고 계약한 전문가 협회)에 해당하는 것이어서, 치료사는 아그네스를 집에서도 계속 치료하기로 계획했다. 아그네스의 손목은 석고붕대로 고정되어 있었지만, 손가락은 자유로웠다. 초기 평가에서 아그네스의 손가락의 감각 테스트, 근위부 관절가동범위(proximal range of motion), 부종 체크를 위해 모든 손가락의 둘레를 측정했다. 이 작업치료 부서에서는 인간작업모델(Model of Human Occupation) 이론을 근간으로 삼고 있으므로, 치료사는 클라이언트의 역할과 습관에 대한 더 상세한 평가를 집에서 하려고 계획했다.

대화를 통해 치료사는 아그네스가 여러 종류의 공예 만들기를 즐긴다는 것과, 친구와 전화로 수다 떨기, 교회 가기, 이웃 아이들과 이곳저곳을 방문하기를 좋아한다는 것을 이미 알고 있었다. 그녀는 여러 해에 걸쳐 아이들에게 요리하기, 정원 가꾸기, 손으로 공작하기를 가르치는 것을 매우 즐겨왔다. 집으로 돌아가는 것에 대해 불안함을 내비치기는 했지만, 무서워서 도망치지는 않으려 했다. 재가방문 작업치료 서비스와 더불어, 아그네스의 의사는 정신적 외상으로부터의 정서적 치료를 돕기 위해 심리상담사와의 상담을 추천했다.

2시간 정도 거리에 떨어져 사는 아그네스의 딸이 아그네스가 집에 돌아온 첫 며칠 동안 함께 있어주기 위해 직장에서 두 주간의 휴가를 받아 왔다. 그 주간 동안 작업치료사는 2학년 실습 학생과 더불어 첫 방문을 했다. 그들은 아그네스의 집이 먼지나 쓰레기도 거의 없이 아주 깨끗하다는 것을 알았다. 치료사는 학생에게 아그네스가 작업에 관한 자기평가(Occupational Self-Assessment: OSA; Christiansen & BAUM, 2005)를 하는 것을 보조하도록 했다. 아그네스는 최근에 지역사회 공예 바자회를 위해 드라이플라워 화환을 만드는 가든 클럽 프로젝트에 참여한 것에 대해 이야기해주었다. 그녀는 화환에 사용하기 위해 자신의 정원에서 꽃을 꺾어 말렸었다. 어느 정도의 변화에도 불구하고, 그녀가 얼마나

계속

사례 연구 (계속)

이웃과의 관계를 즐기는지에 대해서도 얘기했다. 그녀의 딸과 친구들이 그녀가 양로원에 가기를 원한다는 것을 알고는 있지만, 그녀는 이러한 생각을 거부했다. 집에서 살 수 있게 되는 것 외에 치료나 미래를 위한 그 어떤 특정한 목표도 아그네스는 생각할 수가 없었다. 그녀는 목욕하는 것을 제외하고는 모든 자기 관리(self-care)를 할 수 있었다. 재가방문서비스 간호사가 석고붕대가 물에 젖지 않도록 비닐봉지를 씌우는 방법을 보여줬음에도 불구하고, 아그네스는 아직도 샤워하는 것에 확신이 없었다. 작업치료사와 학생은 그녀의 집에서 안전위험요소(safety hazards)들에 대한 평가를 했고, 바닥깔개를 치우는 것 같은 몇 가지 가벼운 충고를 했다 (Collins, Beissner, & Krout, 1998; Piersol, 1998).

작업치료사의 두 번째 방문에서, 아그네스는 모두 다른 도시에 살고 있는 손자들을 얼마나 그리워하는지 대해 이야기 했고, 이어서 그녀가 이웃 아이들과 했던 모든 활동들에 대해서도 이야기 했다. 아그네스가 금전적 어려움 때문에 구입할 수 없는 재료들을 사지 않고도 아이들과 함께하는 프로젝트를 계속하도록 발견된 소품과 재활용품을 이용할 수도 있다고 한 것은 실습학생이었다. 아그네스는 깨끗한 스티로폼 쟁반, 빈 유리병 항아리, 플라스틱 딸기 바구니를 포함해 재사용이나 재활용을 위해 보관해둔 아이템들을 학생에게 보여주었다. 아그네스는 그녀가 언제나 이런 것들을 모아왔다고 했는데, 이는 아마도 그녀가 경제 대 공항(the Depression) 중에 자랐기 때문일 것이다. 그리고 그녀는 수입이 고정되어 있었기 때문에 검소가 몸에 배었다고 했다. 공예 작업동안 내내, 아그네스는 오른손으로 재료를 자르고 배열하는 동안 석고붕대를 한 왼손으로 재료를 잡고 있을 수 있었다. 작업치료사는 이 움직임이 얼마나 제한적이건 간에 이 움직임이 환측 손의 부종을 줄이는데 좋다는 것을 알고 있었다. 치료시간이 끝날 때 학생은 아그네스와 함께 치료 목표에 대해 다시 한 번 더 이야기 했다. 이 치료는 아그네스에게 현재 그녀가 가진 한계에 대해서 그리고 희망적인 미래에 대해 생각하게 했다. 그녀의 처음 목표는 골절이 완치되고 삭고 붕대가 제거됐을 때 왼쪽 팔과 손을 전처럼 사용하는 것이었다. 자기관리를 완전히 혼자서 하는 것은 장기목표였다. 그녀는 외로워지지 않기 위해 매일 이웃 아이들과 어울릴 수 있는 것을 목표로 삼아야 겠다고 생각했는데, 그렇게 되는 동안에는 누군가가 그녀를 데리고 나와 주지 않으면 집에 갇혀 지내야 했다. 더 안전하게 하기 위해 그리고 마음이 편하도록, 현관문과 뒷문 둘 다에 철제 안전 문(wrought iron safety door)을 달기 원했다. 이렇게 하는 것이 그녀가 안심하고 집에서 지낼 수 있게 할 것이다.

지정시혜기구(PPO) 케이스 매니저가 아그네스의 석고붕대가 제거되었을 때 상지근력강화를 위해 그리고 필요하다면 심리상담을 받기 위해 외래환자로 병원에 오는 것이 가장 효과적이라고 판단했기 때문에 세 번째 재가방문이 작업치료 서비스의 마지막 방문이 되었다. 마지막 방문을 하기 전에, 실습학생과 작업치료사는 많은 시간을 계획하는데 썼다. 그들은 아그네스에게 그녀가 집과 지역사회에서 일상생활을 해나가는 데 필요한 것들을 가르치는데 정해진 시간을 효과적으로 사용할 필요가 있었다. 그들은 그녀가 이웃 아이들과 함께하는 공예와 다른 프로젝트들을 계속하게 하는 방법을 핸드아웃으로 만들어 주는 것이 그녀의 활동 레벨을 유지하고 동시에 왼쪽 손의 사용을 촉진하고 사회적 고립을 막아주는데 가장 효과적일 것이라고 여겼다. 그들은 아그네스에게 그녀의 집을 포함하여 그녀가 아이들과 주기적으로 공예를 할 수 있는 장소들의 리스트를 작성하게 했다. 힌트를 거의 주지 않아도, 아그네스는 이웃 학교와 교회의 주일학교, 지역사회 센터의 레크리에이션 프로그램을 열거할 수 있었다. 그들은 그녀가 이런 장소들에 연락하는데

사례 연구 (계속)

필요한 전화번호와, 마찬가지로 이러한 장소들에 갈 수 있도록 그 지역의 노인들을 위한 기관(Agency on Aging)의 차량 서비스의 연락처를 찾는 것을 도왔다(그림 14-20).

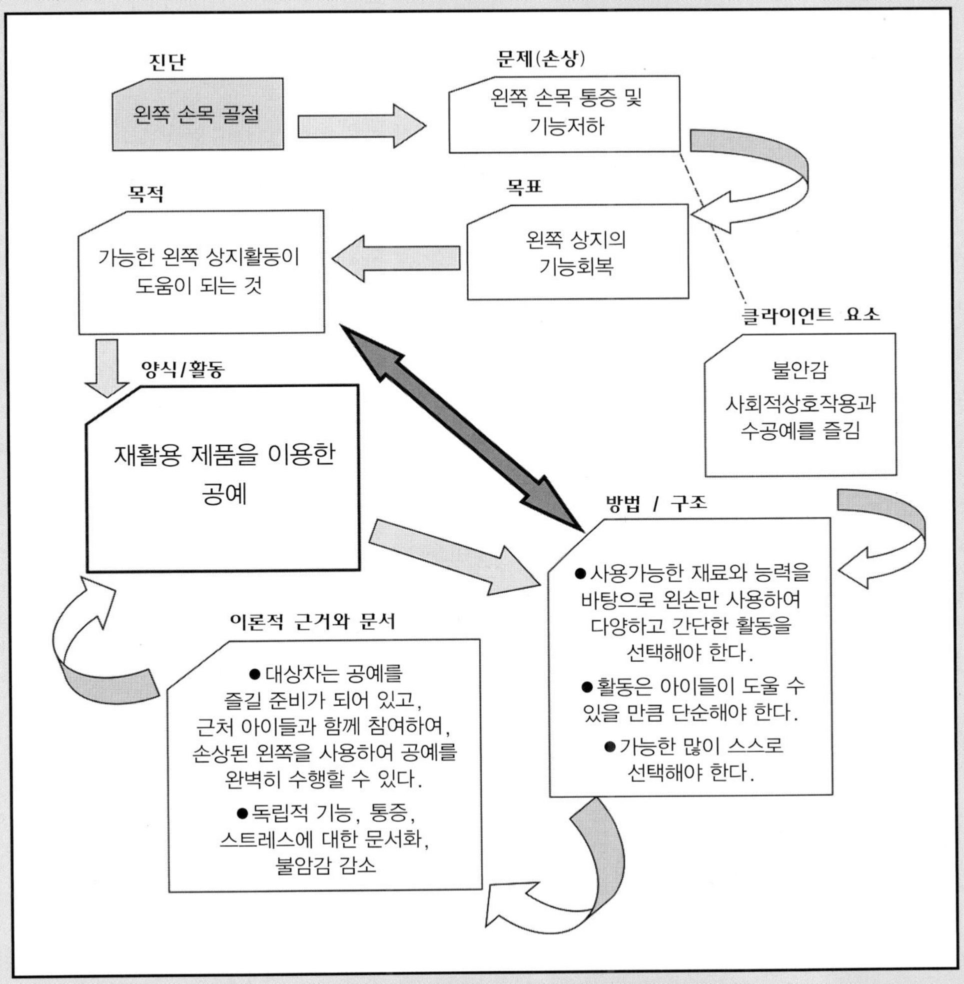

그림 14-20. 재활용품을 이용한 공예 흐름도.

논의 질문사항

1. 작업치료사는 어떻게 인간작업모델(the Model of Human Occupation)과 일관되게 접근했나?
2. 당신이 생각하기에 아그네스와 아이들에게 적합할 몇몇 특정한 공예 프로젝트들을 열거하시오.
3. 치료사와 학생이 아그네스에게 아이들과 공예를 계속하는 것의 중요성과 이득을 보여주기 위해 한 것들을 어떻게 문서화 할 것인가?
4. 다문화로 이루어진 지역사회에서, 이러한 치료적 접근을 클라이언트는 어떻게 다르게 받아들일 수 있나?

RESOURCES

ONLINE PROJECTS

- Assorted projects from scrap; egg carton lights (#32): http://www.buzzfeed.com/jessicaprobus/cute-diys-you-can-make-with-things-from-your-r#.olgwmKYKE
- Bottle cap art projects: http://homesthetics.net/35-fun-ways-of-reusing-bottle-caps-in-creative-projects/
- Bracelets made from tongue depressors/popsicle sticks: http://www.wimp.com/molded-bracelets/
- Crafts made from recycled t-shirts: http://wellingtonboot.hubpages.com/hub/altering-embellishing-decorating-t-shirts-fashion-sewing
- Egg carton crafts: http://redtri.com/egg-carton-crafts/?jsfuid=&utm_source=contactology&utm_medium=email&utm_campaign=SPON-NATL:%208/22/14%20(Gap%20SPON):%20Farm%20Vacations%20%26amp%20Barnyard%20Fun-B-Winner
- Ideas for recycled cardboard: http://www.buzzfeed.com/jadayounghatchett/cut-out-and-keep#.hweBpr6r4
- Loom knitting with tongue depressors and a cardboard tube: http://factorydirectcraft.com/factorydirectcraft_blog/diy-spool-knitter/?utm_source=pinterest&utm_medium=cpc&utm_campaign=diy_spool_knitter&pp=0
- Lots of crafts from plastic bottles: http://funfamilycrafts.com/plastic-bottle-crafts/
- Lots of ideas for using old compact discs: http://www.dumpaday.com/genius-ideas-2/32-fun-craft-ideas-using-your-old-cds/
- Painted mason jars: http://loveoffamilyandhome.net/2014/04/how-to-paint-mason-jars.html
- Pineapples made from eggshells: http://www.studiodiy.com/2014/03/31/diy-pineapple-easter-eggs/
- Shark game with plastic bottle: http://krokotak.com/2014/06/empty-plastic-bottles-game/

INSTRUCTIONAL VIDEOS

- Pig family from recycled plastic bottles: https://www.youtube.com/watch?v=SHGVjg59zhU
- Waxed paper suncatchers: https://www.youtube.com/watch?v=cpSWR_ILSMQ

BOOKS

- *The Big Green Book of Recycled Crafts*, Leisure Arts Series, Leisure Arts, Inc., 2009
- *Candle Making Genius: How to Make Candles That Look Beautiful and Amaze Your Friends*, Beth Shaw, World Ideas Ltd., 2014
- *Candle Making: How to Make Candles at Home, Kindle Edition*, Liz Bale, Amazon Digital Services, Inc., 2015
- *Creating Candles*, Luisa Sacchi, Stackpole Books, 2008
- *Easy Crafts to Make Together*, Better Homes and Gardens, 2005
  Crafts designed for parents and children to make together.
- *Eco-Craft: Recycle, Recraft, Restyle*, Susan Wasinger, Lark Crafts, 2011
  Projects for modern decorative and functional items using materials that most people throw away.
- *Fantastic Recycled Plastic*, David Edgar and Robin Edgar, Lark Crafts, 2009
  Clever and imaginative projects made from plastic containers.
- *From Trash to Treasure: 50 DIY Projects to Transform Something Useless Into Something Useful, Kindle Edition*, Jean Rodgers, Amazon Digital Services, 2015
- *Recycle Reuse Renew: Upcycle With DIY Crafts*, Mary Solomon, Amazon Digital Services, Inc., 2014

참고문헌
REFERENCES

Abadie, M. J. (2002). *The everything candlemaking book.* Avon, MA: Adams Media Corporation.

Adams, G. (1989). *How to make craft recipes.* Green Oaks, IL: Oak Springs Publications.

Adams, G. (1991a). *How to make craft projects from nature.* Libertyville, IL: Oak Springs Publications.

Adams, G. (1991b). *How to make craft projects from recycled materials.* Libertyville, IL: Oak Springs Publications.

Atchison, B. (1997). Occupational therapy in home health: Rapid changes need proactive planning. *American Journal of Occupational Therapy, 51*(6), 406-409.

Bardey, C. (1999). *Making candles and potpourri.* New York, NY: Black Dog and Leventhal Publishers, Inc.

Boardman, L. (2016). Milk jug decorative window crafts. *Alpha Mom.* Retrieved from http://alphamom.com/family-fun/crafts/milk-jug-decorative-window-crafts/

Breines, E. (1998). The case for recycling "stuff." *Advance for Occupational Therapy Practitioners, 14*(24), 5.

Carlson, L. (1993). *EcoArt.* Charlotte, VT: Williamson Publishing.

Carlson, L. (1994). *More than moccasins: A kid's activity guide to traditional North American Indian life.* Chicago, IL: Chicago Review Press.

Christiansen, C., & Baum, C. (1991). *Occupational therapy: Overcoming human performance deficits.* Thorofare, NJ: SLACK Incorporated.

Clark, E. N. (1999). Build a city: A projective task concept. In B. J. Hemphill-Pearson (Ed.), *Assessments in occupational therapy mental health: An integrative approach* (pp. 155-167). Thorofare, NJ: SLACK Incorporated.

Collins, J., Beissner, K. L., & Krout, J. A. (1998). Home health physical therapy: Practice patterns in western New York. *Physical Therapy, 78*(2), 170-179.

Dahlstrom, C. F. (Ed.). (2004). Better Homes and Gardens *easy crafts to make together.* Des Moines, IA: Meredith Books.

Durr, J. (2014). Water bottle fish craft. *Meaningful Mama.* Retrieved from http://meaningfulmama.com/2014/08/water-bottle-fish-craft.html

Ehrlich, P., & Piersol, C. (1997). How you can succeed as a home care therapist. *Advance for Occupational Therapists, 13*(43), 12.

Fazio, L. S. (2008). *Developing occupation-centered programs for the community* (2nd ed.). Upper Saddle River, NJ: Pearson Prentice Hall.

Finn, C., & Matkovich, B. (2014). How to create a mason-jar organizer. *Popsugar.* Retrieved from www.popsugar.com/smart-living/DIY-Mason-Jar-Organizer-35532719

Hall, M. A., Wrobel, J., & Salamony, S. (2001). *Decorative crafts sourcebook.* San Diego, CA: Thunder Bay Press.

Hendrickson, C., & Lesser, S. (2005). Building on possibilities. *Advance for Occupational Therapy Practitioners*, 21(9), 23-25.

Joe, B. E. (1996). Homecare: Growth and change. *OT Week, 10*(45), 14-15.

Larkin, C. (1998). *The book of candlemaking: Creating scent, beauty, and light.* New York, NY: Chapelle, Ltd., Sterling Publishing Company.

Leftwich, R. L. (1970). *Arts and crafts of the Cherokee.* Cherokee, NC: Cherokee Publications.

Levine, R. E., Corcoran, M. A., & Gitlin, L. N. (1993). Home care and private practice. In: H. L. Hopkins & H. D. Smith (Eds.), *Willard and Spackman's occupational therapy* (8th ed.). Philadelphia, PA: Lippincott Williams & Wilkins.

McGuire, M. J. (1997). Documenting progress in home care. *American Journal of Occupational Therapy, 51*(6), 436-445.

Meyers, S. K. (2010). *Community practice in occupational therapy: A guide to serving the community.* Sudbury, MA: Jones and Bartlett Publishers.

Opacich, K. J. (1997). Moral tensions and obligations of occupational therapy practitioners providing home care. *American Journal of Occupational Therapy, 51*(6), 430-435.

Pendleton, H. M., & Schultz-Krohn, W. (2006). *Pedretti's occupational therapy: Practice skills for physical dysfunction.* St. Louis, MO: Mosby Elsevier.

Piersol, C. V. (1998). How is OT in the home unique? *Advance for Occupational Therapists, 14*(8), 7.

Reader's Digest. (1979). *Crafts and hobbies.* Pleasantville, NY: The Reader's Digest Association Inc.

Stahl, C. (1998). Putting pediatric home care in better focus. *Advance for Occupational Therapists, 1*(14), 32-33.

Triarco Arts and Crafts. (2015). *2015 Catalog.* Minneapolis, MN: Author.

Webster, W. E., & McMullen, C. (1972). *The complete book of candlemaking.* Garden City, NJ: Doubleday and Company, Inc.

Weinstein, M. (1997). Bringing family-centered practices into home health. *OT Practice, 2*(7), 35-38.

Werner, D. (2009). *Disabled village children: A guide for community health workers, rehabilitation workers, and families.* Berkely, CA: Hesperian.

제 15 장

목적을 가진 수예공작

Crafting With a Purpose

학습 목표(Objectives)

학생은 다음을 할 수 있어야 한다.

- 집 꾸미기와 선물, 자선기부 등의 범주에서 치료에 활용할만한 프로젝트를 몇 가지 목록으로 만들 수 있다.
- 다른 사람들에게 제공할 수 있는 이점에 대한 명확한 증거를 제시할 수 있다.
- 수작업 아이템을 요청하는 자선단체를 파악할 수 있다.

모든 클라이언트가 수예공작 활동을 원하지는 않을 것이며 또 그래야 하는 것도 아니다. 그러나 때로는 수예공작이나 창의적인 프로젝트가 일상적 기능을 일반화하는 기술을 개발할 때 인위적인 활동보다 더 낫다. 어떤 클라이언트는 전에 시도해보았지만 창의적이지도 않았고 잘하지도 못했다고 말할 수도 있고, 클라이언트와 치료사 모두에게 만족스럽지 않을 수도 있다. 그러나 그를 포함한 많은 클라이언트가 그 활동에서 자신의 새로운 능력이나 통제력을 발견하게 되고, 그 순간 클라이언트와 치료사가 모두 만족을 느끼게 된다.

클라이언트가 이 활동에 참여하도록 설득하는 방법은 클라이언트로 하여금 프로젝트를 신중하게 선택하게 하고, 그 프로젝트를 통해서 노력의 가치를 깨닫고 치료 목적과 실용적 목적에 모두 도달할 수 있도록 돕는 것이다. 이를 위해서 이 단원에서는 세 가지 범주(홈 데코 물건 만들기, 선물용 물건 만들기, 기부용 수예공작)의 기능성 수예공작을

Tubbs, C. C., & Drake, M.
Crafts and Creative Media in Therapy, Fifth Edition (pp. 321-335).

소개하고자 한다. 이 프로젝트와 아이디어는 바느질, 종이 공예, 천연 또는 재생된 재료로 만든 물건을 포함하여 본문의 다른 곳에서 논의된 다양한 수예공작 범주와 소모품 및 기술을 포함한다.

가정 꾸미기

HOME DECORATING

가정 디자인 및 꾸미기는 현재 잡지 및 TV 프로그램에서 인기 있는 주제이며 일부 클라이언트는 간단한 가정 꾸미기 프로젝트를 시도하는 데 관심이 있을 수 있다. 그래서 특히 집에서 이루어지는 중재에서 간단한 가정 꾸미기 프로젝트의 시도에 흥미를 느끼는 클라이언트가 있을 것이다. 이런 경우 특히 클라이언트가 프로젝트를 선택하는 것도 중요하지만, 치료사는 그 개인의 능력과 목표는 물론 소모품과 유효시간에 근거한 숙련된 지도와 제안을 제공해야 한다.

어떤 클라이언트는 이미 가정 꾸미기에 관심이 있거나 현재 진행 중인 프로젝트에 참가하고 있을 수도 있다. 이는 클라이언트의 문제 해결을 도울 수 있는 이상적인 기회로, 클라이언트는 자연스럽게 원하는 작업을 계속할 수 있다. 가정 꾸미기의 영역은 서기, 구부리기, 뻗기가 필요한 활동 같은 대근육 동작에 참여할 기회가 풍부하다. 진료소나 병원에서 중재가 이루어진다면, 클라이언트는 꽃병이나 베개, 양초/촛대, 작은 벽 장식물 같은 작은 가정 장식품 물건을 만들 수 있다. 집에서 중재가 이루어진다면 좀 더 규모가 큰 노력을 시도해볼 수 있다. 언제나 그렇듯이 치료사는 치료 목표와 관련하여 활동 요구가 현실적이며 성공할 수 있는 합리적인 기회가 있음을 보장해야 할 책임이 있다. 그러나 이러한 유형의 "생각의 틀 깨기(outside the box)" 사고는 클라이언트에게 자신의 잠재력을 완전히 발휘하도록 자극하는 동기부여가 될 수 있다.

프로젝트 – 헝겊 매트(Fabric Strip Mat)

준비

재료:

- 헝겊 조각
  (티셔츠나 헌 수건, 기타 부드러운 재료)
- 스킬자수 판의 단면이나 원하는 크기로 직조된 미끄럼방지 러그 패드

도구:

- 가위나 롤링 커터
- (롤링 커터 사용 시) 컷팅 매트

소요시간: 7시간

예상 비용: $ 5

과정

1. 약 1×5 인치로 천을 자르거나 찢는다. 필요한 개수는 다르겠지만 많은 양이 필요하다. 천의 종류와 색은 창작가의 기호에 따라 다르고, 러그를 사용해도 좋지만 부드러운 천을 추천한다. 롤링커터와 커팅 매트를 사용한다면 천을 접어서 여러 겹을 한 번에 자른다.
2. 간단한 외벌매듭(overhand knot)으로 격자의 각 줄에 천 조각을 묶는다. 너무 빽빽하다면 한 줄씩 건너 한 개씩 맨다(그림 15-1).
3. 완성 후 부풀려서 풍성하게 보이게 한다(그림 15-2). (출처: Fine Craft Guild, 2010)

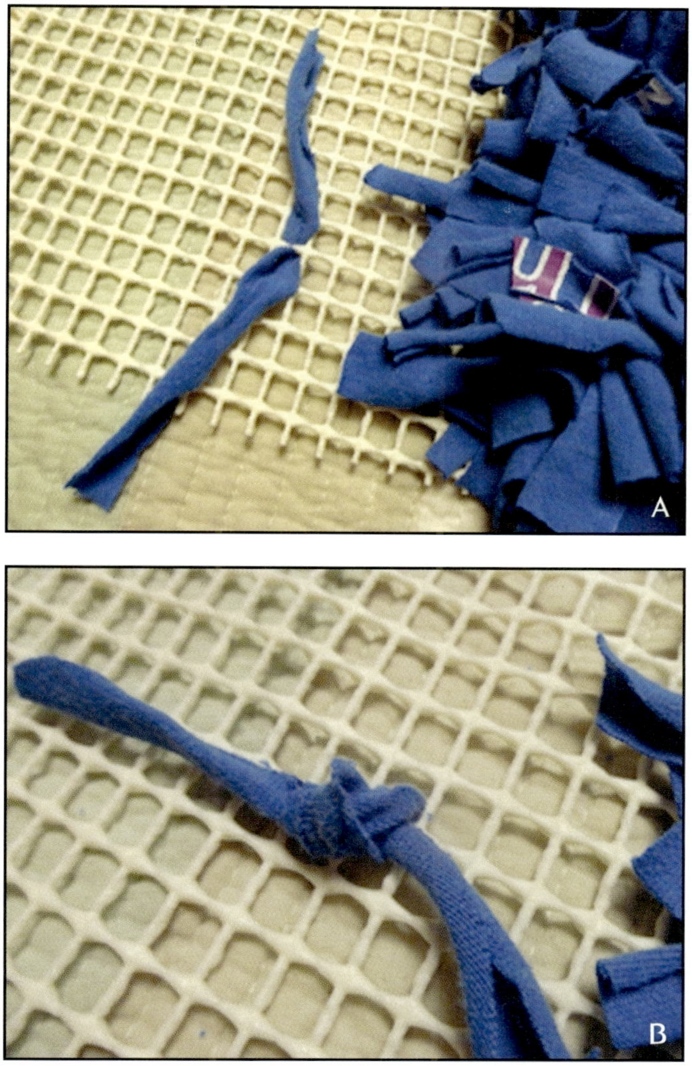

그림 15-1. (A, B) 격자 뒤로 헝겊 조각 묶기.

러그 패드는 비용이 가장 저렴하게 드는 방법이지만, 격자가 약간 점착성 성질이 있어서 천을 통과시켜 빼기가 힘들다.

이 활동은 완성하는데 많은 시간이 걸리지만–치료 세션용으로 쓸모 있거나 실용적인 시간보다 더 오래 걸림–손의 힘이나 기민성을 기르는 가정활동으로 뛰어난 선택이다. 더 작은 버전이 실용적이라면 작은 벽장식도 좋다. 반복적인 뺀기와 인내력이 필요한 클라이언트를 위해서 모임 동안 격자를 걸어놓아도 좋다.

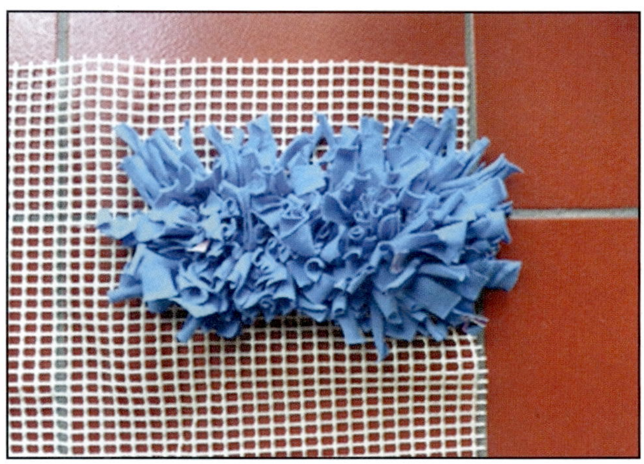

그림 15-2. 완성된 천 조작 러그 구간.

프로젝트 – 스텐실 전등갓

준비

재료:

- 전등갓
- 종이
- 테이프

공구:

- 큰 일자 핀(예. 모자 핀)이나 큰 바늘
- 볼펜이나 연필

소요시간: 30분

대략의 비용: 없음.

과정

1. 종이에 간단한 디자인(나뭇잎, 꽃, 기하무늬 등)을 그린다.
2. 테이프로 붙일 가장자리만 최소로 남기고 디자인을 오린다.
3. 전등갓의 원하는 위치에 종이를 붙인다.
4. 핀으로 그려진 선을 따라 구멍을 찌른다. 전체 디자인 크기에 따라 간격을 정한다.
5. 다음 장소로 이동해서 반복한다(그림 15-3).

소요 시간은 갓의 크기에 따라 다르지만, 갓이 크다면 풍경 같은 대담한 디자인이나 가지가 많은 나무 같은 복잡한 사물을 장식할 수 있다.

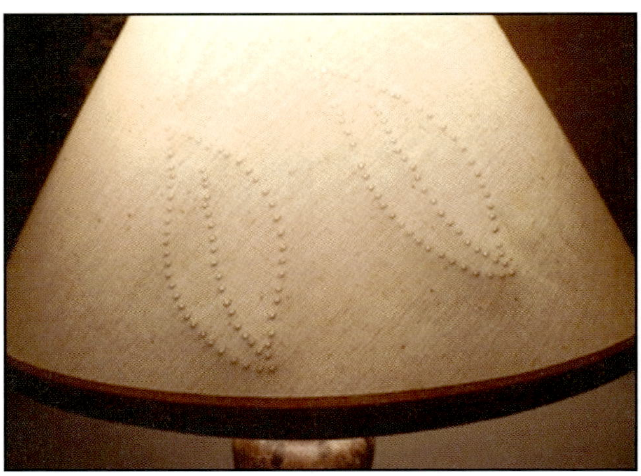

그림 15-3. 스텐실 장식 전등갓.

프로젝트 – 매듭장식 후리스 담요

준비

재료:

- 똑같은 크기의 후리스 천 2장

공구:

- 가위

소요시간: 크기에 따라 다름.

대략의 비용: $10 미만.

과정

1. 후리스 천을 편평하게 펼치고 포갠다.
2. 각 모퉁이를 2×3 인치 크기로 자르고 가장자리를 길쭉하게 자른다(술 장식처럼). 넓이는 1/2–3/4 인치, 길이는 2~3인치 정도 자른다.
3. 간단한 외벌매듭을 사용해서 잘린 후리스 천의 가장자리를 묶는다(그림 15-4).

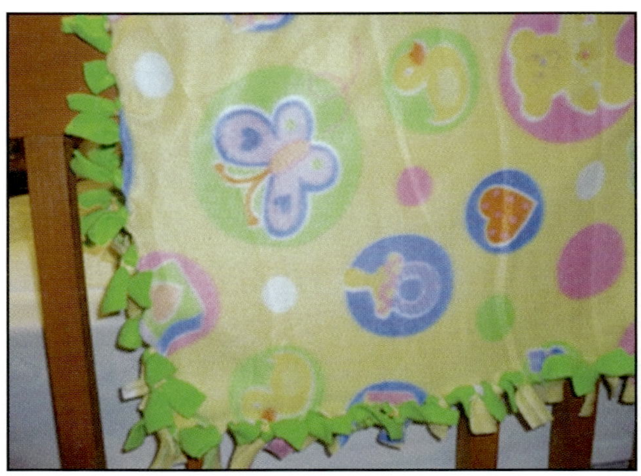

그림 15-4. 매듭장식 후리스 아기 담요.

프로젝트 - 거울 틀 꾸미기

준비

재료:

- 단순한 편평한 틀이 달린 거울
- 색종이나 음료 빨대
- 투명하거나 흰 색의 목공풀

공구:

- 가위

소요시간: 1시간 미만

대략의 비용: $5 – $7

과정

1. 빨대를 몇 조각으로 자른다; 길이는 틀의 너비에 따라 다르다. 모두 똑같은 길이로 잘라도 되고, 완성될 모습에 따라 다르게 잘라도 된다.
2. 거울 가장자리에 빨대 조각을 나란히 붙인다. 가장자리를 붙일 때 길이/배치의 조절이 필요할 수도 있다(그림 15-5).

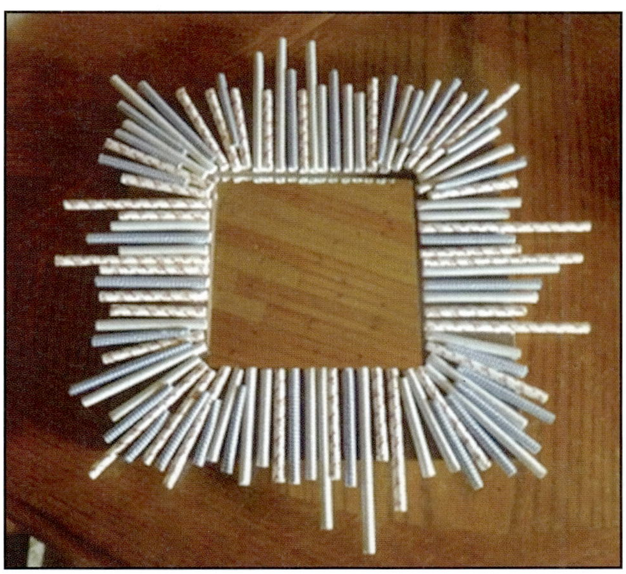

그림 15-5. 빨대로 꾸민 거울.

다른 아이디어와 변형

OTHER IDEAS AND GRADING

빠르고 저렴하며 간단한 홈 데코 프로젝트 대안은 수없이 많다. 리모델링이 필요한 전등갓은 천 장식, 데코파쥬(découpage)(그림 15-6), 구슬, 자수로 부활시킬 수 있다. 클라이언트는 약간의 페인팅이나 패턴을 가미해서 방 벽의 가장자리나 그림에 스텐실을 찍거나 접착식 스티커를 붙일 수도 있다(그림 15-7). 재봉을 잘 하는 클라이언트는 작은 커튼이나 테이블 러너를 만들어도 좋다. 이런 기술이 없거나 재봉틀이 없는 클라이언트는 바느질이 필요 없는 식탁의자 방석을 교체한다. 유리문이나 거울 에칭하기(etching)나 캐비닛 칠하기, 작은 탁자의 표면을 타일로 장식하기(그림 15-8)도 가능한 대안이다. 클라이언트는 두꺼운 판지에서 모노그램을 오리거나 천이나 벽지, 모양지로 덮어서 선반이나 탁자를 다채롭게 장식할 수도 있다. 바느질 없이 펠트나 리본만 사용해서 간단한 테이블 러너나 식탁매트를 만들 수도 있다. 클라이언트의 집에서 하는 작업

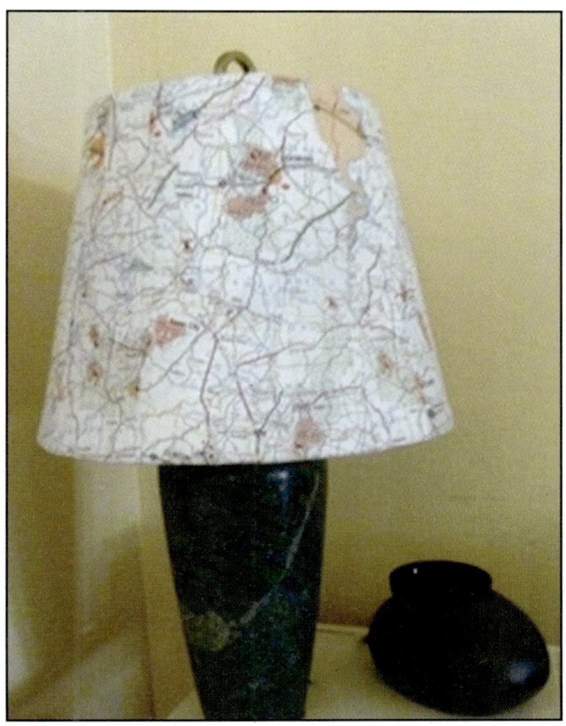

그림 15-6. 데코파쥬 전등갓.

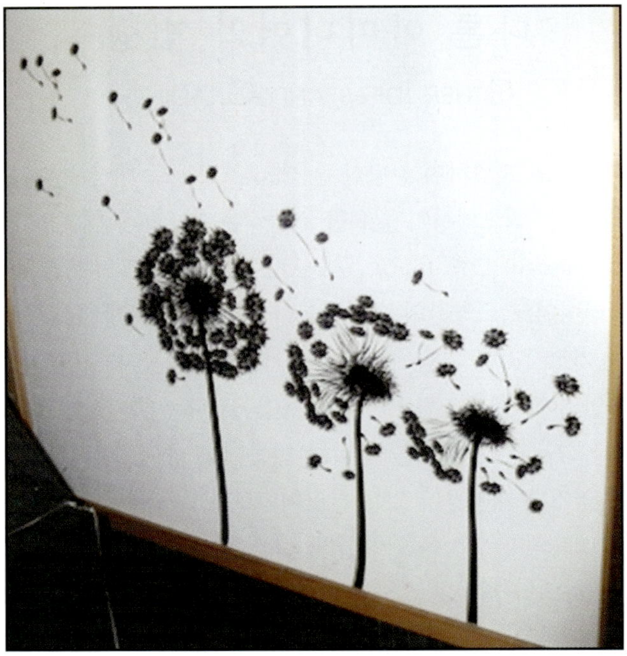

그림 15-7. 벽 스티커.

은 집이라는 구조에서 일할 수 있는 기회를 제공하고, 재활용 상자와 우유 곽 등의 용기가 욕실이나 부엌, 사무실의 저장용기로 바뀌거나 장식될 수 있다. 자주 사용하는 물건의 신중한 정리는 작업 단순화, 에너지 보존, 기억이나 다른 인지장애의 보상을 포함해서 많은 치료 목표를 촉진할 수 있다. 매력적이면서도 유용한 기억 보조장치를 만드는 또 다른 방법은 저렴한 칠판 틀을 장식해서 약물치료 일정이나 쇼핑 목록용으로 활용하는 것도 좋다.

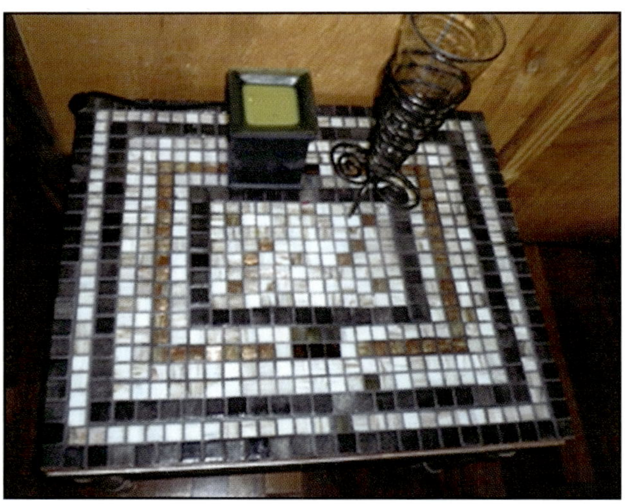

그림 15-8. 타일장식 보조탁자.

다른 사람을 위한 수예공작

CRAFTING FOR OTHERS

이타적 행위는 받는 사람만큼 주는 사람에게도 이익을 주지만, 유감스럽게도 환자가 되면 주는 사람의 역할은 사라진다. 작업치료사는 환자가 이 귀중한 역할을 회복하도록 도와줄 수 있다. 다른 사람을 위해 할 수 있는 보답은 치료 참여가 내키지 않거나 수공예품을 만드는데 전혀 흥미가 없는 클라이언트에게 동기를 부여할 수 있다(Breines, 2009). 한 가지 예를 들자면, 중증 질환 노인들이 친구나 가족을 위한 수공예품 만들기 등의 다양한 창의적 활동에 참가했다. 한 참가자는 누군가를 위해 무엇인가를 만들 수 있다는데서 가치를 발견했다고 말했다. 그녀는 전통과의 관계를 유지한다는 느낌 뿐 아니라 보답하기와 함께 오는 인정과 감사를 즐겼다(la Cour, Josephsson, & Luborsky, 2005). 몇 년 전 한 연구는 시설에 거주하는 노인들에게 창의적 활동에 참가하도록 권유했다. 어떤 시설에서는 만든 물건은 유치원 아이들에게 줄 것이라는 정보를 알려주었다. 어떤 시설에서는 단지 참가만 권유했다. 그 과제 뒤에 자선 목적이 있음을 알았을 때 유의하게 더 많은 사람들이 활동에 참가했다(Hatter & Nelson, 1987). 심장병 환자의 회복과 재활에서 이타주의의 역할에 관한 문헌 검토에서 Sullivan과 Sullivan(1997)은 보답할 기회와 긍정적인 건강 결과의 상관성을 발견한 수많은 연구를 인용했다. 그러나 그들은 호의적 행위는 선택의 문제여야 하고, 장기적인 돌보기 책임 같이 의무로 인지하는 사람이 아니라 주는 사람(the giver)이 통제해야 한다고 경고했다. 다른 사람을 위해 선물 만들기(또는 사기)는 대표적인 봉사활동이고, 삶의 다른 영역을 통제할 수 없게 된 클라이언트는 그런 봉사활동에서 훨씬 더 큰 만족감을 느낄 것이다. 한 작업치료사는 주립 정신병 시설에 있는 클라이언트를 봉사활동 그룹에 참여시켜서 긍정적인 결과 얻었다고 보고했다. 프로젝트는 감사편지 만들기, 씨앗모종 파종, 아기 담요 만들기 등이었다. 그 활동의 외부를 향한 초점이 자연스럽게 협력적인 접근을 촉진했고, 그 결과 참가자는 받는 사람이 아니라 주는 사람이 될 수 있었다(Waite, 2014).

친구와 가족의 선물 만들기 외에 특정한 개인이나 인구에게 유용하거나 의미 있는 물건을 만들고 기부할 기회는 매우 많다. 인간의 욕구를 충족시키려는 노력은 지역 단체부터 국제기구까지 어디서나 시작할 수 있다. 예를 들어, 암 센터에 입원한 어린이들은 니트 모자를 받을 수 있고, 요양원의 노인들은 손으로 장식한 액자를 좋아할 것이다. 또 군인들은 직접 만든 카드를 받고 기뻐할 것이다. 어떤 조직은 계속해서, 또 어떤 단체는 자연재해처럼 특수한 사건이 있을 때만 특정한 직접 만든 기증품을 요청한다. 원한다면 이런 수공예품은 작업치료학과나 재활팀 안에서 계속적인 프로젝트가 될 수도 있다. 올바른 환경 안에서 치료학과 클라이언트와 수령자 간에 협력적인 관계를 주선하거나 계속적인 호의적 커뮤니케이션을 수립하는 것이 가능하다. 퀼트나 아프간 담요 같이 큰 프로젝트에서 클라이언트는 집단 창작품에 포함될 사각형 한 개를 만들 수도 있다. 단, 이때 가장 주의할 점은 영감을 받거나 흥미진진하게 들리지만 현실적으로 충족될 수 없는 책임이나 헌신은 피해야 한다. 또 수제품이 진짜로 필요한 물건이고 요청에 의해서 제작된다는 것도 확인해야 한다. 넘쳐나는 물건이 전반적인 임무를 방해하는 경우도 많으므로, 정보를 정확히 확인하고 가능하다면 집단이나 개인 수령자와 직접 이야기를 나누어야 한다. 자세한 정보는 자료의 링크를 참조한다.

선물 주기

GIFT-GIVING

프로젝트 – 아로마 냄비받침(Aromatic Trivets)

준비

재료:

- 데님이나 매트리스 덮개 같이 두꺼운 면직물
- 실
- 절단계피나 통 정향, 올스파이스 향신료
- 10 크로셰얀(crochet yarn) 크기의 면 끈이나 두꺼운 무명실(옵션)

공구:

- 재봉 바늘이나 재봉틀
- 가위
- 큰 실내장식용 바늘(옵션)

과정

1. 천을 대략 10×10 인치 두 조각으로 자른다.
2. 천의 앞면을 마주보게 하고 모든 측면을 바느질한다. 단, 한쪽만 약 3인치 남겨놓는다. 손으로도 할 수 있지만 재봉틀을 사용하면 더 빠르고 고르게 박을 수 있다.
3. 뒤집는다.
4. 절단 계피나 다른 통 향신료를 잘게 부수어서 사각형 천에 느슨하게 채운다.
5. 박지 않은 구멍의 모서리를 밀어 넣고 손이나 재봉틀로 박는다.
6. 냄비받침의 각 사분면의 중앙에 두꺼운 무명실을 한 가닥 박고 매듭지어서 자른다. 이 구식 퀼팅법은 스티칭(stitching)의 대안으로 사용된다(그림 15-9). (출처: Seton, 1998)

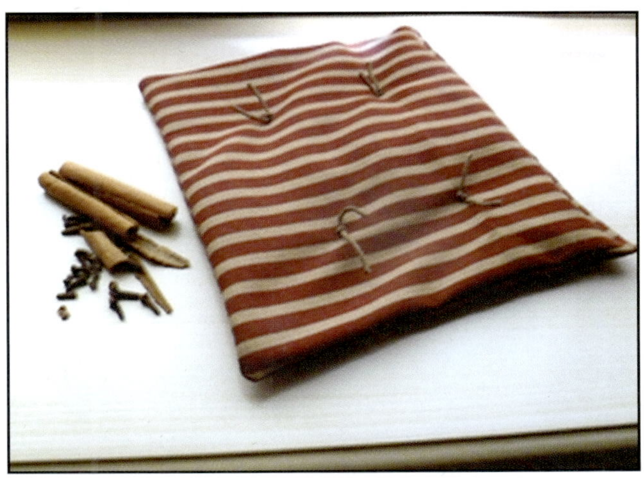

그림 15-9. 아로마 냄비받침.

프로젝트 – 쇼핑백(Paper Gift Bags)

준비

재료:

- 흰색(또는 갈색) 도시락 가방
- 원하는 색의 물감
- 도장(살 수도 있고 스폰지나 감자로 만들어도 좋다.)
- 선물포장 리본

공구:

- 장식 가위
- 펀치(종이에 구멍 뚫는 사무용구)

과정

1. 쇼핑백을 접고 장식 가위로 윗부분을 부채꼴로 자른다. 반듯이 자르거나 가운데 포인트를 두고 잘라도 좋다.
2. 약 2인치로 접어서 양쪽에 구멍을 뚫는다.
3. 펼친다. 도장에 물감을 바르고, 쇼핑백의 한쪽 면 전체를 도장으로 디자인한다. 필요하다면 도장에 물감을 다시 바른다.
4. 말려서 쇼핑백을 뒤집고 반복한다.
5. 쇼핑백을 다 채웠다면 윗부분을 접어서 젖혀, 컬링 리본을 구멍에 끼우고 매듭이나 나비모양으로 묶는다(그림 15-10).

작은 컨버스 토트백이나 무늬가 없는 판지상자를 장식하거나 화려한 종이로 종이접기 선물상자를 만들어도 좋다(그림 15-11).

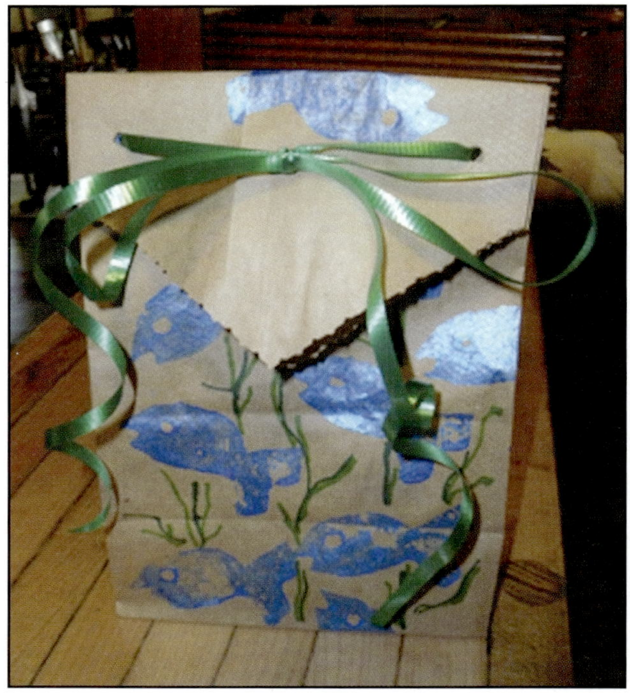

그림 15-10. 장식 쇼핑백 도시락 가방.

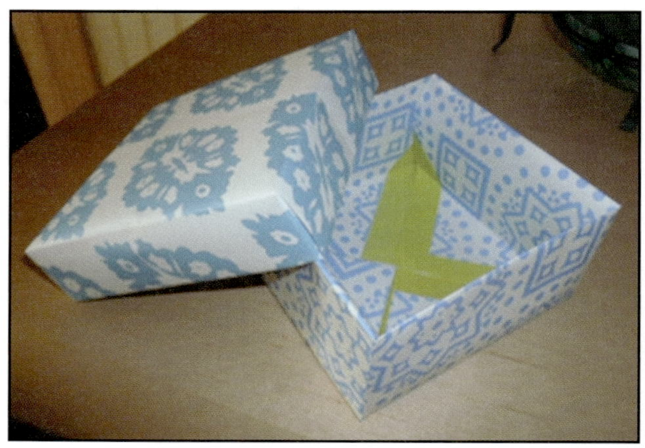

그림 15-11. 종이접기 선물상자.

프로젝트 - 화려한 액자

준비

재료:

- 편평한 사진크기의 액자(천원 샵의 물건도 괜찮다.)
- 투명한 목공풀
- 마디그라 구슬(또는 다른 화려한 장식물)

공구:

- 가위

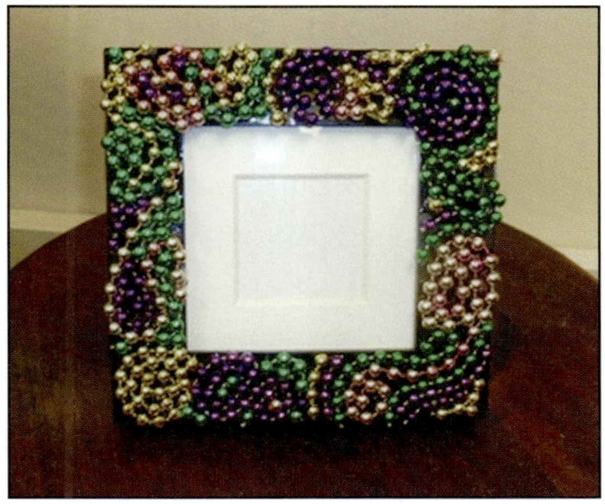

그림 15-12. 구슬 액자.

과정

1. 액자 앞에 목공풀을 두껍게 바른다. 액자 크기에 따라 분할해서 바르면 쉽게 바를 수 있다.
2. 구슬이 달린 줄을 다양한 길이로 잘라서 목공풀로 단단히 눌러서 액자에 붙인다. 원한다면 빈 공간은 나중에 구슬로 채운다. 완전히 말린다(그림 5-12).

프로젝트 - 솔방울 점화기(*Fire-Starter Pinecones*)

준비

재료:

- 솔방울
- 파라핀
- 빨강색 크레용
- 송유나 계피유 또는 절단계피 같은 통 향신료
- 리본(옵션)
- 밀랍지나 신문지

공구:

- 중탕기나 편수냄비, 빈 커피캔
- 스토브나 핫플레이트
- 집게

과정

1. 솔방울을 모은다.
2. 파라핀 덩어리를 중탕기에 녹인다.
3. 빨강색 크레용이나 향유 몇 방울이나 통 향신료를 첨가한다.
4. 집게로 젓고 솔방울을 파라핀에 적신다.
몇 번 반복한다.
5. 밀랍지나 신문지에 놓고 굳힌다(그림 15-3).
6. 원한다면 리본을 더해준다(출처: Seton, 1998).

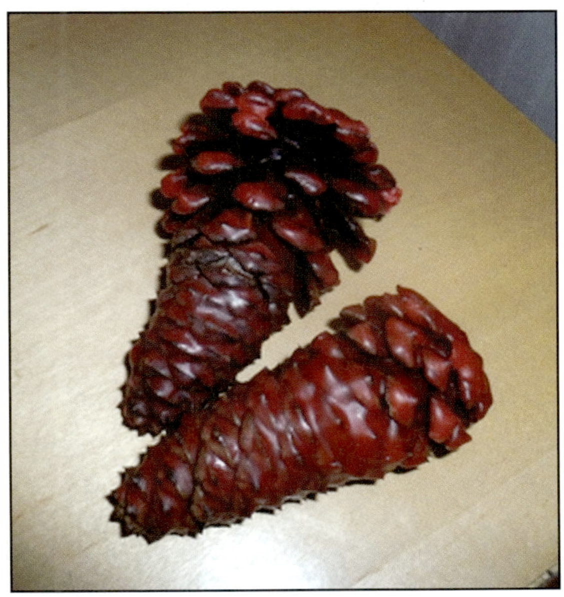

그림 15-13. 밀랍에 담근 솔방울 점화기.

기타 아이디어와 변형

OTHER IDEAS AND GRADING

간단한 수제 선물 아이디어는 우리 주변에서 얼마든지 찾을 수 있다. 카메라/휴대폰의 보급으로 개인 사진은 쉽게 접근이 가능하므로 그것을 이용해서 간단한 선물을 만들 수 있다. 예를 들어, 사진 자석은 작은 둥근 투명유리나 네모 타일(뒷부분에 사진을 붙임), 화려한 도기 타일, 얇은 나무토막(앞쪽에 사진을 붙임), 데코파쥬로 만들 수 있다. 자석은 저렴하고, 원반이나 네모, 필요한 길이로 자를 수 있는 롤/스트립으로 사용할 수 있다. 무늬가 없는 흰색 도자기 머그컵도 맞춤 제작에 좋다: 알코올로 표면을 잘 문지르고 유성매직으로 디자인을 색칠해서, 350°F로 약 30분간 가마에 굽는다. 튼튼하면서도 부드러운 천의 소매를 박고 쌀을 3/4만 채워서 수제 핫팩을 만든다(그림 17-20). 혼합 건조식품이나 수제 설탕 스크럽, 양초로 메이슨 유리병(Mason jar)을 채워도 좋다. 화려하게 짠 냄비집게나 냄비받침, 컵받침도 저렴한 비용으로 매우 빠르게 만들 수 있다. 또 여러 가지 종류의 그림 퍼즐이나 팽이, 손가락 인형 등 간단하고 매력적인 유아용 장난감도 만들 수 있다. 더 많은 아이디어는 자료를 참조한다.

자선단체/장애인

CHARITABLE ORGANIZATIONS/ SPECIAL POPULATIONS

프로젝트 – 보행보조기 가방

보행보조기 가방은 재활 센터와 장기보호시설, 그리고 사람들이 보행보조기나 휠체어를 사용하는 환경에서는 항상 필요한 물건이다. 다음은 간단한 패턴이지만, 더 복잡한 패턴도 매우 많다(본 섹션의 끝에 나온 링크를 참조한다). 유용성과 구성 용이성을 평가하기 위해 몇 가지 다른 스타일을 실험해보아도 좋다. 이 활동은 너무 복잡하고 어렵기 때문에 클라이언트 혼자서 모든 과정을 수행하기가 어렵다. 단계별로 도움을 주는 것도 좋은 방법이다.

준비

재료:

- 튼튼한 면직물 1/2 야드; 커튼이나 실내장식용 천이 효과적이다.
- 어울리는 색실
- 2인치 넓이의 비접착 후크 벨크로와 파일(첨모) 벨크로

공구:

- 재봉틀
- 가위
- 바늘
- 직선 핀
- 줄자나 자
- 다리미(옵션이지만 유용함)

과정

1. 먼저 천을 세탁해서 말리고 다림질한다. 세탁을 할 수 없다면, 다림질(필요하다면)만 해도 좋다. 이렇게 하면 만들 때 다루기가 쉽고 완성했을 때 더 깔끔하다.
2. 대략 18×28인치의 직사각형으로 자른다.
3. 양쪽 가로 면을 1/2인치씩 접는다; 한 번 더 접어서 핀을 꽂고 바느질한다(그림 15-14).
4. 앞면이 마주보도록 반으로 접어 바느질한 두 면을 맞춘다. 각 면을 핀으로 꽂고 꿰맨다. 바느질한 두 면은 꿰매지 않는다; 여기가 가방의 입구가 된다(그림 15-15).
5. 앞면을 뒤집어서 다림질한다.
6. 끈을 만들 천을 대략 5×10인치로 네 개 자른다. 한 개의 가로 면을 1/2–1인치 접어서 꿰맨다. 앞면을 세로로 반 접고, 다른 쪽 가로 면과 세로 면(접지 않은)을 꿰맨다(그림 15-16). 가장자리를 남겨서 앞면을 뒤집는다(그림 15-17). 앞면을 뒤집고 마지막으로 남은 면을 재봉틀이나 손으로 박는다. 편평하게 다리미질한다.

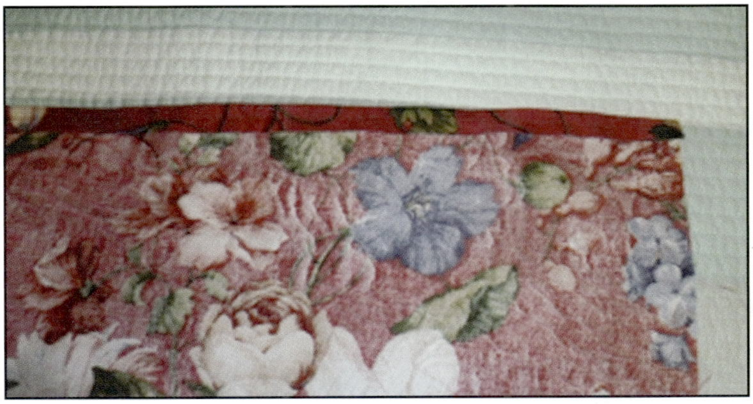

그림 15-14. 천의 가로면을 바느질한다.

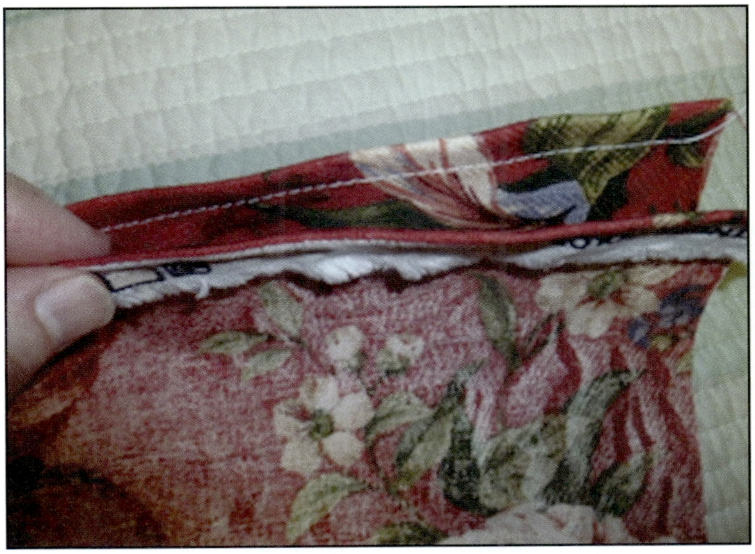

그림 15-15. 반으로 접어서 앞면이 마주보도록 바느질한 면을 맞춘다.

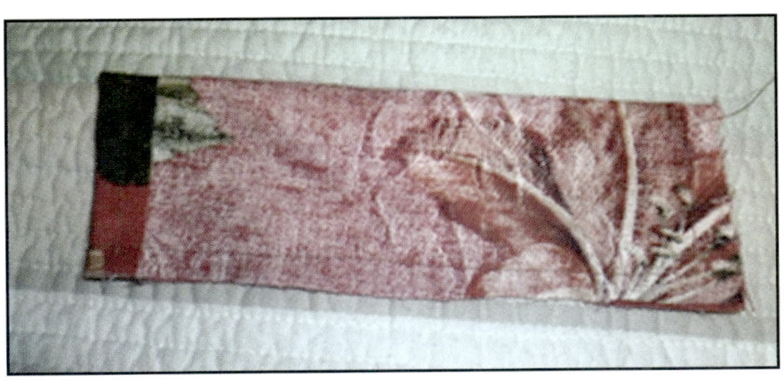

그림 15-16. 띠는 아직 안으로 뒤집혀져 있다.

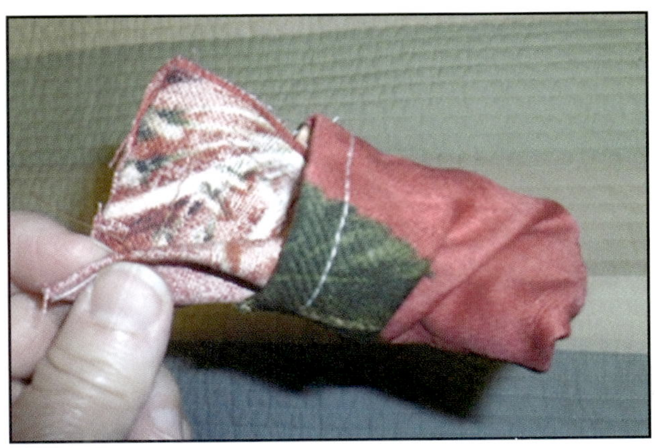

그림 15-17. 띠의 앞면을 뒤집는다.

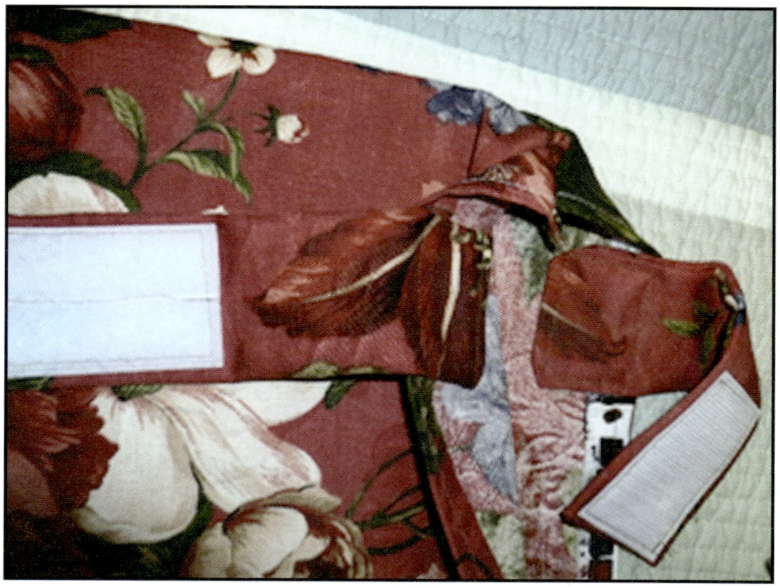

그림 15-18. 한쪽 끈에 벨크로를 박는다.

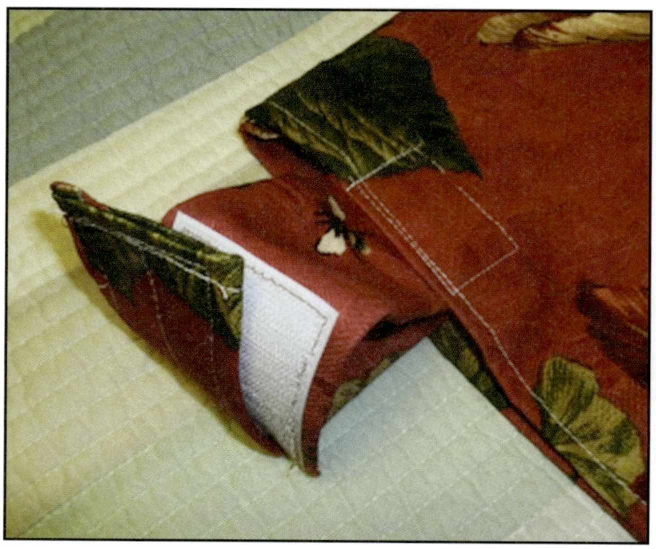

그림 15-19. 후크 벨크로 끈과 파일(첨모) 벨크로 끈을 맞춘다.

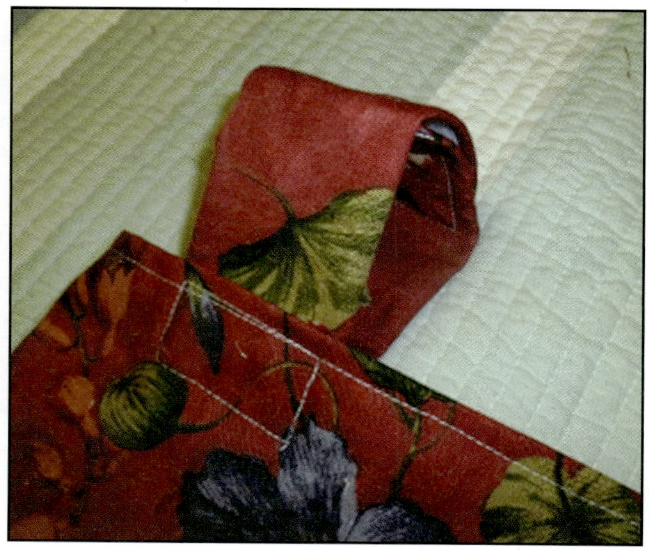

그림 15-20. 끈을 붙이고 고정시켜서 가방을 완성한다.

7. 두 개의 끈에 후크 벨크로를 약 2-3인치 박고, 나머지 두 개의 끈에 파일(첨모) 벨크로를 약 2-3인치 박는다(그림 15-18).

8. 후크 벨크로를 달지 않은 쪽을 가방의 안쪽 면의 가장자리 쪽으로 대고 핀을 꽂아서(그림 15-19) 단단히 박는다.

9. 가방의 다른 쪽의 두 개의 끈도 똑같이 박는다. 후크 벨크로와 파일(첨모) 벨크로를 확실하게 맞춘다(그림 15-20).

평가와 개조

접어서 두 개의 면을 박기 전에 가방의 안이나 바깥에 주머니를 달아도 좋다. 더 많은 패턴 아이디어는 아래 링크를 참조한다:

- http://mellysews.com/2014/07/walker-caddy-tutorial.html
- https://www.youtube.com/watch/?v=zqfmuXQ_moc
- http://hubpages.com/hub/Walker-Totebag
- http://pieceworktreasures.blogspot.com/2012/03/new-walker-bag-completed.html
- http://sewing.about.com/od/healthbeautyitems/ss/walkerbag.htm

온라인 자료와 자선활동 수예공작 웹사이트

Online Resources and Crafting for Charity Websites

다음 웹사이트 목록은 포스팅 날짜를 확인하고 가능하다면 공식 웹사이트를 방문하기를 바란다. 자원봉사자들이 운영하는 블로그와 웹 페이지는 정기적인 업데이트가 잘 이루어지지 않는다. 기한이 정해진 기부 요청은 만료된 경우도 있을 것이다.

- http://whileshenaps.com/2013/06/the-real-truth-about-crafting-for-charity.html (cautions about donating crafts to charities)
- http://www.sewing.org/html/charitysew.php (ideas and patterns, not organizations)
- http://www.handcraftingwithlove.net/charity/hcharity.html (links, tips, and ideas)
- http://www.headhuggers.org/ (ideas and contacts for making caps for people with hair loss from chemotherapy or other medical conditions)
- http://craftbits.com/charity-craft-links/
- www.allfreecrafts.com/charity-crafts.shtml
- www.marthastewart.com/article/knitting-charity (ideas and links, all knitting)

RESOURCES FOR HOME DÉCOR IDEAS

ONLINE PROJECTS

- Home décor ideas, many using recycled or natural materials: http://www.buzzfeed.com/peggy/40-diy-home-decor-ideas-that-arent-just-for-chris?sub=1890497_725120#.asryZ7G70
- Homemade macramé hammock: http://www.ehow.com/how_12093464_make-crocheted-hammock.html?utm_source=pinterest.com&utm_medium=referral&utm_content=inline&utm_campaign=fanpage&crlt.pid=camp.iHuOJlpNJxWb&crlt.pid=camp.GUELQroKwrEK
- Ideas for decorating a dorm room (but could be used anywhere): http://www.buzzfeed.com/mikespohr/ways-to-make-your-dorm-room-feel-like-home#.gmqBLOWOl
- Inexpensive home décor ideas: http://bookerboy.hubpages.com/hub/20-DIY-Home-Decor-Ideas-on-a-Budget
- Inexpensive ideas for home organization: http://acultivatednest.com/2013/09/creative-inexpensive-organizing-ideas/
- Making decorated switch and outlet plate covers: http://www.apieceofrainbow.com/diy-make-your-own-designer-switchplates/
- No-sew fabric projects, many for home décor: http://www.buzzfeed.com/peggy/easy-diy-projects-you-wont-believe-are-no-sew?sub=2121408_1032114#.sqK2zPxPp
- Simple wall decorating ideas: https://www.thesnug.com/7-super-creative-diy-wall-art-ideas-1092898325.html

INSTRUCTIONAL VIDEOS

- Making a wall stencil: https://www.youtube.com/watch?v=oW7PL-66zOg Paper straw placemats: https://www.youtube.com/watch?v=T3YG0JOYkco
- Painted cork coasters: https://www.youtube.com/watch?v=yaDplbxVlec
- Scandinavian woven heart placemat: https://www.youtube.com/watch?v=2hW_qf_ZXHM
- Starburst mirror: https://www.youtube.com/watch?v=1zWWPOzSHuI

BOOKS

- *DIY Projects: 30 Insanely Easy and Useful DIY Projects for Your Home and Everyday Life, Kindle Edition,* Robert Stevens, Amazon Digital Services, 2015
- *Do It Yourself: DIY Ideas,* Better Homes and Gardens, 2012

RESOURCES FOR HOMEMADE GIFTS

ONLINE PROJECTS

- Button spinner toys for kids: http://www.housingaforest.com/homemade-toys-button-spinner/
- Clever curled paper gift ribbon: http://www.misspennypincher.co.uk/*tutorial-make-curly-bow-match-wrapping-paper/*
- Do-it-yourself Christmas gifts: http://www.yeahmag.com/30-last-minute-gifts-everyone-will-love-christmas-diy-ideas/#3
- Inexpensive do-it-yourself gift ideas: http://diyjoy.com/cheap-diy-gifts-ideas
- Kaleidoscope for kids made from a paper towel tube: http://www.minieco.co.uk/kitchen-roll-kaleidoscope/
- Little felt envelopes for business cards: http://www.parents.com/fun/arts-crafts/kid/gifts-kids-can-make/#page=11
- Nail polish coffee mugs: http://www.poppytalk.com/2014/07/diy-watercolor-mug.html
- Origami envelopes: www.ohcrafts.net/paper-origami-envelope.php
- Pinecone fire starters: http://somethingturquoise.com/2014/12/12/diy-pinecone-fire-starter-favors/
- Portable checkers game made with duct tape: http://www.parents.com/fun/arts-crafts/kid/gifts-kids-can-make/#page=13
- Simple and pretty gift wrap idea: https://www.pinterest.com/pin/AenN7cwbw3nvqSmLWKFjPhfV4TCJux8Rxdub8eDHIuDDWNZrptanMcs/
- Travel tic-tac-toe: http://balancinghome.com/2015/07/tic-tac-toe-rocks-activity-or-gift.html

참고문헌

REFERENCES

Breines, E. B. (2009). Giving as motivation. *Advance for Occupational Therapy Practitioners, 25*(20), 6.

Fine Craft Guild. (2010). *Eco-friendly towel bath rugs DIY.* Retrieved from http://www.finecraftguild.com/eco-friendly-bath-mat-fun-diy-project-to-do-in-the-easter-break/

Hatter, J. K., & Nelson, D. L. (1987). Altruism and task participation in the elderly. *American Journal of Occupational Therapy, 41*(6), 379-381.

la Cour, K., Josephsson, S., & Luborsky, M. (2005). Creating connections to life during life-threatening illness: Creative activity experienced by elderly people and occupational therapists. *Scandinavian Journal of Occupational Therapy, 12*(3), 98-109.

Seton, S. (1998). *Simple pleasures of the garden: Stories, recipes, and crafts from the abundant earth.* Berkeley, CA: Conari Press.

Sullivan, G. B., & Sullivan, M. J. (1997). Promoting wellness in cardiac rehabilitation: Exploring the role of altruism. *Journal of Cardiovascular Nursing, 11*(3), 43-52.

Waite, A. (2014). Questions & answers. *OT Practice, 19*(14), 32.

2011 ACOTE Standards
B.2.7, B.2.8, B.5.4, B.5.6, B.5.8, B.5.23

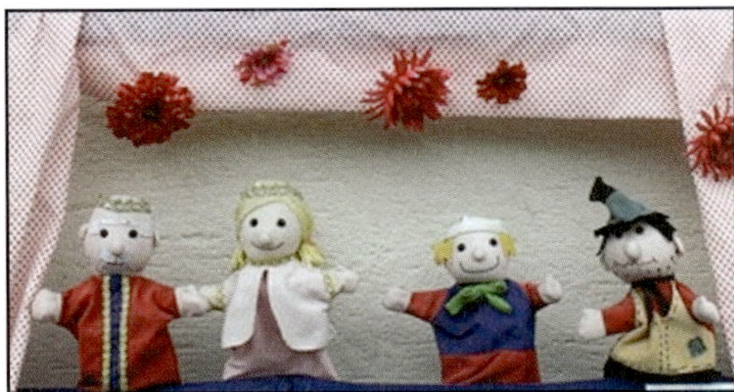

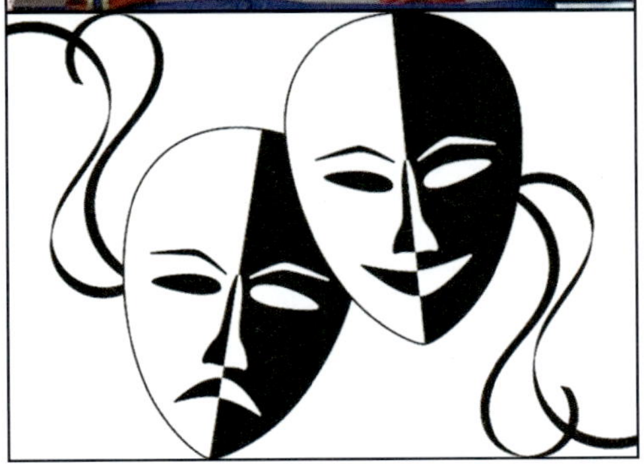

제 16 장

표현매체

Expressive Media

학습 목표(Objectives)

학생은 다음을 할 수 있어야 한다.

- 다양한 표현매체 사용의 역사적 문화적 예를 기술한다.
- 인형 만들기에 필요한 기본 재료, 소품, 방법을 열거하고, 페이스 페인팅을 하고, 간단한 마술공연을 한다.
- 치료용으로써 표현매체의 장점과 한계에 대해 논한다.
- 다양한 표현매체 사용에 있어 주의사항을 열거한다.
- 다른 클라이언트 그룹과 함께하는 다양한 표현매체 사용에 대해 이야기한다.

이 장에서 소개되는 매체는 이 책에 소개된 다른 내용과 조금 다르지만, 본질상 원칙은 표현적인 것으로, 그 목적이 이야기를 들려주거나 감정을 표현하는 것으로 아름다운 물건으로서의 기능을 다하기 위한 것이 아니다. 많은 공예가 부수적인 효과로 자기표현을 할 수도 있지만, 표현매체에게는 그것이 주된 목적이다. 이러한 매체는 주로 아동과 청소년이 사용하지만, 어떤 경우에는 성인에게도 도움이 될 것이다. 이 챕터는 인형, 가면, 페이스 페인팅, 마술, 바디 페인팅을 포함하여 공연의 일부가 될 수 있는 여러 가지 활동을 위한 치료적 적용, 변형, 고려사항들을 기술하고 있다. 이러한 요소들이 어떻게 치료적으로 결합되고 이용되는지를 보여주기 위해 팬터마임과 드라마 또한 짧게 언급될 것이다. 다음에 소개되는 기술들을 이용하기 위한 한 가지 제안은 그룹 멤버들의 개적인 필요에 맞도록 고안된, 공예와 공연 둘 다에 적절한 제품을 계획하는 것이다.

Tubbs, C. C., & Drake, M.
Crafts and Creative Media in Therapy, Fifth Edition (pp. 337-353).

그러나 우리가 공연을 공예로 생각하지 않는다 할지라도, 무대 디자인과 소품과 의상 제작 같이 공연에 따르는 많은 요소들이 분명히 "예술적 기술 또는 독창성으로 된 활동"인 공예로 여겨진다(Merriam Webster's Collegiate Dictionary, 10th ed., 1994).

다른 형식의 표현 활동은 일부 환자들에서 치료법으로 보여주고 있다. 일기, 글쓰기, 글쓰기 워크숍, 그룹 토론, 역할극을 통한 삶의 회고는 어떤 환자들에게는 더 효과적이다(chippendale & bear-lehman, 2012). 이 방법에 대한 자세한 논의는 본문의 범위에 벗어나지만, 작업치료 문헌 및 기타 자료를 통해 많은 예를 찾아 볼 수 있다.

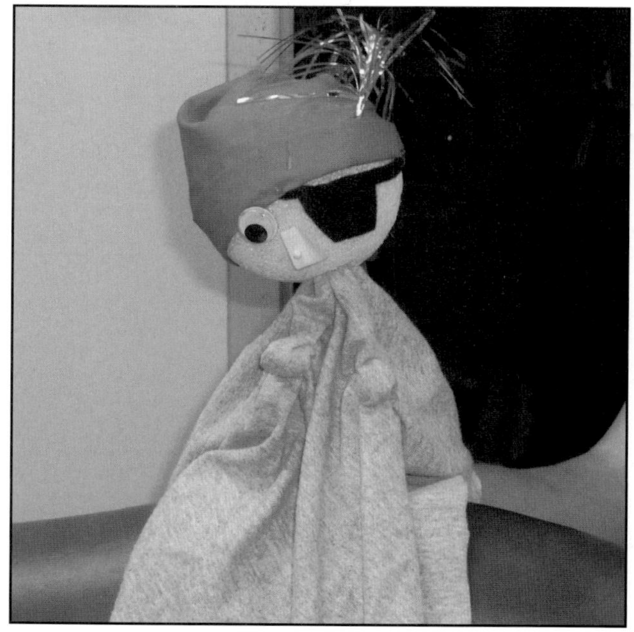

그림 16-1. 일반적인 아동용 손 인형.

인형, 가면, 그리고 의상
PUPP ETS, MASKS, AND COSTUMES

인형(Puppets)

인형은 수천 년 동안 연극 공연에 사용되어왔고, 공예품들은 그리스, 로마, 이집트, 인도, 중국에서 발견되어왔다(May, 1989; Philpott, 1966). 문자가 존재하지 않았던 문명에서 인형은 역사적인 정보를 후세에 전하는 주된 방법으로, 이야기를 들려주는 중요한 역할을 했다. 실제로 인형은 두 가지 공예가 하나가 된 것이다. 즉 첫째는 인형을 만드는 것이고, 둘째는 그것을 연극 공연에 사용하는 것이다. 인형 만들기에 사용되는 방법은 바느질, 종이공예, 목공예를 포함하여 다른 카테고리의 공예에 속하는 것들이다. 인형은 일반적으로 꼭두각시, 손 인형, 막대인형, 그림자 인형 등 네 가지 기본 타입 중 하나에 속한다. 꼭두각시는 위에서 내려오는 실이나 철사로 조종한다. 손 인형은 많은 스타일이 있을 수 있지만, 모두 손가락과 엄지로 움직일 수 있게 또는 몸의 움직이는 다른 부분으로 조종할 수 있게 만들어진다. 막대인형은 하나나 여러 개의 막대를 인형에 붙여서 밑에서 조종하게 만든다. 그림자 인형은 벽에 그림자가 투사되는 이차원 형태로 정교하게 오려진다(May, 1989). 현대적인 인형들은 상당히 정교할 것이지만 그것들을 움직이게 하기 위해서는 여전히 기본적으로 사람의 움직임이 필요하다. 손 인형이 치료용으로 가장 흔히 만들어지고 사용되는 종류이다(그림 16-1).

인형은 특히 아이들에게 적절하지만, 어떤 경우에는 어른에게도 사용될 수도 있다. 아이들이나 어른들은 유쾌하지 않은 감정이나 생각을 더 자유롭게 표현하는데 인형을 이용할 수 있다. 인형을 사용해 아이들은 그룹으로 이야기 잇기를 할 수 있는데, 이것은 아이들에게 그들의 풍부한 상상력을 발휘하게 하는 것과 차례를 기다리는 것을 훈련할 기회를 준다. 이 방법은 또한 성인들에게 자신들의 생각과 세계관을 다른 사람들의 생각과 세계관과 비교하게 하는데 유용하다. 문제 행동에 대한 다른 해결책이나 가상 시나리오에 대해 이야기할 기회를 치료사에게 제공하는 아동과 치료사 쌍방 간 이야기 들려주기에 인형을 이용할 수 있다(Parham & Fazio, 1997). 인형 만들기는 제작 타입에 따라 일련의 운동(motor), 인지(cognitive), 감각(sensory) 기술을 필요로 한다. 인형을 조종하는 것은 전적으로 운동 기능이지만, 인형으로 이야기 들려주기나 대화를 하는 것은 또한 인지기능과 상호작용 기능을 더한다. 인형극은 혼자서 또는 그룹으로 할 수 있다. 인형을 오락

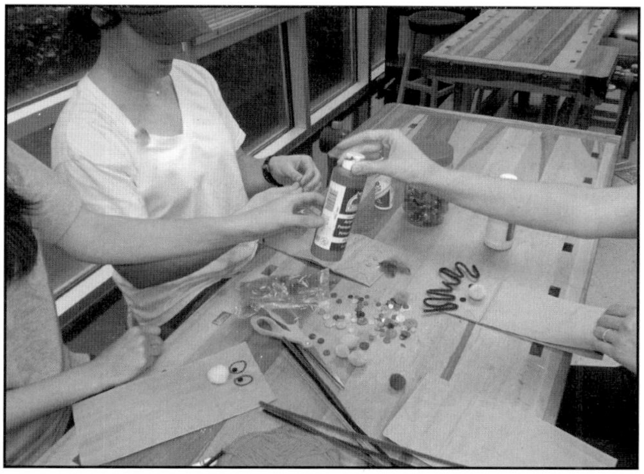

그림 16-2. 그룹 참여자끼리 재료 공유하기.

목적으로 쇼에 사용할 때, 다음과 같은 점들을 유의하는 것이 도움이 된다.

- 극본을 가지고 시작한다. 애드리브는 아마추어에게는 어렵다.
- 말을 하는 동안에는 인형이 움직여야 하고, 말하고 있는 인형만 움직여야 한다.
- 자신에게는 비판적이 되기가 어려우므로, 리허설 동안 피드백을 줄 수 있는 사람을 둔다.

인형은 또한 대화의 일부가 될 수 있는데, 이것은 대인관계 상황에서 고충을 겪는 아동이나 성인에 더 편하게 대화하면서 접근하게 한다.

버려도 될 만큼 아주 저렴하게 인형을 만들 수 있다. 제안에 근거하자면 종이컵, 양말, 장갑, 종이 가방, 종이 박스, 종이 반죽으로 인형을 만들 것이고, 손가락에 색칠하는 것으로도 인형을 만들 수 있다. 또 다른 제안은 기본적인 가정용품을 재료로 하여 아이들의 노래에 나오는 인형을 만드는 것이다(Ross, 2002). 간단한 인형은 한 번의 치료시간 동안 완성할 수 있으며, 물론 치료사는 디자인과 디테일로 프로젝트의 난이도를 조정할 수 있다. 그룹 활동으로써, 인형 만들기는 참가자들이 재료를 나눠 쓸 수 있는 기회를 제공하고, 치료사는 참가자들이 작업하는 동안 토론과 상호작용을 촉진시킬 수 있다(그림 16-2).

과제- 빨래집게 인형(Clothespin Puppet)

활동 선택 및 계획하기

이 인형은 대부분 쓰레기와 몇몇 기본적인 공예 재료로 만들 수 있다. 치료사는 주제를 정해서 그것에 적합한 직물을 고를 수 있는데, 예를 들어, 반짝이면서 얇은 천으로는 동화 속 인물을 만들고, 털이 있는 천으로는 동물을 만드는 것이다. 어린 아이들과 만들 때는 몇몇 샘플을 보여주고 한정된 재료로 만드는 것이 좋다. 천을 미리 잘라놓으면 가위를 사용할 필요가 없다. 이 활동은 재료와 물품을 함께 나눠 쓰는 것을 훈련하는 좋은 기회가 될 수 있고, 인형의 얼굴이 어떻게 보이는 가로 표현된 여러 가지 감정에 대해 이야기해 볼 수 있는 기회를 제공한다.

준비하기

재료:

- 나무 빨래집게
- 접착제
- 하드 보드지(heavy paper), 판지 또는 공예용 시트지
- 장식을 위한 실, 스팽글(sequins 반짝거리도록 옷에 장식으로 붙이는 작고 동그란 금속), 눈알(googly eye) 등 (선택사항)
- 마커 또는 페인트

도구:

- 가위
- 페인트 붓
- 페인트 접시 (필요하면)

예상소요시간:

약 30분 또는 적게

예상비용:

1달러 적게

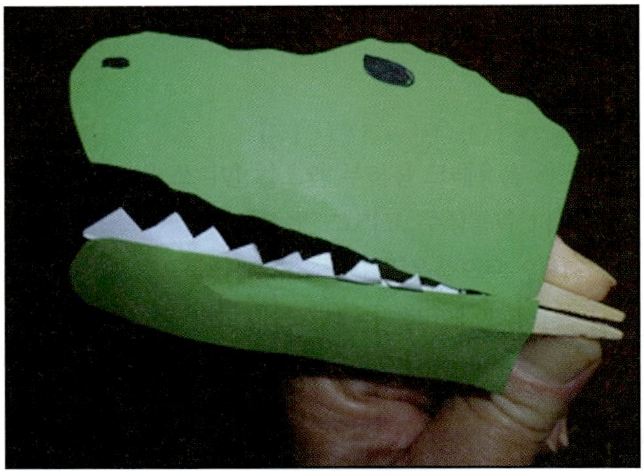

그림 16-3. 빨래집개 악어 인형.

만들기

1. 얼굴 또는 머리 디자인을 자르거나 그린다. 조각은 위, 아래 또는 측면에서 볼 때 위턱, 아래턱을 나타내어야 한다.
2. 마커, 페인트, 실, 스팽글 등 다른 장식 재료를 사용하여 머리, 눈, 귀 등 같은 특징을 추가할 수 있다. 페인트 또는 접착제를 사용할 경우 건조시간을 갖는다.
3. 한 번에, 빨래집게 반절에 각 조각을 붙이고 작품이 열리는 부분을 '입'이라고 한다(그림 16-3)(adapted from hative, 2015).

단계 및 적응

낮은 단계:

- 더 적게 꾸민다. / 마커만 사용한다.
- 사전에 얼굴 조각을 미리 자르거나 그린다.
- 복사한 샘플을 제공한다.

높은 단계:

- 특징을 추가한다.
- 대상자가 주제에 맞게 디자인한다.
- 창의력을 발휘하도록 재료를 제한한다.

이 활동은 고리형 가위(loop scissors, 스스로 열기), 두꺼운 손잡이(built-up)로 글쓰기, 페인트 기구를 사용하거나, 여러 가지 형태를 선택하여 다양한 패턴을 제공할 수 있다.

문서화

치료사는 놀이에 참여하거나, 인형을 만드는 동안에 여러 가지 행동을 관찰할 수 있다. 활동을 그룹으로 수행하면, 재료 공유, 교대 및 적절한 언어적 상호작용과 같은 행동을 관찰해야 한다. 또한 창의적인 사고와 규칙/지침을 따르는 능력, 가위를 사용하거나 물체 조작 및 잡기와 같은 기술을 관찰해야 한다. 다음은 과제의 다양한 치료적 적용을 문서화하기 이한 몇 가지 제한사항이다.

- "아이들은 풀과 한 통에 담긴 반짝이를 싸우지 않고 나눠 쓸 수 있었다."
- "클라이언트는 변형된 가위로 천을 자를 수 있었고 잘려진 선은 표시된 선에서 2.5 cm 안으로 유지했다."
- "'대화하기'에 인형을 사용하는 동안 클라이언트는 그녀의 학급 친구들과 학교 공부에 대한 두려움을 표현했다."

과제- 편평한 접시 인형(*Paper plate puppet*)

준비하기

재료:

- 종이접시 2개
- 테이프 또는 스템플러 심(staples)
- 접착제
- 마커
- 색깔종이, 펠트, 공예 용지(craft foam) 등

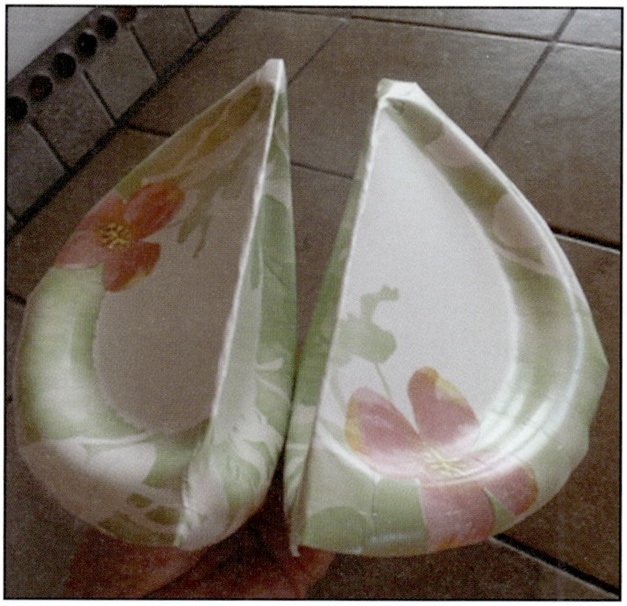

그림 16-4. 종이 접시 인형용 접는 접시.

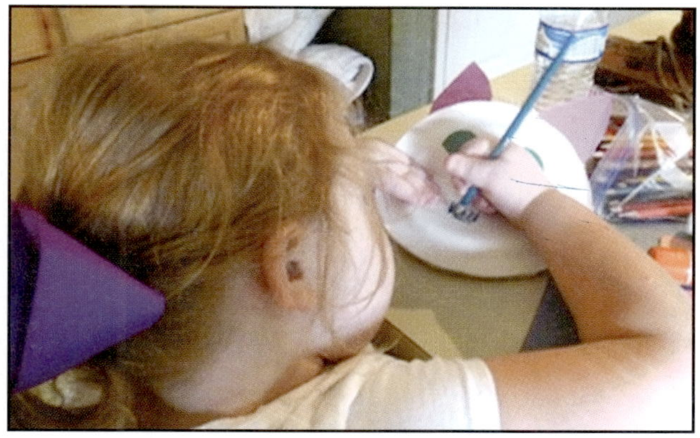

그림 16-5. 종이접시인형을 꾸미는 작업중 임.

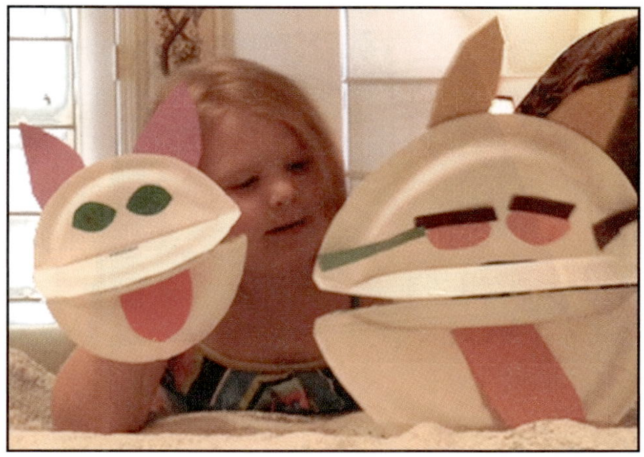

그림 16-6. 인형극.

도구:

- 가위
- 스템플러 심(선택사항)

예상소요시간:

30분 이하

예상비용:

pennies(미국 주화)

만들기

1. 종이 접시를 평평한 면이 안으로, 오목한 면이 바깥쪽으로 가게 반으로 접는다.
2. 오목한 면이 바깥쪽으로 가게 하여 접시의 반을 테이프 또는 staple로 나머지 절반과 연결 한다 (그림 16-4)
3. 눈, 귀, 입안의 혀 등 같은 특징을 추가한다 (그림 16-5). 입을 열고 닫을 수 있도록 바닥의 평편한 접힌 부분에 손을 끼운다(그림 16-6).

작은 또는 큰 접시를 사용하여 인형을 만들 수 있다. 디자인하기 위해 주제를 정하거나, 동물을 고를 수 있다. 또한 실, 스팽글, 반짝이, 또는 꾸밀 재료를 사용하며 인형의 몸과 팔을 만들기 위해 양말이나 소매를 추가할 수도 있다.

서점, 도서관의 청소년 구역과 같은 곳은 인형 만들기에 영감을 준다. 온라인 블로거들은 인형이나 인형극을 위한 자습서를 가지고 있을 수 있고, 공예품이나 장난감 소매업자들은 다양한 공급품들을 제공할 것이다. 디자인은 친숙한 이야기나 영화를 바탕으로 하거나 활발한 상상력의 결과일 수도 있다. 만약 치료의 목표에 적합하다면, 옳고 틀린 것이 없는 성공이 보장되므로 대상자의 참여를 격려한다.

가면
MASK

인형과 마찬가지로, 가면은 여러 다양한 재료로 만들 수 있으면 이 책의 다른 곳에서 언급된 공예방법들을 유용할 수 있다. 가면은 수천 년 동안, 춤, 연극, 의식, 축제에 사용되어 왔다(Schwarz, 2002). 가면은 종종 전체 의상의 일부로 그것을 쓰는 사람이 감정을 나타내거나, 판타지에 참여하게 하거나, 다른 사람을 즐겁게 하게 한다. 가면을 쓰는 것 또한 상징적으로 다른 사람이 되는 한 방법으로, 가면 쓴 사람이 숨기고 있었을 생각과 감정을 표현할 수 있게 한다. 심리적 적용은 옆에 두고서라도, 가면 만들기는 다양한 운동 기술과 제작 기술을 사용하는 동안 참가자에게 즐거움을 주는 간단하고 재미있는 공예이다.

흔한 가정용품을 사용하는 것은 가면 만들기를 상상력에 의해서만 제한을 받는 경제적 공예가 되게 한다. 가면의 기본 틀로 종이 접시, 마분지 판이나 박스, 종이반죽으로 된 틀, 챙 모자, 커다란 플라스틱 항아리, 무늬가 없는 하얀색 플라스틱 가면 틀을 사용할 수 있다(Green, 1992; Lamerand, 2003; Schwarz, 2002). 머리카락으로 실, 라피아야자 섬유, 리본을 사용할 수 있고, 얼굴 형태와 디테일을 더하기 위해 물감, 판지, 부직포, 반짝이, 깃털을, 갈대로 더듬이를, 파이프 절연체로 기다란 코를, 푸딩 컵으로 "도깨비 눈"을 만들 수 있다(Lamerand, 2003; Schwarz, 2002).

과제 – 기본적인 마스크(Basic mask)

활동 선택 및 계획하기

프로젝트를 준비할 때, 사용할 항아리는 깨끗하고 건조되어 있으며 냄새가 나지 않는 것으로 사용하시오. 어떤 클라이언트는 플라스틱을 자를 수 없을 것이므로, 치료사가 미리 잘라두어야 할 필요가 있다. 만약 클라이언트가 혼자서 플라스틱을 자를 경우, 플라스틱 가장자리가 날카로울 수 있으니 조심하고 상상에 바탕을 둔 활동과 몇몇 클라이언트들, 특히 어린이들은 활동이 더 구조화될 필요가 있을 수 있으므로 몇 가지 샘플을 갖고 있는 것이 좋다. 이 활동은 촉각 방어가 있는 사람이나 머리나 얼굴 위에 무엇을 쓰는 것을 불편하게 여기는 사람에게는 적합하지 않다.

준비하기

재료:

- 4.5 리터짜리 빈 표백제 병이나 우유병
- 색이 있는 라피아야자 섬유나 실
- 풀
- 테이프
- 물감
- 반짝이
- 흰색 스티로폼 커피 컵
- 고무 밴드

도구:

- 가위
- 공예용 칼
- 미술용 붓
- 펀처 또는 송곳
- 볼펜이나 연필

예상소요시간:

45분

예상비용:

1달러 적게

만들기

1. 평편한 플라스틱 조각을 남기고 뚜껑의 가장자리를 잘라낸다. 눈 구멍 두 개, 코를 그릴 공간을 포함하여 마스크 모양을 그린다.
2. 먼저 펀치를 사용하여 눈 공간을 구멍을 내고, 그 부분을 가위로 깔끔하게 잘라냅니다. 나머지 모양 부분도 잘라낸다.

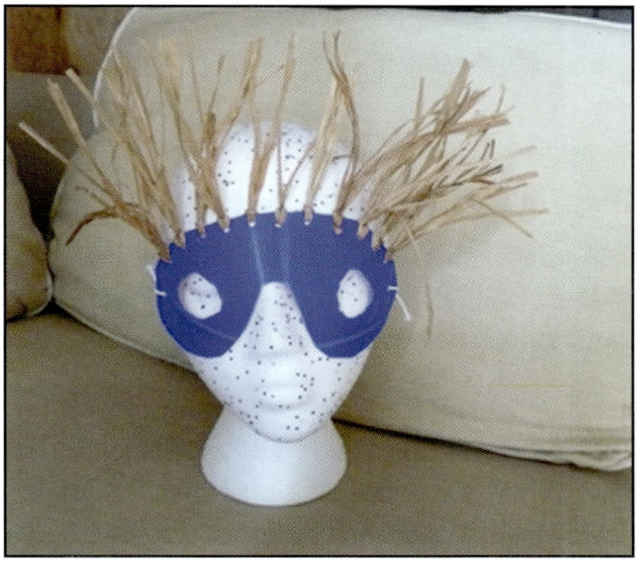

그림 16-7. 플라스틱 뚜껑으로 만든 가면.

3. 머리카락을 넣기 위해 윗부분에 구멍을 뚫는다.
4. 양 끝에 고무줄을 넣기 위한 구멍을 뚫는다.
5. 라피아(raffia) 또는 실을 반으로 접어 머리카락 구멍에 밀어 넣어 매듭으로 묶는다. 라피아 또는 실을 끝 부분에 팽팽하게 당겨서 끼운다. 이 과정을 각 구멍이 다 채워질 때까지 반복한다(그림 16-7)
6. 측면 구멍 중 하나를 통해 고무 밴드를 삽입하여 매듭으로 묶는다. 마스크를 착용할 사람의 머리 크기에 맞추어 길이를 생각하면서 다른 쪽도 똑같은 방법으로 끼운다.
7. 페인트, 반짝이 등을 사용하여 마스크를 원하는 대로 꾸밀 수 있다. 머리카락을 대신에 더듬이, 뾰쪽한거(do spiker), 또는 속눈썹을 넣기 위한 구멍을 더 추가하여 꾸밀 수 있다.

단계 및 적응

변형을 위해 플라스틱 조각을 잘라서 윗 부분 또는 측면에 귀를 추가하고, 실 또는 플라스틱 끈으로 앞 부분을 꾸밀 수 있다.

낮은 단계:

- 플라스틱을 자르거나 미리 구멍을 뚫는다.
- 구멍을 뚫는 대신에 머리카락을 붙인다.

높은 단계:

- 머리카락을 더 추가하거나 다른 재료를 사용한다.
- 대상자가 특징을 추가하거나, 다른 창조물 또는 동물의 이미지를 재현하도록 한다.

문서 고찰

가면 만들기는 심리적 문제나 신체적 문제가 있는 또는 두 가지 문제가 다 있는 아동에 적용하기에 이상적이다. 아이들은 ~인체 하기를 좋아하고 판타지나 우스꽝스러움에 움츠려들지 않는다. 사실 판타지는 아동으로 하여금 감정을 탐색하게 하고 갈등을 해결하게 한다(Parham & Fazio, 1997). 치료사는 아동이 가면을 만들거나 착용할 때 신체적, 인지적 수행요수뿐만 아니라, 심리적인 측면도 고려해야 한다.

아래에 있는 예처럼 이 활동의 다른 면을 치료사는 기록할 수 있다.

- "클라이언트는 가위로 플라스틱을 자르는데 있어 손의 힘이 증가됐음을 보여준다."
- "시각적 주의력, 색 구별, 형태 변별력을 강화하기 위해, 대상자에게 같은 색깔과 형태를 사용하여 샘플과 똑같이 만들라고 지시했다."
- "가면 역할놀이를 하는 동안 조용한 아동은 가면을 착용하여 다른 아동과 같이 구두로 참여하였다."

특히 참회 화요일(Mardi Gras)나 할로인 동안에는 사회적으로 받아들여지기에 더 적절하기 때문에 몇몇 성인들도 가면 만들기를 즐긴다. 가면의 타입과 복잡성은 대상자가 가진 기술의 정도와 치료적으로 시도하고자하는 것에 맞게 난이도를 쉽게 조정할 수 있다.

코스튬

COSTUMES

가면 없는 코스튬은 아동이 놀이의 자연스러운 부분으로 인식하여 치료에 참여하도록 하는 방법이다. 다른 한 저자는 아동의 흥미와 주의를 끌기 위한 한 방법으로 인형놀이를 하고 의상을 갖춰 입기 위한 주제를 찾기 위해 인기 있는 아동 서적을 이용할 것을 권장한다(Sladyk, Berry, Brenner, Hengeveld, & Moisan, 2002). 예를 들어, 치료사는 인기 있는 어린이 영화를 선택하여, 아동의 주의를 끌거나, 캐릭터 의상 및 소도구를 만들 수 있다. 그런 다음 그들의 이야기의 일부분으로 만들어, 치료사는 각 아동에게 맞는 적절한 방법을 제공할 수 있다. 또 다른 아이디어는 콧수염, 선글라스, 각종 모자와 날개, boas 등의 의상 상자를 가지고 있는 것이다. 아동이 선택하여 쓸 수 있고, 그것에 어울리는 이야기를 지어낼 수 있다. 의상은 복잡할 필요 없이, 막대기에 수염이나, 눈 가면, 동물의 귀 또는 더듬이가 달린 머리띠, 시트 또는 스카프를 두건 또는 터번처럼 사용할 수 있다.

페이스 페인팅은 의상을 만드는 한 부분이 될 수도 있고, 또는 독립적인 활동일 수도 있다. 페이스 페인팅은 광대 분장에서 나왔으며, 배우, 광대, 마임 배우들이 여러 세기에 걸쳐 사용해 왔으나, 최근에는 공예 박람회, 축제, 카니발에서 흔히 보이며 아이들이 특히 좋아한다. 페이스 페인팅용 물감을 사용할 수도 있지만 배우들의 분장용 화장품으로 그린 것이 더 오래가고 전문가가 한 것처럼 보이게 한다. 흔하고 평범한 화장품이나 아크릴 페인트를 사용할 수도 있지만, 이것들은 흘러내려 닦여질 수 있다. 페이스 페인팅 재료는 할로인 기간에 쉽게 구할 수 있지만 취미용품점이나 연중 카탈로그에서 살 수도 있다. 페이스 페인팅은 인물을 묘사하고, 감정을 드러내거나 또는 단순히 가지고 놀기 의 일부로 사용할 수 있다(그림 16-8).

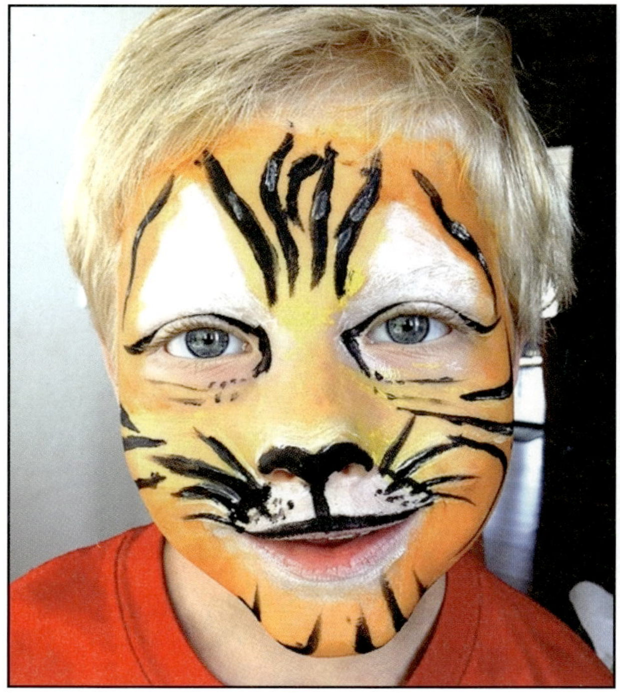

그림 16-8. 페이스 페인팅.

준비하기

재료:

- 종이와 연필
- 분장용 화장품
- 베이비오일
- 콜드크림 (선택사항)
- 탤컴파우더 (Talcum power)
- 화장지

도구:

- 화장용 붓
- 거울

만드는 법

1. 얼굴에 그릴 그림을 보여주는 그림을 종이 위에 그린다.
2. 종이 도안을 따라 붓을 사용하여 페이스 페인팅 물감이나 분장용 화장품으로 피부 위에 그린다.

분장용 화장품을 이용할 때는 피부에 그리기 전에 콜드크림을 먼저 바른다. 색은 다음과 같은 순서대로 칠한다: 흰색, 파스텔, 원색, 검정색.

3. 각각의 색을 칠할 때마다 파우더를 뿌린 다음 너무 많은 파우더는 파우더 브러시로 털어낸다.
4. 분장용 화장품에 사용된 붓은 베이비오일로 씻어 말린다.
5. 붓은 다른 클라이언트에 사용 시 소독한다.

하이라이트 부분에 고운 반짝이를 더하시오. 전통적인 메이크업보다는 문신처럼 피부에 그리는 그림을 단순화해야 한다. 물감을 칠하는 동안 머리핀을 사용하거나 뒤로 묶는 것이 좋으며, 옷이 더러워지는 것을 막기 위해 클라이언트에게 망토를 두르거나 낡은 티셔츠를 입히는 것이 좋다(Silver, 2000). 페이스 페인트를 할 때 가장 주의해야 할 것은 화장품에 알레르기가 있는지 확인하는 것이며, 탤컴파우더 사용 시 숨을 쉬지 않는 것이다. 물감과 반짝이를 눈 가까이에 칠하지 않도록 주의하시오. 피부염, 여드름, 호흡기 질환이 있는 클라이언트는 페이스 페인팅을 피해야 한다.

아동들과 청소년들이 특히 페이스 페인팅을 즐긴다. 이는 연극이나 다른 공연의 한 요소가 될 수도 있으며, 단순히 재미로 또는 치료 시간 동안 기분전환을 위해 할 수도 있다. 페이스 페인팅은 주로 광대놀이이나 마임의 없어서는 안 될 부분으로, 이러한 공예에서는 얼굴의 대부분에 색칠을 한다. 아동들과 청소년들을 위해서 꽃과 나비 또는 눈물 한 방울 같은 단순한 디자인이 적절할 수도 있다(Baygan, 1982; Buchman, 1975; Harris, 1985; Stolzenberg, 1981). 페이스 페인팅은 안전하고, 클라이언트가 가면을 썼을 때 더 명료하게 몰 수 있게 한다(Silver, 2000). 아이들은 가장 좋아하는 인물이 되어 즐거워할 것이고 또는 불편한 상황 속에서의 자신들을 표현할 수 있다. 아이들은 서로의 얼굴에 색칠하기를 좋아할 것이지만 자신의 얼굴에 색칠하기는 어려울 것이다.

공연 활동
PERFORMANCE ACTIVITIES

마술(Masic)

마술은 4천년 이상 오락용으로 이용되어 왔다. 초기의 마술은 자연 과학 현상을 사용했지만 나중에는 교묘하게 속이는 것이 되었다(Klingel & Noyed, 2002). 어떤 사람들은 마술이 항상 초자연적인 것(예: 주문을 외우거나, 영혼을 불러내는 것 등)을 말하는 것이라고 생각하지만 작업치료에 있어서의 마술은 초자연적인 것도 무서운 것도 아니다. 작업치료는 거의 30년간 치료 수단으로 마술을 사용해왔다. 프로젝트 매직(Project Magic)은 클라이언트들에게 마술을 가르치기 위해 치료사와 마술사가 공동 작업하는 방법을 찾기 위해 마술사 데이빗 커퍼필드(David Copperfield)와 작업치료사 줄리 드쟌(Julie DeJean)에 의해 1982년 개발되었다("David Copperfield Works Magic," 2002). 미작업치료협회(Ameican Occupational Therapy Association)의 지지에 힘입은 이 프로그램("The King of Magic," 2004)은 지역사회에서 재활 클라이언트와 일하는 것에 관심이 있는 마술사들의 리스트와 더불어 마술하는 방법 지침서를 제공했다. 마술은 한 손을 쓰는 클라이언트, 뇌 손상 클라이언트 또는 누구라도 미세 손동작(manual dexterity)을 향상시킬 필요가 있는 클라이언트에게 적용되었다(Krinsky, 1998). 마술은 신체적, 심리적 장애가 있거나 발달 장애가 있는 사람들에게 유용하다. 이것은 운동 기능과 인지 기능에 동시에 적용할 때 동기와 자신감을 향상시킨다(Civichino, 2003). 프로젝트 매직 지침서 원본을 구하기는 힘들더라도, 치료적 활동에 있어 마술은 여전히 유용하다.

마술은 반복적인 훈련 같은 다른 종류의 치료법에 싫증을 느끼는 클라이언트에게 새로움을 주며, 아동과 성인 둘 다에게 적절한 치료적 도구이다. 간단한 마술은 컵이나 종, 동전, 카드를 사용한다(Klingel & Noyed, 2002). 마술에 관한 수없이 많은 책들을 청소년 섹션에서 찾을 수 있고(Gibson, 1980; Lopshire, 1969; Milner, 1987b; Severn, 1964, 1965, 1977; Waters,1985) 인터넷에서도 찾을 수 있다. 치료사는 클라이언트의 흥미, 치료해야 할 손상 부분, 성공할 가능성에 근거해 마술의 종류를 선택해야 한다. 모든 마술이 매끄럽게 행해지기 위해서는 연습이 필요하며 기술적으로 잘 하게 되면 "말을 속사포로 내뱉는" 기술을 발전시키거나, 아니면 청중의 주의를 산만하게 하기 위해 말하면서 움직이는 기술을 가져야 한다(Civichino, 200; Milner, 1987b). 순서와 움직임을 연습하는 것은 클라이언트의 운동 조절(motor control)과 주의력(attention), 기억력(memory), 순서(sequencing)과 같은 인지(cognitive)와 탐구(process) 능력 향상에 있어 필수적인 것이다.

클라이언트는 새로 배운 마술을 동료 클라이언트로 된 "청중" 앞에서 보여줄 수도 있고 또는 여러 다양한 "공연자들"로 이루어진 더 긴 공연의 한 부분이 될 수도 있다. 마술은 아주 빨리 행해져야 하기 때문에, 심각한 운동 계획(motor planning) 손상이나 협응(cordination) 손상이 있는 클라이언트에게는 너무 어려울 수 있다. 이것은 또한 망상이 있는 클라이언트나 5세 이하의 어린이에게는 적합하지 않다(Civichino, 2003).

과제- 카드 마술(Pick-a-Card Magic Trick)

재료:

- 기본 카드 한 팩

만드는 법

1. 카드를 섞으시오.
2. 그림이 아래로 가도록 잡고, 펼친다 그런 다음 클라이언트에게 카드 한 장을 뽑게 하고, 당신에게는 보여주지 말고 그 카드가 무엇인지 기억하게 한다.
3. 그러는 동안, 나머지 카드 묶음을 당신의 등 뒤에 놓고 맨 밑에 있는 카드를 뒤집는다.
4. 카드 묶음을 그림이 위로 가도록 클라이언트에게 보여주고 클라이언트에게 자신의 카드를 묶음 속에 집어넣으라고 한다.
5. 다시 한 번 더 손을 뒤로 한 다음 맨 밑의 카드를 다시 한 더 뒤집는다.
6. 이제 당신은 클라이언트가 고른 카드를 제외하고 모든 카드가 같은 방향을 향하고 있는 묶음을 가지고 있다.
7. 의기양양하게 클라이언트의 카드를 빼서 보여준다.

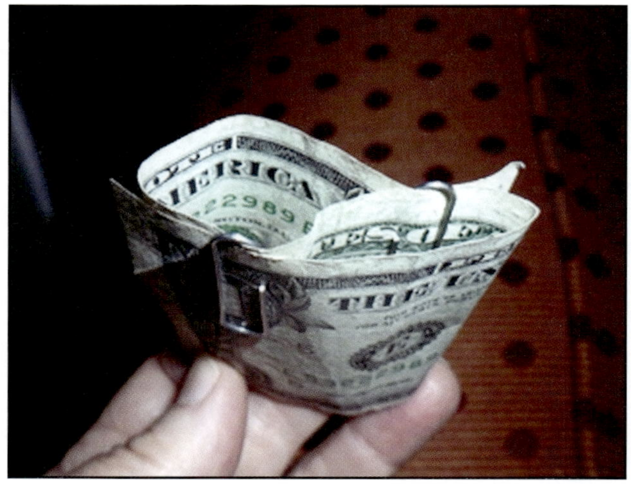

그림 16-9. 클립마술을 위한 클립위치.

과제- 클립 연결(Linking paper clips)

준비하기

재료:

- 지폐
- 클립 2개

만드는 법

1. 지폐를 먼저 왼쪽으로 접은 다음, 오른쪽으로 접어 지폐를 3등분으로 접는다.
2. 첫 번째로 접은 부분 윗 부분과 두 번째로 접은 윗부분에 클립을 각 각 끼운다(그림 16-9).
3. 지폐의 끝부분을 잡고 빠른 동작으로 당긴다. 두 개의 클립이 연결되어 바닥에 떨어진다.
(Adapted from Project magic, 2016)

팬터마임과 연극

PANTOM OM IME AND DRAMA

때로 마임(mime)으로 불리는 팬터마임은 제스처와 포즈(pose)의 예술이다. 이것은 몸의 움직임과 얼굴 표정을 통해 이야기를 하는 것이 필수적이다. 이것은 연극과 그와 관련된 테크닉이 아주 발달한 그리스에서 기원하였다. 다른 이들은 이야기하기와 예배 의식의 일환으로 동물들의 움직임을 모방한 초기 인간들에서 기원한다고 한다. 미원주민과 아랍, 아프리카인들은 실제로 팬터마임 댄스를 추는데, 때때로 사냥과 같은 특정한 문화적 행위의 준비나 축하를 위해 행해진다. 더 현대적으로, 초창기 영화에서 줄거리를 표현하기 위해 무성영화 배우들은 소품과 세팅을 갖추고 마임을 사용했다.

비록 여기서는 연극 예술의 형태로 묘사되어 있지만, 제스처는 모든 사람들이 대화를 위해 사용하는 방법이다. 예를 들어, 다른 언어를 사용하는 사람과 대화할 때, 전달하고자 하는바를 강조하기 위해 우리는 자동적으로 말과 제스처를 함께 사용한다. 문자가 있기 전에 그림부터 있었던 것과 같은 양식으로 말을 사용하지 않는 대화가 자연적으로 언어의 사용 전에 있었다. 자기표현과 대화 기술을 둘 다 촉진시키기 때문에, 작업치료사들은 여러 세기 동안 연극을 치료에 사용해왔다(Keysell, 1975; Pardoe, 1931; Philips, 1996).

마임을 사용하는 것의 목적 중 하나는 그들로 하여금 정보를 주는 사람과 그 정보를 받는 사람 둘 다로서 더 효과적으로 의사소통하는 것을 배우도록 돕는 것이다. 마임은 재미있고, 자기 자신을 표현하며 다른 사람들의 바디 랭귀지와 사회적 힌트를 이해하게 하는 위협적이지 않은 방법이다. 팬터마임은 말로 자신의 생각과 느낌을 나누는데 어려움을 겪는 아동 또는 말로 하는 의사소통에 너무 많이 의존하는 아동에게 특히 좋다(Parham & Fazio, 1997). 이것은 클라이언트가 문제를 가졌던 상황을 재현하는데, 또는 역할극의 일부로 사용될 수 있다. 각각의 마임 치료는 클라이언트가 몸을 스트레치하고 자신의 움직임을 탐색할 수 있게 하는 워밍업으로 시작해야 한다. 좀 더 구조화된 운동을 위해, 치료사는 클라이언트에게 몸의 특정한 한 부분만 움직이도록, 또는 한 부분을 계속 고정시키는데 초점을 맞추도록, 또는 보여주는 움직임과 행동들은 따라하도록 지시할 수 있다(Phillips, 1996). 일반적인 악기나 타악기로 리듬을 더할 수 있다. 3세에서 8세까지의 아동에게 적절한 워밍업의 한 예는 태엽을 감아 작동하는 장난감인 체 하는 것이다. 진짜 태엽 장난감을 보여준 뒤, 치료사가 먼저 태엽 장난감을 흉내 내고, 다음으로 아동에게 태엽을 감아 “태엽 장난감”이 되어 움직이게 한다. 아동을 위한 다른 워밍업들로는 다른 종류의 공들을 가지고 노는 팬터마임, 또는 동물이나 운송 수단 흉내 내기가 있다. 8세에서 12세 아동들은 위한 워밍업은 작업적이거나 운동과 관련있는 것으로, 침대 정리하기 또는 야구 방망이 휘두르기가 있다. 청소년은 좀 더 대인적이고 연극화하는 것에 관련되어 있는 것이나, 화장을 하고 옷을 입는 것일 수 있다. 성인들에게는 외향적이거나 내향적, 또는 가깝거나 거리가 먼 등의 추상적인 개념을 보여주는 움직임을 하도록 요구할 수 있다. 어른들은 연기하는 것에 대해 아이들보다 남의 이목을 의식하기 때문에, 감정이나 생각을 나타내는 것을 더 편하게 여기며, 이것은 몸을 덜 움직이고도 할 수 있는 것이다. 또한 더 나이든 성인들은 몸짓 놀이와 비슷한 활동에서 유명한 영화나 책에 나오는 유명한 사람 또는 장면을 팬터마임하는 것을 즐길 수 있다.

마임은 클라이언트에게 역할극을 위한 시나리오를 만들게 함으로써 더 어려워질 수 있다. 치료사는 자기주장과 같이 새로 배운 행동을 사용해야하는 상황을 시각화하는 것을 돕기 위해 클라이언트에게 힌트를 주어야 할 수도 있다. 예를 들어, 약물의존 병동에 있는 사람은 마약이나 알코올을 제안 받았을 때 적절한 반응을 역할극으로 할 수 있다. 문제 상황을 마임으로 하는 동안, 치료사가 대안적인 제안으로 중재할 수도 있고, 그룹의 다른 구성원들이 동료의 공연에 대한 해석과 비평을 할 수도 있다. 의사소통의 디테일에 주의함으로써, 클라이언트들은 종종 자신들의 행동이 다른 사람에게 어떻게 무의식적으로 영향을 미치는지 배울 수 있다. 팬터마임은 의사소통 기술을 향상시키는데 시행착오 방법을 사용하는데 안전하며, 장면들은 클라이언트, 치료사 또는 청중이 만족할 때까지 다시 할 수 있다. 마임 치료를 마칠 때, 클라이언트는 손 흔들기, 끌어안기, 악수하기 같이 헤어질 때 일반적으로 하는 다양한 인사법으로 연기할 수도 있는데 (Alberts, 1971; Aubert, 1976; Blatner, 1973; Buchan, 1972; Corsini & Cardone, 1966; Gray & Percival, 1962; Straaub & Staub, 1984; Weisberg & Wolder, 1985) 이것은 연기와 현실 사이의 상징적 경계를 제공할 것이다. 매일의 치료 시간에 마임을 위해 페이스 페인팅이나 화장을 할 시간을 없을 것이다. 하지만 어떤 그룹이 자신들의 아이디어를 정교하게 나타내고 싶어하고 공연을 계획한다면, 이것은 화장과 페이스 페인팅을 시도해 볼 기회가 될 수도 있다. 몇몇의 클라이언트에 있어서는 치료에서의 마임에 대한 경험이 지역사회센터나 그 지역의 극장 같은 다른 장소에서 취미삼아 연기하는 것으로 이어질 수 있다(Wetherd, 1973).

연극은 여러 가지 형태로 작업치료를 포함하여 다양한 직종에서 치료적 도구로 수년간 사용되어왔다. 이것은 개인 또는 그룹, 경쟁적 또는 협력적(Fidler & Velde, 1999)을 포함한 여러 가지 형태로 이용되어왔으며, 장기 입원 정신과 환자에게 특히 도움이 되는 것으로 과거에 밝혀졌다(Phillips, 1996). 그룹 공연의 이득은 여러 가지 형태에서 나타난다. 예를 들어, 한 노인 그룹은 12개월간 정기적으로 합창단에 참가했다. 일 년이 다 됐을 때, 여기에 참여했던 노인들이 건강 자가 측정에서 전반적으로 더 높은 점수를 나타냈고, 활동에의 참여가 증가했고 낙상이 감소되었다(Cohen at al., 2006). 더 최근에는 정신 건강에 문제가 있는 한 클라이언트 그룹이 연극 활동의 면모들이 자신들의 문제와 관련이 있다는 것을 발견했다. 참가자들은 이 활동의 성격상 유연한 점이 가치 있었다고 보고했고 청중들의 즐거움과 자신감을 증가시켰다(Fleury, Marazzani, & Saucier, 2004).

연극은 또한 클라이언트를 그들의 문화적 뿌리에 연결시키는 방법이다. 나바호족(Navajo) 학교 시스템에 있는 아동들에게, 전통적인 파우와우(Powwow) 의식의 준비와 재생이 운동(motor) 기능과 심리학적 기술 둘 다를 발달시키는데 유용하다는 것을 그들의 치료사가 발견했다(Crowe, 2009). 연극과 음악의 전문적인 사용은 전문적인 치료로 발달해왔으며 이 책에서는 자세히 설명하지 않을 것이다. 그렇다할지라도, 전체 공연으로서의 연극은 세팅, 소품, 의상이 필요할 것이며, 그 모든 것이 자체로 공예로 다직종간 협력의 기회를 만든다. 예를 들어, 한 특별선물 극장(Special Gifts Theater) 프로그램이 장애를 가진 아동들로 하여금 자존감을 높이고 감각적인 문제를 조절해나가면서, 사회적 기술과 의사소통 기술을 향상시키기 위한 연극 활동과 치료 작업에 참여하도록 한 지역사회에 적용되었다. 이러한 기술은 다른 영역에 있어서의 작업수행(occupational performance)을 촉진시키는데 부모들은 협응(coordination), 집중 시간(attention span), 의사소통(communication)에 있어서의 향상을 보고했다(Ciukaj, Suarez-Balcazar, & Field, 2009). 다른 프로그램에서는 연극 활동에 참가한 아동에게 읽고 이해하는 능력을 향상시켰고 다른 사람들의 감정을 훨씬 더 많이 인지하게 했다(Kelin, 2007). 성인과 아동에게 연극 활동과 표현 활동은 어떻게 치료적으로 사용하든지 간에, 치료사는 심리적으로 안전한 환경을 제공할 필요가 있으며, 필요하다면 중재할 필요가 있다(Diffendal, 2002; Parham & Fazio, 1997). 적절한 세팅에서는 연기와 연극 공연이 다양한 능력과 흥미를 가진 클라이언트에게 광범위한 스펙트럼의 창조적 기회를 제공한다.

사례 연구

품행장애(conduct disorder)와 우울증(depression)으로 진단된 5세의 로날드(Ronald)는 입원기간이 보통 3주인 10병상의 소아정신과병동(children's mental health unit)에 입원했다. 소수의 예외를 제외하고는, 대부분의 아이들은 품행장애로 진단을 받았고, 따라서 프로그램은 엄격한 행동 제한에 강조를 두고 있었다. 아이들은 각각의 치료시간에 목표를 달성하거나 식사 시간과 치료적 모임 시간에 적절한 행동을 할 때 텔레비전 보기나 놀이터에서 노는 것 같은 상을 받았다. 사회적 상호작용이 주된 초점이었으므로, 작업치료사는 클라이언트 평가와 치료를 그룹으로 진행하였으며 치료 활동 시간을 위해 발달적(developmental), 행동적(behavioral), 정신 분석적(psychoanalytic) 이론에 근거하는 경향이 있었다. Draw-A-Person test(사람 그리기 검사), the Test of Gross Motor Development(대근육 운동 발달 검사) (Ulrich, 1985), Build-a-City Assessment(도시 건설하기 평가)는 모두 그룹으로 실시하도록 되어있다. 또한 행동에 대한 내적인 외적인 성향과 그것의 긍정적 또는 부정적 결과를 평가하기 위해 (Mischel, Zeiss, 1974) the Standard Pre-School Internal-External Scale (SPIES: 취학 전 내적 외적 성향의 표준 등급)을 사용하여 각각의 아이들이 평가되었다. 로날드가 금요일에 응급환자로 입원했기 때문에 작업치료사는 평가를 월요일까지 미루기로 하였는데, 그 때는 다른 아이 두 명이 더 입원하기로 되어 있었다. 싱글 맘인 로날드의 엄마는 다른 두 아이와 그녀의 어머니를 돌봐야 했는데, 집이 안전한 장소인지 더 이상 확신할 수 없었다. 로날드는 어린 동생들을 언어적으로 신체적으로 공격해왔으며, 또한 높은 곳에서 뛰어내리거나 무모하게 자전거를 탐으로써 자신을 위험에 빠뜨리기도 했다. 실은, 그 아이는 부러진 팔을 회복하고 있었다. SPIES 결과 로날드는 엄청난 양의 외부적 통제(external control)를 받는 것으로 나타났고, 그것을 그가 자신의 행동에 거의 책임을 지지 않는다는 것 또는 자신의 행동을 조절할 수 없다는 것을 말한다.

월요일 아침, 7세의 톰(Tom)과 9세의 폴(Paul)이 정해진 대로 입원했다. 그들의 케이스 워커(case worker)가 그들을 위탁 가정에서 병원으로 데리고 왔다. 그들이 전에 정신과적 치료를 받기는 했지만, 병원에 입원하기는 처음이었다. 그들은 둘 다 품행장애로 진단받았다. 이 형제들의 어머니는 가정을 버렸고, 아버지는 그들을 돌볼 능력이 없다고 느꼈다. 아버지가 일주일에 한 번씩 위탁 가정에 방문하는 것이 아이들에게 파괴적이고 위험한 행동을 촉발시키곤 했는데, 겉으로 보기에는 아보지가 그 집을 떠날 때 자신들을 데리고 가지 않기 때문인 것으로 보였다.

작업치료사는 그들의 첫 번째 치료로 두 번의 그룹치료를 하기로 했다. 작업치료사는 로날드가 대동작 기술과 소동작 기술을 요하는 과제를 완성할 수 있다는 것을 알아냈지만, 그의 반응은 좀 느렸다. 치료사는 이것이 실제로 운동 기능에 손상이 있어서가 아니라 느린 정보처리능력(information processing)이나 부주의(inattention) 때문인 것으로 유추했다. 아이는 과제를 충분히 수행할 수 있었지만, 주의를 기울이도록 반복적으로 다시 지시를 내릴 때 뿐이었다. 톰과 폴은 둘 다 the Test of Gross Motor Development에서 평균 점수를 받았다.

사례 연구 (계속)

치료사는 아이들을 작은 테이블에서 될 수 있는 한 멀리 앉도록 한 다음 the Draw-A-person test를 시작했다. 그들 모두 서둘러서 그림을 그렸고, 두 형제들은 종종 서로에게 공격적인 말을 했다. 로날드가 그린 두 형태에 대한 투사적 이야기(projective story)는 고양이를 훔쳐서 괴롭히는 것이었다. 보조가 간식을 위해 아이들을 데리고 갔을 때, 치료사는 Build-a-City 평가를 하기 위해 빈 실톳, 모델링 클레이(modeling clay), 테이프, 풀, 색도화지, 색연필, 실, 끝이 뭉툭한 가위, 플라스틱 테이프, 칼, 점토용 목각 모델링 툴(modeling tools), 스티로폼 주사위 등의 재료들을 배치했다. "이상적인 도시를 건설하라"는 지시를 받자, 아이들은 테이블에 있는 아이템들은 집어 들기 시작했다. 폴은 그리고 오려서 자동차들을 만들기 시작했고, 로날드는 집을 그리기 시작했다. 톰이 마분지를 붙이려고 하다가 그만두고 "집을 어떻게 만드는지 보여주지."라고 하면서 로날드의 그림을 움켜쥐기까지 아이들은 몇 분 동안 혼자서 만들었다. 톰은 마분지를 접고 테이프로 붙이고 하다가 "바보야, 문하고 창문을 잘라내!"라고 말하며 로날드에게 던졌다. 치료사는 끼어들지 않기로 하고 조심스럽게 상황을 지켜봤다. 형이 시키는 대로 폴도 적대적으로 대했다. 톰이 활동을 장악했고 다른 두 아이들은 톰의 독재적인 태도에 짜증스러워했지만 아무도 그에게 물리적으로 저항하지는 않았다.

이어진 토론에서, 아이들은 각각의 오브제(object)의 중요성을 설명하려고 하면서 종종 서로를 훼방했다. 톰은 여전히 주도권을 잡았고 다른 아이들의 것을 설명했다. 치료사의 지도에 따라 세 아이 모두 정리하는 것을 도왔고, 상점(privilege point)을 받았고, 치료 시간은 좀 더 긍정적으로 끝났다. 오후 치료시간에 치료사는 아이들은 각자 다른 테이블에 앉혔고 그 아이들이 각각 두 개의 종이 가방 인형을 만들도록 도왔다. 이것들은 나중에 분노와 반항성을 안전하고 구조화된 방법으로 표현하도록 하는데 사용될 것이다. 아이들은 펜으로 눈, 코, 입과 다른 특징들은 그렸다. 그들은 종이, 실, 모자와 옷을 만들기 위한 천 조각을 건넸고, 전날 보다 더 차분하게 임했다. 다음날, 각각의 아이들에게 각각 자신들의 종이가방 인형 두 개로 공연을 하도록 했다. 세 번째 인형 공연에 이르러, 톰은 로날드가 자기 인형 중 하나를 움직이고 대화하는 것을 도움으로써 자기를 돕게 허락했다. 두 아이는 긍정적으로 협력하여 공연한 것으로 더 많은 상점을 받았다. 치료사는 다음에는 톰과 폴이 로날드를 돕게 하면서 다 함께하는 인형극을 해야겠다고 결정했다(그림 16-10).

사례 연구 (계속)

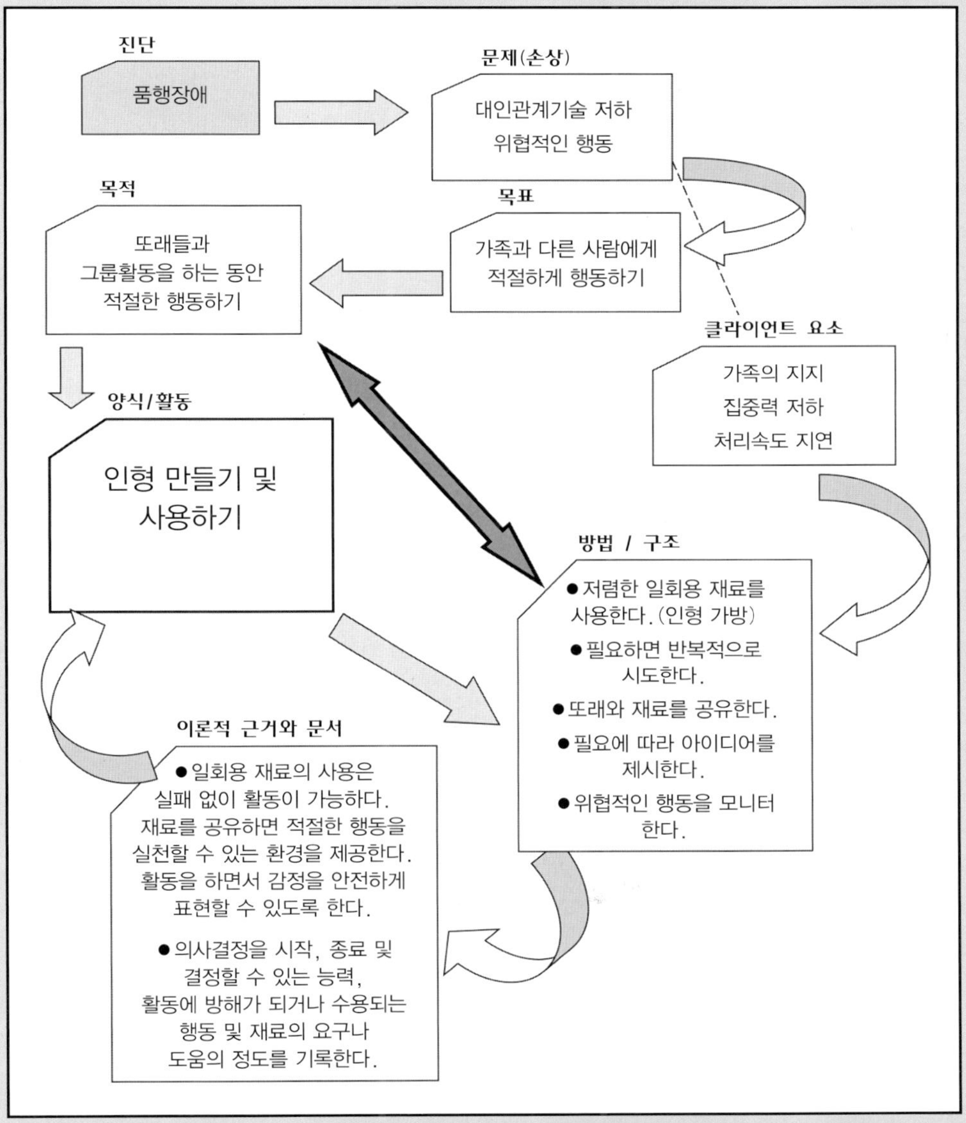

그림 16-10. 단계에 따른 그룹활동(인형만들기) 흐름도.

논의 질문사항

1. 이 클라이언트들을 위해 어떤 다른 역할극 또는 연극 활동이 도움이 될까? 여러분 각각의 대답으로, 공예나 다른 직접해보는 요소들을 어떻게 적용할지 기술하시오. 이 아이들에게 어떤 다른 접근법과 활동을 사용할 것이오?
2. 인형극 또는 연극 같이 오래하는 프로젝트에서 유용한 다른 치료 세팅을 열거하시오.
3. 그룹 역할극에서 치료사의 중재가 필요가 필요할 수도 있는 상황을 묘사하시오.

Resources for Puppet and Mask Making

ONLINE PROJECTS

Puppets

- Clever animal sock puppets: http://www.aokcorral.com/projects/pj811_making_sock_puppets.htm
- Crow puppet: http://www.ordinarylifemagic.com/2009/09/crow-puppets.html
- Egg carton snake puppet: http://www.kidspot.com.au/kids-activities-and-games/Trash-to-treasure-craft-ideas+38/Make-an-egg-carton-snake-puppet+12475.htm
- Elephant puppet: http://www.iheartcraftythings.com/2014/05/paper-plate-elephant-puppet-craft.html
- Pipe cleaner/napkin puppets: http://zingzingtree.com/2014/05/06/pipe-cleaner-dancing-princesses/
- Simple puppets from toilet paper tubes: http://peanutbutterandjell-e.blogspot.co.nz/2011/06/cheap-o-puppets.html?m=1
- Sock puppets: http://grandparentsplus.com/sock-puppets/

Masks

- Assorted do-it-yourself masks for kids: http://www.mamamiss.com/2014/09/19/20-diy-masks/#_a5y_p=2481363
- Dinosaur mask print outs: http://paulstickland.blogspot.com/2015/03/free-dinosaur-roar-masks-for-kids.html?spref=pi
- Egg carton masks and other egg carton crafts: http://www.craftymorning.com/egg-carton-crafts-kids/
- Paper plate masks (and lots of other paper plate crafts): http://lifeasmama.com/20-easy-and-adorable-paper-plate-crafts/17/

INSTRUCTIONAL VIDEOS

- Bird mask: https://www.youtube.com/watch?v=osQiGJ7oGKM
- Lion puppet from a paper bag: https://www.youtube.com/watch?v=O1GlFqKaAwk
- Project Magic's 12 tricks: projectmagic.org
- Robot mask: https://www.youtube.com/watch?v=hNZL4NE_vYI
- Sock puppets: https://www.youtube.com/watch?v=9yn_pzsdhAY

BOOKS

- *Kids' Magic Secrets: Simple Magic Tricks and Why They Work*, Loris Bree and Marlin Bree, Marlor Press, 2003
- *Making Masks*, Renee Schwarz, Kids Can Press, 2002
- *Puppets and Masks: Stage Craft and Storytelling*, Nan Rump, Sterling Publishing, 1995
  Good book for working with children.
- *A Show of Hands: Using Puppets With Young Children*, Ingrid M. Crepeau, Redleaf Press, 2003
- *10-Minute Puppets*, Noel MacNeal, Workman Publishing Company, 2010

참고문헌

REFERENCES

Alberts, D. (1971). *Pantomime: Elements and exercises*. Lawrence, KS: The University of Kansas Press.

American Psychiatric Association. (2013). *Diagnostic and statistical manual of mental disorders* (5th ed.). Arlington, VA: American Psychiatric Publishing.

Aubert, C. (1976). *The art of pantomime*. New York, NY: Arno Press.

Baygan, L. (1982). *Make-up for the theater, film, and television*. New York, NY: Drama Club Publishers.

Blatner, H. A. (1973). *Acting in: Practical applications of psychodramatic methods*. New York, NY: Springer Publishing.

Buchan, L. G. (1972). *Roleplaying and the educable mentally retarded*. Belmont, CA: Fearon Publishers.

Buchman, L. G. (1975). *Stage makeup*. New York, NY: Watson-Guptill Publications.

Chippendale, T., & Bear-Lehman, J. (2012). Effect of life review writing on depressive symptoms in older adults: A randomized controlled trial. *American Journal of Occupational Therapy, 66*(4), 438-445.

Ciukaj, M., Suarez-Balcazar, Y., & Field, S. B. (2009). Incorporating creative drama into the lives of children with disabilities: A community-based program. *OT Practice, 14*(22), 19-23.

Civichino, A. (2003). Copperfield's magic boosts rehabilitation. *Toronto Observer*. Retrieved from www.observer.thecentre.centennialcollege.ca/life/copperfield

Cohen, G., Perlstein, S., Chapline, J., Kelly, J., Firth, K., & Simmens, S. (2006). The impact of professionally conducted culturally programs on the physical health, mental health and social functioning of older adults. *The Gerontologist, 46*(6), 726-734.

Corsini, R. J., & Cardone, S. (1966). *Roleplaying in psychotherapy*. Chicago, IL: Aldine Publishing Company.

Crowe, T. K., & Hong, N. (2009). Culturally rich, meaningful occupations. *Advance for Occupational Therapy Practitioners, 25*(10), 8.

David Copperfield works magic at the program in occupational therapy. (2002). Washington University in St. Louis. Retrieved from http://ot.wustl.edu/ot

Diffendal, J. (2002). Kids, through the use of their hands. *Advance for Occupational Therapy Practitioners, 18*(22), 12.

Fidler, F., & Velde, B. (1999). *Activities: Reality and symbol*. Thorofare, NJ: SLACK Incorporated.

Fleury, F., Marazzani, M. H., & Saucier, J. F. (2004). The use of theatre in the psychosocial re-adaptation of patients with mental disorders: Participants' perspectives (English abstract). *Canadian Journal of Occupational Therapy, 71*(2), 108-115.

Gibson, W. (1980). *Big book of magic for all ages*. Garden City, NY: Doubleday.

Gray, V., & Percival, R. (1962). *Music, movement and mime for children*. Toronto, Canada: Oxford.

Green, J. (1992). *Why throw it away? Making crazy faces and masks*. New York, NY: Aladdin Books, Gloucester Press.

Harris, S. M. (1985). *This is my trunk*. New York, NY: Atheneum.

Hative. (2015). *Fish crafts for kids*. Retrieved from http://hative.com/fish-crafts-for-kids/

Horwitz, E. B., Kowalski, J., & Anderberg, U. M. (2010). Theater for, by and with fibromyalgia patients—Evaluation of emotional expression using video interpretation. *The Arts in Psychotherapy, 37*(1), 13-19.

Karnezi, H., & Tierney, K. (2014). Cognitive behavior drama: An innovative intervention model that combines established psychological methods with the art form of drama to provide young children on the autism spectrum with the motivation and confidence to overcome their fears. *Advances in Research, 2*(7), 393-408.

Kelin, D. A., II (2007). The perspective from within: Drama and children's literature. *Early Childhood Education Journal, 35*, 277-284.

Keysell, P. (1975). *Mime: Themes and motifs*. Boston, MA: Plays, Inc. Publishers.

The King of Magic. (2004). *China daily*. Retrieved from www.chinadaily.com.cn/english

Klingel, C., & Noyed, R. (2002). *Magic tricks*. Minneapolis, MN: Compass Point Books.

Lamĕrand, V. (2003). *Making masks*. Mankato, MN: Bridgestone Books, Capstone Press.

Lopshire, R. (1969). *It's magic?* New York, NY: MacMillan Publishing.

May, R. (1989). *Looking at theater*. Tarrytown, NY: Marshall Cavendish Corp.

Merriam-Webster's collegiate dictionary (10th ed.). (1994). Springfield, MA: Merriam-Webster, Incorporated.

Milner, M. (1987). Occupational therapist and entertainer put magic into rehabilitation program. *OT Week, 1*(50), 12-13.

Mischel, W., Zeiss, R., & Zeiss, A. (1974) Internal-external control and persistence: Validation and implications of the Stanford preschool internal-external scale. *Journal of Personality and Social Psychological, 29*, 279-287.

Pardoe, T. E. (1931). *Pantomimes for stage and study*. New York, NY: Benjamin Bloom.

Parham, L. D., & Fazio, L. (Eds.). (1997). *Play in occupational therapy for children*. St. Louis, MO: Mosby.

Phillips, M. E. (1996). The use of drama and puppetry in occupational therapy during the 1920s and 1930s. *American Journal of Occupational Therapy, 50*(3), 229-233.

Philpott, A. R. (1966). *Let's look at puppets*. Chicago, IL: Albert Whitman and Co.

Project Magic. (2016). *Cliptomania for one*. Retrieved from projectmagic.org

Ross, K. (2002). *Crafts from your favorite children's songs*. Brookfield, CT: The Millbrook Press.

Schwarz, R. (2002). *Making masks*. Tonawanda, NY: Kids Can Press, Ltd.

Severn, B. (1964). *Magic in your pockets*. New York, NY: David McKay Company.

Severn, B. (1965). *Magic shows you can give*. New York, NY: David McKay Company.

Severn, B. (1977). *Magic with coins and bills*. New York, NY: David McKay Company.

Silver, P. (2000). *Face painting*. Niagara Falls, NY: Kids Can Press, Ltd.

Sladyk, K., Berry, C., Brenner, C., Hengeveld, T., & Moisan, M. A. (2002). Harry Potter: Occupational therapy's new magic wand. *OT Practice, 7*(18), 13-18.

Stolzenberg, M. (1981). *Clown for circus and stage*. New York, NY: Sterling Publishing Co.

Straub, C., & Straub, M. (1984). *Mime: Basics for beginners*. Boston, MA: Plays, Inc.

Ulrich, D. (1985). *Test of gross motor development*. Austin, TX: Pro-Ed.

Waters, G. (1985). *Science tricks & magic*. London, UK: Usborne Publishing Ltd.

Weisberg, N., & Wilder, R. (1985). *Creative arts with older adults: A sourcebook*. New York, NY: Human Sciences Press.

Wetherd, A. G. (1973). *Movement and drama in therapy*. Boston, MA: Boston Plays, Inc.

Wright, L. (1989). *Puppets*. New York, NY: Franklin Watts, Inc.

제 17 장

치료 도구

Therapy Tools

학습 목표(Objectives)

학생은 다음을 할 수 있어야 한다.

- 치료 장비를 유용하게 만들 수 있는 재료와 도구의 목록을 작성한다.
- 치료 도구나 보조장치를 사는 편이 더 나을 때와 만드는 편이 더 나을 때를 구별짓는다.
- 적어도 한 개의 치료 도구를 만들고, 한 개의 창의적인 연습을 기술하고, 보조장치를 제작한다.
- 특정한 수행 기술을 목표로 삼을 수 있도록 치료 장치를 평가하고 개조한다.

작업치료 교육 프로그램은 학생들에게 한 개 이상의 보조 장비를 만들도록 요구한다. 이런 과제로 창의적 사고와 참신한 활동 분석, 중재 도구 레퍼토리의 연속적 확장 등의 습관과 능력이 개발된다. 이것은 숙달된 치료사가 가져야 하는 필수적인 습관과 기술이다. 졸업한 후에도 연습을 계속한다. 기본적인 도구로 직접 작업하고 철물점을 가지 않아도 되는 능력 있는 치료사는 치료도구를 사는 비용보다 훨씬 싸게 유용한 도구를 만들 수 있다. 그런 많은 제품이 작업에 근거하지는 않겠지만, 아무 것도 없는 상태(無)에서 도구를 만드는 과정에서 클라이언트는 더욱 흥미롭고 매력 있는 도구 구성 방법을 통찰할 수 있다. 이 단원은 실행 아이디어와 더불어 성인과 아동을 위한 여러 가지 치료도구와 게임, 보조장치의 기본 훈련도 포함한다. 숙련된 치료사는 각 클라이언트의 독자적인 욕구를 충족시키기 위해서 기본 도구와 활동을 활용할 수 있고, 다른 수많

Tubbs, C. C., & Drake, M.
Crafts and Creative Media in Therapy, Fifth Edition (pp. 355-372).

<table>
<tr><th colspan="2">치료 도구나 보조장치 만들기에
유용한 준비물과 공구</th></tr>
<tr><th>재료</th><th>공구</th></tr>
<tr><td>● 컵이나 옷걸이
● D링
● 덕 테이프
● 코팅지나 투명 시트지
● 파이프 보온재
● 풀누들 (수영할 때 사용하는 스티로폼 막대)
● PVC 파이프와 연결관
● 사포
● 스티로폼
● 열가소성 폐자재
● 벨크로
● 웨빙/스트래핑 끈
● 나무막대</td><td>● 박스용 칼(커터칼)
● 무선 드릴/드라이버
● 망치
● 코팅기
● 펜치
● PVC 절단기
● 가위
● 재봉틀</td></tr>
</table>

은 방법으로 그것을 조직할 수 있어야 한다. 독자들은 기본 장비와, 다른 맞춤형 치료 아이디어와 장치에 대한 인터넷 정보도 참조하기 바란다.

그런 프로젝트의 실행가능성을 결정할 때 고려해야 할 중요한 요인은 비용과 시간, 안전성, 효율성, 외형이다. 장비를 저렴하게 구매할 수 있다면, 치료사가 장비를 만들기 위해 귀중한 시간을 허비하는 것은 합리적이지 않다. 사실 그런 물건을 만드는데 드는 시간의 비용을 청구할 수 있는 메커니즘은 없다. 그래서 치료사는 근무시간 외의 시간을 활용해서 물건을 만들어야 한다. 관리자가 치료사에게 이런 부수적인 활동 시간을 기꺼이 내줄 수도 있지만 그것은 예외적인 경우이다. 다음으로 사용의 안전성은 클라이언트를 위해 만드는 모든 도구에 절대적으로 필요한 요인이다. 치료사/제조자는 부드러운 모서리, 단단히 고정된 밑판, 무게 허용차, 분리된 구성요소의 부착 같은 특징을 철저히 의식해야 한다. 치료용 수제 고무찰흙 같이 서로 다른 요소를 혼합해서 만드는 물체에 대해서 치료사는 모든 재료가 무독성이고 비마모성이며, 유독한 악취를 방출하지 않는다는 사실을 확인해야 한다. 효율성도 중요한 고려사항이다. 시간은 가장 중요한 요인이고, 사용 방법이나 사람이 매우 한정된 물건을 만드는데 많은 시간을 쓰는 것은 합리적이지 않다.

이상적인 도구는 다용도로 사용할 수 있는 흥미로운 도구이다. 과소평가하지 말아야 할 마지막 요인은 외형이다. 작업치료는 전문성을 지닌 비용이 드는 서비스이므로, 치료사는 이런 이미지를 투영하는 활동을 제공해야 한다. 수제 물품은 아름답게 마무리하고(모래 깔기, 매끄럽게 만들기, 페인트 칠하기, 깔끔하게 다듬기 등으로) 단단하게 조립한다.

프로젝트 - 벨크로 롤러보드(Velcro Roller Board)

이 활동은 상지의 힘과 관절가동범위를 늘리는데 효과적이다. 이 활동은 저항력을 바꾸거나 특정한 관절에 집중하도록 변경할 수 있다.

준비

재료:

- 나무판이나 메소나이트판(Masonite board) 약 12×12 인치
- 접착 후크 벨크로 1인치 넓이 12인치와 2인치 넓이 12인치
- 접착 파일 벨크로 1인치 넓이 6인치와 2인치 넓이 20인치
- 2인치 PVC 파이프 6인치
- 2인치 PVC 파이프 18인치
- 3인치 PVC 파이프 3인치
- 6인치 나무막대
- 3인치 아이후크(eye hook) 2개
- 사포

공구:

- PVC 커터
- 가위
- 히트건(heat gun, 열풍기)

과정

1. 판(필요하다면 막대도)이 매끈해질 때까지 사포로 문지른다. 원한다면 페인트를 칠하거나 색칠한다.
2. 각 후크 벨크로 띠에서 뒷면을 제거한다. 띠의 끈적한 면을 위쪽으로 오게 하고 히트건을 앞뒤로 몇 회 쏜다.
3. 1인치 끈은 나무블록 끝에, 2인치 끈은 반대편 끝에 놓는다.
4. 아이후크를 막대의 양 끝에 고정시킨다.
5. 파일 벨크로의 길이를 재서 PVC 파이프와 막대에 단다. 두 개의 끈(그림 17-1)을 막대와 더 긴쪽 PVC 파이프에 단다. 이렇게 하면 저항이 평준화 된다.
6. 사용할 때는 후크 벨크로 끈을 따라 선택한 파이프를 굴리거나 막대를 회전시킨다.

파이프가 넓고 길수록 저항력도 높아진다. 좁은 후크 띠를 사용하면 저항력이 줄어든다. 긴 파이프가 양쪽 후크 벨크로 띠에 닿으면 저항력이 높아진다. 긴 파이프는 양측으로 사용할 수 있다. 이 활동은 손가락과 손목, 팔꿈치 폄 동작뿐 아니라 실행 방법에 따라 열쇠집기(key pinch)와 뒤침 동작(supination)에 효과적이다. 이런 반복적이고 목표지향적인 운동이 필요한 클라이언트를 위해서 이 활동이 더 작업 중심적이 되려면 클라이언트가 도구를 고안하고 그것을 홈 프로그램의 요소로 만들어야 한다.

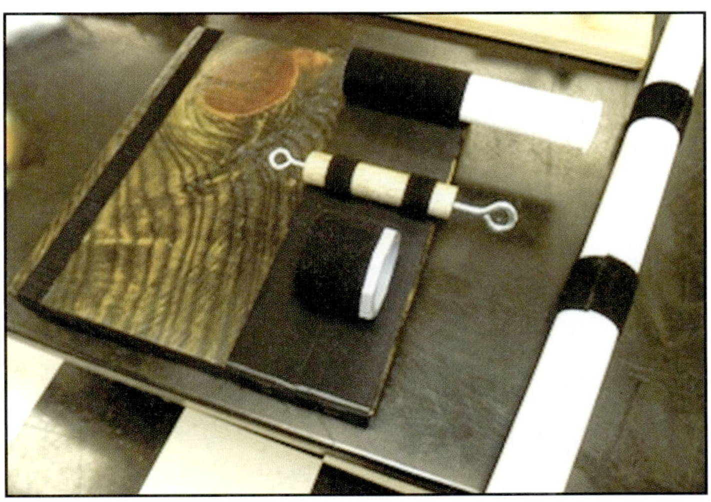

그림 17-1. 벨크로 상지운동용보드.

프로젝트 – 수제 실리퍼티(Homemade Silly Putty)

액체 녹말과 흰색 풀을 똑같이 섞은 다음 식용색소를 몇 방울 떨어뜨린다. 알맞은 농도로 잘 반죽한다. 녹말이나 풀을 약간씩 더 첨가해서 조절한다. 이것은 시판 치료용 퍼티(putty) 제품보다 폭신하다. 아동에게도 좋지만, 성인의 감각성 입력과 관절가동범위 활동에도 좋다. 값이 비싸지 않아 클라이언트가 가져가도 상관 없으므로 전염병 예방에도 좋다(출처: Play at Home Mom, 2011).

프로젝트 – 잡동사니 서랍장(Junk Drawer)

이 간단한 만들기 활동은 시각 탐색과 전경–배경, 소근육 잡기와 놓기에 효과적이다. 서랍장 안에 있는 물건은 선택하고 교체할 수 있다.

준비

재료:

- 플라스틱 용기나 큰 구두상자, 낡은 서랍장
- 작은 공구, 나사, 열쇠고리, 배터리, 필기구, 병따개, 고무밴드 같은 다양한 가정용품

공구:

- 필요 없음

과정

1. 원하는 물건으로 용기나 서랍장을 채운다. 부엌세간이나 철물, 사무용품 같이 다른 주제의 여러 가지 물건도 좋다.
2. 사용할 때는 클라이언트가 알아서 용기에 물건을 넣거나 치운다.

클라이언트에게 서면목록이나 구술목록, 그림, 필수 순서 등을 제공한다. 또 2리터의 빈 탄산수 병에 쌀이나 작은 콩, 파스타를 넣거나 여러 가지 작은 물건을 추가하면 유사한 어린이용 프로젝트를 수행할 수 있다. 뚜껑을 잠그고 아이들에게 병을 뒤집게 한다. 지정된 물건을 안에 넣는다.

프로젝트 – 색 대응 빨래집게보드(Color Match Clothespin Board)

이 활동판은 가격이 저렴하고 빨리 만들 수 있고, 잡기/놓기, 잡기 강도, 시각 탐색, 색상 인지에 좋다. 어른이나 아동에게 모두 좋고, 목적성과 동기를 부여하는 경쟁 게임으로 쉽게 구성이 가능하다.

준비

재료:

- 나무나 메소나이트(masonite), 두꺼운 판지, 플라스틱판; 약 8×30인치(크기 변경 가능), 두께 1/4–1/2인치
- 페인트 칩 샘플 카드(단일색상이나 복합색상)
- 빨래집게
- 풀
- 사포(옵션)
- 우드스테인(옵션)

공구:

- 가위

과정

1. 사포로 나무판을 매끄럽게 문지른다. 나무 대신에 두꺼운 판지나 플라스틱을 사용해도 좋다. 원하는 대로 마무리한다.
2. 필요하다면 페인트 카드를 잘라서 페인트 색만 남긴다.
3. 페인트 카드의 한쪽 가로와 양쪽 세로를 풀칠한다.
4. 각 페인트 색을 작은 직사각형으로 잘라서 집게에 단단히 붙인다(그림 17.2).
5. 탁자나 경사 탁자, 기타 견고한 표면에 판을 놓고 사용한다. 클라이언트는 일치하는 색 블록에 빨래

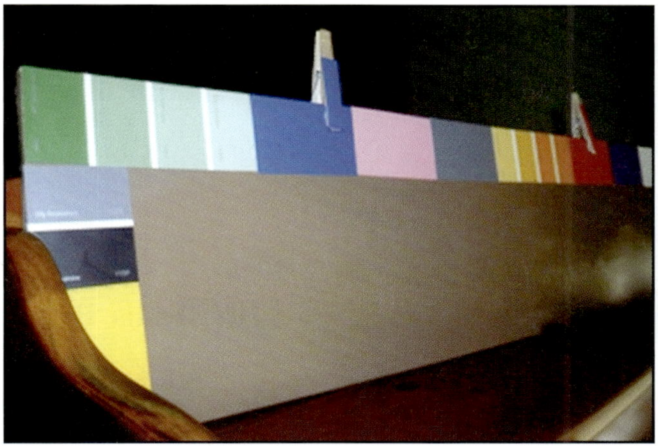

그림 17-2. 색 대응보드.

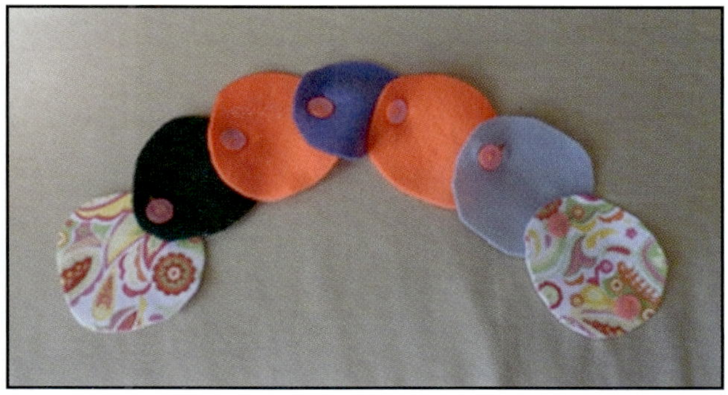

그림 17-3. 단추 무한궤도.

집게를 단다. 특정한 순서나 특정한 색상군을 요구해서 게임을 변경한다. 빨래집게에 고무밴드를 달면 저항력이 늘어난다.

이것은 게임으로도 만들 수 있다; 예를 들어, 판에 없는 색의 빨래집게를 추가하고, 클라이언트는 교대로 봉지에서 꺼낸다. 특정한 네모의 수를 맞춘 첫 번째 사람이 "승자"가 된다. 또는 색깔 빨래집게를 각 경기자에게 할당하고, 빙고나 간단한 카드 게임과 유사하게 놀이를 진행한다.

프로젝트 - 단추 무한궤도(Button Caterpillar)

아동에게 가장 적합하다. 이 활동은 소근육 기술과 일상의 단추끼우기(셀프케어 기술), 색 인지, 순서화, 지시 따르기 등을 촉진시키기 위해 사용한다.

준비

재료:

- 여러 가지 색상의 펠트
- 단추
- 바느질 실
- 방울눈 2개
- 직물용 풀

공구:

- 바늘
- 가위
- 재봉틀(옵션)

과정

1. 펠트를 원하는 만큼 원으로 자른다.
2. 한 개의 원에서 한쪽 끝은 방울눈을 붙이고, 다른 쪽 끝은 단춧구멍을 만든다. 단춧구멍은 펠트 안을 세로로 가늘게 째거나 단춧구멍으로 세팅한 재봉틀로 박는다. 두 번째 방법으로 만든 단춧구멍이 더 튼튼하다.
3. 남은 원도 한쪽 끝은 단추를 달고 다른 끝은 단춧구멍을 만든다(그림 17-3).
4. 사용할 때는 원의 단추를 채워 무한궤도를 조립한다. 클라이언트에게 특정한 순서를 만들거나, 특정한 수의 단추만 채우거나, 같은 색을 함께 조립시킨다. 또는 문자나 숫자를 각 원에 넣고, 클라이언트에게 단어의 철자를 말하거나 간단한 수학 문제를 풀게 한다.

또 크기가 다른 단추(일치하는 단춧구멍)를 활용하거나 여러 가지 다른 잠금장치(스냅, 축 등)를 사용하게 한다. 바느질이 별로 필요 없는 유사한 소근육 활동을 위해서, 펠트의 중간을 세로로 가늘게 짼 다음 리본의 세로 끝에 단추를 한 개 달고, 그 리본에 사각형 펠트를 꿴다. (출처: Happy Hooligans, 2013)

프로젝트 - 낚시(Go Fish)

이 모의 낚시 활동은 대근육 잡기와 상지 뻗기, 앉기나 서기 균형, 시각 탐색에 효과적이다. 다소 유치해 보이지만, 어른들도 목표지향적이면서 재미있는 기술을 즐겁게 연마할 수 있다.

준비

재료:

- 막대, 길이 24–36인치
- 실
- 접착 후크 벨크로, 파일 벨크로
- 카드용지(또는 사각형 코팅지)
- 금속 와셔나 큰 클립

공구:

- 가위
- 코팅기(옵션)

과정

1. 막대가 매끄럽고 쪼개지지 않았는지 확인한다.
2. 막대의 한쪽 끝에 실을 단단히 묶는다; 필요하다면 풀로 붙인다. 실의 한쪽 끝에는 금속 와셔나 큰 클립, 또는 훅과 같은 무게가 나가는 물건을 묶는다.
3. 종이나 카드용지로 물고기를 만든다. 오래 쓰려면 코팅한다. 원한다면 블록이나 오자미, 와셔 같은 작은 물건으로 물고기를 만들어도 좋다. 다른 색상의 물건을 사용하면 활동 평가의 선택의 수가 늘어난다.
4. 낚싯바늘에 후크 벨크로를 달고, 각 물고기에 파일 벨크로를 단다(그림 17-4).
5. 물고기를 바닥이나 탁자에 배치한다. 클라이언트는 낚싯대로 물고기를 잡는다.

이 활동은 앉아서도 가능하고 서서도 가능하다. 토너먼트 형식을 사용해서 여러 명의 클라이언트가 참여하도록 진행한다. 클라이언트에게 특정한 색상의 물고기를 잡거나 특정한 순서로 물고기를 잡으라고 한다. 물고기 배치에 따라서 뻗기와 균형의 난이도가 달라질 것이다. 막대에 작은 추를 감아서 강도 요구량을 높인다. 추가 손에서 멀리 위치하면 저항토크도 커진다.

프로젝트 - 테니스공 상어(Tennis Ball Shark)

준비

재료:

- 테니스공
- 흰색과 회색의 사각형 펠트 각 1개
- 방울눈 2개
- 목공풀

공구:

- 커터칼이나 박스 절단기

과정

1. 커터칼로 공의 곡선 솔기선 아래로 2인치 길이로 세로로 짼다.
2. 이를 두 줄로 자르고 입구의 절반을 풀칠한다.
3. 회색 펠트를 절반으로 접는다; 넓이 약 2인치, 길이 약 4–5인치 줄을 표시하고, 한쪽 끝을 꼬리 모양으로 만든다. 그린 선을 따라 자르고, 펠트의 양쪽 절반을 자른다.
4. 원하는 높이로 꼬리 끝을 풀칠한 다음(그림 17-5), 입에 맞춰서 꼬리가 바르게 위치하도록 주의하면서 분리된 두 개의 끝을 공에 붙인다(그림 17-6).
5. 원한다면 다른 회색 펠트를 붙여서 진짜 상어처럼 만든다.
6. 두 개의 방울눈을 붙인다(그림 17-7).
7. 아동에게 상어의 입을 쥐고 벌리거나 오므리면서 작은 물건을 집으라고 한다(출처: Onelmom, 2014).

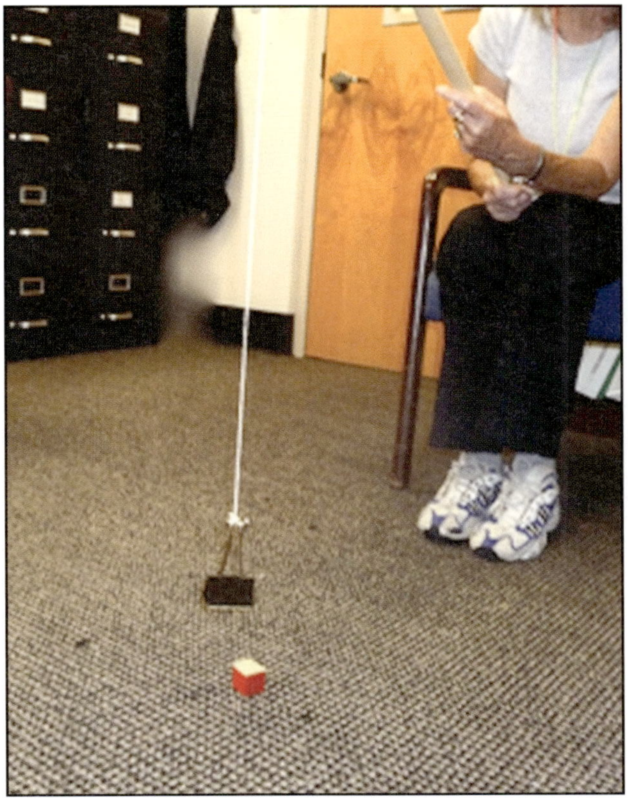

그림 17-4. 낚시 게임.

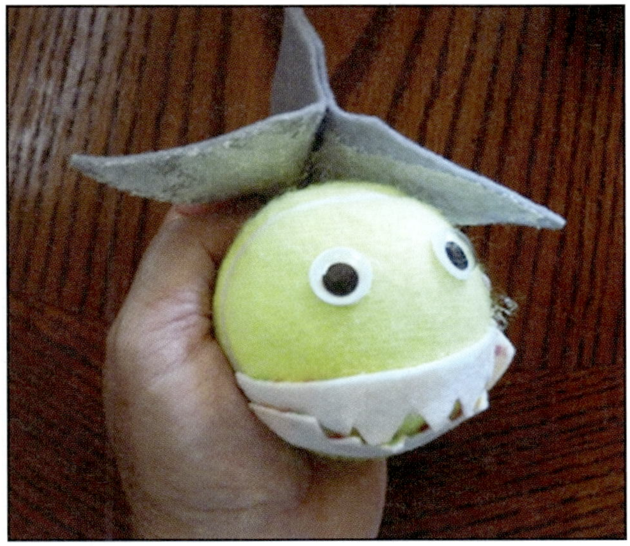

그림 17-6. 꼬리를 공에 붙이기.

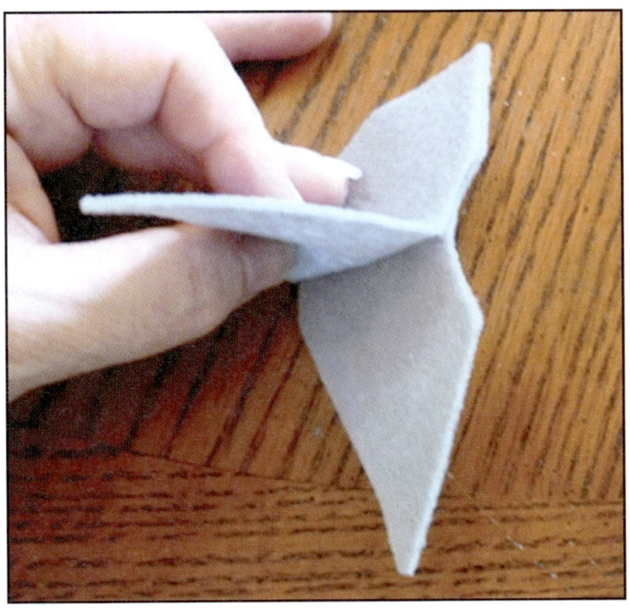

그림 17-5. 상어 꼬리 풀칠하기.

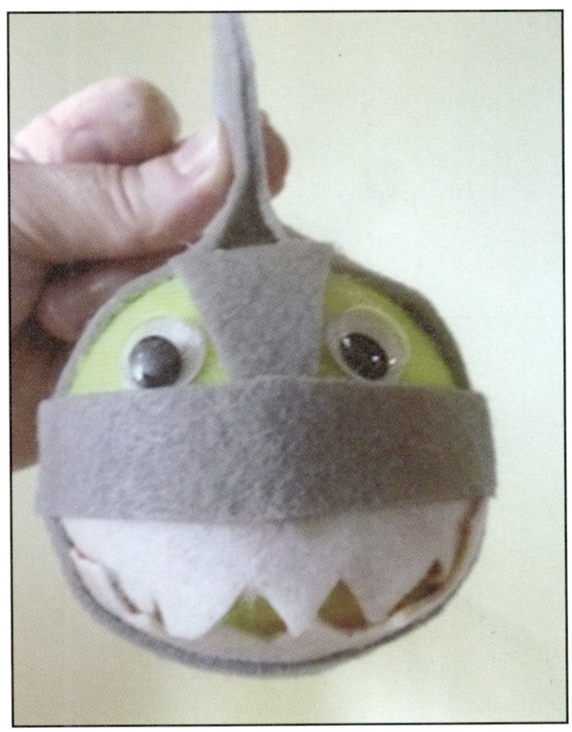

그림 17-7. 손 근육을 강화시키는 테니스공 상어.

기타 치료 도구 아이디어

OTHER THERAPY TOOL IDEAS

PVC 파이프는 치료환경에서 무한한 응용력을 갖는다. 그것은 비교적 저렴하고 가볍고 자르기 쉽다. 여러 종류의 연결관이 달린 절단 파이프를 사용하면 훌륭한 쌍방향 조립/분해 활동을 만들 수 있다. 이 활동은 또 다른 크기의 파이프 사용하기, 여러 가지 색으로 파이프 칠하기, 모방할 조립 패턴(모양이나 색상) 제공하기 등으로 평가될 수 있다. PVC 파이프에 쌀이나 말린 내용물을 채워서 눈금을 표시하면(마개를 덮고), 표시된 가중 막대로 사용할 수 있다. 지름이 작은 파이프를 기본 막대로 사용해서 다양한 부착물을 더할 수도 있다(예: 옷걸이나 면도칼, 구둣주걱). 절단 파이프를 받침에 달아서 뻗기나 균형 활동의 요소로 사용해도 좋다. 짧은 파이프는 도구의 손잡이가 되고, 긴 파이프는 휴대용 감각 텐트를 만든다. 연결된 PVC 파이프는 장애물 코스처럼 바닥에 놓거나, 수직으로 놓아서 다양한 던지기 게임의 과녁으로 사용한다. 파이프를 독서대나 태블릿, 경사판 받침대의 틀로 만들어도 좋다. PVC는 또 소아과에서 감각 도구, 이동보조물, 학습 장난감을 만들 때도 매우 유용하다.

나무토막이나 여러 가지 철물, 연질의 비닐이나 금속 튜브 같은 다른 기본 준비물도 특정한 요구에 맞게 설계되고 평가될 수 있는 다채로운 도구를 만들 때 유용하다 (그림 17-8 ~ 17-10).

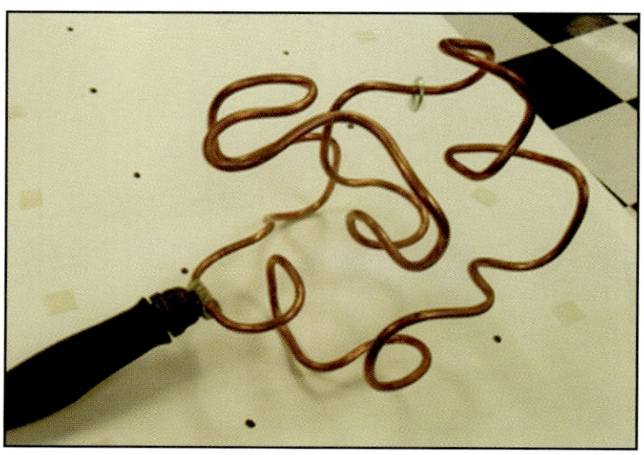

그림 17-8. 엎침/뒤침 미로.

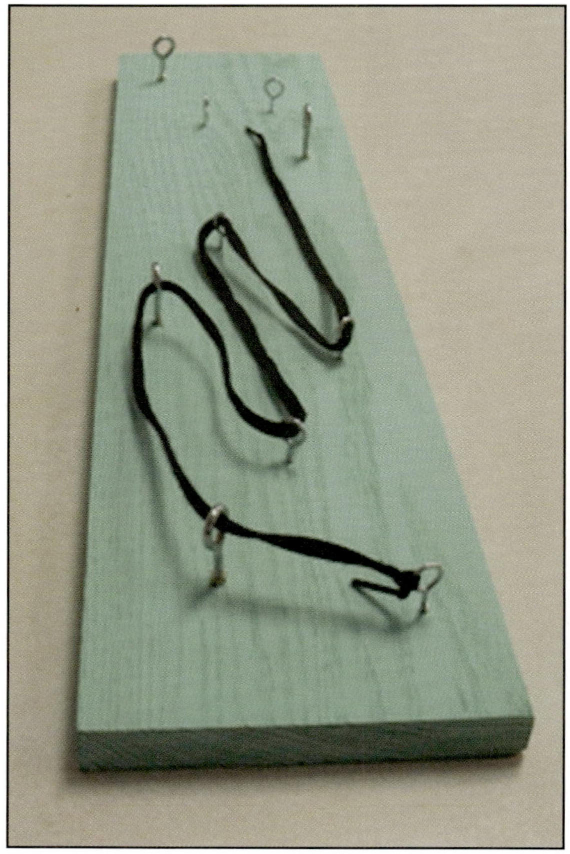

그림 17-9. 끈 묶기 연습 보드.

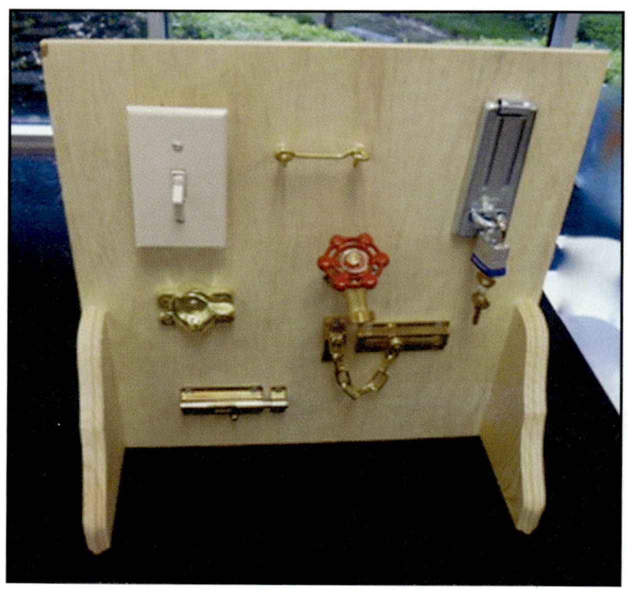

그림 17-10. 다기능 보드.

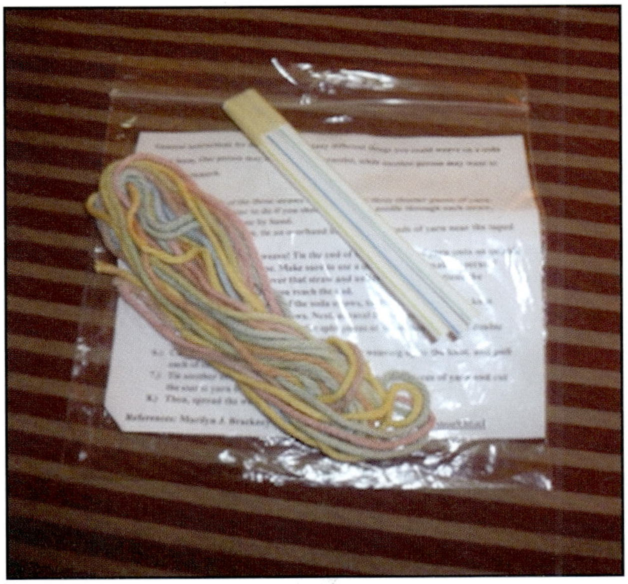

그림 17-11. 밀짚 직조 팔찌 용품.

또 다른 아이디어로 저렴한 재료나 재생재료로 만든 수제 공예용품의 조립이 있다. 각 용품은 개별적으로 사용설명서와 함께 지퍼백에 포장한다(그림 17-11, 17-12). 각 단원에 포함된 자료는 풍부한 예를 제공한다.

개조형 게임 보드(Adapted Game Boards)

뻗기, 균형, 잡기/놓기, 시각탐색, 전경-배경 식별, 지시 따르기, 문제풀기 같은 다양한 운동근육, 시각, 인지 목표를 달성하기 위해 익숙한 게임을 간단하게 개조하는 방법은 많다. 많은 사람들이 자라면서 장기와 스크래블, 빙고, 단어 찾기, 십자말풀이 등의 게임과 퍼즐을 한다. 특별한 도전을 위한 이런 고전 게임의 확장 버전은 비교적 간단하게 만들 수 있다.

프로젝트 - 거인 스크래블(Giant Scrabble)

준비

재료:

- 큰 사각형 판지, 약 3×3 피트
- 표시물
- 1/2인치 벨크로 띠나 점(접착성) - 후크 벨크로와 파일 벨크로
- 공예 스티로폼이나 카드용지
- 투명 시트지나 코팅지(옵션)

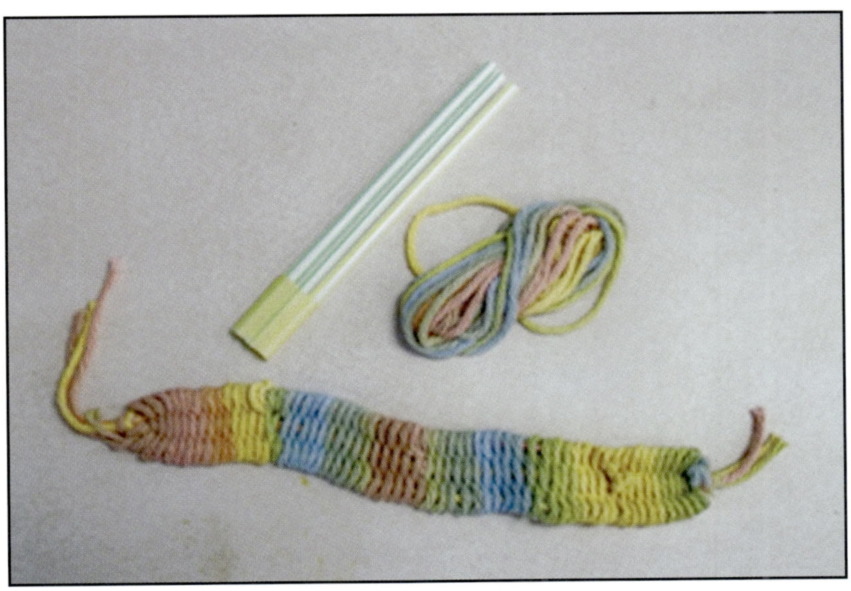

그림 17-12. 완성된 밀짚 직조 팔찌.

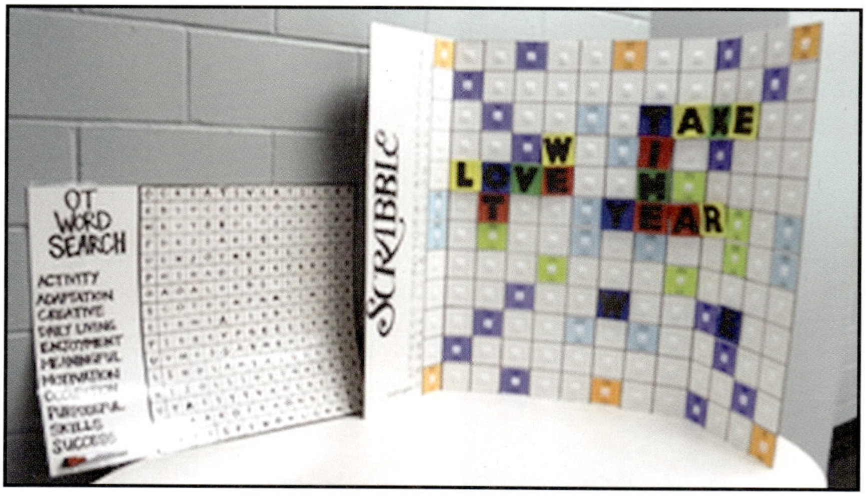

그림 17-13. 확장 게임: 단어찾기와 스크래블.

공구:

- 가위
- 자
- 코팅기(옵션)

과정

1. 큰 사각형 판지에 사각형을 그린다. 가로와 세로의 수가 같아야 한다. 두 배 단어 값이나 세 배 단어 값을 표시하기 위해 지정된 네모 안에 색을 칠한다. 판은 스크래블 게임과 똑같지 않아도 되지만, 배치를 계획할 때 참조한다.
2. 공예 스티로폼이나 카드용지에서 사각형을 자르고 사각형 안에 문자를 그린다. 문자를 몇 개 만들지는 오리지널 게임을 참조한다. 카드용지를 사용한다면, 종이에 네모와 글자를 그리고 자르기 전에 코팅한다. 코팅기를 사용할 수 없다면 한쪽이나 양쪽에 투명 시트지를 덮는다.
3. 글자를 모두 만들면, 각 글자의 뒷면에 작은 사각형이나 점 파일 벨크로를 놓고, 판의 각 네모에는 후크 벨크로를 놓는다(그림 17-13).
4. 벽에 게임 판을 달거나 경사판이나 탁자에 편평하게 놓는다. 그룹으로 게임을 해도 좋고, 치료사와 클라이언트 두 명만 게임을 해도 좋다. 필요하다면 클라이언트의 능력에 맞게 규칙을 바꾼다.

체스나 삼목놓기(tic-tac-toe), 단어 찾기 같은 간단한 게임이나 퍼즐은 뻗기 활동을 하도록 더 크게 설계하거나, 체스 말을 변경해서 특정한 소근육 동작 활동을 도울 수 있다(그림 17-14 ~ 17-16). 예를 들어, 체스판은 판지부터 러그나 화이트보드까지 여러 가지 재료로 만들 수 있고, 체스 말은 어떤 잡기를 원하느냐에 따라 일상 물건으로 만들 수 있다.

창의적 운동 적용

CREATIVE EXERCISE ADAPTATIONS

좋든 싫든 기계적 운동은 작업치료사 사이에서는 아직도 일반적이고 필수적인 중재선택이다. 직선 운동과 목적성 활동의 참여의 차이에 초점을 맞춘 최근의 연구는 없지만, 기존의 근거(Nelson 등, 1996; Trombly & Wu, 1999)와 우리의 경험을 바탕으로 볼 때, 대부분의 사람들에게 반복 운동은 특별한 동기를 주지 못하고 흥미롭지도 않다. 그러나 약간의 상상력을 발휘해서 창의적이고 경쟁적인 요소를 약간만 추가하여도 치료사는 운동을 더 흥미롭게 만들 수 있다. 한 개의 예가 나오고, 이어서 클라이언트가 치료를 받는 동안 또는 집에서 할 수 있는 소근육 활동 목록도 제안된다. 또 다른 제안은 일상의 과정을 운동보다는 무용

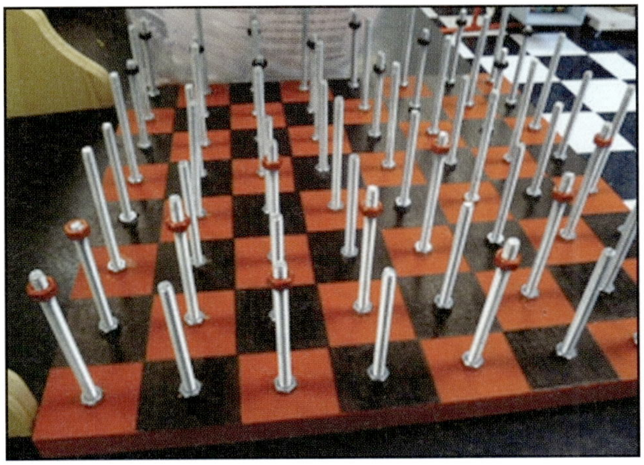

그림 17-14. 체스 개조.

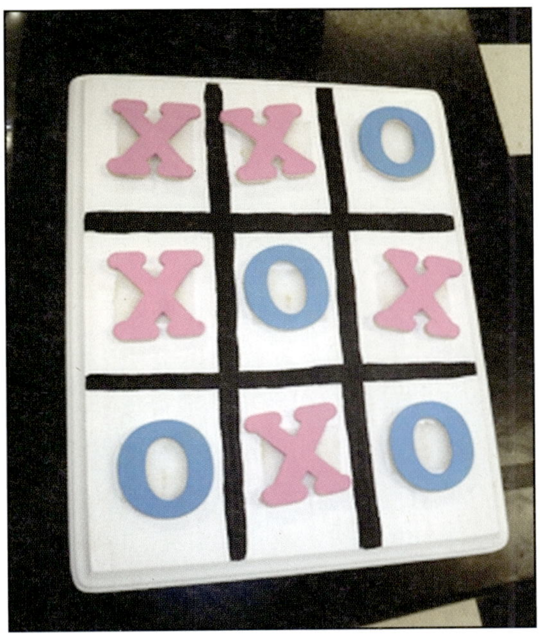

그림 17-15. 삼목놓기(tic-tac-toe) 개조.

에 가깝게 음악이나 안무에 맞춰 운동하는 것이다. 시각적인 피드백 외에 더 많은 재미를 주기 위해 리본이나 스카프를 상지운동에 활용할 수도 있다. 가벼운 공이나 풍선을 차거나 던지는 것도 시각 탐색은 물론 동작 범위나 지구력에 효과적이다. 또는 페인트 젓기 막대와 종이접시, 박쥐 풍선을 한 개나 여러 개 사용해서 간단한 노를 만든다. 특정한 운동은 동물의 움직임이나 부는 바람, 비, 삽질, 쓸기 동작과 같은 다른 동작이나 개념과 동일시 될 수 있다.

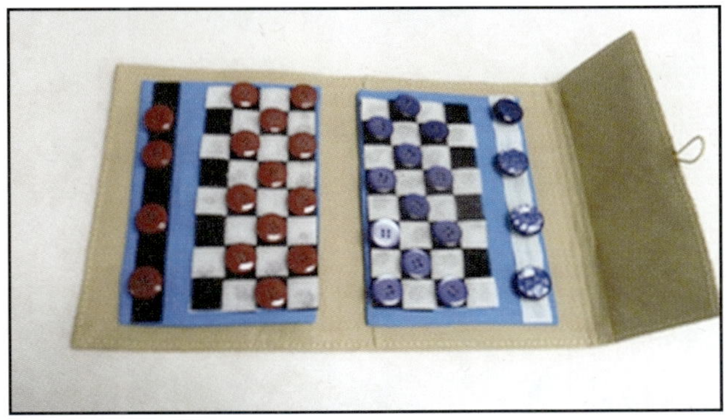

그림 17-16. 휴대용 벨크로 체스판.

프로젝트 – 운동 빙고(Exercise Bingo)

준비

재료:

- 포스터 종이나 카드종이
- 운동 동작의 사진이나 그림
- 표시물
- 코팅 재료
- 단추나 체스 말 또는 표시물이 될 수 있는 다른 유사한 물건

공구:

- 가위
- 코팅기(옵션; 투명 시트지를 대신 사용해도 좋다.)
- 카메라나 사진을 찍을 수 있는 휴대전화(옵션)

과정

1. 포스터 종이에 사각형을 표시하고(가로 6줄, 세로 5열) 5열의 맨 위에 있는 사각형에 B–I–N–G–O라고 써서 빙고 카드를 만든다.
2. 중앙의 사각형만 빼고 남은 사각형 안에 운동 그림/사진을 무작위로 배치해서 붙인다. 중앙의 사각형에는 FREE라고 표시한다(그림 17-17).

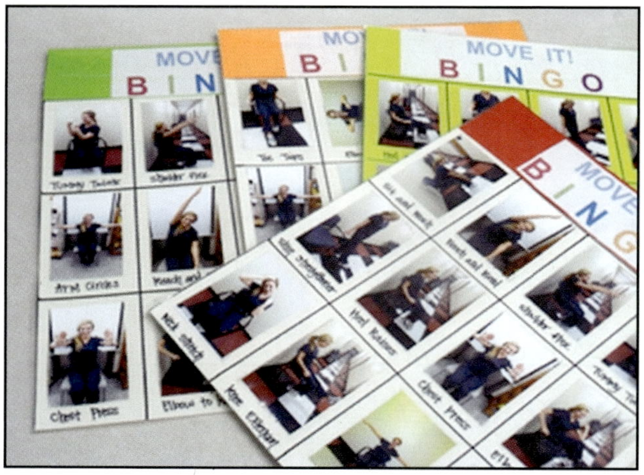

그림 17-17. "운동" 빙고.

3. 각 운동(여러 개나 한 개)과 일치하는 카드를 1세트 만들고, 각 글자(B-I-N-G-O)에 배치한다. 표시물의 배치를 위해 꺼내거나 불러야 하므로 적어도 한 개는 카드의 모든 사각형과 일치해야 한다.
4. 한 번에 한 개의 카드를 꺼내 그 카드의 글자와 운동을 읽는다. 참가자는 표시물을 일치하는 카드에 놓은 다음 카드에 나온 운동을 지정된 수만큼 반복한다. 경기자의 일부나 전부가 "빙고"를 만들 때까지 계속한다.

기능적 소근육 활동

FUNCTIONAL FINE MOTOR ACTIVITIES

- 신문지(또는 스팸 우편물)를 뭉쳐서 쓰레기통에 던진다.
- 동전을 돼지저금통에 넣거나 동전 포장지를 채운다.
- 물이 담긴 그릇에 수건이나 스펀지를 적신 다음 다른 그릇에 그 물을 짠다.
- 눈송이를 종이로 자른다.
- 실을 공 같이 감는다.
- 작은 종이 뭉치를 만들어 탁자에 가볍게 튀긴다. 거리를 표시해서 (자신이나 다른 사람과) 게임을 한다.
- 카드집을 만든다.
- 할 수 있는 만큼 블록을 높이 쌓아올리거나 파트너와 젠가 같은 게임을 한다.
- 빨래집게로 양말이나 카드를 건다.
- 실이나 리본을 나비 모양으로 묶는다.
- 잭(jacks)이나 픽업스틱(pick-up-sticks) 게임을 한다.
- 직소퍼즐(jigsaw puzzle)을 함께 맞춘다.
- 루퍼(looper) 냄비받침을 만든다.
- 페그 점프(peg jump) 게임을 한다.
- 아동의 재봉용 카드를 레이스로 장식한다.
- 체스나 중국장기, 커넥트 포(connect four) 같은 게임을 한다.
- 다양한 크기의 너트와 볼트를 조립하고/분해한다.
- 여러 가지 수프 콩이 담긴 주머니를 분류한다.
- 제콥의 사다리나 고양이 수염 같은 끈 게임을 한다.
- 카드를 섞어서 나눈다.

보조장치

ASSISTIVE DEVICES

학생들에게 할당될 수 있는 또 다른 학습 활동은 셀프케어나 홈케어 활동을 촉진시키기 위한 보조장치를 만들거나 개조하는 것이다. 이 작업에서 독립심을 높여주는 창의적인 해법은 클라이언트가 돈을 절약하고, 문제해결에 대한 전문지식을 개발하는데 매우 이롭다. 많은 물건이 상업적으로 유효하지만, 때로는 주문에 따른 변경이 클라이언트의 독자적인 요구를 더 만족시킬 수 있다. 셀프케어와 홈케어 독립성을 높여주는 보조장치는 의학적으로 필수사항으로 고려하지 않기 때문에 클라이언트가 비용을 부담해야 한다. 예를 들어 적응 디자인협회(the Adaptive Design Association)는 주로 장애아들을 위한 저비용이나 무비용 자세보조도구(positioning device)를 제공하기 위해 설립되었다. 협회는 작업치료사와 사람들에게 조립 판지 같은 저렴한 재료를 사용하는 법을 가르친다(Waite, 2015).

보통 진료소에는 도구를 만들기 위한 준비물과 재료가 이미 구비되어 있다; 그러나 또 어떤 도구는 최소 비용으로 구매하기도 한다. 그러나 도구의 외관은 그 도구를 사용하려는 클라이언트의 의지에 영향을 줄 수 있으므로, 가능한 깔끔하고 전문적인 모습으로 만드는 것이 좋다.

치료사의 재봉틀 사용 능력, 기본적인 손 도구와 철물의 사용 능력, 재료와 준비물, 그것을 어디서 마련할지, 비용에 관한 지식 같은 필수 제작 기술이 있다면 유용할 것이다. 수많은 물건의 사용설명서가 제공된다. 이것은 단지 잠재적인 프로젝트의 샘플링일 뿐이다. 다른 DIY 아이디어는 보조장치 소매 카탈로그나 웹사이트, 인터넷 검색에서 얻는다. 자신만의 치료 도구나 보조장치를 만들기 위한 비판적 사고를 얻고 싶다면 단원의 끝에 나온 토의 질문(Discussion Questions)을 참고한다.

프로젝트 – 양말신기 보조도구(*Sock Aid*)

준비

재료:

- 두꺼운 플라스틱(재생 표백제나 기타 원통모양의 용기나 비닐 폴더)
- 4–5 피트 길이의 줄넘기나 작은 나일론 밧줄

공구:

- 튼튼한 가위
- 천공기
- 풀(옵션)

과정

1. 병을 원통 모양으로 자르고 윗부분과 손잡이, 바닥을 제거하거나, 비닐 폴더의 경계를 자르고 두 개를 함께 붙여서 말린다. 어떤 방법이든지 네 개의 모서리는 모두 깔끔하고 매끄럽게 둥글게 마무리한다.
2. 짧은 쪽의 양쪽 모서리에 구멍을 뚫는다. 구멍은 줄넘기가 들어갈 정도로 뚫는다.
3. 줄넘기를 한쪽 구멍에 끼우고 한쪽을 매듭짓는다. 다른 구멍에 다른 쪽 끝을 끼운다. 각 끝은 4피트 정도 간격을 둔다. 줄넘기는 또 따로따로 두 개의 동일한 길이로 더해져도 좋다; 줄넘기 손잡이 길이는 의자 좌석 높이에서 바닥에 닿을 정도면 된다(그림 17-18).
4. 사용할 때는 플라스틱의 고정되지 않은 끝에 양말을 넣는다. 필요하다면 부분 원통 속에 넣는다. 양말 전체를 양말신기 보조도구에 모은다. 바닥에 내려 발을 끼우고 서서히 잡아당긴다. 손잡이로 지지하면서 양말 속으로 발을 밀어 넣는다.

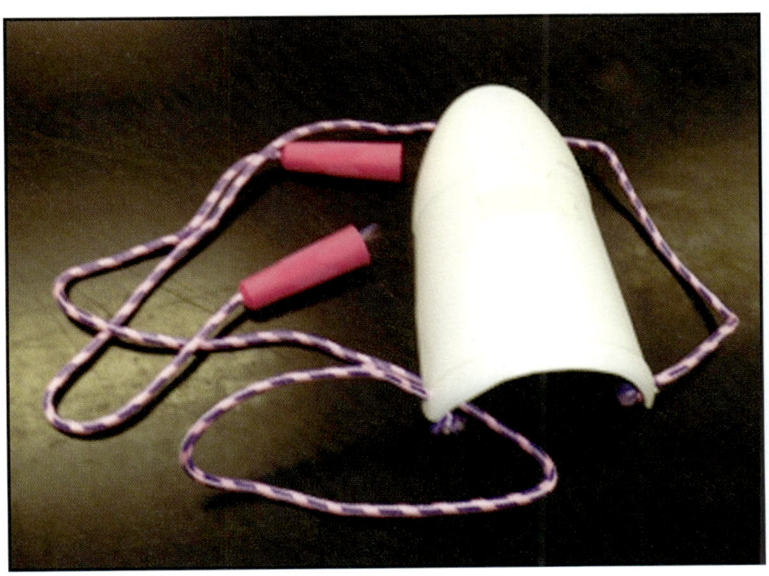

그림 17-18. 양말신기 보조도구.

프로젝트 – 단추 끼우기 보조도구
(Button Aids)

준비

재료:

- 클립이나 20 게이지 철사
- 4인치 나무 막대나 열가소성 스크랩, 원통모양 스티로폼(손잡이용)
- 풀이나 테이프(옵션)
- 사포(옵션)

공구:

- 긴코집게
- 가위
- 드릴(옵션)

과정

1. 약 8인치의 철사를 가늘고 긴 타원 형태로 구부리고, 끝에 약 1/2인치의 주름을 잡는다.
2. 두꺼운 테이프로 고정되지 않은 두 끝을 감싼다.
3. 선택한 손잡이에 고정되지 않은 두 끝을 끼운다. 적합한 크기로 작업부를 남긴다(그림 17-19).
   나무막대를 사용한다면, 중앙에 구멍을 뚫고 철사를 끼우고 목공풀을 채운다. 또는 열가소성 스크랩을 가열해서, 필요한 크기와 모양으로 감싼다.
   원통형 스티로폼을 사용한다면, 먼저 보호테이프나 덕 테이프로 철사를 감싼 다음 풀을 채워서 끼운다.

단추 끼우기 보조도구는 조작능력이 감소한 클라이언트에게 유용하다. 이 보조도구를 사지 않고 직접 만든다면, 클라이언트에게 적합한 크기와 손잡이 무게로 맞춤 제작할 수 있다.

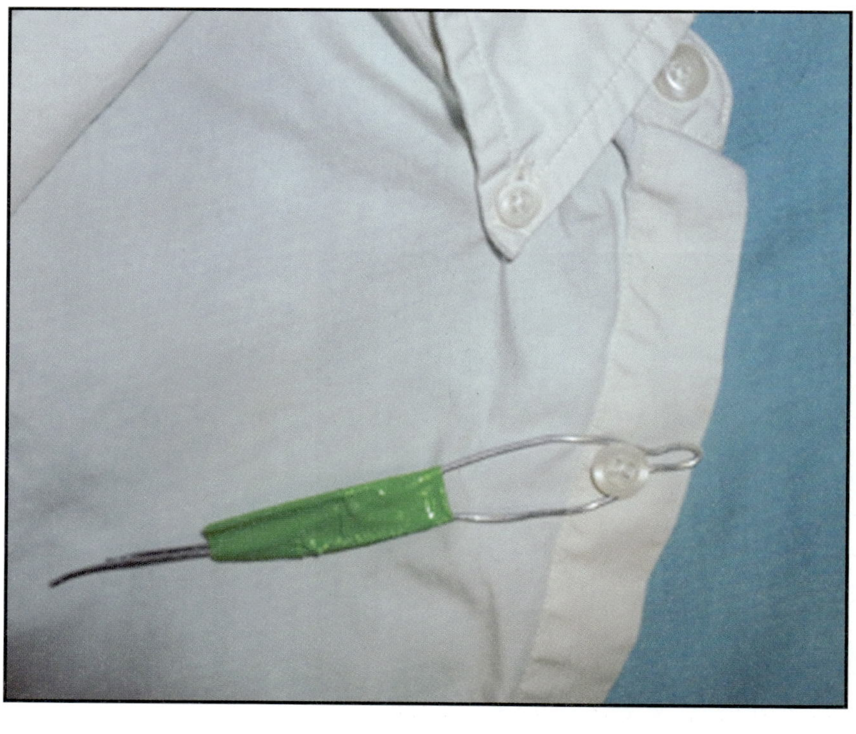

그림 17-19. 손잡이를 달기 전 단추 끼우기 보조도구.

프로젝트 – 온/냉 팩(Hot/Cold Pack)

준비

재료:

- 1/4 야드의 튼튼한 천
- 쌀
- 실

공구:

- 가위
- 재봉틀
- 줄자나 자

과정

1. 천을 약 20×6 인치로 똑같이 두 장 자른다.
2. 짧은 쪽을 각각 1/2 접고 바느질한다.
3. 앞면이 마주보도록 천을 놓고 세 면을 박는다. 가로 면의 마무리된 가장자리는 박지 않고 남겨놓는다.
4. 앞면을 뒤집는다.
5. 쌀을 절반 정도 채우고 나머지 한 면을 박는다.
6. 원한다면 각 끝에 고리/손잡이를 추가한다 (그림 17-20).

사용할 때는 전자렌지에 2분 정도 데운다. 차게 사용하려면 냉장고에 보관한다.

프로젝트 – 코팅된 손잡이(Built-Up Handles)

넓히거나 코팅하거나 명확한 모양의 손잡이는 쇠약해서, 관절가동범위가 줄어들어서, 또는 민첩성이 부족해서 쥐기 동작이 힘든 사람에게 유용하다. 이를 위해서는 부목 재료나 원통 스티로폼, 패딩 테이프, 액상 고무 코팅, 뽁뽁이 등 다양한 물질을 사용할 수 있다. 과정은 도구와 사용되는 재료, 클라이언트의 필요에 따라 저마다 다를 것이다. 반드시 고려해야 할 요인은 크기, 질감, 무게, 손잡이 각도, 세척 방법, 보관이다. 예를 들어, 부목 재료는 클라이언트의 식기류의 손잡이 모양으로 가열되어 사용할 수 있지만, 입원환자나 거주시설에서 필요한 식기세척기에는 세척할 수 없다. 또 부목 재료를 추가하면 식기류가 너무 무거워질 수 있다. 각 개인의 상황에 맞게 주의 깊은 활동 분석이 필요하다.

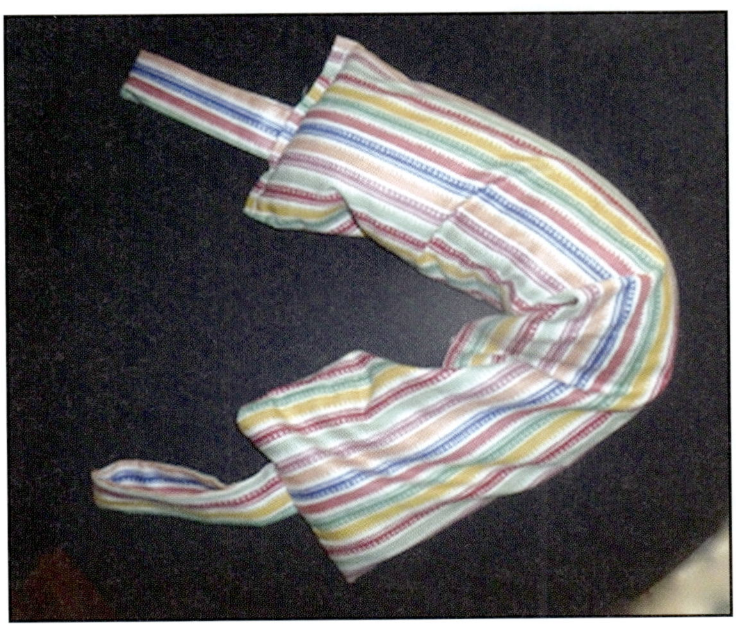

그림 17-20. 수제 온팩(homemade hot pack).

프로젝트 – 유니버셜 커프(Universal Cuff)

준비

재료:

- 면 끈 약 12인치
- 후크 벨크로, 파일 벨크로 각각 약 3인치
- 실
- 플라스틱이나 금속 D링

공구:

- 가위
- 재봉틀

과정

1. 클라이언트의 손 둘레를 재고 이 둘레보다 3–4인치 길게 면 끈을 자른다. 이 끈은 손목을 둘러쌀 것이다.
2. 두 번째 면 끈은 약 3인치 길이로 자른다. 이 끈은 도구를 놓을 커버가 된다.
3. D링을 긴 끈에 놓고 끝을 접어서 재봉틀로 박는다. 풀리지 않도록 반대쪽 끝도 박는다.
4. D링에서 약 1인치 떨어진 곳에 짧은 끈을 달고, 긴 가장자리만 박는다. 이것은 손바닥 쪽의 도구 커버가 된다.
5. 면 끈의 반대쪽(그러나 같은 쪽)에 파일 벨크로를 박은다음 바로 옆에 후크 벨크로를 박는다(그림 17-21). 접착 벨크로는 사용하지 않는다.
6. 링 속으로 박지 않은 끈 부분을 넣고 잡아당겨 죈다(그림 17-22).

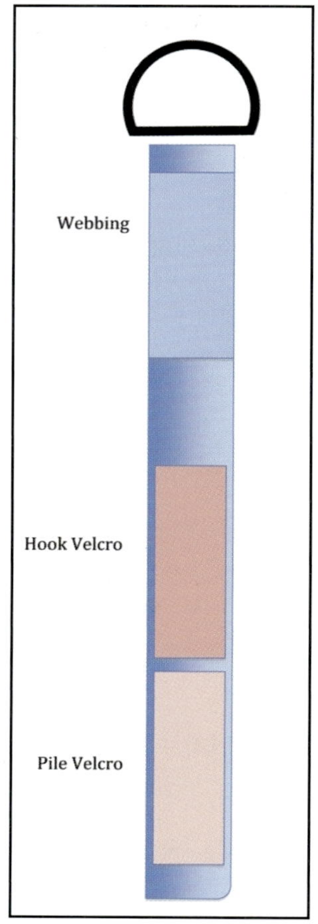

그림 17-21. 유니버셜 커프 패턴.

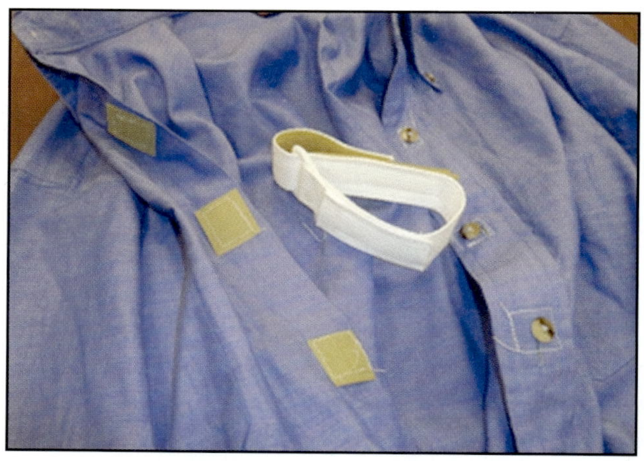

그림 17-22. 완성된 유니버셜커프와 벨크로를 단 셔츠.

프로젝트 – 목욕장갑(Adapted Wash Mit)

준비

재료:

- 실
- D링
- 후크 벨크로, 파일 벨크로
- 수건

공구:

- 가위
- 재봉틀

과정

1. 장식된 가장자리를 따라(무늬가 없는 수건은 끝에서 1-2인치 안쪽에) 후크 벨크로를 3인치 수건의 중앙에 박는다. 이 장식 면이나 위쪽에 박아도 좋다. 벨크로 끈을 모두 박는다(그림 17-23).
2. 방금 박은 후크 벨크로 끝에 파일 벨크로를 4–5인치 박는다. 단, 그 아래만 박고 나머지 끝은 박지 않고 그대로 둔다(끝으로 사용)(그림 17-23 참조).
3. 파일 벨크로를 2–3인치 자르고 플라스틱 D링 속으로 넣어서 고리를 만든다. 부드러운 면이 밖을 향하게 한다. 박지 않은 부분을 핀으로 꽂는다.
4. 수건을 절반으로 접고 안에 벨크로 끈을 단다. 벨크로 끈과 일치하게 수건의 긴 두 끝 사이에 D링을 끼운다. 벨크로의 꼬리 부분(링 주변의)이 튀어나온다; D링과 다른 벨크로가 안쪽에 놓일 것이다(그림 17-24).
5. 끈이 있는 수건의 짧은 쪽이 손의 입구가 된다. 다른 두 개의 끝을 박는다. 벨크로 꼬리를 통과해서 옆쪽에 박는다. (첫 번째 파일 벨크로의 박지 않고 남겨둔 끝을 박지 않도록 주의한다. 끈으로 사용할 예정이므로 그대로 둔다.)
6. 수건을 뒤집어서 풀린 실을 손질한다(그림 17-25).

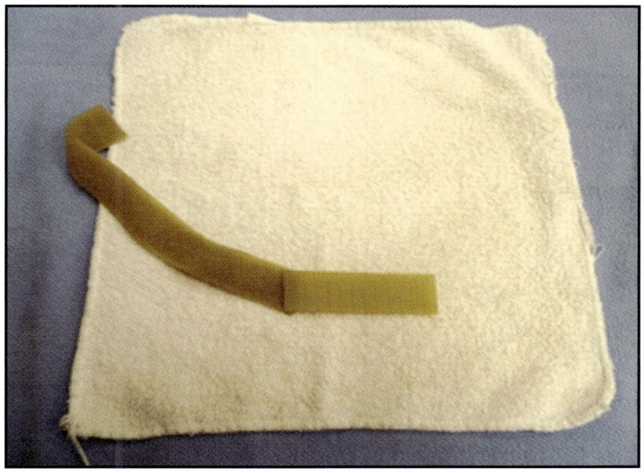

그림 17-23. 수건의 앞에 박은 끈.

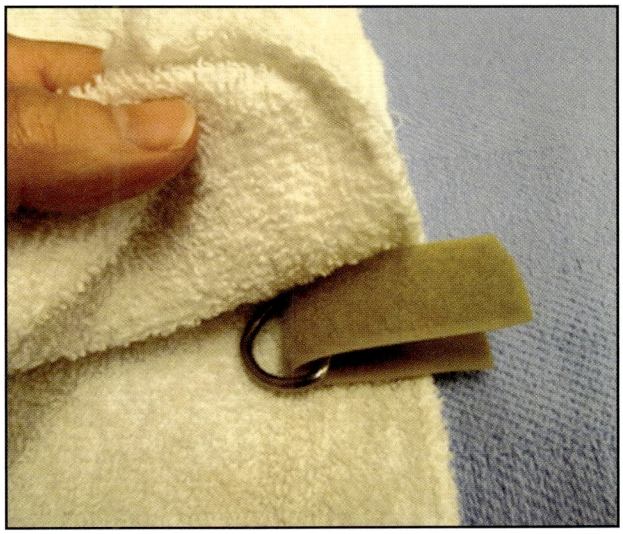

그림 17-24. 목욕장갑에 D링 붙이기.

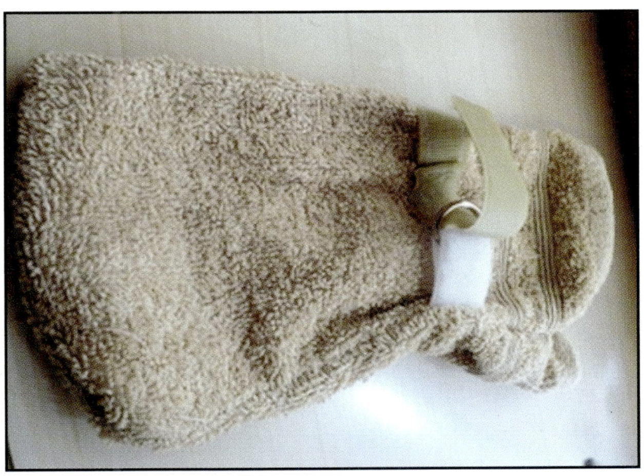

그림 17-25. 완성된 목욕장갑.

프로젝트 - 단추잠금셔츠 적용(Adapting Button-Up Shirt)

준비

재료:

- 후크 벨크로와 파일 벨크로
- 후크 벨크로, 파일 벨크로 각각 약 3인치
- 셔츠와 일치하는 색상의 실

공구:

- 가위
- 재봉틀
- 바늘
- 실따개(옵션)
- 직선 핀

과정

1. 단춧구멍을 덮을 수 있는 크기로 파일 벨크로와 후크 벨크로(접착면이 없는)를 사각형으로 자르고, 재봉틀로 잘 박는다(각 단춧구멍 당 1-1.5 인치 띠).
2. 실따개나 작은 가위로 셔츠의 단추를 제거한다.
3. 재봉틀로 단추를 제거한 곳에 사각형 후크 벨크로를 대고 박는다. 해당되는 단춧구멍의 뒤쪽에 사각형 파일 벨크로를 박는다.
4. 손으로 단춧구멍의 중앙에 단추를 다시 단다(파일 벨크로를 통과하게 박기). 단추 박기의 기본 설명은 11장을 참조한다. 이 셔츠를 입는 클라이언트도 있으므로 깔끔하게 작업해야 한다(그림 17-22 참조).

독자들은 Adaptive Design Association(http://www.adaptivedesign.org)을 방문해도 좋다. 이 단체는 장애인(주로 아동)의 자립심과 독립심을 높이기 위한 합리적인 개조(특히 앉기와 이동)를 사명으로 한다. 그들의 아이디어와 설계는 클라이언트의 학교나 놀이, 셀프케어 같은 일상의 작업 영역에서 더 효과적인 상호작용에 크게 기여했다.

토론 질문

DISCUSSION QUESTIONS

1. 한 개 이상의 치료도구나 보조도구를 선택하고, 만드는데 필요한 비용과 시간을 계산한다. 비용을 절감할 수 있는 방법도 제안한다.
2. 1번 질문을 참고해서 이 도구를 직접 만드는 것이 실용적인지, 구입하는 것이 실용적이거나 안전한지, 각 상황별로 정리한다.
3. 이 단원에서 치료도구를 한 개 이상 선택해서, 각각의 가능한 치료 목적을 적는다. 치료사는 도구를 사용하면서 어떤 행동이나 기술을 관찰해야 하는가?
4. 이 단원에서 치료도구를 한 개 이상 선택하고, 별개의 수행 기술을 목표로 삼기 위해 활동을 평가(등급화)하거나 구성하는 방법, 추가의 수행 기술을 다루는 방법, 더 목적성 있는 도구를 만드는 방법을 기술한다.

참고문헌

REFERENCES

Happy Hooligans. (2013). *Button snake: A homemade toy to develop fine motor skills.* Retrieved from http://happyhooligans.ca/button-snake/

Nelson, D. L., Konosky, K., Fleharty, K., Webb, R., Newer, K., Hazboun, V. P., Fontane, C., & Licht, B. C. (1996). The effects of an occupationally embedded exercise on bilterally assisted supination in persons with hemiplegia. *American Journal of Occupational Therapy, 50*(8), 639-646.

Onelmom. (2014). *Tennis ball: Mike Wazowski.* Retrieved from http://onelmon.com/blog/2014/07/tennis-ball-mike-wazowski

Play at Home Mom. (2011). *Silly putty.* Retrieved from http://www.playathomemomllc.com/2011/10/silly-putty/

Trombly, C. A., & Wu, C. Y. (1999). Effect of rehabilitation tasks on organization of movement after stroke. *American Journal of Occupational Therapy, 53*(4), 333-344.

Waite, A. (2015). By design: Assistive technology group helps OTs sharpen adaptive equipment skills. *OT Practice, 20*(9), 13-14.

부록

I

Vendors

AbleData
Technology, assistive devices
103 West Broad Street, Suite 400
Falls Church, VA 22046
1-800-227-0216
1-703-992-8313 (TTY)
1-703-356-8314 (fax)
abledata@neweditions.net
www.abledata.com

AMACO
6060 Guion Road
Indianapolis, IN 46254-1222
1-800-374-1600 or 1-317-244-6871
1-317-248-9300 (fax)
salessupport@amaco.com
www.amaco.com

Birdsall & Co.
Adapted garden tools
1540 South Broadway
Denver, CO 80210
1-303-722-2535
info@birdsallgarden.com
www.birdsallgarden.com

BitterCreek Candle Supply, Inc.
Candle supplies
42212 County Highway East
Ashland, WI 54806
1-877-MELT-WAX (635-8929) or 715-278-3900
info@candlesupply.com
www.candlesupply.com

BJ's Craft Supplies
661 Abrameit Rd.
Goliad, TX 77963
1-361-645-3325
info@bjscraftsupplies.com
www.bjcraftsupplies.com

Dick Blick Art Materials
P. O. Box 1769
Galesburg, IL 61402-1267
1-800-933-2542
1-800-621-8293 (fax)
info@dickblick.com
www.dickblick.com

Healing of Magic
P. O. Box 10396
Lynchburg, VA 20546
1-434-384-4740
info@magictherapy.com
www.magictherapy.com

HearthSong
1-800-533-4397
www.hearthsong.com

Mayco
Ceramic products sold through local retailers
614-876-1171
info@maycocolors.com
www.maycocolors.com

Tubbs, C. C., & Drake, M.
Crafts and Creative Media in Therapy, Fifth Edition (pp. 373-374).

Minnesota Clay Company
2960 Niagara Lane
Plymouth, MN 55447
1-800-252-9872 or 1-763-432-0875
1-763-432-7675 (fax)
travis@mnclay.com
www.mnclay.com

MisterArt
913 Willard Street
Houston, TX 77006
1-800-721-3015
1-800-721-3191 (fax)
www.misterart.com

Nasco
901 Janesville Avenue
P. O. Box 901
Fort Atkinson, WI 53538-0901
1-800-558-9595
1-800-372-1236 (fax)
custserv@eNasco.com
www.enasco.com

National Agrability Project
225 S. University Street
West Lafayette, IN 47907-2093
1-800-825-4264
www.agrability.org

Nature's Garden
42109 State Route 18
Wellington, OH 44090
1-440-647-0100
www.naturesgardencandles.com

Patterson Medical
Adaptive equipment and aids for daily living
1-800-323-5547
1-800-547-4333 (fax)
customersupport@pattersonmedical.com
www.pattersonmedical.com

Poppy Seed Projects
Kits, group craft ideas
477 W. 9160 Street S.
Sandy, UT 84070
1-801-948-4365
www.poppyseedprojects.com

S & S Worldwide
Craft supplies and educational activities
P. O. Box 513
75 Mill Street
Colchester, CT 06415
1-800-288-9941
1-800-566-6678 (fax)
cservice@ssww.com
www.ssww.com

School Specialty
P. O. Box 1579
Appleton, WI 54912-1579
1-888-388-3224
1-888-388-6344 (fax)
orders@schoolspecialty.com
www.schoolspecialty.com

Tandy Leather
1900 SE Loop 820
Fort Worth, TX 76140
1-877-532-8437
tlfhelp@tandyleather.com
www.tandyleather.com
Look in a telephone book or on the Internet for your local Tandy store telephone number

Triarco Arts & Crafts
9900 13th Ave. N., Suite 1015
Plymouth, MN 55441-5035
1-800-328-3360
763-559-5590
1-763-559-2215 (fax)
www.etriarco.com

부록

II

전통적인 작업치료 평가 및 수예와 공작 구성 요소

(Traditional Occupational Therapy Assessments and Their Craft Components)

아래에 나열된 평가는 수년간 수예와 공작 또는 공예 과제 구성 요소를 사용하여 클라이언트의 심리사회적, 운동, 인지 또는 작업 기능을 평가하는데 사용되었다. 많은 평가들이 건강관리로 사용되지 못하고 작업치료의 직업으로 발전하였지만, 학생들은 다른 교재, 특히 정신 건강 평가와 관련된 제목에서 접할 수 있다. 굵게 표시된 검사는 특정 인구 집단에서 여전히 일반적으로 사용된다. 역사적으로 말해서, 다소 긴 평가목록은 한 때 프로젝트 평가에서 수예와 공작을 사용했던 가치와 매뉴얼과 인지 기술에 대한 평가를 나타낸다.

전통적인 작업치료 평가 및 수예와 공작 구성 요소								
	비즈 공예	도기 공예	요리 활동	가죽 공예	모자 이크	바늘 공예	종이 공예	목공예
알렌 인지 수준 선별검사 (Allen Cognitive Level Screening)				✓		✓		
알렌 진단 모듈 (Allen Diagnostic Module)				✓	✓	✓		✓
운동 및 과정 기술 평가 (Assessment of Motor and Process Skills)			✓					

(계속)

전통적인 작업치료 평가 및 수예와 공작 구성 요소 *(계속)*	비즈 공예	도기 공예	요리 활동	가죽 공예	모자이크	바늘 공예	종이 공예	목공예
Azima Battery		✓						
BH Battery					✓			
도시 만들기/농장 만들기 (Build-a-City/Build-a-Farm)							✓	✓
Carolyn Owens 활동 배터리 (Carolyn Owens Activity Battery)		✓						
종합 평가 과정 (Comprehensive Assessment Process)					✓			
기본적 생활 기술에 대한 종합 평가 (Comprehensive Evaluation of Basic Living Skills)			✓					
진단 테스트 배터리 (Diagnostic Test Battery)		✓		✓				✓
Fidler 활동 연구실 (Fidler Activity Laboratory)							✓	
Gillette Battery		✓			✓			
Goodman Battery		✓			✓			
총 활동 배터리 (Gross Activity Battery)		✓						
IADL 체크리스트 (IADL Checklists)			✓			✓		
흥미 체크리스트 (Interest Checklists)	✓	✓	✓	✓	✓	✓	✓	✓
Jacobs 직업 전 기술 평가 (Jacobs Prevocational Skills Assessment)			✓	✓				✓

(계속)

전통적인 작업치료 평가 및 수예와 공작 구성 요소 *(계속)*								
	비즈 공예	도기 공예	요리 활동	가죽 공예	모자 이크	바늘 공예	종이 공예	목공 예
주방 과제 평가 (Kitchen Task Assessment)			✓					
Lafayette 임상 배터리 (Lafayette Clinic Battery)							✓	
잡지 사진 콜라주 (Magazine Picture Collage)							✓	
일상생활 기술의 밀워키 평가 (Milwaukee Evaluation of Daily Living Skills)						✓		
Nelson Clark의 점토 테스트 (Nelson Clark's Clay Test)		✓						
O'Kane 진단 배터리 (O'Kane Diagnostic Battery)		✓						
Perkins 타일 과제 (Perkins Tile Task)					✓			
일상적인 과제 목록 (Routine Task Inventory)			✓			✓		
득점 가능한 자기 관리 평가 (Scoreable Self-Care Evaluation)			✓					
Shoemyen Battery		✓			✓			
거리 생존 기술 설문지 (Street Survival Skills Questionnaire)			✓					
타일을 붙인 삼발이 평가 (Tiled Trivet Assessment)					✓			
직업 조정 프로그램 (Work Adjustment Program)								✓

부록

III

치료적 활동분석 양식 견본

(Sample Therapeutic Activity Analysis Form)

학생은 이 양식을 작성하는 동안 작업치료 *실행체계 3판*(Occupational Therapy Practice Framework, OTPF-III)을 참고하면 도움이 됩니다.

I. **활동명/작업**(Name of activity/occupation)

A. 개요
B. 주요 단계와 각 단계별 소요시간
C. 주의사항

II. **수행배경 및 환경**(Performance contexts and environments) (OTPF-III 표 5 참고)

A. 개인적
1. 연령/성별
2. 주거형태
3. 사회경제적 상태
4. 교육 정도

B. 사회적
1. 지지 체계
2. 사회단체 회원

C. 문화적
1. 문화규범
2. 민족성
3. 관습
4. 신념

D. 물리적
1. 치료 환경
2. 활용 가능한 공간
3. 가구배치
4. 조명
5. 환기
6. 온도
7. 기구
8. 장비

Tubbs, C. C., & Drake, M.
Crafts and Creative Media in Therapy, Fifth Edition (pp. 379-381).

E. 시간적
1. 하루의 시간
2. 필요한 시간
3. 필요한 세션 수

III. 수행 패턴(Performance patterns) (OTPF-III 표 4 참고)

A. 습관-활동이 유용한 습관을 사용하게 하거나 강화시키는가?
B. 일과-활동이 정해진 순서를 가지고 있는가?
C. 역할-활동이 클라이언트의 관습적 역할과 일치하는가?
D. 관습-활동이 관습의 구성요소인가?

IV. 치료의 질(Theraputic quality)

A. 에너지 패턴
1. 페이스/속도
2. 요구되는 과제의 집중력

B. 활동 패턴
1. 구조화 대 비구조화
2. 반복성
3. 표현적/창조적
4. 자극 또는 이완

V. 치료적 적용(Theraputic application)

A. 계획
1. 치료 목표는 무엇이며, 작업 수행과 어떤 관련이 있는가?
2. 어떠한 인구집단에 적절한가? 연령대와 진단 그룹을 고려하세요.
3. 클라이언트는 합리적으로 참여할 수 있는 기본 운동, 과정 및 사회적 상호작용 기술을 가지고 있는가?
4. 어떠한 감각적 또는 심리적 자극이 예상되는가?

B. 활동 요건
1. 비소모용 도구 및 장비-구입처 및 비용
2. 소모용 재료 및 소모품-구입처 및 비용
3. 소요 공간
4. 순서 및 타이밍
5. 완료를 위한 적용 가능한 기준

C. 활동 준비
1. 누구에 의한
2. 단계 및 소요시간
3. 도구와 재료의 위치

D. 수행-치료적 수정 및 교육 방법(구조)

1. 등급화를 위한 방법
a. 단계, 기간, 절차
b. 작업 자세
c. 도구 (위치, 크기, 형태, 질감, 무게)
d. 재료 (위치, 크기, 형태, 질감, 무게)

2. 적응 기회
a. 보조기/의수
b. 보조 도구, 기술
c. 예방 전략
i. 에너지 보존/관절 보호
ii. 자세/신체 역학
iii. 활동 균형/건강(wellness)

3. 지도 방법
a. 촉각적, 언어적, 시각적 단서-유형 및 빈도
b. 교육-학습 환경

4. 대상자 참여
a. 그룹 대 개별
b. 그룹 회원-지원

VI. 작업 수행과의 관계(Relation to occupational performance)

A. 작업 (OTPF-III 표 1 참고)

1. 어떤 영역이 활동과 관련 있는가?

B. 요구되는 수행 기술 (OTPF-III 표 3 참고)

1. 어떤 **운동** 기술이 가장 필요한가?
조절, 이동성 및 자세(정렬하기, 안정하기, 자세취하기, 굽히기, 걷기), 가동범위(뻗기, 잡기), 근력(들기, 옮기기, 이동하기), 조작하기, 지구력, 협응을 고려한다.
2. 어떤 **인지(과정)** 기술이 가장 필요한가?
구조화; 순서화; 주의하기; 찾는 능력, 모으기, 재료 복구하기; 문제 해결하기(조정하기, 적합화하기); 선택하기; 판단하기(정보찾기, 인식/반응하기), 과제 시작하기, 지속하기, 종료하기를 고려한다.
3. 어떤 **사회적 상호작용** 기술이 가장 필요한가? 언어적, 비언어적 의사소통 능력, 관계 관리, 개인 경계 인식(자리 잡기), 정보 교환, 감정 조절을 고려한다.

C. 클라이언트 요소 (OTPF-III 표 2 참고)

1. 움직임과 관련된 구조는 무엇이며 신경근 골격 기능이 위에 나열된 운동 수행 기술을 달성하는데 필요한가? 관절 운동, 근육 신경 지배, 근 긴장도, 근력, 자발적인 운동 조절을 고려한다.
2. 어떤 감각 구조와 기능이 필요한가? 시각, 청각, 촉각, 고유수용성감각을 고려한다.
3. 위에 나열된 과정 기술을 달성하려면 어떤 정신 기능이 필요한가?
4. 활동이 신체 시스템이나 기능에 영향을 미치는가? 호흡, 심장, 피부, 통증을 고려한다.

D. 기타 심리사회적 고려사항

1. 활동은 충동 조절을 요구하는가?
2. 활동은 동기부여 또는 창의력을 요구하는가?
3. 수예와 공작은 클라이언트의 가치, 신념, 관심사 등을 밝힐 수 있는 기회를 제공하는가?
4. 수예와 공작은 자기표현의 기회를 제공하는가?
5. 수예와 공작이 어떻게 자존감에 기여할 수 있는가?
6. 수예와 공작이 정서적 표현의 기회를 제공하는가?
7. 수예와 공작이 클라이언트 자신의 지각/신념의 현실을 평가할 기회를 제공하는가?
8. 수예와 공작이 클라이언트에게 리더쉽 기술을 개발할 수 있는 기회를 제공하는가?

부록 IV

작업치료 실행체계 3판, 요약

(Occupational Therapy Practice Framework, Third Edition, Summary)

공동처리 모델

(Collaborative process model)

평가 → 중재 → 결과

작업치료 중재

(Occ upational Therapy Interventions)

작업(Occupations) – 클라이언트가 주도적; 일상 활동에 참여하기 위한 확인된 목표를 다룬다.

활동(Activities) – 작업 참여의 촉진을 위한 수행 기술과 양상을 개발하고 지원하기 위해 설계된 행동; 작업의 구성요소가 될 수 있다(준비 방법/과제, 교육/훈련; 옹호; 그룹 중재).

작업 (Occupation)	
ADL/자기관리	자기관리와 이동과 관련된 모든 활동
IADL	가정과 다른 사람을 돌보는 활동, 지역사회 이동 및 지역사회 접촉
휴식과 수면	준비 활동 포함
교육	공식 및 비공식적, 탐색과 참여
일	보수가 있는 고용과 자원봉사, 탐색과 수행; 또한 퇴직의 문제도 포함
놀이	탐색과 참여 모두 포함
여가	탐색과 참여 모두 포함
사회참여	모든 수준에서의 사회 참여

Tubbs, C. C., & Drake, M.
Crafts and Creative Media in Therapy, Fifth Edition (pp. 383-385).

수행기술 (performance skills)	
운동 기술 (Motor skills)	자세, 운동성, 안정성 뻗기, 잡기, 조작하기, 협응하기 조절하기, 속도, 지구력 기타
과정 기술 (Process skills)	주의하기, 유념하기, 정보 찾기, 찾기 선택하기, 사용하기, 순서화, 구조화 시작하기, 지속하기, 종료하기 속도, 조정하기, 반응하기, 적합화 기타
사회적 상호작용 기술 (Social interaction skills)	말하기, 몸짓으로 표현하기, 접촉하기 응답하기, 명료화하기, 유념하기, 공감하기 질문하기, 차례 갖기, 감사하기 감정 표출하기와 조절하기 기타

수행패턴 (Performance Patterns)	
습관(Habits)	유용하거나 저발달 또는 과도하게 발달된 자동적인 행동
일과(Routines)	규칙적인 행동 패턴; 일상적인 구조
관습(Rituals)	상징적; 가치와 신념의 강화
역할(Roles)	정해진 행동

수행 배경 및 환경 (Performance Contexts AND Environments)	
배경(Contexts)	문화적, 개인적, 시간적, 가상적
환경(Environments)	물리적, 사회적

<table>
<tr><th colspan="4">클라이언트 요소 (Client Factors)</th></tr>
<tr><td>가치, 신념, 영성</td><td colspan="3">가치 있는 것으로 간주되는 기준 또는 원칙
진실로 유지되는 인지
삶의 궁극적인 질문에 대한 답변 검색과 이해</td></tr>
<tr><td>신체 기능</td><td>정신기능

전반적 정신기능
의식
지남력
성격
욕망

특별한 정신기능
주의력
기억력
지각
사고력
실행기능
운동계획
감정
자기-개념</td><td>감각기능

시각
청각
전정감각
촉각
후각
온도감각
고유수용성감각
통증</td><td>신경근골격/움직임 관련 기능

관절 움직임과 안정성
근긴장도, 근력, 지구력
반사
불수의적 움직임 반응
협응/조절
보행 양상</td></tr>
<tr><td>신체 구조</td><td colspan="3">신경계의 구조
말초 감각계의 구조(예: 눈과 귀)
음성/발화계의 구조
심혈관과 면역계 구조
내부 장기계의 구조
근골격계의 구조
피부와 관련된 구조

또한: 심혈관, 혈액학, 면역학, 호흡 기능
음성, 소화, 대사, 내분비, 비뇨생식기, 생식 기능
피부, 머리카락 및 손톱</td></tr>
</table>

참고문헌

REFERENCES

American Occupational Therapy Association. (2014). The occupational therapy practice framework: Domain and process (3rd ed.). *American Journal of Occupational Therapy, 68*(Suppl. 1), S1-S51.

부록 V

학생 반영을 촉진하는 질문

(Questions to Facilitate Student Reflection)

수예와 공작 완료 후 학생/치료사 반영 질문

(Student/Therapist Reflection Questions Following Craft Completion)

이상적으로, 치료사는 활동 요구를 더 잘 인식하기 위해 클라이언트에게 활동을 부여하기 전에 미리 활동을 수행해야 한다. 대부분은 실제로 수행하는 것보다 훨씬 쉬워 보인다. 다음의 질문은 수예와 공작 활동 완료 후 비공식 분석을 수행하는데 유용하다. 이러한 활동은 운동의 도전과 안전 위험뿐만 아니라 심리적 측면도 반영해야 한다.

- 활동이 처음부터 끝까지 얼마나 걸립니까?
- 전체 과정이 예상보다 많은 시간이 걸렸습니까? 설명하세요.
- 활동을 즐겼나요? 그 이유는 무엇입니까?
- 가장 어려웠던 부분은 무엇입니까?
- 완성품이 마음에 듭니까? 그 이유는 무엇입니까?
- 활동이 예상보다 어렵거나 쉬웠습니까? 설명하세요.
- 결과에 만족합니까? 그 이유는 무엇입니까?
- 활동이 더 실망스럽거나 또는 더 편안했습니까? 설명하세요.
- 활동으로 당신의 감정이나 기분을 표현할 수 있었습니까? 설명하세요.
- 활동이 어떻게 클라이언트의 표현 요구에 기여할 수 있습니까?
- 활동 중에 환경이나 다른 사람들이 당신에게 미치는 영향을 설명하세요.
- 사용한 재료의 장단점을 설명하세요. 감각 입력, 접촉하는 재료에 대한 반응, 비용 등을 고려하세요.
- 당신이 생각했던 것보다 활동을 즐겼습니까? 설명하세요.
- 복잡성과 관련하여 프로젝트를 어떻게 평가합니까? 설명하세요.
- 활동 중에 어떤 안전 위험이 있었습니까? 그것을 어떻게 최소화할 수 있습니까?
- 다른 대응책이 필요합니까(예: 혼란을 피하기 위해)?

Tubbs, C. C., & Drake, M.
Crafts and Creative Media in Therapy, Fifth Edition (pp. 387-388).

- 당신이 가지고 있지 않은 소모품이 필요했습니까? 서면 지시사항을 이해했습니까?
- 활동을 완료하려면 어떠한 운동 기술이 필요합니까? 활동의 본질을 완전히 바꾸지 않으면서 특정 운동 결함이 있는 대상자가 활동을 수행하도록 구성할 수 있습니까?
- 클라이언트가 활동을 수행하면서 인지 또는 심리사회적 장애가 무엇인지 알아차리거나 관찰할 수 있었습니까? 설명하세요.
- 활동을 통해 설명할 수 있는 다른 기술이나 장애는 무엇입니까?
- 수예와 공작 활동을 전체적으로 고려하여 치료에 적용할 때, 3가지 긍정적 측면과 3가지 부정적 측면을 나열하세요.
- 전통적인 형태의 수예와 공작을 하는데 공간, 시간 또는 도구가 부족한 경우 클라이언트는 어떻게 비슷한 활동을 할 수 있습니까?

찾아보기
Index

로마자

ㅇ

ㅍ

ㅎ